VIRCHOWS ARCHIV

FÜR

PATHOLOGISCHE ANATOMIE UND PHYSIOLOGIE

UND

FÜR KLINISCHE MEDIZIN

HERAUSGEGEBEN

VON

D. VON HANSEMANN UND OTTO LUBARSCH

BAND 225

MIT 5 TAFELN UND 46 TEXTFIGUREN

BERLIN W. 10

DRUCK UND VERLAG VON GEORG REIMER

1918

Inhalt des 225. Bandes.

Drittes Heft (11. November).

I.

Untersuchungen über die Funktion der Nebenniere, Pigmentbildung und Morbus Addisoni.

(Aus der Prosektur des k. k. Garnisonspitals 21 in Temesvar.)

Von

Dr. Erwin Bauer.

(Hierzu Taf. I.)

Es wurde schon von mehreren Seiten angenommen, daß zwischen der Mark- und Rindensubstanz der Nebennieren bzw. dem Adrenal- und Interrenalsystem ein inniger funktioneller Zusammenhang besteht. Ein Beweis für diese funktionelle Einheit der beiden Nebennierensysteme konnte aber bisher nicht erbracht werden, da wir über die Funktion der Rindensubstanz nichts Sicheres wissen. Den verschiedensten in der Nebennierenrinde nachgewiesenen Substanzen wollte man eine funktionelle Bedeutung zuschreiben. Den meisten Anklang fand die Annahme, daß die Nebennierenrinde vermöge ihres reichlichen Lipoidgehaltes eine giftbindende, also entgiftende Funktion ausübt. Die große giftbindende Fähigkeit der Lipoide wurde auch in vitro nachgewiesen; daß aber eine derartige Giftbindung in der Nebenniere auch unter physiologischen Verhältnissen zustande kommt, konnte nicht erwiesen werden.

Langlois und Abelous haben zuerst die Vorstufen des Adrenalins in der Rindensubstanz gesucht und durch die Annahme, daß in derselben Gifte, die durch die Muskeltätigkeit entstehen, entgiftet und sodann zu Adrenalin umgebaut werden, eine funktionelle Einheit der beiden Systeme statuieren wollen. Über die genauere Art der zu entgiftenden Substanzen, den chemischen Vorgang der Entgiftung und den Umbau zu Adrenalin finden wir nur wenig Angaben. Seit den Arbeiten von Meirowsky und Neuberg sind hier auch genauere Vorstellungen zutage getreten. Und zwar nahm Meirowsky an, daß die „Nebennieren den Pigmentstoffwechsel der Haut regulieren und hemmen, indem sie bestimmte Eiweißspaltungsprodukfe der Epidermis (Tyrosin und Derivate) weiter verarbeiten". Und es wurde auf Grund Neubergs Untersuchungen weiter angenommen, daß diese

Spaltungsprodukte über die Reihe: Tyrosin, p-Oxyphenyläthylamin zu Adrenalin umgebaut werden. So schreibt Bittorf auf Grund der Tatsache, daß durch die Einwirkung einer Oxydase auf Tyrosin Farbstoff entsteht: „Die Entstehung der Pigmentschicht der Nebenniere ist jetzt vielleicht ebenfalls erklärlich. Die zu entgiftende Substanz wird hier zunächst zu Tyrosin oder einem ähnlichen Körper, vielleicht p-Oxyphenyläthylamin umgewandelt, das in den oxydierenden Zellen der Rindenschicht zum Farbstoff wird, um gleich darauf in der nachgewiesenermaßen stark reduzierenden Marksubstanz zu Adrenalin sich umzuwandeln."

Die Langlois-Abelousscheund die Meirowsky-Neubergschen Theorien gehen beide im wesentlichen von der Annahme aus, daß Abbauprodukte, die unter physiologischen Verhältnissen im Organismus ständig entstehen, in der Nebennierenrinde gebunden und dann im Mark zu Adrenalin umgebaut werden. Da die im Organismus sich bildenden physiologischen Abbauprodukte meist auch toxischer Natur sind, so wäre durch eine derartige Theorie die entgiftende Tätigkeit der Nebennierenrinde unter physiologischen Verhältnissen und ihr enger funktioneller Zusammenhang mit der Marksubstanz gleichzeitig gegeben. Eine derartige Theorie ist natürlich sehr ansprechend; zum Beweise derselben wäre aber vor allem nötig, daß der Zusammenhang zwischen dem angenommenen Abbauprodukt einerseits und dem Adrenalingehalt der Nebenniere und des Blutes andrerseits festgestellt werde. Es müßte bei Vermehrung des fraglichen Abbauproduktes auch die Adrenalinmenge der Nebennieren vermehrt sein, da mehr produziert wird; und zweitens müßte bei Ausfall der Nebennierenfunktion das fragliche Abbauprodukt wegen Mangel des Verbrauches ebenfalls vermehrt sein. Diese oder ähnliche Beweise sind aber für die obigen Theorien noch nicht erbracht.

Aus den bisherigen Untersuchungen läßt sich aber ganz eindeutig entnehmen, daß der Adrenalingehalt der Nebennieren und des Blutes bei Störungen der Nierenfunktion eine Änderung, und zwar eine Erhöhung, erfährt. So fanden Goldzieher, Schmorl und Ingier bei Nephritiden eine Erhöhung des Adrenalingehaltes der Nebennieren. Nach experimentellen Nierenschädigungen fanden Schur und Wiesel und Nowicki eine Verminderung der Chromierbarkeit der Markzellen, begleitet von einer Adrenalinvermehrung im Blute. Nach Injektion von Nierenbrei konnten Goldzieher und Molnár eine Adrenalinvermehrung im Blute und eine Hypertrophie der Marksubstanz konstatieren. Schur und Wiesel berichten ebenfalls von einer Hypertrophie der Marksubstanz nach länger dauernden Nierenschädigungen. Diese Hypertrophien können wohl als funktionelle Hypertrophien bzw. als Zeichen der Mehrproduktion der Marksubstanz aufgefaßt werden. Für eine Vermehrung der Adrenalinproduktion bei Nephritiden spricht auch die schon mehrererseits nachgewiesene Hyperglykämie bei denselben.

Da nun bei Störungen der Nierenfunktion eine Ansammlung der harnfähigen Abbauprodukte im Blute stattfindet, so liegt es nahe, anzunehmen, daß die vermehrte Adrenalinproduktion durch die Vermehrung der harnfähigen Abbauprodukte bedingt ist. Andrerseits ist beim Addison die Adrenalinproduktion aufgehoben. So fanden Schmorl und Ingier den Adrenalingehalt der Nebennieren bei dieser Krankheit gleich Null; und Biedl erhielt von Nebennierenextrakten Addisonkranker ebenfalls keine Blutdrucksteigerung. Die Stoffwechseluntersuchungen beim Addison ergaben aber, daß bei denselben parallel mit der Abnahme des Blutdruckes der Harnstoffgehalt des Blutes steigt. Weiterhin wurde von Wolf und Thacher beim Addison eine Verminderung der endogenen Harnsäureausscheidung gefunden, dagegen findet auf Adrenalin nach Angabe Faltas und anderer eine beträchtlich erhöhte Harnsäureausscheidung statt. Diese Tatsachen sprechen nun eindeutig dafür, daß beim Addison bzw. bei verminderter Adrenalinproduktion auch eine Vermehrung der Harnsäure im Organismus stattfindet.

Wenn wir also annehmen, daß die harnfähigen Abbauprodukte es sind, die in der Nebennierenrinde gebunden und zu Adrenalin umgebaut werden, so haben wir die oben aufgestellten Postulate für diese Annahme erfüllt:

1. Vermehrung des Adrenalins bei Vermehrung der harnfähigen Abbauprodukte.

2. Vermehrung derselben bei verminderter Adrenalinproduktion.

Eine weitere Stütze für die Annahme, daß die harnfähigen Abbauprodukte in der Rinde gebunden und verarbeitet werden, erblickten wir in dem Verhalten der Rindensubstanz bei Nierenstörungen. Wir konnten in einer sehr großen Reihe von Fällen konstatieren, daß bei Nephritiden, besonders bei Schrumpfnieren die Nebennieren meist ein hohes Gewicht besitzen, und zwar wird diese Gewichtsvermehrung durch eine Hypertrophie der Rinde bedingt, welche mit einer meist auch makroskopisch sichtbaren Vermehrung des Pigmentes einhergeht. Über einen ähnlichen Zusammenhang konnten wir in der Literatur auffallenderweise keine Angaben finden, obwohl derselbe sich nach unserer Beobachtung immer wieder bestätigte. Aus der beigefügten Tabelle von 30 Fällen, die wir in der später zu beschreibenden Weise auch histologischen Untersuchungen unterzogen, ist dieser Zusammenhang auch deutlich ersichtlich. Als Durchschnittsgewicht der beiden Nebennieren bei Individuen jenseits des 20. Lebensjahres gibt Simmonds nach seinen Messungen 11,0 g an. Ein etwas höheres von 11,2 g gibt Scheel an, letzterer bestimmt das Durchschnittsgewicht der ödematösen Nebennieren mit 12,30 g. Aus den 30 in unserer Tabelle angeführten Fällen ergibt sich ein höherer Durchschnittswert von 12,60 g, was sich aus den vielen äußerst hohen Gewichten bei schweren Nephritiden und bei der Bronzekrankheit erklärt, welche in die Tabelle aufgenommen wurden. Sämtliche Fälle, wo in der Diagnose eine Nierenstörung angegeben ist, zeigten ein Gewicht, das den angegebenen Durchschnittswert weit übertrifft. Gleichzeitig eine beträchtliche Breite der Rinde und eine ausgesprochene Vermehrung des Pigmentes. Dasselbe ist in den Fällen von Morbus Addisonii zu sehen, in welchen die Nebennieren keine grobanatomischen Veränderungen aufwiesen. Die höchsten Gewichte über 18 g finden wir in den

Fällen 13, 18 und 22, in welchen sich eine Nephritis mit M. Addisonii kombinierte und in einem Falle eine beiderseitige Zystenniere vorhanden war.

Diese Tabelle ergibt uns also, daß bei Nierenstörungen und beim M. Addisoni, wo keine grobanatomischen Veränderungen der Nebennieren zu sehen sind, eine Vermehrung des Nebennierengewichtes, und zwar auf Rechnung der Rindensubstanz, stattfindet, die in diesen Fällen eine auffallende Breite zeigt, mit einer meist schon makroskopisch sichtbaren Pigmentvermehrung. Eine große Reihe von weiteren Beobachtungen überzeugte uns von der Richtigkeit dieses Zusammenhanges.

Es ist nun bekannt, daß bei der experimentell erzeugten kompensatorischen Hypertrophie der einen Nebenniere nach Exstirpation der anderseitigen dieselbe Erscheinung zu konstatieren ist: eine beträchtliche Hypertrophie der Rindensubstanz und eine beträchtliche Vermehrung des Rindenpigmentes. Bei dieser kompensatorischen Hypertrophie nehmen auch die Beizwischennieren Anteil.

Die Beobachtung von einer Hypertrophie des Rindengewebes bzw. des Interrenalsystems beim M. Addisonii ist schon öfters gemacht worden, so von Pende und Varvaro, die bei einem typischen Addison bei intakten Nebennieren eine hypertrophische akzessorische Nebenniere fanden; weiter berichtet Lippmann über einen in 18 Tagen letal geendeten Addisonfall mit verkästen Nebennieren, aber einer stark hypertrophischen Beizwischenniere. Besonders hebt Marchand die Bedeutung dieser Hypertrophien der Beizwischennieren als Kompensationserscheinung bei dem Nebennierentode hervor.

Wir können also auf Grund der vorliegenden Beobachtungen den Satz aufstellen, daß bei Nierenstörungen höheren Grades und beim M. Addisoni, also Störungen, welche im Organismus mit einer Ansammlung der harnfähigen Abbauprodukte, speziell der Harnsäure, einhergehen, eine kompensatorische Hypertrophie der Rindensubstanz stattfindet.

Dadurch war nun auch die anatomische Grundlage für die Annahme einer funktionellen Beziehung der Rindensubstanz zu den harnfähigen Abbauprodukten und zur Adrenalinproduktion sowie für eine funktionelle Bedeutung des Nebennierenrindenpigmentes gegeben.

Von den harnfähigen Abbauprodukten würde hier in erster Linie die Harnsäure in Betracht kommen, da dieselbe nach den bisherigen Stoffwechseluntersuchungen eine innige Beziehung zu der Adrenalinproduktion und bekanntlich auch zur Haut besitzt. Bei der Annahme, daß die Harnsäure in der Nebennierenrinde gebunden und zum Aufbau des Adrenalins benutzt wird, war es zu erwarten, daß dieselbe in der Nebenniere nachzuweisen ist. Zum mikrochemischen Nachweis derselben bedienten wir uns der von Courmont und André angegebenen Methode. Da diese Methode die einzige ist, die es gestattet, die Harnsäure auf Grund ihrer

Nr.	Alter	Diagnose	Gewicht g	Makroskopisch	Harnsäure-(Pigment)gehalt mikroskopisch	Anmerkungen
1	38	Erysipel, parenchymatöse Nephritis	linke: 7,00 rechte: 6,00 Summe: 13,00	Rinde breit, Pigmentzone deutlich	reichlich	
2	31	Appendizitis, Peritonitis	linke: 5,00 rechte: 6.00 Summe: 11 00	Rinde papierdünn, Pigmentzone undeutlich	gering	
3	48	Carcinoma ventric., Kachexie	linke: 5,00 rechte: 5,00 Summe: 10,00	Rinde schmal, Pigmentzone wenig deutlich	gering	
4	30	Tbc. miliaris, Tbk. d. linken Niere, Aplasie d. rechten Niere	linke: 7,00 rechte: 6,00 Summe: 13,00	Rinde breit (bis 3 mm), Pigmentzone deutlich	reichlich	
5	23	Nephritis parenchymatosa, Meningitis purul.	linke: 7,50 rechte: 6,00 Summe: 14,00	Rinde breit (2-3 mm), Pigmentzone deutlich	reichlich	
6	50	Dekompensierte Mitralinsuffizienz	linke: 4,20 rechte: 5,00 Summe: 9,20	Rinde schmal, Pigmentzone undeutl.	gering	
7	30	Morbus Addisoni	linke: 6,60 rechte: 8,30 Summe: 14,90	Rinde breit (3-4 mm), Pigmentzone deutlich breit	sehr reichlich	
8	21	Eitrige Pleuritis, Bronzehaut, Tbk. der Nieren	linke: 4,40 rechte: 7,30 Summe: 11,70	Rinde breit (2—4 mm), Mark sehr wenig, Pigmentzone breit	sehr reichlich	Herzgew.: 200 g; Breite d. Aorta: 6 cm. Klinische Diagn.: M. Addisoni.
9	34	Sepsis nach Schußfraktur	linke: 7,50 rechte: 7,00 Summe: 14,50	Rinde breit, hellweißgelb, homogen; Pigmentzone nicht erkennbar	gering	Amyloidose.
10	19	Leberzirrhose, Aszites, Ikterus	linke: 4,50 rechte: 4,00 Summe: 8,50	Rinde schmal, Pigmentzone undeutl.	gering	
11	26	Erysipel, Sepsis	linke: 4,20 rechte: 6,80 Summe: 11,00	Rinde schmal, Pigmentzone undeutl.	mäßig	
12	30	Tbc. universalis	linke: 6,10 rechte: 5,80 Summe: 11,90	Rinde 1—2 mm breit, Pigmentzone undeutlich	gering	
13	23	Erysipel, Nephritis, Bronzehaut	linke: 9,20 rechte: 8,95 Summe: 18,15	Rinde überall 3—5 mm breit; Pigmentzone deutlich, breit	sehr reichlich	
14	10	Apoplexie nach Sinusthrombose	—	Rinde gelb, schmal, Pigmentzone undeutlich	gering	
15	47	Nephritis, abgeheilte Ty.-Geschwüre, Ödem	linke: 10,00 rechte: 7,60 Summe: 17,60	Rinde 3—4 mm breit, Pigmentzone deutlich, breit	sehr reichlich	

Nr.	Alter	Diagnose	Gewicht g	Makroskopisch	Harnsäure-(Pigment)gehalt mikroskopisch	Anmerkungen
16	36	Tbc. miliaris	linke: 6,25 rechte: 5,80 Summe: 12,05	Rinde schmal, Pigmentzone undeutl.	gering	
17	29	Tetanus	linke: 5,70 rechte: 6,10 Summe: 11,80	Rinde schmal, Pigmentzone deutlich, schmal	gering	
18	24	Nephritis parenchymat., Bronzehaut	linke: 9,80 rechte: 8,20 Summe: 18,00	Rinde breit, 3—4 mm, Pigmentzone deutlich, breit	sehr reichlich	
19	18	Schädelbasisbruch, Milzruptur, Thymushypertrophie	linke: 3,60 rechte: 3,00 Summe: 6,60	Rinde schmal, Pigmentzone deutlich, relativ breit	sehr reichlich	
20	32	Meningitis basilaris, Tbc. pulmonum	linke: 6,20 rechte: 6,00 Summe: 12,20	Rinde schmal, Pigmentszone erkennbar	gering	
21	20	Tetanus	linke: 5,65 rechte: 6,00 Summe: 11,65	Rinde schmal, Pigmentzone undeutl.	gering	
22	40	Ruhr, Endocarditis ulcerosa. Zahlr. Milzinfarkte. Zystennieren	linke: 7,80 rechte: 10,80 Summe: 18,60	Rinde braungelb, 4 mm breit; Pigmentzone deutlich	sehr reichlich	
23	46	Tbc. universalis. Morbus Addisonii	linke: 7,60 rechte: 6,40 Summe: 14,00	Rinde breit, Pigmentzone deutlich, breit; Mark wenig	sehr reichlich	Haut stark pigmentiert. Herzgewicht: 230 g. Mangel d. Axillarhaare.
24	27	Verblutung nach Milzruptur	linke: 4,60 rechte: 5,90 Summe: 10,50	Rinde schmal, Pigmentzone undeutl.	gering	
25	41	Pneumonia caseosa, Tbc. renis sin., Addison	linke: 7,70 rechte: 6,80 Summe: 14,50	Rinde breit, Pigmentzone deutlich, breit	sehr reichlich	Mikr. Tuberkel in der Rinde. Hyperpigmentierung an Handrücken, Brust, Hals. Herzgew.: 220 g.
26	51	Mesoortitis luetica, Leberzirrhose, beiderseit. Schrumpfnieren	linke: 5,25 rechte: 5,50 Summe: 10,75	Rinde 1—2 mm, Pigmentzone deutlich; Mark relativ reichl.	reichlich	
27	20	Sepsis	linke: 5,20 rechte: 5,80 Summe: 11,00	Rinde schmal, Pigmentzone undeutl.	gering	
28	42	Eitrige Peritonitis, Nephritis parenchymatosa, große, bunte Nieren	linke: 8,60 rechte: 5,50 Summe: 14,10	Rinde breit, Pigmentzone deutlich; Mark reichlich	sehr reichlich	
29	43	Carcinoma ventriculi, Kachexie	linke: 3,20 rechte: 3,20 Summe: 6,40	Rinde schmal, Pigmentzone deutlich	mäßig	
30	43	Gicht, Schrumpfnieren, Urämie	linke: 7,00 rechte: 7,50 Summe: 14,50	Rinde sehr breit, 4—5 mm, Pigmentzone breit	sehr reichlich	

chemischen Affinität im histologischen Schnitt nachzuweisen, so seien uns hier einige technische Bemerkungen gestattet.

Die Methode beruht auf der Tatsache, daß die Silbersalze durch die Harnsäure chemisch gebunden werden. Die Chloride, die als silberbindende Substanzen hier noch in Betracht kämen, werden durch eine Ammoniaklösung ausgelöst. Nun wird das durch die Harnsäure gebundene Silber mittels eines photographischen Entwicklers reduziert und die so entstandenen reduzierten schwarzen Silberkörnchen zeigen uns genau den Ort und die Menge der im Schnitte vorhandenen Harnsäure. Schmorl bemerkt, daß ihm die Methode keine guten Resultate ergeben hat. Demgegenüber müssen wir betonen, daß sich die Methode uns sehr gut bewährte. Wir verfuhren genau nach der Originalvorschrift, bloß achteten wir ganz besonders auf ein gründliches Auswaschen des nicht chemisch gebundenen Silbers. Dieses erreichten wir durch 24stündiges Wässern der Schnitte in häufig gewechseltem destillierten Wasser. Damit sich nicht viel ungebundenes Silber auf die Schnitte ablagere, müssen die Objektträger bei der Silberung und beim Waschen auf die Kante gestellt werden. Kurz zusammengefaßt führten wir also die Methode wie folgt aus: Fixierung in Alcohol. absol. oder Carnoy-Gemisch; Einbettung in Paraffin; Entparaffinieren in Xylol, Abspülen in Alkohol und Wasser, Einlegen in eine 1proz. Ammoniaklösung auf eine halbe Stunde, kurzes Abspülen in destilliertem Wasser; Einlegen in eine 1promill. Silbernitratlösung auf 24 Stunden im Dunkeln; Einlegen in destilliertes Wasser auf 24 Stunden, welches 10—12mal gewechselt werden soll; Einlegen in einen photographischen Entwickler (Methol-Hydrochinon oder Brenzkatechin) auf 10—15 Minuten, gründliches Auswaschen, Färben. Die Silberbehandlung und das Auswaschen des nicht chemisch gebundenen Silbers muß unbedingt unter völligem Lichtabschluß geschehen. Die Färbung kann auch mit wässerigen Farblösungen geschehen, da das reduzierte Silber durch dieselben nicht gelöst wird. Wir färbten mit Pikrokarmin, da neben Rot und Gelb die schwarzen Körnelungen im Kern sowie im Protoplasma am deutlichsten hervortreten. Bei dieser Ausführung erhielten wir absolut sichere und klare Ergebnisse.

Bei der Behandlung der Nebennieren nach dieser Methode ergab sich nun folgendes Resultat: Während sich das Pigment durch das Silber nur etwas bräunte, zeigten die sympathischen Ganglienzellen des Markes in ihrem Protoplasma konstant eine mehr oder minder reichliche Silberkörnelung. Außer den Kernen, die ja Purinbasen enthalten, zeigten sonst weder in der Rinde noch im Mark andere Zellen diese Körnchen.

In Fig. 1, Taf. I, geben wir eine Abbildung aus dem Marke einer Nebenniere, wo dieses Verhalten klar zu sehen ist. Das Bild zeigt bei Gl. die mit Silberkörnchen beladenen Ganglienzellen. Dies zeigt auch das mittlere Maß ihres Silbergehaltes. Stellen- bzw. fallweise fanden wir aber auch einen ganz besonderen Reichtum derselben, so daß die Ganglienzellen durch die Körnchen wie überladen erschienen. Über die Mengenverhältnisse dieser Silberkörnchen in den Ganglienzellen. in bezug auf die verschiedenen Krankheiten konnten wir uns kein sicheres Urteil bilden, da die Ganglienzellen nicht in allen Schnitten vorhanden sind. und so hätte dazu in jedem Falle die ganze Nebenniere in Serienschnitte zerlegt werden müssen. Hervorzuheben ist aber, daß wir es hier scheinbar mit einer spezifischen Eigenschaft der sympathischen Ganglienzellen des chromaffinen Gewebes zu tun haben. Wie wir uns an Kontrolluntersuchungen genau überzeugen konnten, enthalten die Ganglienzellen des Zentralnervensystems sowie die der nicht chromaffinen sympathischen Ganglien diese Silber- bzw. Harnsäurekörnchen nicht, während die Ganglienzellen der chromaffinen Gewebe sie konstant aufweisen.

Da das Nebennierenpigment lipochrom ist, so ist es möglich, daß die Bindung resp. Reduktion des Silbers durch die Fettkomponente gestört wird. Wir versuchten daher vor der Silberbehandlung das Pigment mittelst Reduktionsmittel zu zerstören.

Als Reduktionsmittel benutzten wir Pyrogallussäure und Natriumbisulfit, welch letzteres Mittel auch in der Chemie als entfärbendes Reduktionsmittel vielfach Anwendung findet. Es wurden in Alkohol fixierte dünne Nebennierenscheiben auf ein bis zwei Tage in verdünnte Pyrogallussäurelösung getan, wobei sie an der Oberfläche diffus gebräunt wurden, dann in Paraffin eingebettet und die Schnitte nach der angegebenen Methode behandelt. Oder es wurden die entparaffinierten Schnitte in eine 5proz. Natriumbisulfitlösung gelegt und auf 24 Stunden oder länger (bis die vom Pigment bedingte Färbung verschwand) in den Thermostat bei 37° gestellt. Auch wurden beide Methoden kombiniert.

Bei allen diesen Reduktionsmethoden ergab sich, daß nunmehr das Protoplasma der Rindenzellen auch einen ganz besonderen Reichtum an schwarzen Silberkörnchen aufwies, und zwar besonders in der Pigmentzone.

Entsprechend der makroskopischen Beobachtung ergab sich aber hier auch bei einer mikroskopischen Untersuchung ein eindeutiges quantitatives Verhältnis zwischen dem so dargestellten Harnsäuregehalt der Rindenzellen und der Eigenart der Erkrankung. Dieses Verhältnis geht aus unserer Tabelle deutlich hervor und besteht darin, daß der Harnsäuregehalt der Rindenzellen bei Nephritiden und beim Addison ein gegenüber den andern Fällen bedeutend erhöhter ist. Als bemerkenswert wäre der Fall 19 besonders hervorzuheben. Dies war ein Fall eines ausgesprochenen Status thymicus, mit einer hochgradigen Thymushypertrophie, in welchem das Nebennierengewicht ein ganz besonders geringes, der Harnsäuregehalt der Rindenzellen aber ein ganz auffallend reicher war. Leider fehlten uns mehrere ähnliche Fälle, um beurteilen zu können, ob dieses Verhalten ein regelmäßiges ist.

In Fig. 2, Taf. I, geben wir das Bild aus einem Teil der Rinde von Fall 30 (Schrumpfniere, Urämie), wo, ähnlich wie bei den andern Fällen von Schrumpfnieren und Addison, der Harnsäuregehalt der Zellen nach der oben beschriebenen Reduktion mittels Pyrogallussäure und Natriumbisulfit dargestellt, ein ganz besonders reichlicher ist.

Es wäre hier nun noch die Frage zu beantworten, ob es sich bei diesen Körnchen wirklich um Harnsäure handelt. Die Methode ist nach den Angaben der Autoren für Purinbasen spezifisch. Wir glauben, daß die Tatsachen, daß es Körnchen sind, die bei Zuständen, in welchen eine Ansammlung der Harnsäure im Organismus stattfindet, vermehrt sind, alkoholunlöslich, silberbindend und in Ammoniak nicht lösbar sind, die Annahme, daß es sich tatsächlich um Harnsäure oder

Derivate derselben handelt, auch ohne eine genauere chemische Analyse recht gut stützen.

Die Vermehrung des Pigments bei der kompensatorischen Hypertrophie der Rinde und die funktionelle Bedeutung derselben geht aus diesen Beobachtungen auch deutlich hervor. Die Rinde hypertrophiert, weil sie durch die im Blute vermehrte Harnsäure eine größere Arbeit zu verrichten hat. Das Pigment vermehrt sich, weil diese Arbeit in der Bindung und Oxydation der Harnsäure besteht und das Pigment eben dieses Oxydationsprodukt der Harnsäure darstellt. Durch die Umarbeitung des vermehrten Pigmentes zu Adrenalin findet eine vermehrte Adrenalinproduktion statt, wie sie bei den Nierenstörungen beobachtet wird. Findet eine Störung dieser Umarbeitung im Marke statt, wie dies beim Addison der Fall ist, so häuft sich in der Rindensubstanz die Harnsäure bzw. ihr Oxydationsprodukt: das Pigment, ebenfalls an, und es entsteht ebenfalls eine Arbeitshypertrophie der Rinde, wie dies schon von mehreren Autoren beschrieben und auch durch unsere Fälle bekräftigt wird. Nun ist aber bei der verminderten Adrenalinproduktion auch eine verminderte Harnsäureausscheidung, also eine Vermehrung derselben im Organismus zu konstatieren, und wir wissen, daß die Harnsäure sich zum großen Teil in den Zellen der Haut ablagert. Wenn daher das Pigment der Haut ebenso, wie das der Nebennierenrinde ein Oxydationsprodukt der Harnsäure darstellt, so wäre dadurch auch die vermehrte Hautpigmentierung beim Addison erklärt. Wir gingen daher an die Prüfung dieser Frage mit Hilfe der experimentellen Pigmentationsversuche von M e i r o w s k y.

M e i r o w s k y konnte nachweisen, daß von Leichenmaterial gewonnene Haut das Phänomen der übermäßigen Pigmentbildung beim Stehen in oder über Wasser in 56° Wärme nur beim Addison zeigt, dagegen an der Haut von an andern Krankheiten verstorbenen Leichen nicht eintritt. Daraus schloß er, „daß in der Haut des Addisonkranken Propigmente in großen Mengen vorhanden sein müssen, und es bedarf alsdann nur der Oxydation. um auf diesem Wege eine Hyperpigmentierung hervorzurufen“.

Ist unsere Auffassung richtig und ist die Harnsäure die Vorstufe des Pigments, so muß das Phänomen der übermäßigen Pigmentbildung bei dem Verfahren nach M e i r o w s k y außer beim Addison in Fällen von hochgradigen Nierenstörungen, wo also eine Vermehrung der Harnsäure in der Haut vorhanden ist, auch stattfinden. Daß dies tatsächlich der Fall ist, erwiesen uns aufs klarste folgende V e r s u c h e :

Wir nahmen kleine Hautstückchen von Leichen 24—48 Stunden nach dem Tode von Fällen schwerer Nephritis und Urämie und von solchen, die weder klinisch noch anatomisch irgendwelche Nierenstörungen aufwiesen; fixierten dieselben in Alkohol und stellten sie dann einfach in einem Fläschchen mit destilliertem Wasser in den Thermostat bei 56—60°, auf 3 Tage. Das Resultat war ganz eindeutig: w ä h r e n d s i c h d i e H a u t s t ü c k e v o n d e n F ä l l e n m i t N i e r e n s t ö r u n g e n meist schon am ersten Tage deutlich braun färbten und diese Braunfärbung bis zum 3. Tage immer intensiver wurde, zeigten die Kontrollstückchen überhaupt keine Farbenveränderung während der ganzen Prozedur.

Wenn diese Versuche unsere Annahme völlig bestätigten, so lieferten die histologischen Untersuchungen einen weiteren Beweis für dieselbe.

Wir untersuchten vor allem Schnitte von den Hautstücken, bevor wir sie dem Meirowskyschen Verfahren aussetzten, indem wir dieselben nach einer einfachen Kernfärbung in Glyzerin einlegten, um uns über die Menge und Lokalisation des schon vor der Behandlung vorhandenen Pigmentes zu orientieren. Ein Unterschied im Pigmentgehalt war unter diesen Verhältnissen nicht bemerkbar; die Hautschnitte von Nephritikern zeigten ebenso wie die der Kontrollstücke etwas Pigment in den Basalzellen und vereinzelte pigmentbeladene Bindegewebszellen des Korium. Um so auffallender war der Unterschied, wie das zu erwarten war, bei der Behandlung der Schnitte nach der Courmontschen Methode. Während in der Haut der Nephritiker die Zellen der Epidermis in allen Schichten, besonders aber in der Basalschicht, reichlich mit Silberkörnchen beladen waren, zeigten die Schnitte aus der Haut der Kontrollfälle nur in der Basalschicht diese Silberkörnchen. Dieses Verhalten ist wichtig zum Beweise, daß durch dieses Verfahren nicht das fertige Pigment gefärbt wird, sondern nur die Harnsäure, denn die Menge des Pigmentes zeigte ja in der Voruntersuchung keinen Unterschied. Fig. 3, Taf. I, stellt ein Bild aus der Haut eines Nephritikers dar, nach der Courmontschen Methode behandelt. In derselben sind die oben beschriebenen Verhältnisse klar zu sehen. Bei *E* sind die mit Silberkörnchen beladenen Epidermiszellen aller Schichten und bei *K* die Koriumzellen zu sehen. Nun wurden Schnitte aus den Hautstückchen gemacht, welche nach dem Verfahren von Meirowsky 3 Tage im Thermostat standen. Während die Kontrollstücke, die auch makroskopisch keine Änderung ihrer Farbe zeigten, nur in der Basalschicht etwas vermehrtes Pigment aufwiesen, also dort, wo nach der Silberbehandlung auch die Harnsäurekörnchen auftraten, zeigten die Schnitte aus den Hautstückchen mit schwerer Nephritis überall das Pigment dort, wo sie vor der Behandlung im Thermostat die Harnsäurekörnchen aufwiesen, also in allen Schichten der Epidermis und in zahlreichen Bindegewebszellen des Korium. In Fig. 4, Taf. 1, soll dieses Verhalten dargestellt werden. Dieselbe ist aus einem Schnitte von demselben Falle wie Fig. 3, aber nach der Behandlung im Thermostat mit Karmin gefärbt. Wir sehen, das Bild zeigt dieselben Verhältnisse wie das in Fig. 3, Taf. I, nur mit dem Unterschiede, daß, wo dort Harnsäurekörnchen zu sehen sind, hier nach der Oxydation im Thermostat natürliches Pigment auftritt. Bei *E* ist das Pigment in allen Schichten der Epidermis und bei *K* in den Bindegewebszellen des Korium zu sehen.

Es könnte nun der Einwand gemacht werden, daß nach der Courmontschen Silbermethode außer der Harnsäure auch die Propigmente dargestellt werden, wie das bei andern Silbermethoden bekanntlich auch der Fall ist. Daß dieses Propigment aber eben die Harnsäure ist, dafür spricht die Tatsache, daß sie bei hochgradigen Nierenstörungen vermehrt sind, und zwar in dem Maße der Funktionsuntüchtigkeit der Nieren und am reichlichsten dort vorhanden sind, wo die Harnsäure am reichlichsten ist. Wenn wir nun noch dazu nehmen, daß diese Propigmente die charakteristischen chemischen Eigenschaften mit der Harnsäure gemein haben, so können wir daraus schließen, daß die Propigmente nichts weiter als Harnsäure oder Derivate derselben darstellen und wir durch ihre Oxydation Pigment erhalten.

Wir glauben daher, daß wir aus den obigen Versuchen mit Sicherheit schließen können, daß das Pigment der menschlichen Haut und der Nebennieren ein Derivat der Harnsäure darstellt.

Es geht aus diesen Versuchen auch klar hervor, daß es sich bei der Muttersubstanz des Pigments nicht um Zerfallsprodukte der Epidermis handelt, da es nicht erklärlich wäre, warum dieselben bei Nephritiden stark vermehrt sind, und es muß auch gegenüber der Meirowskyschen Annahme nicht angenommen werden, daß diese Abbauprodukte der Epidermis in der Haut der Addisonkranken oxydiert werden, bevor sie noch durch den Lymphstrom eliminiert werden. Auch ist die Adrenalinmenge, die von der Nebenniere produziert wird, eine relativ allzu geringe, um eine ausreichende Erklärung dafür zu geben, daß durch die fortbleibende Umarbeitung der Zerfallsprodukte der Epidermis sich dieselben in so hohem Maße anhäufen. Dagegen ist die Ansammlung der Harnsäure beim Addison eine nachgewiesene Tatsache; und weiterhin ist das Propigment ein Produkt des Kernes, und wir wissen, daß der Gehalt an Purinbasen für die Kerne charakteristisch ist.

Diese Tatsachen, die mit unseren Untersuchungen in vollem Einklang stehen, erscheinen uns für die Annahme beweisend, daß die Hyperpigmentierung beim Addison durch eine Ansammlung der Harnsäure in der Haut bedingt wird, welche Ansammlung ihren Grund in der verminderten Adrenalinproduktion hat, die eine Verminderung der Harnsäureausscheidung nach sich zieht.

Aus dem Vorangehenden geht also hervor, daß bei der Ansammlung der Harnsäure im Organismus dieselbe bzw. ihr Oxydationsprodukt in der Nebenniere ebenfalls vermehrt ist; daß diese Vermehrung mit einer kompensatorischen Hypertrophie der Rinde einhergeht und, falls die Adrenalinproduktion nicht gestört wird von einer Mehrproduktion des Adrenalins und oft einer Hypertrophie der Marksubstanz begleitet wird. Ist aber die Adrenalinproduktion gestört, wie dieses beim Addison der Fall ist, so findet eine Ansammlung der Harnsäure bzw. ihres Oxydationsproduktes in der Nebenniere und in der Haut statt, zumeist ebenfalls von einer Hypertrophie des Interrenalsystems begleitet. Aus diesen Zusammenhängen erscheint uns der Schluß berechtigt, daß die Nebennieren das Adrenalin durch Verarbeitung der in der Rinde oxydierten und zu Pigment gebildeten Harnsäure aufbauen. Dieses geschieht wahrscheinlich durch eine fortgesetzte Reduktion und Zerstörung des Pigments und neuerlicher Synthese, wobei zum Aufbau des Adrenalins die in der Harnsäure vorhandenen NH-Gruppen benutzt werden. Wenn wir diesen Prozeß der Zerstörung und des Aufbaus auch chemisch nicht verfolgen können, so ist doch die obige Annahme biologisch und anatomisch gleich gut gestützt.

Als bedeutungsvoll erscheint uns hier die Tatsache, daß ein physiologisches Abbauprodukt: die Harnsäure, welches toxische Eigenschaften besitzt und durch die Nieren ausgeschieden wird, in der Nebenniere zu einem Hormon: dem Adrenalin, umgebaut wird, das seinerseits die Eigenschaft hat, die Ausscheidung dieses Abbauproduktes und wahrscheinlich auch den Abbau der Purinbasen zu fördern.

In dieser Tatsache erblicken wir einen regulatorischen Prozeß, der vielleicht in der Lehre der inneren Sekretion nicht ohne Analogien dastehen dürfte. Die Niere besitzt nach unseren bisherigen Kenntnissen keine funktionsinnervierende Nerven, und ihre Funktion hängt von physikalischen Bedingungen des Kreislaufes: der Geschwindigkeit des Blutstromes und der Höhe des Blutdruckes, ab. Es ist aber auch aus experimentellen Untersuchungen bekannt, daß gegenüber der drucksteigernden Wirkung des Adrenalins die Nierengefäße am empfindlichsten sind, d. h. dieselben reagieren schon auf Adrenalindosen, auf welche andere Gefäßgebiete noch keine Reaktion zeigen. Je größer nun die Menge der im Blute zirkulierenden harnfähigen Abbauprodukte ist, um so mehr Adrenalin wird gebildet und durch dasselbe der Abbau der Purinbasen und die Ausscheidung der endogenen Harnsäure befördert. Die Nebenniere funktioniert also unter physiologischen Verhältnissen wie ein Manometerventil der Nieren und verhindert die Ansammlung der toxischen Harnsäure im Organismus, wodurch sie den Organismus sozusagen von einer Urämie rettet. In dieser Funktion der Nebennieren erblicken wir die der Rindensubstanz zugeschriebene entgiftende Funktion.

Findet nun eine primäre Störung der Nierenfunktion statt, so haben die Nebennieren durch die angesammelte Harnsäure im Blut eine größere Arbeit zu verrichten, sie binden im Interrenalsystem mehr Harnsäure und produzieren aus ihr mehr Adrenalin; es entsteht eine funktionelle Hypertrophie der Rinde, mit einer Vermehrung der in den Rindenzellen enthaltenen Harnsäure und eventuell eine kompensatorische Hypertrophie des Markes (Goldzieher, Schur und Wiesel) mit einer erhöhten Adrenalinproduktion, welche dann die Ausscheidung der Harnsäure durch die Nieren günstig beeinflußt. Die günstige Wirkung des Adrenalins bei Nephritiden wurde auch schon therapeutisch ausgenutzt, so von Molnár, der bei Scharlachnephritiden eine Zunahme der Diurese und ein Abnehmen der Hämaturie und Albuminurie durch Adrenalin beobachtete, weiterhin von Gaisböck, der durch Adrenalin sogar die schon auftretenden urämischen Symptome günstig beeinflussen konnte.

Liegt dagegen die primäre Störung in der Nebenniere, wird die Umarbeitung der angesammelten Harnsäure zu Adrenalin gestört, so findet eine Ansammlung derselben statt, da ihre Ausscheidung durch die Nieren wegen Mangels an Adrenalin im Blute nicht befördert wird, sie vermehrt sich im Blute, in der Haut und in der Nebennierenrinde, falls letztere durch grobanatomische Läsionen nicht zerstört ist. Da aber die Harnsäure die Muttersubstanz des Pigments darstellt, sowie auch toxische Eigenschaften hat, entstehen Intoxikationserscheinungen, Hyperpigmentation, verminderte Harnsäureausscheidung usw.; wir haben das Bild des Morbus Addisoni. Die beobachteten Hypertrophien des Interrenalsystems beim Morbus Addisoni sind somit auch einfach durch die funktionelle Hypertrophie derselben erklärlich.

Durch diese Auffassung scheinen uns auch die Gegensätze der Theorien über den M. Addisoni gelöst zu sein. Diese Theorien der Pathogenese der Addisonschen Krankheit legten einesteils dem sympathischen Nervensystem, andernteils dem chromaffinen System eine Bedeutung zu. Besonders hatte Wiesel die Ansicht, daß der M. Addisoni durch eine Hypoplasie des chromaffinen Systems bedingt sei, durch anatomische Untersuchungen gestützt. Doch zeigte es sich (v. Hansemann, Karakascheff, Bittorf), daß die Wieselsche Theorie auch nicht geeignet ist, den M. Addisoni in jedem Falle einheitlich zu erklären, da häufig eine Hypoplasie des chromaffinen Systems beobachtet wurde, ohne ein Auftreten des M. Addisoni sowie auch die Erkrankung der Rindensubstanz allein zu einem Addison führen kann.

Alle diese gegenteiligen Beobachtungen finden aber ihre befriedigende Erklärung in der von uns auseinandergesetzten Auffassung. Es kann eine Hypoplasie oder eine andersartige anatomische Störung des chromaffinen Systems die naturgemäße Folge haben, daß die in der Rinde gebundene und zu Pigment umgearbeitete Harnsäure nicht zu Adrenalin umgebaut werden kann, wodurch es zur Ansammlung der Harnsäure in der oben beschriebenen Weise und zum Addison kommen kann. Auch die nervöse Theorie scheint aber ihre Berechtigung zu haben. Wie aus den Versuchen von Biedl, Dreyer, Tscheboksaroff und Asher hervorgeht, ist der Splanchnikus der sekretorische Nerv der Nebennieren, es wurden sogar nach Splanchnikusdurchschneidung auch anatomische Veränderungen am Mark gefunden. Wenn nun das sympathische Nervensystem bzw. der Splanchnikus in seiner Tätigkeit in dem Maße gehemmt wird, daß die Funktion der Marksubstanz nicht mehr ausreicht, die in der Rinde gebundene Harnsäure umzuarbeiten, so kann das ebenfalls zu einem Addison führen. Ist aber nur die Rindensubstanz geschädigt, so kann das zur Folge haben, daß die Marksubstanz die genügende Menge Harnsäure gar nicht zur Aufarbeitung und Adrenalinbildung erhält, wenn die freigebliebenen Teile des Interrenalsystems durch eine kompensatorische Hypertrophie dieses nicht besorgen.

Nach unserer Auffassung glauben wir, daß der M. Addisoni durch eine

Störung der Nebennierensysteme bedingt ist, die darin besteht, daß die Harnsäure in der Rinde nicht in ausreichendem Maße gebunden oder im Mark nicht in ausreichendem Maße umgearbeitet werden kann, wodurch es zur Störung der Adrenalinproduktion und dadurch zur Anhäufung der Harnsäure im Organismus kommt.

Zum Schlusse wollen wir noch den Zusammenhang des Status thymicus mit dem Addison erwähnen; auf das Zusammentreffen dieser beiden Krankheiten wurde schon oft hingewiesen. In der einen Beobachtung in unserem Falle 19, wo eine ausgesprochene Hypertrophie der Thymus vorhanden war, zeigte die Nebenniere durch ihren hochgradigen Harnsäuregehalt der Rindenzellen ein auffallendes Verhalten. Es scheint, daß durch die Thymushypertrophie die Umarbeitung zu Adrenalin gehemmt wurde, was in der Ansammlung der Harnsäure in den Rindenzellen ihren histologisch nachweisbaren Ausdruck fand. Ließe sich diese Beobachtung bestätigen, so hätten wir für diesen Zusammenhang auch eine Erklärung und könnten denselben stets nach der von uns angegebenen Reduktion und dem Courmontschen Silberverfahren mikroskopisch kontrollieren.

Zusammenfassung: Bei Vermehrung der Harnsäure im Organismus findet eine erhöhte Adrenalinproduktion statt, dagegen ist bei verminderter oder sistierender Adrenalinproduktion eine Harnsäurevermehrung im Organismus zu konstatieren.

Bei Nierenstörungen höheren Grades und beim Morbus Addisonii, also bei Zuständen, die mit einer Harnsäureansammlung im Organismus einhergehen, findet eine kompensatorische Hypertrophie des Interrenalsystems statt.

Die Vermehrung der Harnsäure wird von einer Vermehrung des Nebennierenpigments begleitet, aus welchem durch Reduktion mikrochemisch Harnsäure nachzuweisen ist. Diese Reduktion findet auch physiologisch statt, und das reduzierte Pigment ist demgemäß in den Ganglienzellen des chromaffinen Gewebes als Harnsäure nachweisbar.

Die vermehrte Harnsäure ist auch in der Haut nachzuweisen und durch Oxydation nach Meirowsky in Pigment überführbar. Demgemäß entsteht bei Nephritiden und beim M. Addisonii im Gegensatze zu den andern Fällen in der Haut der Leichen eine reichliche körnige Pigmentierung dort, wo die Harnsäure vorhanden war.

Das Pigment der menschlichen Haut und der Nebennieren ist also ein Derivat der Harnsäure.

Aus diesen Tatsachen folgt, daß die Nebennierenrinde die Harnsäure bindet und die Marksubstanz sie zu Adrenalin umbaut. Da das Adrenalin die Harnsäureausscheidung befördert, so stellt die Nebenniere einen regulatorischen Apparat dar, indem sie um so mehr Adrenalin produziert, je mehr Harnsäure im Blute zirkuliert, und verhindert somit die Ansammlung der toxischen Harnsäure im Organismus. Darin besteht die entgiftende Funktion der Nebennieren.

Durch die Vermehrung der Harnsäure bei Funktionsstörungen der Nieren entsteht die kompensatorische Hypertrophie der Rinde und eventuell der Marksubstanz, mit einer erhöhten Adrenalinproduktion.

Liegt dagegen die primäre Störung in der Nebenniere, sei es durch eine Hypoplasie des chromaffinen Systems (Wiesel) oder durch eine Störung im sekretorischen Nerven (Splanchnikus) oder in der Rinde, so entsteht eine Ansammlung der Harnsäure im Organismus, die zu Intoxikationserscheinungen, zur Hyperpigmentierung in der Haut und schließlich zum Addison führen kann.

Erklärung der Abbildungen auf Taf. I.

Fig. 1. Aus der Marksubstanz einer Nebenniere. Behandelt nach Courmont, gefärbt mit Pikrokarmin; bei *Gl* sympathische Ganglienzellen mit Harnsäurekörnchen gefüllt.

Fig. 2. Nebennierenrinde, Behandlung wie Fig. 1, nach vorangegangener Reduktion mittels Pyrogallussäure und Natriumbisulfit.

Fig. 3. Haut eines Nephritikers, dieselbe Behandlung wie Fig. 1, *E* Epidermiszellen, *K* Koriumzellen mit Harnsäure beladen.

Fig. 4. Haut aus dem Falle wie in Fig. 3, behandelt nach Meirowsky, gefärbt mit saurem Karmin, *E* Epidermiszellen mit natürlichem Pigment beladen, *K* Koriumzellen.

Literatur.

Asher, Die innere Sekretion der Nebenniere und deren Innervation. Ztschr. f. Biol. Bd. 58. — Biedl, Innere Sekretion. 3. Aufl., 1916. — Derselbe, Beitr. z. Physiol. d. Nebennieren. Die Innervation d. Nebennieren. Pflügers Arch. f. d. ges. Physiol. Bd. 67, 1897. — Bittorf, Die Pathol. d. Nebennieren u. d. M. Addisonii. Jena 1908. — Derselbe, Beitr. z. path. Anat. d. Nebennieren. D. Arch. f. klin. Med. Bd. 100, 1910. — Courmont et André, Technique histol. permettant etc. Compt. rend. de la Societ. de Biol. Bd. 57, 1904. — Gaisböck, Zur Pharmakodyn. u. ther. Verw. d. Adrenalinwirkung. Therap. Mtsh. Bd. 26, 1912. — Goldzieher, Die Nebennieren. Wiesbaden 1911. — Goldzieher u. Molnár, Beitr. z. Frage d. Adrenalinämie. Wien. klin. Wschr. 1908. — Dieselben, Orvosi Hetilap 1908. — v. Hansemann, Ein seltener Fall von M. Addisonii. Berl. klin. Wschr. 1896. — Karakascheff, Beitr. z. path. Anat. d. Nebennieren. Zieglers Beitr. Bd. 36 u. 39. — Langlois et Abelous, Arch. de Physiol. 1892/93. — Lippmann, Ein Beitrag z. „akuten" M. Addisonii. Med. Klin. 1913. — Marchand, Üb. plötzl. Nebennierentod u. d. Bedeut. hyperplast. akzess. Nebennieren. Verhdl. d. D. Path. Ges. Erlangen 1910. — Meirowsky, Üb. exper. Farbstoffbildung in d. Nebenniere. Ztlbl. f. allg. Path. u. path. Anat. Bd. 21, 1910. — Derselbe, Über d. Zusammenhang zw. Hautorgan u. Nebennieren. Münch. med. Wschr. 19, 1911. — Molnár, Über d. interne Anwend. d. Adrenalins usw. Wien. klin. Rundsch. u. Orvosi hetilap 1904. — Neuberg, Ztschr. f. Krebsforsch. Bd. 8. — v. Neußer und Wiesel, Die Erkrankungen der Nebennieren. Wien 1910. — Novicki, Unters. üb. d. chromaffine Substanz usw. bei Nierenkrankheiten. Virch. Arch. Bd. 202, 1910. — Schmorl u. Ingier, Üb. d. Adrenalingehalt d. Nebennieren usw. Münch. med. Wschr. Nr. 19, 1911. — Schmorl, Path.-hist. Untersuchungsmethoden. 5. Aufl., 1909. — Schur u. Wiesel, Beitr. z. Physiol. u. Pathol. d. chromaff. Geweb. Wien. klin. Wschr Nr. 40, 1907. — Simmonds, Über komp. Hypertr. d. Nebennieren. Virch. Arch. Bd. 153, 1898. — Tscheboksaroff, Üb. sekret. Nerven d. Nebennieren. Pflügers Arch. Bd. 137. — Wiesel, Z. path. Anat. d. Addisonschen Krankh. Ztschr. f. Heilk. Bd. 24, 1903. — Wolf u. Teacher, Arch. of int. Med. 1909.

II.

Beitrag zur Kenntnis der totalen Persistenz des Truncus arteriosus communis.

(Aus dem Pathologischen Institut der Universität Breslau.)

Von

Dr. Walter Hülse, Assistent am Institut.

(Hierzu 1 Textfigur.)

Die Beschreibung des nachfolgenden Falles von totaler Persistenz des Truncus arteriosus communis hat ihre Berechtigung nicht nur als kasuistischer Beitrag zu dieser sehr seltenen Herzmißbildung, sondern vor allem durch die Komplikation mit dem gleichzeitigen Fehlen der eigentlichen Arteriae pulmonales. Die Funktion des kleinen Kreislaufs wurde durch das vikariierende Eintreten der Bronchialarterien in solch vollkommener Weise erreicht, daß diese schwere, für gewöhnlich den sehr baldigen Tod herbeiführende Herzdeformität mit einer relativ langen Lebensdauer vereinbart werden konnte, ohne intra vitam besonders schwere Krankheitserscheinungen auszulösen.

Die 18 Jahre alte Patientin wurde in völlig bewußtlosem Zustande in das Krankenhaus eingeliefert und starb am 2. Tage nach der Aufnahme unter zerebralen Erscheinungen. Von den anamnestischen Angaben interessiert die Tatsache, daß die Kranke von Kindheit auf an Herzbeschwerden gelitten hat. Jedoch sind diese nie so hochgradig gewesen, daß eine erhebliche Behinderung in der Ausübung leichterer Arbeit bestanden hat. 4 Tage vor der Krankenhausaufnahme war Lähmung des rechten Beines und des rechten Armes aufgetreten. Zuletzt bestand völlige Bewußtlosigkeit.

Von dem klinischen Befund führe ich folgendes an (Dr. Schiller): Farbe der Haut und Schleimhäute gesund, nur Gesicht und Lippen leicht bläulich verfärbt. Keine Ödeme. Leber und Milz nicht fühlbar. Thorax gut gewölbt, erweitert sich gleichmäßig und ausgiebig. Die linke untere Lungengrenze steht höher wie die rechte, im übrigen regelrechter Lungenbefund. Das Herz ist allseitig etwas vergrößert. Der 1. Ton an der Spitze unrein, der 2. verstärkt. An der Pulmonalis leises systolisches Geräusch und stark akzentuierter 2. Ton. Über der Aorta und nach außen über dem rechten Lungenoberlappen vorn sehr lautes systolisches Geräusch, das sich bis in die Diastole hineinzieht. Auch über dem rechten Unterlappen ist das Geräusch hörbar. Über der Tricuspidalis sind die Töne rein. Der Nervenbefund war derart, daß klinisch bereits mit voller Sicherheit eine linksseitige Hirnaffektion, wahrscheinlich embolisch entstanden, angenommen wurde. Der eigentümliche Herzbefund wurde bei Berücksichtigung der Anamnese als Vitium cordis congenitum gedeutet. Doch konnte eine bestimmte Vermutung über die Art dieses Herzfehlers, besonders auch infolge der Kürze der Krankenbeobachtung, nicht gewonnen werden.

Die von mir vorgenommene Sektion zeigte als Todesursache einen kleinapfelgroßen Hirnabszeß in den linksseitigen Zentralganglien. Die Baucheingeweide waren ohne erhebliche Abweichungen von der Norm.

Brustorgane: Das Herz ist etwas größer als die Faust der Leiche, von kugliger Form, mit abgerundeter Spitze. Der Sulcus interventricularis ist gut ausgebildet. Das Herzgewicht beträgt

340 g. Die Länge des Herzens vom Ursprung des Truncus arteriosus bis zur Spitze beträgt 9,4 cm, die Breite an der Basis 8 cm. Oberfläche glatt. Die Herzhöhlen mit Cruor und flüssigem, dunkelrotem Blut angefüllt. Beide Herzkammern sind etwas erweitert, nach der Spitze zu ausgehöhlt, Papillarmuskeln abgeplattet. Die Muskulatur ist von fester Beschaffenheit und rotbrauner Farbe. Die Wanddicke des linken Ventrikels ohne Trabekel mißt 0,9 cm, die des rechten 0,8 cm. Die Muskulatur ist also beiderseits fast gleich stark entwickelt. Die Papillarmuskeln im rechten Ventrikel sind auffallend kräftig.

Der rechten Herzkammer fehlt jegliche Andeutung eines Conus arteriosus. Vom medianen oberen Teil der rechten Kammer gelangt man in einen, beiden Kammern gemeinsamen Truncus arteriosus, der von der Herzbasis fast senkrecht mit einer gerade angedeuteten Ausbiegung nach rechts in die Höhe steigt. Irgendein Gefäß oder ein bindegewebiger Strang, der als Anlage der Arteria pulmonalis gedeutet werden könnte, ist nirgendwo festzustellen. Der Truncus arteriosus ist bedeutend weiter als der Aorta entsprechen würde. Der Umfang dicht oberhalb der Klappen mißt 8,5 cm. Er besitzt 3 gleichgroße, zarte, anscheinend gut schließende Taschenklappen, eine vordere, eine hintere linke und eine hintere rechte.

Im oberen vorderen Teil des Septum ventriculorum findet sich ein querovaler Defekt von 3,4 × 2,6 cm Größe. Die Umgrenzung desselben wird vorn von einem dicken, etwa ½ cm von der Wand vorspringenden Muskelpfeiler gebildet, der genau unterhalb des Interstitiums zwischen der vorderen und hinteren rechten Semilunarklappe ansetzt und sich mit seinem Rande nach unten zu, als untere Umgrenzung des Defektes, in den scharf zugekanteten, konkaven, oberen Rand des Ventrikelseptums fortsetzt. Nach hinten wird der Defekt begrenzt von der 1,3 cm breiten, 0,6 cm hohen Pars membranacea, die genau unter der linken Hälfte der hinteren linken Semilunarklappe liegt. Der Rand, welcher den Defekt vorn, unten und hinten begrenzt, entspricht also einem über halbelliptischen First, der vorn zwischen vorderer und hinterer rechten Semilunarklappe beginnt und hinten unter dem Nodulus Arantii an der Basis der hinteren linken Semilunarklappe endet. Sieht man von oben in den Truncus arteriosus hinein, so wird das Truncuslumen durch den oberen Rand des Septum ventriculorum genau halbiert. Der Truncus reitet also auf dem Defekt im Septum. Die vordere und die linke Hälfte der hinteren linken Klappe fallen in den linken, die hintere rechte und die rechte Hälfte der hinteren linken Truncusklappe in den rechten Ventrikel. Von den Ventrikeln aus wird der Defekt von den medianen Segeln der normal gebildeten Mitral- und Tricuspidalklappe fast vollständig verhängt.

Die Vorhöfe sind beiderseits etwas erweitert. In den rechten Vorhof münden die beiden Venae cavae und der Sinus coronarius cordis, in den linken 4 Lungenvenen ein. Die Herzohren sind im Verhältnis zum Truncus normal gelagert. Das Foramen ovale ist weit offen, von ovaler Gestalt, 2,0 × 1,5 cm groß. Die Umrahmung wird nach oben von einer angedeuteten Valvula foraminis ovalis Vetteri gebildet, nach vorn und unten von dem Limbus Vieussenii der Vorhofscheidewand, die an der Vorderwand hinter der Mitte des aufsteigenden Truncusstammes zwischen der vorderen und der rechten hinteren Semilunarklappe ansetzt. Nach hinten rechts geht der Defekt in die Vena cava inferior über, die dem vorderen Limbusrande genau gegenüber einmündet. Die untere Hohlvene reitet demnach gleichfalls auf dem offenen Foramen ovale. Von dem seitlichen Umfang der Mündungsstelle der Cava inferior entspringt beiderseits, sowohl im rechten wie im linken Vorhof, je eine stark prominierende, semilunare Endokardfalte. Diese ziehen an der Hinterwand der Vorhöfe abwärts und legen sich etwa der Mitte des unteren Defektrandes beiderseits an. Durch diese Falten wird das Mündungsgebiet der Vena cava inferior gegen die Vorhöfe scharf abgegrenzt.

Veränderungen, die als Residuen fötaler Entzündungsprozesse betrachtet werden könnten, fehlen gänzlich.

Die Lungen sind überall lufthaltig, aber auffallend schlaff und anämisch. Besonders gilt dies für die linke Lunge, die auch bedeutend kleiner ist als die rechte. Auf dem Durchschnitt durch die linke Lunge fällt auf, daß neben den Bronchialästen arterielle Blutgefäße kaum sichtbar sind. Erst bei sorgfältiger Nachforschung finden sich einzelne sehr dünne Gefäße, die bei weiterer Präparation hiluswärts in das dort eintretende größere arterielle Gefäß einmünden. Die rechte Lunge ist reichlicher mit arteriellen Blutgefäßen versorgt.

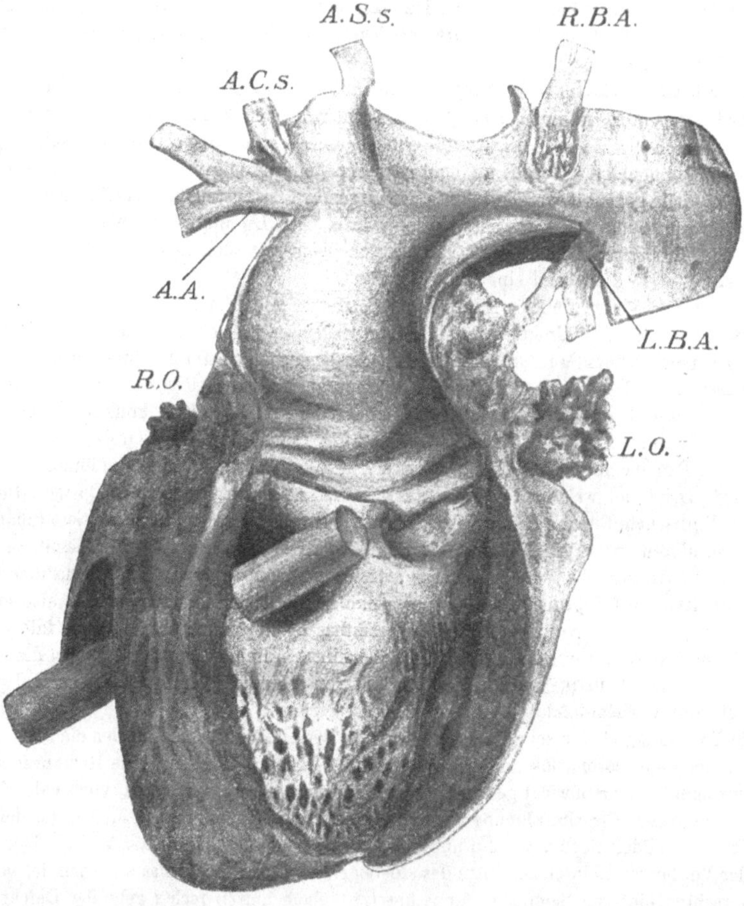

Fig. 1. Linker Ventrikel und Truncus arteriosus eröffnet. R. O. und L. O. rechtes und linkes Herzohr. A. A. Arteria anonyma. A. C. s. Arteria carotis communis sin. A. S. s. Arteria subclavia sin. R. B. A. rechte Bronchialarterie. L. B. A. linke Bronchialarterie, die sich in zwei Äste teilt.

Beide Lungen sind normal gelappt. Die rechte Lunge besitzt jedoch 2 Hilus, einen für den Ober- und einen für den Mittel- und Unterlappen. Der rechte Hauptbronchus teilt sich dicht hinter der Bifurkation in zwei gleichstarke Äste, von denen der eine fast horizontal nach dem oberen Hilus, der andere schräg abwärts nach hinten zu dem Hilus im Unterlappen zieht.

Der Verlauf und die Gefäßverzweigung des Truncus arteriosus ist im allgemeinen so, wie sie der Aorta zukommen würden. Etwa in der Höhe der oberen Klappenränder entspringt aus dem

Sinus Valsalvae der vorderen Klappe die linke, aus dem der hinteren rechten die rechte Koronararterie, deren Äste sich in regelrechter Weise über das Herz verbreiten. Der Arcus trunci schmiegt sich dicht um den rechten Bronchus herum und tritt, wie eine Aorta, links vor die Wirbelsäule. Aus dem Arcus gehen die Gefäße in völlig normaler Weise ab. Etwa 5 cm unterhalb des Abganges der Arteria subclavia sinistra zweigt rechts von der hinteren Wand ein dünnwandiges Gefäß von 1,3 cm Durchmesser ab, das hinter dem oberen rechten Bronchus in den oberen rechten Lungenhilus sich einsenkt. ½ cm tiefer gibt die Aorta vom linken hinteren Umfang nach links ein gleichstarkes Gefäß ab, das sich nach kurzem Verlauf in 2 Äste aufteilt. Der obere dünnere zieht ziemlich horizontal hinter dem linken Bronchus als einziges arterielles Gefäß nach dem linken Lungenhilus. Der untere stärkere schlägt sich, dicht auf dem linken Bronchus liegend, nach vorn um denselben herum zur Hinterseite des unteren Teilastes des rechten Bronchus und zieht mit diesem, immer hinten unten liegend, nach der rechten unteren Lungenpforte. Bald nachdem sich die Gefäße in das Lungengewebe eingesenkt haben, anastomosieren die obere und untere Arterie sehr weit und ausgiebig miteinander und bilden einen förmlichen Plexus, von dem aus dann die einzelnen Arterien zu den zugehörigen Bronchien und mit diesen in das Lungengewebe weiter hineinziehen.

Aus dem linken Lungenhilus treten zwei dünne, aus den beiden Hilus der rechten Lunge je eine stärkere Lungenvene heraus. Sie liegen beiderseits vor den Bronchien.

Ein Ductus arteriosus Botalli fehlt.

Anderweitige Mißbildungen haben sich bei der Sektion nicht gefunden.

Nach dem geschilderten Befunde kann kein Zweifel bestehen, daß es sich hier um einen der sehr seltenen Fälle von totaler Persistenz des Truncus arteriosus communis handelt.

Von den in der Literatur unter dieser Bezeichnung publizierten Fällen hält nur ein kleiner Teil einer kritischen Beurteilung stand. Weitaus die Mehrzahl der Fälle gehört andern Bildungsfehlern — Atresie der Arteria pulmonalis oder Aorta — an. Es soll hier nicht im einzelnen auf die unterscheidenden Merkmale dieser Mißbildungen eingegangen werden, die in den Arbeiten von v. Gierke [1]), Pietzsch [2]) und Wirth [3]) kritisch bearbeitet sind. Pietzsch und Wirth lassen nur die Fälle von Buchanan [4]) und Preiß [5]) als sichere Fälle von totaler Truncuspersistenz gelten. Es ist unmöglich, bei der sinnverwirrenden Nomenklatur und nach der großenteils sehr lückenhaften Beschreibung die einzelnen Fälle so genau zu deuten, daß ihre Einordnung in die verschiedenen Gruppen der Mißbildungen eindeutig erfolgen könnte. Sicher ist aber, daß außer den Fällen Buchanan, Preiß und dem von Wirth selbst beschriebenen, zum mindesten noch 2 Fälle von Wenner [6]) hierher gehören. Auch den Fall von A. K. Drake und James Homer Wright [7]) möchte ich mit großer Wahrscheinlichkeit hierzu rechnen. Der vorstehend beschriebene

---

[1]) E. Gierke, Hemmungsmißbildungen des Herzens mit Bemerkungen über den Truncus arteriosus. Charité-Annalen 1908, I, S. 299.

[2]) Pietzsch, Über 2 Fälle von Atresia ostii aortae congenita. Dissertation. Erlangen 1911.

[3]) A. Wirth, Ein Fall von totaler Persistenz des Truncus arteriosus. Diss. Gießen 1912.

[4]) Transactions of the pathological society of London, Bd. 15, S. 89.

[5]) Zieglers Beitr. Bd. 7, 1890, S. 247.

[6]) O. Wenner, Beiträge zur Lehre von den Herzmißbildungen. Virch. Arch. 1909, Bd. 196.

[7]) A. K. Drake und James Homer Wright, A case of extreme malformation of the heart. Transacts of the association of american physicians 1902.

würde dann der 6. bzw. 7. Fall von totaler Truncuspersistenz sein. Es ist mir aber sehr wahrscheinlich, daß sich noch einer oder der andere weitere Fall, vielleicht unter ganz anderer Bezeichnung, in der Literatur verbirgt. Doch dürfte insgesamt die Zahl 10 kaum überschritten werden.

Was unserm Fall aber seine besondere Bedeutung verleiht, ist die Tatsache, daß nicht nur der Stamm der Arteria pulmonalis nicht angelegt ist, sondern daß auch seine beiden Zweige vollkommen fehlen. Das Blut des kleinen Kreislaufs wird beiderseits durch auffallend dünnwandige, von der Aorta descendens abgehende Gefäße nach den Lungen geleitet. Der tiefe Abgang dieser Gefäße, der unterhalb der Stelle liegt, an der der Ductus arteriosus Botalli in die Aorta einmünden würde, und die topographische Lage dieser Arterien hinter den zugehörigen Bronchien am Lungenhilus — die Arteriae pulmonales liegen vor denselben — kennzeichnen sie mit voller Sicherheit als die Arteriae bronchiales. Es sei noch besonders hinzugefügt, daß andere zum Lungenhilus führende Gefäße nicht aufzufinden waren.

Diese Umschaltung des Blutstromes, die mit dem vikariierenden Eintreten der Bronchialarterien in den Lungen vor sich gehen muß, wird dadurch möglich und begünstigt, daß Lungenarterien und Bronchialarterien keine vollständig voneinander geschiedene Systeme darstellen, sondern durch reichliche Anastomosen miteinander in Verbindung stehen. So kann auch auf dem Wege durch die Bronchialarterien die Füllung des Kapillarnetzes der Alveolen und die für das Leben notwendige Ventilation des Blutes vor sich gehen.

Ich bin geneigt anzunehmen, daß in diesem Fehlen der eigentlichen Lungenarterien — das zweifellos auf frühzeitige Obliteration der 6. Aortenbögen zurückzuführen ist — nicht ein zufälliges Zusammentreffen mit totaler Truncuspersistenz zu erblicken ist, sondern daß vielmehr zwischen diesen beiden Mißbildungen ein in der embryologischen Entwicklung begründeter ursächlicher Zusammenhang besteht.

In den meisten Abhandlungen, die sich mit den Anomalien der großen Gefäße und den damit zusammenhängenden Septumdefekten befassen, wird meist nur von einem einheitlichen Truncusseptum gesprochen, ohne die komplizierte Genese desselben in Betracht zu ziehen. Und doch ist gerade die genaue Beobachtung derselben notwendig, um die in diesem Bereich vorkommenden Mißbildungen verständlich und eindeutig zu erklären. Im einzelnen sei auf die kurzen, klaren Darlegungen von Tandler [1]) verwiesen.

Für die Ausbildung des Septum trunci sind drei verschiedene Elemente gegeben, die sich mehr oder weniger abhängig voneinander entwickeln: das Septum aortopulmonale, die distalen und die proximalen Bulbuswülste. In dem distalen

[1]) J. Tandler, Die Entwicklungsgeschichte des Herzens. In dem Handbuch der Entwicklungsgeschichte des Menschen. Von F. Keibel und F. P. Mall.

Abschnitt des Bulbus werden 4 endokardiale Bulbuswülste unterschieden, die von dem distal rechts gelegenen fortlaufend mit 1, 2, 3, 4 bezeichnet werden und die spiralig, im Sinne der Zeiger einer Uhr, nach dem Herzen zu abwärts verlaufen. Die stärkeren Wülste 1 und 3 gehen in einem gewissen Stadium der Entwicklung in die beiden proximalen Bulbuswülste *A* und *B* über, von denen der erstere wieder den Anschluß an den weit nach oben ragenden vorderen Schenkel des Ventrikelseptums herstellt. Dadurch, daß nun sowohl die gegenüberliegenden Wülste 1 und 3 als auch die proximalen Bulbuswülste sich bei dem weiteren Wachstum berühren und miteinander verwachsen, wird eine Zweiteilung des Bulbusrohres hergestellt, in der Art, daß beide Arterienrohre eine Drehung um eine gemeinsame Achse erfahren.

Die Klappenebene der Semilunarklappen liegt an der Stelle, an der die distalen Bulbuswülste in die proximalen übergehen. Die Klappen entstehen aus den sich stark verdickenden proximalen Enden der distalen Bulbuswülste, und zwar besitzt nach dem Verschmelzen der Wülste 1 und 3, sowohl die Aorta wie die Pulmonalis je einen halben Bulbuswulst 1 und 3, ferner die erstere den Wulst 4, die letztere den Wulst 2. So bilden sich in jeder der großen Arterien drei Semilunarklappen aus. Es geht aus dieser Entwicklungsgeschichte hervor, daß umgekehrt die Verhältnisse an den ausgebildeten Semilunarklappen bei beobachteten Bildungsfehlern uns weitgehende Rückschlüsse gestatten werden auf die ursächlichen Störungen im Ablauf der formalen Vorgänge im Bulbus während des fötalen Lebens.

Die 6. Aorten- oder Pulmonalbögen werden dadurch in die Pulmonalis einbezogen, daß der vorspringende Sporn der Scheidewand zwischen 6. — Arteriae pulmonales — und 4. — Aorta — Aortenbogenpaar sich vergrößert und als Septum aorto-pulmonale herzwärts verlängert, bis er schließlich den Anschluß an das distale Bulbusseptum erreicht. In demselben Maße, wie das distale Bulbusende sich zugunsten des Truncus arteriosus verkürzt, wird ein immer größerer Teil des Bulbusseptums substituiert durch das Septum aorto-pulmonale, das auf diese Weise eine immer größere Bedeutung für die Zweiteilung des Truncus gewinnt.

Unterhalb der Klappenebene wird die Trennung durch das proximale Bulbusseptum — aus der Verschmelzung der proximalen Bulbuswülste entstanden — herbeigeführt. Dieses Septum berührt schließlich den oberen konkaven Rand des Ventrikelseptums und bildet als Pars membranacea das Verschlußstück des Foramen interventriculare und somit den „Schlußstein in der definitiven Scheidung des einfachen Herzschlauches (Roese)".

Fehlen alle drei Bestandteile des Septum trunci, so resultiert eine totale Persistenz des Truncus arteriosus communis mit Defekt im oberen subaortalen Teile des Septum ventriculorum. Ist das Septum aorto-pulmonale vollständig oder zum Teil vorhanden, die beiden Bulbussepten aber nicht angelegt, so entsteht eine typische partielle Truncuspersistenz: über einem Defekt des oberen Ventrikelseptums entspringt ein gemeinsames arterielles Rohr, von dem oberhalb des Ostium arteriosum der Stamm der Pulmonalarterie abgeht. Fehlt nur das proximale Bulbusseptum, so findet sich als einzige Anomalie bei normalem Ursprung der großen arteriellen Gefäße ein Defekt im oberen, vorderen Teil des Septum ventriculorum. Umgekehrt geht aber hieraus auch hervor, daß bei anormaler Bildung der beiden oberhalb des Ostium gelegenen Septumbestandteile nicht stets ein Septumdefekt vorhanden sein muß. In der Tat sind mehrere Fälle von Stenose oder Atresie eines der großen Gefäße beschrieben worden, bei vollständig geschlossenem Septum ventriculorum (Ziegenspeck u. a.). In den früher angeführten Fällen von totaler Truncuspersistenz findet sich ausnahmslos ein großer Septumdefekt, der aber gewöhnlich nicht die ganze Pars membranacea betrifft, sondern nur ihren vorderen Teil. Es spricht dieses dafür, daß bei dem endgültigen Verschluß des Foramen interventriculare außer dem Bulbusseptum noch andere Teile, vor allem die rechten Enden der verwachsenen Endokardkissen, beteiligt sind.

Wenn wir nun in unserem speziellen Falle nach der Ursache der mangelnden Septumbildung im Truncus forschen, so haben wir dieselbe zweifellos in der frühzeitigen Obliteration der 6. Aorten- oder Pulmonalbögen zu sehen. Mit ihrer Obliteration hört naturgemäß die Scheidewand zwischen dem 4. und 6. Bogensystem auf zu existieren. Das Septum aorto-pulmonale kann sich nun nicht entwickeln, weil eben seine primäre Anlage, d. h. der Sporn zwischen den beiden Hälften des Aortenbogensystems mit der Obliteration der Pulmonalbögen zugrunde geht. Wie wir sehen werden, dürfte diese Erklärung auch für die Mehrzahl der andern Fälle von totaler Truncuspersistenz Geltung haben.

Neben dem mangelnden Septum aorto-pulmonale ist für das Zustandekommen einer Persistenz des Truncus gleichzeitig das Fehlen des distalen Bulbusseptums notwendig. Ist die Anlage der distalen Bulbuswülste normal erfolgt und nur infolge mangelhafter Wachstumsenergie der Zusammenschluß der Wülste 1 und 3 ausgeblieben, so müßte das Ostium arteriosum durch 4 Semilunarklappen verschlossen werden. Daß in unserem Falle nur 3 Klappen vorhanden sind, spricht dafür, daß von vornherein nur 3 Bulbuswülste angelegt waren. Sind diese drei gleichmäßig im Lumen verteilt, so trifft jeder Wulst bei seinem Wachstum auf eine gegenüberliegende Lücke zwischen zwei Wülsten, so daß ein Zusammenschluß derselben und eine Zweiteilung des Arterienrohres nicht eintreten kann. Erfolgte diese dennoch durch asymmetrisches Wachstum, so entstehen 2 Gefäßrohre, ein dünneres mit 2 und ein dickeres mit 3 Semilunarklappen. Da ein derartiger Befund fast in der Mehrzahl der Fälle von angeborener Pulmonalstenose angetroffen wird, ist es mir sehr wahrscheinlich, daß diese Mißbildung auch seltener infolge von Deviationen des Septums im Wachstum, sondern meist infolge falscher Anlage der distalen Bulbuswülste im Sinne einer Verminderung derselben eintritt.

Betrachten wir nun zum Schluß die früher aufgeführten 5 Fälle von totaler Truncuspersistenz unter den hier in aller Kürze erläuterten Gesichtspunkten, so ergibt sich, daß für diese wohl dieselben Störungen in der fötalen Entwicklung verantwortlich gemacht werden müssen. Allein in dem Falle von Preiß finden sich

4 Semilunarklappen, während sonst nur überall 3 vorhanden waren. Dasselbe gilt für die von mir durchgesehenen Fälle von partieller Truncuspersistenz, wo ich auch nur überall Angaben über 3 vorhandene Semilunarklappen gefunden habe. Also auch in diesen Fällen dürfte die Teilung des Truncus am Ostium ausgeblieben sein, weil nur 3 distale Bulbuswülste angelegt waren.

Schwerer zu beurteilen ist die Frage, inwieweit Rückbildungsvorgänge oder andere Anomalien im Bereich der Pulmonalbögen vorliegen, da die Beschreibung der Fälle in dieser Beziehung vielfach lückenhaft ist. Wichtig für diese Frage ist vor allem der Ort des Abganges der „Lungenarterien" und ihre Lage am Lungenhilus. Aus der Entwicklungsgeschichte des Aortenbogensystems folgt, daß die eigentlichen, aus den 6. Bögen entstehenden Lungenarterien stets aus dem aufsteigenden Truncusteil vor der Arteria anonyma entspringen müssen. Bei allen Gefäßen, die aus dem Arcus oder sogar aus der Aorta descendens abgehen, kann es sich m. E. nicht um die Arteriae pulmonales, sondern nur um Bronchialarterien handeln. Nur durch den Ductus arteriosus Botalli ist ein Ursprung der Pulmonalarterien jenseits der großen Halsgefäße denkbar. Der Ductus ist aber bei allen Fällen vollkommen geschlossen.

Bei Berücksichtigung dieser Verhältnisse ergibt sich, daß nur im Falle Buchanan die zu den Lungen führenden arteriellen Gefäße als Lungenarterien aufgefaßt werden können. Diese entspringen hier dicht oberhalb des einen Sinus Valsalvae dicht nebeneinander aus der hinteren Truncuswand. Über die Lage dieser Gefäße am Lungenhilus fehlen Angaben. In einem Falle von Wenner sind ebenfalls keine Angaben weder über Ursprung noch Verlauf zu finden. In den 3 übrigen müssen beide Lungenarterien, bei Wirth wenigstens eine derselben, als erweiterte Arteriae bronchiales gedeutet werden. Bei Preiß geht eine derselben aus der linken Hälfte des am Arcus befindlichen Sackes, also jenseits der Halsgefäße, ab, die andere aus dem hinteren Teil der oberen Aorta descendens. Wirth gibt an, daß die linke Lungenarterie $1\frac{1}{2}$ cm oberhalb des Ursprungs des Truncus, die zwei rechten aus der Aorta descendens 3—5 mm nach vorn von der Abgangsstelle der 3. rechten Arteria intercostales abgehen. Von den rechten wird besonders angegeben, daß sie hinter dem Bronchus in den Lungenhilus eintreten. In dem Falle Wenner nimmt die rechte Arterie ihren Ursprung hinten links von der Aorta in gleicher Höhe mit der Anonyma, die linke noch etwas über dieser und noch mehr nach links.

Ich möchte hiernach nicht daran zweifeln, daß auch in diesen Fällen von totaler Truncuspersistenz Veränderungen im Bereich der 6. Aortenbögen, für die fötale Entzündungen als ätiologisches Moment wohl in Frage kommen, die primären sind, die sekundär von dem Mangel der Septumbildung im Truncus gefolgt werden. Es sind also weniger mangelhafte Wachstumsenergie und Stillstand der fötalen Entwicklung als vielmehr falsche Anlage der Bulbuswülste und Veränderungen im Pulmonalbogensystem, die zu der totalen Persistenz des Truncus arteriosus communis führen.

III.

Über herdförmige Glomerulonephritis.

(Aus dem Pathologischen Institut des Allgem. Krankenhauses Hamburg-Barmbeck.)

Von

Th. Fahr.

(Hierzu Taf. II und 4 Textfiguren.)

In seiner ausgezeichneten Abhandlung über die Entzündung in Aschoffs Lehrbuch sagt Lubarsch: „Es handelt sich (bei der Entzündung) um eine Kombination krankhafter Vorgänge, die gekennzeichnet ist durch Gewebsalterationen, Austritt von zelligen und flüssigen Bestandteilen in die Gewebe und Gewebswucherungen.“ Diese drei Komponenten: Alteration, Exsudation und Proliferation können nun, je nach den Umständen, in sehr verschiedener Weise variieren, bald steht der eine, bald der andere Prozeß im Vordergrund, und Lubarsch unterscheidet dementsprechend eine alterative, eine exsudative und eine proliferative Entzündung.

Diese Variationsmöglichkeit der drei verschiedenen, bei der Entzündung nebeneinander wirksamen morphologischen Komponenten läßt sich besonders gut am Glomerulus veranschaulichen. Ein Extrem der Alteration kann die embolische Herdnephritis bilden, sie stellt dann den Übergang von der Entzündung zu Zuständen dar, die nicht mehr zur Entzündung gerechnet werden können, zur Nekrose, und es ließe sich darüber streiten, ob man die embolische Herdnephritis, wenn hier die Gewebsnekrose so sehr im Vordergrunde steht, mit Recht zur Entzündung zählt. Doch fehlen auch hier exsudative und proliferative Vorgänge, auch in frühen Stadien, nicht völlig, so daß es, ganz abgesehen vom klinischen Verhalten und vom weiteren Verlauf, der Vorgänge ganz ähnlich, wie bei der chronischen diffusen Glomerulonephritis zeitigen kann, gekünstelt wäre, der embolischen Herdnephritis das Bürgerrecht bei den entzündlichen Formen des Morbus Brightii zu bestreiten. Die exsudativen Vorgänge können in andern Fällen wieder sogar so stark im Vordergrunde stehen, daß unter Umständen Anklänge an die eitrige Nephritis entstehen, es kommen, wie Löhlein angibt und wie ich bestätigen kann (s. Fall 10), Mischformen mit der miliaren eitrigen Herdnephritis vor.

Andrerseits gibt es, entsprechend der großen Variationsmöglichkeit entzündlicher Prozesse, fließende Übergänge zwischen der embolischen Herdnephritis bzw. eitrigen Nephritis einerseits und der diffusen Glomerulonephritis andrerseits, und es schien mir nicht unwichtig, mich des näheren mit diesen Übergangsformen zu beschäftigen, die einerseits durch das Vorhandensein starker alterativer Veränderungen an einzelnen Glomerulusschlingen der embolischen Herdnephritis oder durch das Vorherrschen zelliger Exsudation der eitrigen Nephritis sehr nahe stehen, bei denen aber andrerseits im ersten Fall eine embolische Verstopfung der Schlingen als Ursache der Alteration nicht nachweisbar ist und bei denen im andern Falle die Exsudation doch wieder nicht zur Eiterung führt.

Diese Fälle, die, wie im folgenden des näheren auszuführen sein wird, Übergänge von der Langhansschen Glomerulonephritis zur embolischen Herdnephritis Löhleins bzw. zur eitrigen Herdnephritis bilden, sind in der Monographie, die ich mit Volhard zusammen herausgegeben habe, als herdförmige Glomerulonephritis bezeichnet.

Als Volhard und ich — eben in der Monographie — zum erstenmal über herdförmige Glomerulonephritis berichteten, verfügten wir zunächst nur über ein geringes Beobachtungsmaterial. Wir haben uns deshalb begnügt, zunächst den Begriff als solchen aufzustellen, die gegebene Schilderung ist, wie ich gern einräume, sehr kursorisch, trägt mehr den Charakter eines Hinweises, einer vorläufigen Mitteilung. Auch bei den Fällen, die ich als Mischformen zwischen embolischer Herdnephritis und herdförmiger Glomerulonephritis bezeichnet habe, bin ich auf die entzündlichen Veränderungen nicht näher eingegangen. Ich habe nun seitdem Gelegenheit gehabt, meine Beobachtungen zu vermehren und dadurch über das Wesen und die Pathogenese der fraglichen Erkrankung größere Klarheit zu gewinnen. Ich möchte deshalb im folgenden auf das Thema noch einmal näher eingehen, um so mehr, als Löhlein meinen Standpunkt in dieser Frage als „verwirrend“ bezeichnet hat, ein Vorwurf, den ich nicht gern auf mir sitzen lassen möchte.

Ich habe schon in einer kurzen Notiz zu dem Angriff Löhleins Stellung genommen und dabei darauf hingewiesen, daß man mit einem Toxin, dem Uran, unter Umständen eine herdförmige Glomerulonephritis erzeugen kann, und von der Urannephritis möchte ich bei meinen heutigen Ausführungen denn auch ausgehen.

Sie knüpfen an an die schönen Untersuchungen Bährs, dem es besser als jedem früheren Bearbeiter des Themas gelungen ist, mit kleinen Urandosen entzündliche Prozesse an den Glomeruli zu erzeugen. Auf S. 551 der fraglichen Abhandlung beschreibt Bähr die glomerulären Veränderungen, die er bei subkutane Uraninjektion bekommen hat, wie folgt: „Sie lassen sich in 2 Gruppen rubrizieren, die menschlichen Krankheitsbildern entsprechen:

1. Veränderungen, die an die subakute Glomerulonephritis erinnern — bei Aschoff Glomerulonephritis catarrhalis, seu desquamativa genannt (Glomerulonephritis productiva nach Tschistowitsch) —, namentlich Verödung der Knäuel und Bildung von typischen Epithelhalbmonden in den Kapselräumen;

2. Nekrosen einzelner Schlingen in manchen Glomerulis mit oder ohne Proliferation des Kapselepithels, Veränderungen, wie wir sie bei der embolischen Herdnephritis zu Gesicht bekommen.“

Besonders starke Anklänge an die embolische Herdnephritis sah Bähr bei einer zweiten Versuchsreihe, bei der das Uran direkt in die Nierenarterie eingespritzt wurde. Als Ergebnis dieses Vorgehens beschreibt er Koagulationsnekrosen mit starken Blutungen, die bald den ganzen Glomerulus, bald nur einzelne Schlingen betrafen, es schließt sich daran eine Schwellung und Proliferation der Epithelien, Dilatation und akut entstandene Ektasien der Kapillarschlingen mit gelegentlicher Bildung großer, blutgefüllter Lakunen und schließlich hyaline Entartung der schwer geschädigten Schleifen mit partieller Adhäsion an die Kapsel.

Das Uran schädigt dabei nach Bähr zu allererst und in stärkstem Grade die Endothelien der Glomeruluskapillaren und der Vasa afferentia. Diese Schädigung ist offenbar viel stärker als die toxische Beeinflussung des Glomerulusendothels bei der diffusen Glomerulonephritis, so daß es zu wirklichen Nekrosen kommt und infolgedessen ähnliche Bilder entstehen, wie bei der embolischen Herdnephritis.

Der Prozeß zeigt also Anklänge an die diffuse Glomerulonephritis insofern, als der primäre Vorgang in einer toxischen Schädigung des Endothels besteht, an die embolische Herdnephritis insofern, als es zu einer Nekrose der Schlingenwand. kommt; von der embolischen Herdnephritis unterscheidet sich aber der Vorgang eben wieder dadurch, daß sich die Nekrose der Schlingen nicht, wie dort, an eine vorangehende Verstopfung des Lumens anschließt, sondern daß sie direkt im Anschluß an die toxische Wandschädigung entsteht. Bei stärkeren Urandosen kommt es, wie Bähr angibt, manchmal zu Thrombosen und im Anschluß daran zu Infarktbildung, wählt man aber die Dosen entsprechend klein, so läßt sich die Thrombenbildung, wie ich bestätigen kann, völlig vermeiden. Die direkte primäre Schädigung der Kapillarwand ist hier mikroskopisch mit aller Deutlichkeit festzustellen.

Ich habe bei Anwendung kleiner Urandosen (1 mg subkutan bei Kaninchen verabreicht) in zwei Fällen derartige herdförmige Wandschädigungen des Glomerulus beobachtet. Der Prozeß begann in diesen Fällen mit einer Verdickung der Kapillarwand; in der verdickten Kapillarwand treten reichlich kleine und größere Tropfen vom Charakter der bekannten hyalinen Tropfen auf, die man an den Hauptstücken der Niere so häufig beobachtet. Die Kapillaren können dabei noch einige Blutkörperchen enthalten, werden aber mit zunehmender Nekrotisierung der Wand blutleer. Es entsteht, wie dies Bähr ja schon geschildert hat, eine Koagulationsnekrose, es blutet dann in diese nekrotischen Massen und es entstehen große, reichlich Blut und Fibrin enthaltende Trümmerzonen, gelegentlich kommt es zu einem hämorrhagischen Untergang des ganzen Glomerulus.

Die proliferativen Prozesse treten bei meinen Beobachtungen am Urantier sehr zurück (die Tiere waren sehr viel kürzer beobachtet, wie die von Bähr, nur 6 Tage). Es bestanden gleichzeitig schwere, degenerative Veränderungen der Hauptstücke in Form von tropfiger Degeneration und Koagulationsnekrose der Epithelien. In den Kanälchen vielfach Blut oder große Zylinder. Gefäße o. B.

Einen Fall, der mit dieser Uranschädigung der Niere entschieden große Ähnlichkeit besitzt, habe ich nun vor einiger Zeit beim Menschen beobachtet.

Fall 1. Das 2¾jährige Mädchen K. wird am 5. XI. 15 mit einer Verbrennung 2. Grades ins Barmbecker Krankenhaus eingeliefert. Die Brandwunden heilen gut ab, dagegen bricht am 12. XI. ein Scharlach aus, das Exanthem klingt am 15. XI. schon wieder ab, es besteht aber noch eine Angina und es lassen sich im Rachen Diphtheriebazillen nachweisen. Das Befinden bessert sich in den nächsten Tagen, der Urin ist bei täglicher Untersuchung stets frei von Eiweiß, Blut oder Formbestandteilen, es findet sich nichts, was auf eine Nierenerkrankung hindeutet. Da tritt am 1. XII. wieder Fieber auf mit eitrigem Ausfluß aus der Nase, und es läßt sich an diesem Tage zum erstenmal Eiweiß im Urin nachweisen. Der Ausfluß aus der Nase hat sich bis zum 4. XII. zu einer profusen Eiterung gestaltet, es besteht Ohrlaufen rechts, Lidödem, im Urin tritt massenhaft Blut auf, die Albuminmenge steigt auf 3¾‰, unter zunehmendem Kräfteverfall am 10. XII. Exitus. Urin bis zum Tode reich an Eiweiß und Blut.

Bei der Sektion (Nr. 1037/15) finden sich die Nieren vergrößert, Substanz auf der Schnittfläche vorquellend, von fleischiger Konsistenz, stark durchfeuchtet, an Ober- und Schnittfläche zahlreiche kleinste Blutungen. Rinde verbreitert, von schmutzigbräunlicher Farbe, hebt sich deutlich von den dunkelbraunschwärzlichen Pyramiden ab. Zeichnung völlig verwaschen. Herz nicht hypertrophisch. L. Ventrikel dilatiert, Klappen glatt und zart, Muskulatur trüb. Diphtherie des Rachens und Kehlkopfs. Phlegmone der r. Schamlippe. Im Blut Streptokokken.

Bei der mikroskopischen Untersuchung der Nieren fällt zunächst eine starke, tropfige Degeneration und Koagulationsnekrose der Hauptstücke und eine auffallend starke Abscheidung von Blut und Fibrin in die Bowmannschen Kapseln und Kanälchen auf.

Betrachtet man die Glomeruli genauer, so scheint eine Zunahme der Kerne nur stellenweise vorhanden zu sein, doch ist sie nirgends erheblich, und es ist dabei zu bedenken, daß es sich um eine kindliche Niere handelt, die immer kernreicher erscheint als die des älteren Individuums Eine gewisse Blähung der Schlingen ist stellenweise unverkennbar, an manchen Glomeruli fällt nur ihre Blutarmut auf, an vielen Glomeruli ist aber beim besten Willen nichts Pathologisches zu erkennen. An andern Glomeruli dagegen, die deutliche pathologische Veränderungen erkennen lassen, ist zweierlei bemerkenswert: die ursprünglich zarte Kapillarwand ist umgewandelt in eine relativ dicke, leicht körnige Schicht, die sich im Hämatoxylin-Eosinpräparat schmutzigviolett färbt (Taf. II, Fig. 1 u. 2), die aber das Kapillarlumen vielfach noch deutlich erkennen läßt. Stellenweise sintern mehrere derartig veränderte Kapillarwände zusammen, und es entstehen so kleine Koagulationsnekrosen. Diese Wandveränderung stellt ein entschiedenes Analogon zu den Befunden bei der Uranniere dar. Die Tropfenbildung in der Kapillarwand, die mir bei meinen eigenen Uranversuchen so sehr auffiel, trat in diesem Falle ganz zurück, bei längerem Suchen konnte man sie aber doch in einzelnen Kapillarwänden nachweisen. Diese Tropfenbildung scheint aber ja auch in den Uranversuchen von Bähr nicht hervorgetreten zu sein, sie ist wenigstens in der Bährschen Arbeit nicht beschrieben, dagegen spricht Bähr von Fäserchen in der verdickten Kapillarwand, die gleichfalls mit der Weigertschen Fibrinfärbung darstellbar waren.

Anderswo in den Glomeruli finden sich — und das ist das zweite Charakteristikum — ausgedehnte Ektasien der Schlingen, die stark mit Blut gefüllt sind. Diese Lakunen sind vielfach geborsten und haben ihren Inhalt in den Kapselraum ergossen, der außer dem Blut reichlich Fibrin enthält (Taf. II Fig. 1). An Glomeruli, an denen diese Ektasienbildung nicht zu beobachten ist, sieht man vielfach eine starke Exsudation eiweißhaltiger Flüssigkeit in die Kapsel. Die Kapselepithelien sind vielfach geschwollen, an manchen Glomeruli sieht man eine deutliche Proliferation der Kapselepithelien am parietalen Blatt (Taf. II Fig. 2).

Viel auffallender ist diese Proliferation an manchen an die Glomeruli anschließenden Hauptstücken, vielfach sind diese Epithelien abgestoßen und liegen in kleineren und größeren Haufen im Lumen, es bleibt nach der Abstoßung eine äußerst dünne, endothelartige Lage als Auskleidung des Kanälchens zurück. Diese Epithelien, sowohl die gewucherten und abgestoßenen wie die endothelartig die Kanälchen auskleidenden zeichnen sich gegenüber den ursprünglichen Epithelien durch eine viel dunklere Färbung aus (Taf. II Fig. 3).

Ich glaubte zuerst auch hier Analogien zu der Uranvergiftung, und zwar zu den Befunden von Pohl und Bähr, vor mir zu haben. Pohl und Bähr haben bei der Uranvergiftung Erweiterungen der Kanälchen und Epithelabplattungen beschrieben, doch findet sich diese Veränderung im Mark und bietet nach den Abbildungen auch ein anderes Gepräge, wie die hier in der Rinde sich abspielenden Veränderungen. Dagegen erinnern die Befunde an manche Fälle von Sublimatvergiftung, wo man an den Hauptstücken gelegentlich ganz ähnliche Bilder sehen kann. Es scheint sich um eine an die Epithelschädigung unmittelbar sich anschließende überstürzte, als Proliferation sich präsentierende Epithelneubildung zu handeln. Die starken degenerativen Veränderungen, die an den Kanälchen außerdem zu beobachten sind, habe ich oben schon erwähnt. Es wären nur noch die starken Verfettuugen nachzutragen, stellenweise ist das Fett doppelbrechend. Bakterien ließen sich in der Niere nicht nachweisen. Die Gefäße sind völlig unverändert. Bemerkenswert ist schließlich noch das entzündliche Ödem, das schon makroskopisch deutlich hervortrat und sich mikroskopisch in vielfacher Verbreiterung der Interstitien und lockerer, kleinzelliger Infiltration des Zwischengewebes zu erkennen gab.

Es fragt sich nun: Wie ist dieser Befund pathogenetisch zu deuten?

Im Vordergrund stehen bei der klinischen wie bei der anatomischen Untersuchung die starken Hämorrhagien. Herxheimer hat kürzlich auf das Vorkommen starker Hämorrhagien bei Rezidiven akuter, diffuser Glomerulonephritis bzw. bei Komplikation einer abheilenden Glomerulonephritis durch septische Zustände aufmerksam gemacht, und es frägt sich, ob man den Fall in diesem Sinne deuten kann. Davon kann keine Rede sein. Es spricht dagegen ohne weiteres der klinische Verlauf. Das Kind war, ehe die ersten Nierenerscheinungen auftraten über 3 Wochen sorgfältig im Krankenhaus beobachtet worden, und es war bei dieser Beobachtung nichts gefunden, was auf eine Nierenerkrankung hingedeutet hätte. Mit dem Einsetzen der Nierenaffektion kam es dann auch zu schwerer Hämaturie, die das Bild bis zum Tode beherrschte. Es handelt sich also um einen Prozeß, der in seinem floriden Verlauf keine Remission oder Unterbrechung erfahren hat.

Von einer primären Verstopfung der Schlingen durch Emboli oder lokale, thrombosierende Prozesse als Ursache der Nekrose und der anschließenden Hämorrhagien kann ebenfalls keine Rede sein, wie die histologischen, an Serienschnitten beobachteten Bilder deutlich erkennen lassen.

Schließlich wäre noch daran zu denken, ob es sich nicht, wie dies Reichel und Löhlein für manche Fälle beschrieben haben, um eine ausheilende, diffuse Glomerulonephritis handeln könnte, bei der nach den Beobachtungen der genannten Autoren Hämorrhagien besonders leicht auftreten, indem das Blut unter gesteigertem Druck in die veränderten Schlingen eintritt, die dann leicht einreißen. Ein Vergleich des mitgeteilten Falles mit den Befunden, die Löhlein als abheilende Glomerulonephritis aufgefaßt hat und mit dem einschlägigen Fall, den Volhard und ich in unserer Monographie beschrieben haben, zeigt ohne weiteres, daß von einer solchen Auffassung keine Rede sein kann. Dort bei den abheilenden Fällen ist das Parenchym intakt, die Glomeruli zeigen neben der Blutüberfüllung einzelner Schlingen und den Hämorrhagien nur eine gewisse Kernvermehrung, hier im vorliegenden Fall haben wir an Parenchym, Zwischengewebe und Glomerulis schwere Veränderungen, bei deren Aufzählung ich ja nur Gesagtes wiederholen müßte.

Es handelt sich hier, wie ja auch der klinische Befund lehrt, zweifellos um

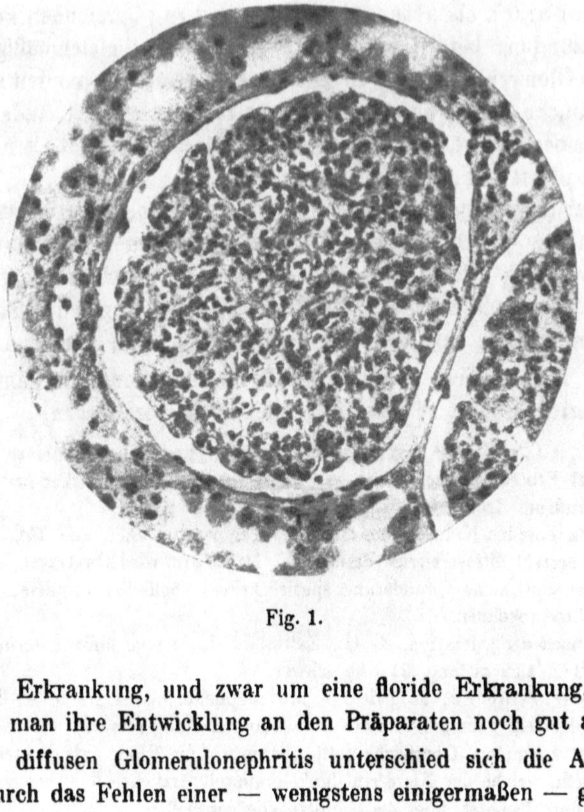

Fig. 1.

eine floride Erkrankung, und zwar um eine floride Erkrankung, die so kurz bestand, daß man ihre Entwicklung an den Präparaten noch gut ablesen kann.

Von der diffusen Glomerulonephritis unterschied sich die Affektion sehr wesentlich durch das Fehlen einer — wenigstens einigermaßen — gleichmäßigen Zellvermehrung. Ich habe zum Vergleich das Bild vom Glomerulus einer akuten, diffusen Glomerulonephritis beigegeben (Textfig. 1), die klinisch sehr genau beobachtet war und 8 Tage länger wie der eben mitgeteilte Fall bestand — die betr. Pat. starb am 18. Krankheitstage.

Wir haben, was die Glomeruli anlangt, in unserem Fall einen Prozeß vor uns, der ausgezeichnet ist durch eine starke Schädigung der Kapillarwand und damit im Zusammenhang stehende Blutungen. Exsudation und Proliferation sind dabei vorhanden, treten aber sehr zurück. Bei der primären Proliferation an den Epithelien des parietalen Blattes (Taf. II Fig. 2,) scheint ein Seitenstück zu dem von Bähr mitgeteilten Falle von Urannephritis vorzuliegen, bei dem Bähr annimmt, daß das in die Kapsel ausgeschiedene Gift die Epithelien direkt zur Proliferation anregt (S. 552 a. a. O.).

Wenn der Fall auch in manchen Einzelheiten von den Veränderungen bei der Uranniere, wie Bähr und ich sie gesehen haben, abweicht, so ist die prinzipielle Analogie, namentlich zu den von mir erhobenen Befunden bei Uranvergiftung mit kleinen Dosen, doch eklatant. Wir haben hier wie dort an den Glomerulis ein Bild, das wir mit Lubarsch als alterative Entzündung bezeichnen können. Diese alterative Entzündung befällt nun die Glomeruli nicht gleichmäßig, wie wir es bei der diffusen Glomerulonephritis zu sehen gewohnt sind. Es handelt sich um einen Prozeß, der manche Glomerulusschlingen sehr intensiv ergreift, andere verschont, und ich sehe keinen Grund, weshalb ich diese Veränderung nicht als herdförmige Glomerulonephritis bezeichnen sollte.

Obwohl bei dem Falle Bakterien im Blute kreisten, halte ich die Nierenveränderung doch für toxisch bedingt. Es spricht dafür m. E. der mangelnde Bakteriennachweis in der Niere, und auch die Art der Epithelschädigung läßt am ehesten an Toxinwirkung denken. Gerade auch an den Kanälchen ist die Ähnlichkeit der Veränderungen mit der Uranvergiftung sehr in die Augen springend.

Der erste Beginn einer solchen herdförmigen alterativen hämorrhagischen Glomerulonephritis scheint mir bei folgendem Fall vorzuliegen.

Fall 2. A., 9 J., m., vor 8 Tagen Halsschmerzen, 2 Tage später Schmerzen in der r. Unterbauchseite, einmal Erbrechen, nach 2 weiteren Tagen ins Bett wegen starker Leibschmerzen mit Durchfall und häufigem Erbrechen.

Bei der Aufnahme ins Krankenhaus 27. II. 17 Temperatur 40,3°, Puls 144. Es wird sofort laparotomiert, es besteht diffuse eitrige Peritonitis. Der Wurm wird abgetragen, er ist nur stark injiziert, zeigt aber sonst keine Veränderung, speziell keine embolischen Prozesse. Im Baucheiter Reinkultur von Streptokokken.

Am Tage nach der Operation, 28. II., Exitus. Urin in vivo nicht untersucht.

S.-Nr. 211/17. 1,22 m lang, 21,6 kg schwer.

Diffuse eitrige Peritonitis, ausgedehnte bronchopneumonische Herde in beiden Lungen. L. Ventrikel des Herzens ganz leicht erweitert. Klappen völlig intakt.

Nieren leicht vergrößert, Oberfläche glatt, ebenso wie die Rinde aufs dichteste übersät von kleinsten Blutungen, welche der Niere ein dunkelbraunschwärzliches Aussehen verleihen. Substanz sehr stark durchfeuchtet, über die Schnittfläche vorquellend.

Nierenbecken- und Blasenschleimhaut glatt und blaß. Die Blase enthält reichlich blutigen Urin, im Urin auch reichlich Eiweiß.

Mikroskopisch fallen vor allem die massenhaften Blutungen in die Kapseln und Kanälchen auf. An den blutenden Glomerulis bemerkt man stellenweise Verbreiterung und Verdickung der Schlingenwand, aber für gewöhnlich keine Kernvermehrung, nur nach längerem Suchen sind Stellen mit Kernvermehrung zu finden. Zwischen dem ausgeschiedenen Blut stellenweise ziemlich reichlich Fibrin, spärliche Leukozyten. An den mit Blut gefüllten Kanälchen sind die Epithelien vielfach stark abgeplattet bzw. nekrotisiert (Koagulationsnekrose). Interstitielle Infiltrate fehlen so gut wie völlig, nur nach langem Suchen lassen sich mitunter spärliche kleine Lymphozytenherdchen auffinden. Arterien und Venen stark gefüllt. Gefäße sonst o. B. Bakterien ließen sich trotz sorgfältigen Suchens in der Niere nicht nachweisen, auch in diesem Falle halte ich eine Toxinwirkung für wahrscheinlich.

Auf herdförmige Glomerulonephritisfälle anderer Genese komme ich dann in folgendem zu sprechen. Ehe ich des näheren auf diese Fälle eingehe, will ich mich zuerst noch einmal kurz mit den klassischen Schilderung beschäftigen, die Löhlein von der embolischen Herdnephritis gegeben hat.

Wie Löhlein angibt, und wie Aschoff und Gaskell bestätigen, liegt bei der embolischen Herdnephritis stets eine Endokarditis vor, die das Material zu den Embolien liefert. An den Glomeruli beschreibt Löhlein Veränderungen zweierlei Art (S. 4 und 5 a. a. O.):

„An den Schlingen mancher Glomeruli sind bei genauer Betrachtung nur geringfügige Veränderungen wahrzunehmen: die Schlingen sind plumper, breiter und etwas kernreicher als in der Norm; an Stelle der zarten, scharf konturierten Schlingenwände sieht man unbestimmtere Grenzen der Wandungen. Diese selbst scheinen verdickt und hängen mit einem mehr oder weniger deutlichen, plumpen, anscheinend protoplasmatiscen Netzwerk zusammen, das die Schlingen durchzieht und hier und da dichtere oder lockere Gruppen „endothelialer" Kerne enthält. Polynukleäre Leukozyten finden sich in durchaus wechselnder Menge, fehlen zuweilen ganz. An diesen Knäueln bzw. Schlingen vermißt man meist jede Spur einer Epitheldesquamation; endlich erkennt man hier verhältnismäßig häufig rote Blutkörperchen in kleinen, engen, kapillären Räumen im Innern der Schlingen. Alle hier beschriebenen Veränderungen sind übrigens an manchen Knäueln in recht hohem Grade ausgebildet; nur in der Mehrzahl der Nierenkörner sind sie erst bei einiger Aufmerksamkeit sicher festzustellen. — Ein sehr großer Teil der Glomeruli zeigt neben diesen weniger auffälligen Veränderungen in mehr oder weniger ausgedehntem Maße eine andere, ganz außerordentlich ins Auge springende Abweichung von der Norm: man sieht hier entweder eine oder mehrere oder alle Schlingen teilweise oder ganz in eine kernarme, homogene Masse umgewandelt, zwischen deren einzelnen grobstreifigen oder unregelmäßig bröckligen Teilen ganz feine Spalten bemerkbar werden. Zuweilen zeigen die Knäuel, die diese Veränderung aufweisen, gleichzeitig auch deutliche Zelldesquamation, in manchen Fällen auch leichte, streifige Kapselverdickung, doch können auch bei ihnen diese Erscheinungen ganz fehlen. ..."

Bei den geschilderten Prozessen können m. E. nur bei der zweiten Kategorie embolische Vorgänge im eigentlichen Sinne in Frage kommen, bei der zuerst beschriebenen Schlingenveränderung handelt es sich wohl, soweit es die isolierte Veränderung einzelner Schlingen betrifft, um eine toxische Wirkung auf die Schlingenwand in der Umgebung embolischer Herde, oder aber um den Durchtritt einzelner Bakterien; daß von einer embolischen Verstopfung dieser Schlingen keine Rede ist, beweist ja der Umstand, daß sich innerhalb der veränderten Schlingen noch ein blutkörperchenhaltiges Lumen nachweisen läßt. Im übrigen hat Löhlein völlig recht, wenn er auch diese Veränderungen von der Schlingenaffektion bei der diffusen Glomerulonephritis trennt, dort steht die Kernvermehrung, hier die Kapillarwandschädigung mehr im Vordergrunde des pathologischen Geschehens. Es stellt diese Art der Glomerulusschädigung einen Übergang dar von der diffusen Glomerulonephritis zur embolischen Herdnephritis sensu strictori, und es fragt sich, ob es

Fälle gibt, bei denen diese Veränderung das Bild beherrscht. Diese Frage kann ich auf Grund der folgenden Befunde bejahen.

Fall 3. B., 59 J., m., leidet seit längerer Zeit an einer eitrigen Mittelohrentzündung. Seit dem 8. II. 16 wegen Nierenleidens in Behandlung, genauere Prüfung der Nierenfunktion und Blutdruckmessung leider nicht vorgenommen. Allmählich entwickelt sich eine Meningitis (durch Pneumokokken bedingt), an der Pat. im Koma am 3. August 1916 zugrunde geht. Im Urin reichlich Blut und Eiweiß.

Sektion (Nr. 641/16): 1,66 m lang, 46,7 kg schwer.

Herz 290 g schwer, leidlich kontrahiert, Klappen völlig frei von endokarditischen Veränderungen. Vereiterung des l. Processus mastoideus. Eitrige Meningitis. Weiche Milzschwellung.

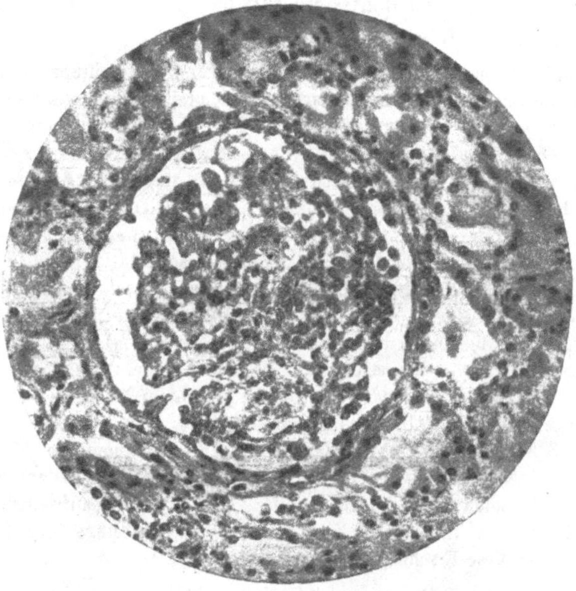

Fig. 2.

Bronchopneumonie. Nieren (Gewicht je 145 g): Kapsel haftet der Unterlage fest an, Oberfläche im ganzen glatt, von kleinen Blutungen übersät. Substanz stark durchfeuchtet, von brüchiger Konsistenz, schmutzigbräunlicher Schnittfläche, Parenchym trübe. Grenze zwischen Rinden und Pyramidensubstanz undeutlich.

Mikroskopisch: Zahlreiche Glomeruli völlig intakt, nicht vergrößert, mit blutgefüllten, zarten Schlingen, ohne Residuen einer überstandenen Erkrankung; an andern Glomerulis sind die Bowmannschen Kapseln erweitert und mit Blut gefüllt, stellenweise finden sich zwischen den roten Blutkörperchen auch zahlreiche Leukozyten. Verfolgt man diese blutenden Glomeruli an lückenlosen Serienschnitten, so besteht die einzige Veränderung unter Umständen darin, daß einzelne oder auch nur eine Schlinge eine leichte Verdickung ihrer Wand zeigen, und man sieht aus diesen geschädigten Schlingen Blut austreten. Auch diese Glomeruli sind nicht vergrößert. An zahlreichen andern Glomerulis sieht man neben der Verdickung der Schlingenwand, die klumpig eins kann, aber das Schlingenlumen noch erkennen läßt, eine starke Zellvermehrung, hauptsächlich in Gestalt endothelialer Kerne, und eine Proliferation des Kapselepithels (Textabb. 2), die dann besonders stark ist, wenn die verdickte, verklumpte Schlinge das parietale Kapselblatt berührt. Manchmal kommt es zu einer Verklumpung mehrerer Schlingen, doch sieht man an derartigen Stellen reichlich abgeblaßte Kerne und Kerntrümmer zum Zeichen, daß es sich auch hier ursprünglich um eine Kernvermehrung gehandelt hat, daß eine Analogie zu den Vorgängen gegeben ist, die man bei der diffusen Glomerulonephritis beim Übergang von der akuten in ein etwas älteres Stadium an manchen Glomerulis in Form von Verklumpungen einzelner Schlingen beobachtet (s. Monographie S. 34).

Die Vasa afferentia sind allenthalten durchgängig mit Blut gefüllt, sie zeigen nur geringfügige arteriosklerotische Veränderungen.

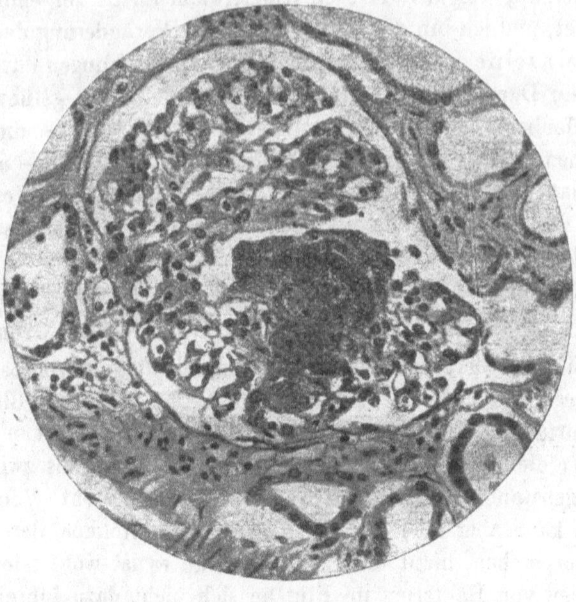

Fig. 3.

Kleine Koagulationsnekrosen, Homogenisierungen, wie sie Löhlein und Bähr bei der embolischen Herdnephritis beschrieben und abgebildet haben und wie ich sie nachher (Fall 7) zum Vergleich auch noch einmal kurz zur Darstellung bringen will (Textabb. 3), fehlen hier durchaus, auch bei der Betrachtung in Serienschnitten. In den Glomerulis lassen sich Bakterien nirgends mit Sicherheit nachweisen.

Die Kanälchen sind entsprechend der Blutung in die Kapseln vielfach prall mit Blut gefüllt. Die Nierenstruktur ist im ganzen gut erhalten, stellenweise bemerkt man eine leichte Verbreiterung der Interstitien und lockere, kleinzellige Infiltrate; an manchen Kanälchen ist eine tropfige Degeneration der Epithelien festzustellen. Neben diesen — abgesehen von der Blutfüllung — nicht besonders imponierenden Veränderungen an den Kanälchen bemerkt man hier aber noch eine ziemlich auffällige Erscheinung. Manche dicht beisammenliegende Kanälchen sind stark erweitert, mit Blut, geronnenem Exsudat und Leukozyten gefüllt. Die Epithelien dieser ausgeweiteten

Kanälchen sind stark abgeplattet, zum Teil sind an den abgeplatteten Epithelien die Kerne noch erkennbar, manchmal aber nicht mehr, die Epithelien sind in eine schmale, homogene, strukturlose Masse umgewandelt, die sich bei der Hämatoxylin-Eosinfärbung schmutzigviolett färbt. In diesen erweiterten und in der beschriebenen Weise veränderten Kanälchen finden sich nun Kokken in reichlicher Zahl. An manchen Stellen sind die nekrotischen Wände eingebrochen, und es entsteht so ein größerer, mit Blut, geronnenem Exsudat und Leukozyten erfüllter Hohlraum, bei dem aber immer noch die Umkleidung mit abgeplatteten, zum Teil nekrotisierten Epithelien erkennbar ist. In vielen dieser Kanälchen, deren Wand schon nekrotisiert ist, findet sich als Inhalt in der Hauptsache nur geronnenes Exsudat. Blut und Leukozyten sind hier außerordentlich spärlich.

Wie soll man nun diesen Befund deuten?

Ich glaube hier, wie ich oben schon erwähnt habe, einen Fall vor mir zu haben, der einen Übergang von der diffusen Glomerulonephritis zur embolischen Herdnephritis bildet, und ich bin der Meinung, daß die Veränderung dadurch zustande kommt, daß einzelne Kokken durch die Glomerulusschlingen durchgetreten sind und bei diesem Durchtrtit zu einer Schädigung der Wand geführt haben. Wir haben hier offenbar analoge Veränderungen zu denen vor uns, die Löhlein bei der embolischen Herdnephritis — s. o. das betreffende Zitat — an erster Stelle beschrieben hat. Eine Verstopfung des Lumens liegt nicht vor, es fehlte hier ja auch ein Ort, von dem aus gröberes embolisches Material hätte verschleppt werden können, speziell waren die Herzklappen glatt und zart.

Nun könnte man ja sagen, daß der einzelne Kokkus hier als Embolus gewirkt habe. Ich möchte diesen Standpunkt aus folgenden Gründen ablehnen:

Dietrich formuliert den Begriff der Embolie folgendermaßen: „Jeder frei bewegliche Gegenstand, der in den Kreislauf gerät, wird vom Blutstrom erfaßt und soweit fortgetragen, bis er in einem engeren Gefäß stecken bleibt.“ Das schließt immer die Vorstellung in sich, daß ein Mißverhältnis zwischen dem betreffenden Gegenstand und der Weite des Gefäßlumens besteht. Von einem solchen Mißverhältnis kann aber doch bei einem einzelnen Kokkus, der viel kleiner ist als ein Blutkörperchen, nicht die Rede sein, und es ist wohl selbstverständlich, daß ein Kreisen von Bakterien im Blut an sich nicht dazu führen kann, einen damit im Zusammenhang stehenden Vorgang als embolisch zu bezeichnen. Bakterien an sich ohne Vermischung mit thrombotischem Material können zur Kapillarembolie Veranlassung geben, aber nur dann, wenn sie in Form von verstopfenden Häufchen auftreten, und das war hier nicht der Fall. Es handelt sich hier nicht um einen embolischen, sondern um einen Ausscheidungsprozeß. Es kreisen hier Pneumokokken im Blut, und wie man deutlich in den Kanälchen nachweisen kann, werden einzelne Kokken in die Kanälchen ausgeschieden.

In manchen Kanälchen sind die Kokken besonders reichlich, ohne jedoch, wie ich besonders hervorheben möchte, irgendwie zu Häufchen verklumpt zu sein. Ich bin überzeugt, daß die Kokken in den betreffenden — erweiterten — Kanälchen (s. o.) eine lokale Vermehrung erfahren haben, deren Ursache wohl durch lokale Stauung in den betreffenden Abschnitten gegeben ist. Durch die lokale Vermehrung schädigen sie die Wand in der oben beschriebenen Weise, die Wandschädigung und die daran sich anschließende Bildung etwas größerer Hohlräume begünstigt wieder die Stauung; es entsteht so ein Circulus vitiosus. Es handelt sich hier bei diesen Kanälchenveränderungen also im Prinzip um den gleichen Vorgang, den Orth als Nephritis medullaris und papillaris mycotica beschrieben hat. Nur sitzt hier in unserem Falle der Prozeß weiter oben, nicht im Mark, sondern in den Hauptstücken, die Herdchen sind so klein, daß sie, auch am gefärbten Präparat mit bloßem Auge nicht erkennbar sind, auch ist in den einzelnen Herdchen wieder der Leukozytengehalt viel geringer wie dort, vielfach fast fehlend, von der Bildung richtigen Eiters, wie bei der Orthschen Ausscheidungsnephritis ist hier also nicht die Rede, und ich möchte den Prozeß deshalb als „nicht eitrige Ausscheidungsnephritis" bezeichnen.

Neben dem Mangel einer Eiterung berechtigen zu einer Trennung von der Orthschen Ausscheidungsnephritis die Glomerulusveränderungen, die hier, wie nochmals betont sein mag, das Bild durchaus beherrschen.

Auf diese Glomerulusveränderungen den Begriff des embolischen Prozesses anzuwenden, ist, wie schon erwähnt, nicht angängig, sie unterscheiden sich von der embolischen Herdnephritis in mehreren Punkten:

Es fehlt ein primärer Herd, der, wie bei der embolischen Herdnephritis die Endokarditis, das thrombotische, zur Embolisierung führende Material liefert, und es kommt auch nicht zu einer Verstopfung der Schlingen durch Bakterienhäufchen, vielmehr zu einem Durchtreten einzelner Bakterien durch die Schlingen (nicht eitrige Ausscheidungsnephritis). Dementsprechend entsteht auch nicht, wie bei der embolischen Herdnephritis, ein Miniaturinfarkt, eine durch Koagulationsnekrose zustande kommende kleine Trümmerzone, ausgezeichnet durch Kernlosigkeit oder wenigstens starke Kernarmut, sondern es kommt im Anschluß an die Schlingenschädigung sehr bald zu einer Zellvermehrung, vor allem zu einer starken Proliferation des Kapselepithels, Veränderungen, die den Fall hinsichtlich der morphologischen Vorgänge an sich in nahe Beziehungen zur diffusen Glomerulonephritis bringen.

Ich bin der Meinung, daß man auch diesen Fall als herdförmige Glomerulonephritis bezeichnen muß. Wir haben hier alterative, exsudative und proliferative Vorgänge nebeneinander, die proliferativen Prozesse am Glomerulus überwiegen dabei so sehr, daß man nach der Gepflogenheit „a priori fit denominatio" hier von einer proliferativen Entzündung reden könnte.

Der erste Beginn des Prozesses scheint allerdings hier, wie in den ersten beiden Fällen auch, in einer Schädigung der Schlingenwand zu bestehen, die zu kleinen Schlingenrupturen und Blutungen in die Kapsel führt.

Einen Fall, bei dem diese Veränderungen in den ersten Anfängen standen, habe ich kürzlich als Nebenbefund erhoben. Rumpel und ich haben über den

Fall an anderer Stelle ausführlicher berichtet (Sitzungsber. des ärztl. Vereins Hamburg 1917), ich erwähne hier nur das Notwendige.

Fall 4. R., 55 J., w., am 24. II. 17 mit Purpura variolosa ins Krankenhaus eingeliefert. am 26. II. Exitus. Urin stark hämorrhagisch und eiweißhaltig.

Sektions-Nr. 206/17. 1,58 m lang, 48 kg schwer. Neben den enormen Hautblutungen bestehen schwere hämorrhagische Nekrosen an Rachen, Ösophagus, Blase und Nierenbecken. Im Blut Pneumokokken in Reinkultur, reichlich Pneumokokken in den Schnittpräparaten aus den hämorrhagischen Nekrosen.

Nieren mächtig vergrößert (Gewicht aus äußeren Gründen nicht bestimmt), von fester Konsistenz und schmutzigbräunlicher Schnittfläche. Zeichnung verwaschen.

Nierenbecken mit Blut gefüllt. Schleimhaut des Nierenbeckens und Ureterbeginns ist in eine gleichmäßig schwärzlich gefärbte nekrotische Masse umgewandelt.

Mikroskopisch handelt es sich in der Hauptsache um eine interstitielle Herdnephritis, namentlich im Mark finden sich reichlich lymphozytäre und plasmazelluläre Infiltrate. Parenchym intakt. Gefäße intakt, abgesehen von arteriosklerotischen Veränderungen mäßigen Grades.

Das Gros der Glomeruli zeigt keinerlei Abweichung von der Norm, stellenweise in den Kapseln geronnenes Exsudat, an manchen Glomerulis leichte Kernvermehrung und nur an ganz vereinzelten Glomerulis Blutungen in die Kapseln und die anschließenden Kanälchen. Im Nierenbecken reichlich Pneumokokken.

Die Verbindung von herdförmiger Glomerulonephritis mit interstitieller Herdnephritis scheint mir bemerkenswert. Auch bei der interstitiellen Herdnephritis handelt es sich ja um herdförmig bedingte, nicht embolische, nicht eitrige, entzündliche Prozesse, die, bald toxisch, bald unter dem Einfluß kreisender Bakterien zustande kommen und die ihren Ausgang doch offenbar von den Kapillaren, nur nicht von den Kapillaren des Glomerulus, sondern von denen des Parenchyms nehmen. Daß bei der interstitiellen Herdnephritis auch Veränderungen an den Glomerulis vorkommen, ist in dem Kaufmannschen Lehrbuch schon erwähnt (Löhlein), aber man wird dem Umstande, daß bei der interstitiellen Herdnephritis auch die Glomeruli herdförmig ergriffen sein können, künftig doch vielleicht noch größere Beachtung widmen müssen. Je nachdem die Glomeruliveränderungen den Haupt- oder Nebenbefund darstellen, wird man von herdförmiger Glomerulonephritis oder interstitieller Nephritis reden.

In der initialen, zur Ruptur führenden Schädigung der Glomerulusschlinge mit anschließender Blutung haben wir ein Moment, das der toxisch bedingten, herdförmigen Glomerulonephritis und den Glomerulusveränderungen bei der nicht eitrigen Ausscheidungsnephritis in gleicher Weise eigen ist. Die Blutungen scheinen dabei sehr viel erheblicher zu sein wie bei entsprechend alten Stadien der embolischen Herdnephritis, was bei einem Vergleich der morphologischen Verhältnisse ohne weiteres einleuchtet. Bei der herdförmigen Glomerulonephritis liegt keine Verstopfung der Schlingen vor wie bei der embolischen Herdnephritis, wo die Verlegung der Schlingen und die anschließende Koagulationsnekrose für profuse Blutungen weniger günstige Bedingungen schafft.

Im Gegensatze zu dem eben beschriebenen Falle von beginnender herdförmiger

Glomerulonephritis durch Ausscheidung teile ich im folgenden einen offenbar etwas älteren Fall der Art mit.

Fall 5. M., 29 J., m., früher angeblich gesund, am 10. III. 15 eingezogen, am 22. IX. 15 unverwundet in russische Gefangenschaft geraten, hat bei leichter Kleidung und großer Kälte schwer arbeiten müssen, nach 3 Monaten mit Husten und Stichen in der Brust erkrankt, mußte zunächst weiter arbeiten und kam erst am 1. IV. 16 in ein russisches Krankenhaus; am 4. III. 16 ausgetauscht, am 28. III. mit ausgebreiteter Tuberkulose der Lungen ins Barmbecker Krankenhaus eingeliefert.

Abendliche Temperatursteigerungen bis 39°, Blutdruck 120/80, im Urin dauernd Blut und spärliche Leukozyten, wenig Eiweiß. Der Urinbefund bestand schon bei der Aufnahme, wie lange schon, ließ sich nicht feststellen. Am 23. III. 16 Exitus.

Sektions-Nr. 696/16. 1,55 m lang, 44,9 kg schwer, Herzgewicht 260 g, Klappen intakt, keine Spur von Endokarditis. Lungentuberkulose mit zahlreichen kleinen Kavernen. Tuberkulöse Kehlkopf- und Darmgeschwüre. Milz leicht vergrößert.

Nieren beträchtlich vergrößert (Gewicht je 250 g), Oberfläche glatt, Substanz von weicher Konsistenz, Rinde sehr breit, hebt sich durch schmutziggelbe Farbe deutlich von den bräunlichen Pyramiden ab. Zeichnung verwaschen. Blutungen makroskopisch spärlich.

Mikroskopisch: Struktur im allgemeinen gut erhalten, doch sind die Interstitien deutlich und in ziemlich diffuser Weise verbreitert. An den Kanälchen unbedeutende Epithelverfettungen und ganz vereinzelte tropfige Degeneration der Epithelien. Gefäße o. B.

Die Zahl der erkrankten Glomeruli ist hier viel geringer wie bei Fall 3, es besteht wie dort an den erkrankten Glomerulis starke Neigung zur Proliferation; an Stellen, an denen die Schlingen mit der Kapsel verschmolzen sind, findet sich vielfach schon eine bindegewebige Verödung, der Prozeß scheint also schon älteren Datums zu sein. Blutende Glomeruli mit initialer Schlingenschädigung finden sich, wie in Fall 3 und 4, wenn auch in sehr viel geringerer Zahl, wie in Fall 3. Entsprechend den Kapselblutungen findet sich auch Blut in manchen Kanälchen, in manchen Kanälchen auch Leukozyten, es haben sich hier in analoger Weise, wie in Fall 3, vereinzelte kleinste, mit bloßem Auge, auch im gefärbten Schnitt nicht sichtbare Leukozytenherdchen gebildet. In diesen Herdchen spärlich einzelne Kokken. Die Mehrzahl der Glomeruli ist völlig intakt, nicht vergrößert.

Bei diesem Falle hatte ich bei der Abwesenheit endokarditischer Erscheinungen und beim Mangel einer eigentlichen Sepsis ursprünglich geglaubt, daß die herdförmige Entzündung an den Glomerulis toxisch bedingt sei; nachdem es aber gelungen war, Kokken, wenn auch in geringer Zahl, in der Niere nachzuweisen, bin ich zu dem Schluß gekommen, auch Fall 5 wie Fall 3 und 4 als Ausscheidungsnephritis aufzufassen. Nachträglich erfuhr ich, daß es hier auch einmal gelungen war, im steril entnommenen Urin Kokken nachzuweisen, eine Tatsache, die natürlich geeignet ist, die Annahme einer Ausscheidungsnephritis noch wahrscheinlicher zu machen.

Löhlein hat in einer Polemik gegen den Begriff der herdförmigen Glomerulonephritis die Vermutung ausgesprochen, daß es sich bei einem analogen, früher von mir mit Volhard zusammen mitgeteilten Falle von herdförmiger Glomerulonephritis bei Tuberkulose um Embolien von Tuberkelbazillen gehandelt habe. Ich möchte diese Annahme ablehnen, da nicht einzusehen ist, weshalb die Tuberkelbazillen, wenn sie sich irgendwo in größerer Zahl festsetzen, nicht auch zur Entwicklung von Tuberkeln führen sollten, wie sie dies an andern Stellen der Niere in dem fraglichen früheren Falle ja getan haben. Nein, ich glaube, daß es sich bei diesen herdförmigen Glomerulonephritisfällen, die im Verlauf einer Tuberkulose auftreten — wenn sie nicht toxisch bedingt sind —, um das Kreisen einzelner Kokken handelt. Als Quelle für diese Kokken sind wohl die Kavernen der Phthisiker auzusprechen. Es ist ja bekannt, wie häufig von diesen Kavernen aus Bakterien ins Blut eindringen. Ich verweise hier auf eine Arbeit von Simmonds, der bei der bakteriologischen Untersuchung des Leichenblutes unter 103 Phthisikern 28mal Streptokokken, 5mal Pneumokokken, 4mal Bact. coli im Blute nachweisen konnte. Diese nicht eitrige Ausscheidungsnephritis bei der Tuberkulose scheint ein Seitenstück zu der bei der Tuberkulose gelegentlich beobachteten verrukösen Endokarditis darzustellen. Ich halte es für möglich, daß auch in einem von Herxheimer mitgeteilten Falle (a. a. O. Fall 11) eine solche herdförmige Glomerulonephritis durch Ausscheidung bei Tuberkulose vorgelegen hat.

Daß es sich in den geschilderten Fällen bei der Kokkeninvasion in der Niere nicht um Embolien, sondern um Ausscheidungsvorgänge handelt, habe ich schon genügend hervorgehoben, und ich möchte jetzt zum Vergleich einen Fall anschließen, bei dem es im Gegensatze zu den seitherigen Fällen durch reine Bakterienembolien, durch eine Schlingenverstopfung durch Bakterienhäufchen zu einer richtigen embolischen, nicht eitrigen Herdnephritis im Sinne Löhleins gekommen ist.

Fall 6. B., 12 J., w. Vom 1.—20. IX. 15 wegen Diphtherie behandelt, seitdem Ausfluß aus der Nase, am 11. I. 16 von neuem schwer erkrankt mit Erbrechen und Durchfall, am 12. I. 16 ins Krankenhaus aufgenommen; bei der Aufnahme benommen, es besteht Nackensteifigkeit und ein hämorrhagisches Exanthem. Fieber bis 39,8°. Liquor cerebrospin. trüb, enthält reichlich Leukozyten. Im Urin leichte Trübung; am 15. I. tritt sehr viel Blut im Urin auf, im Sediment granulierte und Blutkörperchenzylinder. Funktionsprüfung der Niere nicht vorgenommen, tägliche Urinausscheidung bis 1200 ccm. Rechtsseitige Otitis media. Eiweiß- und Blutgehalt des Urins hält bis zum Exitus an, der am 28. I. erfolgt.

Sektion (Nr. 84/16): 1.41 cm langes und 26,9 kg schweres Mädchen. An beiden Beinen und am Rumpf treten die Venen als violette Stränge deutlich hervor.

Weiche Hirnhäute trüb, aber nicht eitrig durchtränkt. Sinus sagitt. sup. durch weiche thrombotische Massen verstopft, pfropfartig setzen sich von hier zahlreiche Thromben in die Hirnvenen fort, die Thromben sind vielfach zu schmutziggrauen, leicht eitrigen Massen eingeschmolzen, der r. Sinus transversus ist gleichfalls thrombosiert, auch in der l. Vena iliaca vereiterte Thromben. Im r. Mittelohr dünnflüssiger, gelblicher Eiter.

Herzklappen glatt und zart. Milz relativ groß, von morscher Konsistenz und schmutzig-bräunlicher Schnittfläche. Zeichnung verwaschen.

Nieren beträchtlich vergrößert, Gewicht je 170 g. Kapsel leicht lösbar. Oberfläche glatt, Substanz sehr stark durchfeuchtet, über die Schnittfläche vorquellend, von weicher Konsistenz, Rinde verbreitert, von schmutziggrauer Farbe, hebt sich ziemlich deutlich von den dunkelbräunlichen Pyramiden ab. Zeichnung völlig verwaschen. An Ober- und Schnittfläche zahlreiche punktförmige Blutungen. Im Blut Streptokokken, aus den Meningen lassen sich Streptokokken und Meningokokken nachweisen.

Mikroskopisch: An zahlreichen Glomerulis fällt ohne weiteres die Bildung kernarmer Koagulationsnekrosen, das Vorhandensein einer kleinen Trümmerzone auf (Textfig. 4). Die übrigen

Schlingen der betr. Glomeruli können völlig zart und bluthaltig sein, nur selten sieht man Schlingenveränderungen, die mit einer Vermehrung endothelialer Kerne einhergehen, wie ich sie in Fall 3 z. B. als beherrschend beschrieben habe, dagegen ist es in der Umgebung der Koagulationsnekrosen vielfach zu einer Proliferation des Kapselepithels, stellenweise zu ausgesprochener Halbmondbildung gekommen (Textfig. 4). In den kleinen Gefäßen und namentlich in den Kapillaren sehr reichlich Kokken, die vielfach in Form kleiner Häufchen die Glomerulusschlingen verstopfen. Leukozytenausscheidung tritt hier ganz zurück, jegliche Abszeßbildung, auch in Form miliarer Herdchen, fehlt.

In den Kanälchen vielfach Blut. Struktur des Nierenparenchyms gut erhalten, stellenweise im Interstitium Rundzelleninfiltrate.

Trotz des Fehlens einer Endokarditis rechne ich diesen Fall selbstverständlich zur embolischen Herdnephritis Löhleins, die Bakterien haben hier selbst, ohne an thrombotisches Material gebunden zu sein, durch die Neigung zu Häufchen-

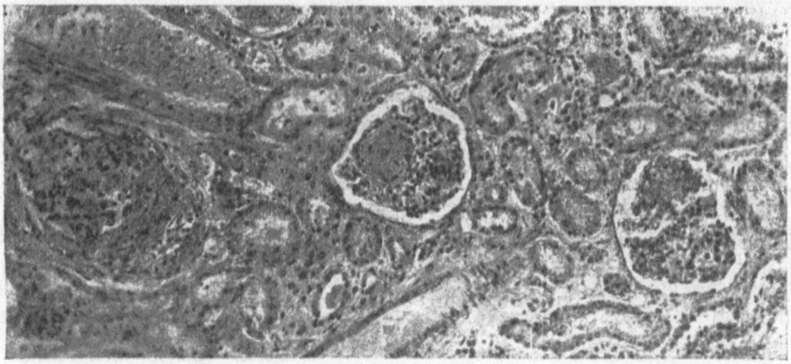

Fig. 4.

bildung als Emboli gewirkt, waren aber andrerseits wieder nicht virulent genug oder aus sonstigen, einstweilen unbekannten Gründen nicht imstande, eine Abszedierung auszulösen.

Vergleichen wir diesen Fall nicht eitriger, embolischer Herdnephritis noch einmal mit der nicht eitrigen Ausscheidungsnephritis, Fall 3 z. B., so haben wir dort bei Fall 3 Ausscheidung einzelner Bakterien in die Kanälchen, hier bei Fall 6 Verstopfung ganzer Glomerulusschlingen mit Bakterienhäufchen, dort bei Fall 3 im Anschluß an die — vielleicht verlangsamte — Passage einzelner Kokken Erkrankung einzelner Schlingen bei Erhaltung des Lumens unter starker Kernvermehrung mit anschließenden Proliferationen an der Kapsel, hier bei Fall 6 Bildung kleiner, kernarmer Koagulationsnekrosen, an die sich dann freilich sekundär ebenfalls eine Proliferation anschließt. Besonders hervorheben möchte ich auch noch einmal den Unterschied in der Genese der Blutungen: dort, bei der Ausscheidungsnephritis direkte Ruptur einzelner geschädigter Schlingen, hier indirekte Blutung auf dem Umweg über die Infarcierung.

Befunde der Art, wie Fall 6, sind nach den Beobachtungen, die ich ad hoc in den letzten Jahren angestellt habe, sehr selten, gewöhnlich entsteht in derartigen Fällen ja eine eitrige Nephritis — auch ein ähnlicher Fall, den ich in der Monographie beschrieben und abgebildet habe, war durch Abszeßbildung kompliziert — die typische embolische Herdnephritis Löhleins tritt, wie von allen seitherigen Untersuchern immer wieder betont wird, in der Regel im Anschluß an eine Endokarditis, namentlich an die Endocarditis lenta Schottmüllers auf, und es wird auch dadurch, wie schon erwähnt, ein wenigstens relatives Unterscheidungsmerkmal zwischen embolischer Herdenphritis und nicht eitriger Ausscheidungsnephritis geschaffen.

Zum Vergleich mit den seitherigen Fällen möchte ich hier das Beispiel einer klassischen embolischen Herdnephritis anfügen.

Fall 7. R., 29 J., w. Als Kind mehrmals Gelenkrheumatismus. Am 8. XII. 14 mit Endokarditis ins Krankenhaus aufgenommen. Dauernd hohes Fieber. Blutdruck 117. Im Urin Eiweiß und Blut, welch letzteres zeitweise verschwindet. Anfang April vorübergehend geringe Ödeme und reichlich Blut im Urin. Augenhintergrund normal. Hämoglobingehalt geht bis auf 45 herunter. Am 28. IV. 15 treten am ganzen Körper petechiale Blutungen auf. Exitus 2. V. 15.

Sektion (Nr. 422/15): 1,58 cm lang, 40,5 kg schwer, an der Haut zahlreiche Petechien. Beginnende fibrinöse Perikarditis. Endocarditis ulcerosa an Mitralis und Aorta.

Klappenaneurysma an den Aortenklappen. Herzgewicht 570 g. Milz relativ groß, von morscher Konsistenz und schmutzigbräunlicher Schnittfläche. Zeichnung verwaschen.

Nieren beträchtlich vergrößert (l. 230 g, r. 240 g), stark durchfeuchtet, Substanz quillt über die Schnittfläche vor. Oberfläche glatt, ebenso wie die Rinde von schmutziggraubräunlicher Farbe. An Ober- und Schnittfläche bemerkt man zahlreiche punktförmige Blutungen. Zeichnung undeutlich. Am oberen Pol der r. Niere ein haselnußgroßer Infarkt.

Bei der mikroskopischen Beschreibung könnte man einfach die Schilderung zugrunde legen, die Löhlein in seiner ersten Mitteilung über die embolische Herdnephritis bei Fall 1 gegeben hat; allenthalben fallen die starken Nekrosen kleinerer und größerer Glomerulusabschnitte in Form scholliger, homogener, durch feine Spalträume getrennter Massen auf (Textabb. 3). In der Umgebung dieser Nekroseherde ist es vielfach zu einer Proliferation des Epithels gekommen, die stellenweise sehr erheblich ist und zur Halbmondbildung geführt hat.

Nierenstruktur im ganzen gut erhalten. Interstitien etwas verbreitert, stellenweise kleinzellig infiltriert (Lymphozyten). Zur Abszedierung ist es nirgends gekommen, die Leukozytenausscheidung tritt überhaupt ganz zurück. Die Kanälchen sind vielfach erweitert, mit Blut gefüllt, ihre Epithelien abgeplattet. In der Niere ist es mir nicht mit Sicherheit gelungen, Kokken nachzuweisen; aus dem Herzblut ließ sich Streptococcus viridans in Reinkultur züchten.

Es ist wohl sicher, daß es sich hier, wie in den Fällen von Löhlein und anderer Autoren, um eine embolische Verschleppung feinst verteilten, von den endokarditischen Auflagerungen stammenden Materials gehandelt hat. Hier kommt es wirklich zu einer Verstopfung einzelner Schlingen, und damit entsteht die Miniaturausgabe eines infizierten Infarkts, der nur, wie Löhlein schon mit Recht hervorhob, durch die geringe Zahl bzw. die geringe Infektiosität der beteiligten Bakterien ausgezeichnet ist, so daß keine eitrige Einschmelzung, sondern das von Löhlein richtig gezeichnete Bild am Glomerulus (Homogenisierung der Schlingen mit sekundärer Proliferation des benachbarten Kapselepithels) entsteht.

Es gibt nun außer den geschilderten noch eine 3. Art von Glomerulusveränderungen, die unter den Begriff der herdförmigen Glomerulonephritis fallen können und bei denen die exsudativen Prozesse stark im Vordergrund stehen.

Auch hier möchte ich an Beobachtungen Löhleins anknüpfen, nämlich an den in der Löhleinschen Monographie auf S. 24 mitgeteilten Befund.

Löhlein beschreibt dort den Fall „einer 24jährigen Frau, die mit ulzeröser Endokarditis und hämorrhagischer Nephritis und multiplen Abszessen in den Nieren zur Obduktion kam. Hier fand sich eine enorme Extravasation von Leukozyten aus den Glomerulusschlingen, die selbst von Leukozyten großenteils geradezu vollgepfropft erschienen."

Löhlein meint, daß man bei flüchtiger Betrachtung dieser Nierenschnitte an eine diffuse Glomerulonephritis denken könnte, daß sich die Veränderungen aber bei genauerer Betrachtung gut von der diffusen Glomerulonephritis trennen lassen. Abgesehen von der Eiterung sind auch die einzelnen Schlingen nicht in der Weise verändert wie bei der diffusen Glomerulonephritis. Sie sind hier zart, zeigen nicht die Blähung und Füllung mit einer protoplasmatischen Masse, wie bei der diffusen Glomerulonephritis. Auch ich habe derartige Fälle gesehen. Ich führe als Beispiel einen 48jährigen Mann (Sekt.-Nr. 762/14) an, bei dem sich im Anschluß an luische Ulzerationen, die zu starkem Zerfall führten und mit hohem Fieber einhergingen, miliare Abszeßchen in der Niere entwickelten und wo sich daneben an manchen Glomerulis Leukozytenemigrationen der eben erwähnten Art feststellen ließen. Eine Endokarditis war nicht vorhanden.

Löhlein hält es von Bedeutung für die Beurteilung von Nephritiden chronischen Verlaufs, daß eine eitrige Nephritis an den Knäueln selbst pathologische Veränderungen hervorrufen kann.

Noch wichtiger scheint es mir aber, daß Fälle vorkommen, in denen die Leukozytenemigration ohne Abszeßbildung in Verbindung mit Veränderungen an den Glomerulusschlingen vorkommt, die man wohl am richtigsten als thrombosierende Prozesse auffaßt und die als solche der embolischen Herdnephritis natürlich sehr nahe stehen.

Andeutungsweise bin ich schon auf S. 50 der Monographie (Fall III) auf derartige Fälle eingegangen, erst neuere Untersuchungen aber gaben mir über die einschlägigen Verhältnisse völlige Klarheit.

Ich teile im folgenden zwei derartige Beobachtungen mit:

Fall 8. L., 29 J., m., am 4. XII. 14 mit einer vereiterten Schußverletzung des r. Oberschenkels ins Krankenhaus eingeliefert, dauernd hohes Fieber. Im Urin 5—11‰ Albumen, Leukozyten und granulierte Zylinder. 4. I. 15 Schmerzen in der l. Nierengegend, 6. I. 15 Erscheinungen von l. Empyem. Die Nierengegend wird am 8. I. eröffnet, aber nichts gefunden. Eröffnung des lks. Empyems durch Resektion der 9. Rippe, im Eiter Streptokokken, tags darauf 9. I. Exitus.

Sektion (Nr. 35/15): 1,72 m lang, 49 kg schwer, in der l. Pleura noch etwas Eiter. Eitrige Peritonitis. Herz 360 g, Klappen glatt und zart. Milz vergrößert, enthält einen walnußgroßen, erweichten Infarkt.

Nieren relativ groß, von weicher Konsistenz, Oberfläche glatt, Rinde breit, hebt sich durch gelbliche Farbe sehr deutlich von den bräunlichen Pyramiden ab. Rindenzeichnung verwaschen.

Mikroskopisch: In sehr vielen Glomerulis, an den befallenen allerdings nicht in allen Schlingen, findet sich eine Anhäufung von Leukozyten, ohne daß indessen die Schlingen die für die diffuse Glomerulonephritis charakteristischen Wandveränderungen erkennen lassen. Die Schlingenwände sind vielmehr leidlich zart und enthalten vielfach neben den Leukozyten rote Blutkörperchen. An manchen Glomerulis ist die Schlingenfüllung mit Leukozyten eine auffallend starke, so daß eine Verstopfung der Schlingen zustande kommt, die Folge ist an diesen Stellen ein Absterben der Schlingenwände, und so kommt es vielfach zur Bildung kleiner Nekrosen, in deren Umgebung das Epithel deutliche Proliferation zeigt, stellenweise ist es zur Bildung ausgesprochener Halbmonde gekommen. Viele Glomeruli zeigen, wie sich an Serienschnitten feststellen läßt, lediglich eine Füllung der Schlingen mit Leukozyten, ohne daß es zu einer Verstopfung und dem daran sich anschließenden Untergang der Schlingenwand kommt. Diese Glomeruli sind nicht nennenswert vergrößert.

Die Leukozyten werden in großer Zahl in die Bowmannsche Kapsel ausgeschieden und in die Kanälchen weitergeschwemmt, Blutungen in die Kapsel sind vorhanden, treten aber gegenüber den massigen Blutungen der ersten Fälle noch viel mehr zurück wie bei der embolischen Herdnephritis.

Die Kanälchen sind vielfach mit Leukozyten vollgestopft, im übrigen sind die Veränderungen an den Kanälchen gering, stellenweise findet sich tropfige Degeneration, Struktur im ganzen gut erhalten. Kokken lassen sich in der Niere im Schnitt nicht nachweisen. Nirgends in der Niere Abszedierung.

Fall 9. L., 55 J., m., leidet seit Jahren an Geschwüren am Bein, infolge von Krampfadern, vor 8 Tagen brach ein Eiterherd in der Kniekehle nach außen durch, am 5. XI. 16 mit einer mächtigen Phlegmone des r. Beines ins Krankenhaus eingeliefert. Trotz Inzision nimmt die Eiterung zu. Pat. geht am 16. XI. septisch zugrunde. Urin leider nicht untersucht (Pat. lag im Wasserbett).

Sektion (Nr. 921/16): 1,79 m lang, 55,3 kg schwer. Herzgewicht 365 g. Keine Endokarditis. Phlegmone des rechten Beines. Kruppöse Pneumonie des l. Oberlappens. Milz sehr weich und matsch, von schmutzigbräunlicher Schnittfläche. Zeichnung verwaschen.

Nieren von entsprechender Größe, Kapsel leicht lösbar, Oberfläche glatt, Substanz stark durchfeuchtet, Oberfläche und Rinde hellgraugelblich. Rinde hebt sich gegen die dunkelbräunlichen Pyramiden ziemlich scharf ab. Rinde breit. Zeichnung verwaschen.

Mikroskopisch sind die Veränderungen im großen und ganzen die gleichen wie im vorigen Falle. Die Leukozytenemigration ist gleichmäßiger, die Thrombosierung und Nekrotisierung ebenso wie die daran sich anschließende Epithelproliferation etwas geringfügiger wie im vorigen Falle, aber an vielen Stellen deutlich. Glomeruli hier vielfach etwas, aber nicht wesentlich vergrößert, jedenfalls besteht nicht die auffällige Volumzunahme aller oder fast aller Knäuel der diffusen Glomerulonephritis. Struktur gut erhalten, Abszedierung fehlt, auch mikroskopisch, völlig. Auch hier lassen sich Kokken im Schnitt nicht nachweisen.

Man wird auch diese beiden Fälle nicht als embolische Nephritis bezeichnen können. Der einzelne Leukozyt, der ausgeschieden wird, ist so wenig als Embolus anzusprechen wie der einzelne Kokkus, der ausgeschieden wird; die verstopfenden Häufchen, die man in manchen Schlingen antrifft, bilden sich in den Schlingen selbst durch Zusammenlagern der Leukozyten, es handelt sich also um einen thrombotischen, nicht um einen embolischen Vorgang.

Ich stehe nicht an, auch diese Fälle zur herdförmigen Glomerulonephritis zu rechnen. Es handelt sich hier um einen entzündlichen Vorgang, bei dem die Exsudation im Vordergrund steht; da es sich vorwiegend um eine Exsudation zelliger Elemente handelt, kommt es gelegentlich zu einer thrombotischen Verstopfung einzelner Schlingen, an die sich herdförmige entzündliche Prozesse in der geschilderten Weise anschließen. Zur eitrigen Nephritis lassen sich die Fälle nicht rechnen, es spricht gegen eine solche Einreihung der bei den einzelnen Fällen schon betonte Mangel jeglicher, auch miliarer Abszedierung.

Zum Vergleich mit diesen Fällen, die einerseits der eitrigen, andrerseits der embolischen Herdnephritis sehr nahe stehen, ohne jedoch einer dieser Formen wirklich zuzugehören, teile ich zum Schluß noch — wieder ein anderes Bild — einen Fall mit, bei dem es sich um eine Mischform von embolischer Herdnephritis und eitriger Nephritis handelt.

Fall 10. S., 49 J., m., vor 8 Tagen mit Schüttelfrost und hohem Fieber erkrankt, sterbend ins Krankenhaus eingeliefert. Im Blut Streptokokken.

Sektion (Nr. 404/16): Rekurrierende Endokarditis an der Mitralis, multiple Abszesse in Nieren und Darm, septische Infarkte in der Leber.

Mikroskopisch finden sich in den Nieren neben den schon makroskopisch sichtbaren größeren auch zahlreiche kleinere Abszeßchen, die sich vielfach in der bekannten Weise von einer enormen Exsudation in die Glomeruluskapsel aus entwickeln, indem die Leukozyten auch das den Glomerulus umgebende Gewebe infiltrieren und zur Einschmelzung bringen. Manche Glomerulusschlingen sind durch bakterienhaltige Pfröpfchen verschlossen, an vereinzelten Glomerulis wiederum sieht man die für die embolische, nicht eitrige Glomerulonephritis charakteristische Homogenisierung einzelner Glomerulusteile.

Nach den vorstehenden Darlegungen halte ich mich für durchaus berechtigt, den Begriff der „herdförmigen Glomerulonephritis“, den ich mit Volhard zusammen aufgestellt habe, aufrechtzuerhalten. Die herdförmige Glomerulonephritis kann, wie wir gesehen haben, vorwiegend alterativer, proliferativer oder exsudativer Art sein, sie ist manchmal toxisch, meist wohl bakteriell bedingt (nicht eitrige Ausscheidungsnephritis, thrombosierende Glomerulonephritis) und stellt so einen in verschiedenen Formen auftretenden Übergang zwischen der diffusen Glomerulonephritis einerseits, der embolischen Herdnephritis Löhleins bzw. eitrigen Nephritis andrerseits dar.

Ich möchte vorschlagen, auch die embolische Herdnephritis dieser vielgestaltigen herdförmigen Glomerulonephritis zu subsumieren. Die entzündlichen Veränderungen am Glomerulus würden sich dann folgendermaßen einteilen lassen:

I. Diffuse Glomerulonephritis.

II. Herdförmige Glomerulonephritis.

1. Toxisch bedingte herdförmige Glomerulonephritis (Uran).
2. Bakteriell bedingte herdförmige Glomerulonephritis;
   a) nicht eitrige Ausscheidungsnephritis, bald mehr proliferativer, bald mehr exsudativer Art (thrombosierende Glomerulonephritis);
   b) embolische, nicht eitrige Herdnephritis (Löhlein).

Mischformen zwischen 2a und b scheinen nicht selten vorzukommen, ebenso wie Mischformen zwischen embolischer, nicht eitriger und eitriger Herdnephritis beobachtet werden. Klinisch gemeinsam ist allen Formen von herdförmiger Glomerulonephritis die Neigung zu Blutungen bei mangelnder Blutdrucksteigerung. Besonders hochgradig ist die Hämaturie, wenn es nicht, wie bei den thrombosierenden und embolisierenden Formen zu einer Verstopfung der Schlingen kommt.

Die Frage, ob und inwieweit ein chronisches Nierenleiden auf eine dieser Formen von herdförmiger Glomerulonephritis zurückzuführen ist, kann erst für die embolische Herdnephritis als gelöst gelten, für die andern Formen bedarf sie noch weiterer Untersuchung. Ich behalte mir vor, zu dieser Frage, zu der ich bereits einiges Material gesammelt habe, aber Bindendes noch nicht aussagen kann, in einer späteren Arbeit Stellung zu nehmen.

IV.

Über den Kalkinfarkt der Nierenpyramiden.

(Aus dem Kgl. Pathologischen Institut der Universität Kiel. Damaliger Direktor: Geh. Rat Prof. Dr. Lubarsch.)

Von

Walter Kühn,

approb. Arzt aus Zwickau i. S.

Während die Verkalkungen der Rinde und besonders diejenigen Verkalkungen der Niere, bei denen die Epithelien in Mitleidenschaft gezogen werden, wiederholt Gegenstand eingehender Untersuchung gewesen sind, hat man dem sogenannten Kalkinfarkt der Nierenpyramiden im allgemeinen eine geringere Aufmerksamkeit geschenkt, weil man ihn in der Hauptsache doch als eine zu den Altersveränderungen der Niere gehörige Erscheinung betrachtete.

Erst in neuester Zeit ist die Frage des Vorkommens und der Entstehungsweise des Kalkinfarkts der Nierenpyramiden Gegenstand eingehenderer Erörterungen gewesen und hat dazu geführt, die Frage aufzuwerfen, was denn eigentlich unter Kalkinfarkt zu verstehen sei.

Wenn auch zunächst die Kalkablagerungen in der Nierenpyramide durch mikroskopische Untersuchungen von Henle gefunden wurden und er, wie der Name schon andeutet, darunter Vollstopfung von Kanälchen mit Kalk verstand, so ist doch späterhin der Begriff des Kalkinfarktes im wesentlichen ein makroskopischer geworden, und man verstand darunter das Auftreten von mattglänzenden, gelben Linien, nach der Spitze der Pyramiden zusammenstrahlenden Streifen in der

Nierenmarksubstanz, die sich also schon gerade durch diese Eigenschaften von den sonstigen Verkalkungen der Niere, seien es nun die sogenannten Kalkkörperchen, die oft in größter Anzahl in der Form von stecknadelspitzengroßen Pünktchen die Nierenoberfläche übersäen, sei es als Kalkschollen in den Kanälchen der Rinde, scharf unterscheiden. Somit bleibt die Bestimmung, ob wir es mit einem Kalkinfarkt zu tun haben, in erster Linie von der Örtlichkeit der Kalkablagerungen abhängig.

Es ist selbstverständlich, daß der Kalkinfarkt nicht immer genau in derselben Weise auftritt, wie es oben gekennzeichnet wurde, d. h. daß es nicht immer zahlreiche Streifen sind, die durch das Ganze der Pyramide von der Basis bis zur Spitze ziehen, sondern man sieht oft genug Fälle, in denen es nur die äußersten Pyramidenspitzen sind, die den Sitz der Ablagerungen bilden. Auch kommt es wohl vor, daß nicht mehrere parallel zueinander verlaufende Streifenbildungen vorhanden sind, sondern nur einzelne, nicht dicht aneinander liegende oder auch auf die Spitze beschränkte, nicht in einzelne Streifen auflösbare Klumpen. Immer aber ist das Aussehen, der matte Glanz und die gelblichweiße Farbe kennzeichnend, so daß man, selbst wenn andere Streifenbildungen neben den Kalkablagerungen vorhanden sind, z. B. Ausscheidungsabszesse, oder, pyelonephrotische Eiterungen, sie schon mit bloßem Auge gut unterscheiden kann.

Ebenso bestehen bezüglich der Konsistenz mannigfache Unterschiede. In manchen Fällen können sie sich durch eine ganz besonders starke Härte und fast unebene, reibeisenartige Oberfläche, besonders an den Spitzen der Pyramiden, auszeichnen. In andern Fällen sind irgendwie deutliche Konsistenzunterschiede gegenüber dem Nachbargewebe nicht nachweisbar. Endlich gibt es auch Fälle, in denen die Pyramidenspitzen nur im allgemeinen ein helleres, gelblichweißes Aussehen zeigen und man höchstens mit der Lupe das Vorhandensein von einzelnen Streifen feststellen kann.

Während man so bisher alle derartig für das bloße Auge auffallenden Kalkablagerungen in der Nierenmarksubstanz als Kalkinfarkt zu betrachten pflegte, hat Goldschmid (Zieglers, Beiträge zur pathologischen Anatomie und zur allgemeinen Pathologie Bd. 56, 1913) zuerst die Ansicht entwickelt, daß nicht allein das örtliche Vorkommen von Kalkablagerungen überhaupt entscheidend wäre, sondern daß nur die Kalkablagerungen als Kalkinfarkt bezeichnet werden dürften, bei denen sie so gut wie ausschließlich in der Membrana propria der Kanälchen und deren Zwischenbindegewebe sich fänden, so daß er, scharf genommen, nicht die mit bloßem Auge wahrnehmbare Örtlichkeit, sondern den mikroskopischen Sitz als entscheidend betrachtet und eigentlich nicht mehr von einem Kalk-„Infarkt“ sprechen dürfte, denn „vollgestopft“ können nur Hohlräume werden, nicht aber feste Gebilde.

Gleichzeitig mit dieser Festlegung des Begriffes des Kalkinfarktes der Nierenmarksubstanz hat Goldschmid die Behauptung aufgestellt, daß die Bedingungen der Kalkinfarktbildung nicht örtliche seien, sondern daß sie einen Ausdruck einer allgemeinen Störung des Kalkstoffwechsels darstellen, die in erster Linie bedingt sei durch bestimmte Erkrankungen der Leber, vor allem Leberzirrhose.

Da diese neue Anschauung den Erfahrungen zu widersprechen schien, die Herr Geheimrat Lubarsch durch Untersuchung zahlreicher Fälle von Kalkinfarkt bereits gewonnen hatte, veranlaßte er mich im Sommer 1913 zu einer systematischen Untersuchung der ganzen Frage.

Es handelte sich nun zunächst darum, festzustellen: Was haben wir als Kalkinfarkt anzusehen, d. h. welche histologischen Befunde liegen dem oben geschilderten makroskopischen Bilde zugrunde?

Goldschmid hat seiner Arbeit die Untersuchung von 45 makroskopisch und 2 nur mikroskopisch wahrnehmbaren Kalkinfarkten zugrunde gelegt. Alle Fälle sind mikroskopisch untersucht worden, doch gibt Goldschmid nur von 19 Fällen einen eingehenden Bericht. Die Befunde in diesen Fällen waren folgende:

Verkalkung	von	Membrana propria	wurde	gezählt	19mal
„	„	Stroma	„	„	19 „
„	„	Kanalinhalt	„	„	13 „
„	„	Epithel	„	„	1 „ .

Verkalkung der Membrana propria und des Stromas fand sich also in sämtlichen 19 Fällen, wovon 6 ohne weiteren Befund von Verkalkung waren. In diesen 6 Fällen, wo ausschließlich Membrana propria und Stroma verkalkt gefunden wurden, ist der Kalkinfarkt 1mal als stark, 2mal als mittelstark und 3mal als schwach bezeichnet.

Verkalkung der beiden eben genannten Gewebsbestandteile, gemeinsam mit Auftreten von verkalktem Kanalinhalt, also von Kalkzylindern, fand sich in 13 Fällen (hierbei ist auch der eine Fall von Verkalkung von Epithel verzeichnet), und zwar ist in dieser Serie der Kalkinfarkt 5mal als stark, 2mal als mittel und 6mal als schwach angegeben.

Die Intensitätsverhältnisse der einzelnen Kalkinfarkte zeigen also keine wesentlichen Unterschiede in den Fällen mit Kalkzylindern gegenüber denen von reinen Gewebsverkalkungen (Membrana propria + Stroma). Fälle von Kalkinfarkt ohne Beteiligung des Zwischenbindegewebes an der Verkalkung und von ausschließlichem Auftreten von Kalkzylindern finden sich in Goldschmids Aufstellung überhaupt nicht.

Ob auch in den übrigen 28 mikroskopisch untersuchten Fällen gleichartige verhältnisse vorlagen, gibt Goldschmid nicht an. Immerhin muß es einige Verwunderung erregen, daß er den Begriff des Kalkinfarktes auf Gewebsverkalkungen beschränken will, obgleich er doch selbst in der überwältigenden Mehrzahl der von ihm in ausführlichen Protokollen mitgeteilten Fälle gar nicht Gewebs-Verkalkung allein gefunden, sondern meist mit Kalkzylinderbildung gemischt gesehen hat. Es ergab sich nun als erste Aufgabe, auf Grund eines möglichst großen Materials festzustellen, was für ein mikroskopischer Befund dem oben geschilderten makroskopischen entspricht.

Von insgesamt 352 Fällen von Kalkinfarkt der Nierenpyramiden, die sich unter einem Material von beiläufig 3395 Sektionen fanden, waren in 256 Fällen die Kalkinfarkte mit dem bloßen Auge wahrnehmbar. Es wurden nun in diesen 256 Fällen von makroskopischem Kalkinfarkt folgende, auf unsere Frage bezüglichen, histologischen Befunde erhoben:

Es wurde festgestellt:

I.	6mal Verkalkung	nur der Membrana propria der Kanälchen;
II.	10 „ „	nur des interstitiellen Bindegewebes (Stroma);
III.	7 „ „	von Membrana propria + Stroma (Gewebskalk);
IV.	77 „ „	nur von Zylindern in den Kanälchen;
V.	23 „ „	von Zylindern + Membrana propria;
VI.	60 „ „	von Zylindern + Stroma;
VII.	73 „ „	von Zylindern + Membrana propria + Stroma.

23 von unseren 256 Fällen von makroskopisch wahrnehmbarem Kalkinfarkt erfüllen also nur die Voraussetzungen des von Goldschmid festgelegten Begriffs des Kalkinfarkts der Nierenpyramiden, wenn wir die unter den Abteilungen I—III gesondert aufgeführten Fälle von Verkalkung der Membrana propria und des Zwischenbindegewebes sowie beider gemeinsames Vorkommen (III) zusammenfassen, indem wir hier den Kalkinfarkt stets ausschließlich durch Gewebsverkalkungen repräsentiert sehen.

In allen übrigen 233 Fällen wurden Verkalkungen von Zylindern gefunden, und zwar in 77 Fällen (IV) ausschließlich, d. h. ohne das gleichzeitige Vorhandensein einer irgendwie anders gearteten Verkalkung in der Marksubstanz und in 156 Fällen in Gemeinschaft mit Verkalkungen von Membrana propria (V) oder Stroma (VI) oder von beiden zugleich (VII).

In diesen letzten 156 Fällen, also in etwa zwei Dritteln der mikroskopisch durchgesehenen, makroskopisch erkennbaren Fälle von Kalkinfarkt fanden wir demnach eine Mischung von Gewebsverkalkungen und Verkalkungen von Zylindern, d. h. den von Herrn Geheimrat Lubarsch so genannten „gemischten Kalkinfarkt“.

Wir wollen uns dem von Goldschmid befolgten Untersuchungsgang noch mehr anpassen und, wie er, unsere Fälle von Kalkinfarkt jetzt unter dem Gesichtspunkte des gemeinsamen Auftretens mit Leberzirrhose betrachten. Berücksichtigen wir zunächst die Fälle, in denen es sich um einen Kalkinfarkt im Goldschmidschen Sinne, also um reine Gewebsverkalkungen handelt. In keinem dieser Fälle liegt bei uns Leberzirrhose vor.

Fragen wir uns jetzt, welche mikroskopischen Verhältnisse bestanden denn sonst in den von uns in unserem Material gefundenen 25 Fällen von Leberzirrhose die mit Kalkinfarkt der Nierenpyramiden einhergehen.

Wir fanden:

9mal nur Verkalkung von Zylindern,
5 „ „ „ Zylindern + Stroma,
2 „ „ „ Zylindern + Membrana propria,
9 „ „ „ Zylindern + Membrana propria + Stroma,
— „ „ „ Membrana propria + Stroma allein.

In unseren sämtlichen Zirrhosefällen, soweit sie überhaupt mit Kalkinfarkt der Nierenmarksubstanz verknüpft waren, wurde also das Vorhandensein von Kalkzylindern festgestellt. Und zwar wurden sie ausschließlich in 9 unserer Fälle gesehen, d. h. bei zwei Fünftel dieser Fälle von Kalkinfarkt bestand ein reiner „Zylinderinfarkt“. In den übrigen 16 Fällen war eine Mischung von Kalkzylindern und Gewebsverkalkungen, also „gemischter Kalkinfarkt“ zu verzeichnen.

Ein Rückblick über die angestellten Untersuchungen lehrt uns also: unter 256 Fällen, in denen der Kalkinfarkt, wie bei Goldschmids Fällen, makroskopisch erkannt wurde, zeigten 156, also zwei Drittel den „gemischten Infarkt“ auf.

Wenn wir uns auf Goldschmids speziellen Standpunkt stellen und nur die Fälle von Kalkinfarkt zur mikroskopischen Untersuchung heranziehen, die mit Leberzirrhose vergesellschaftet sind, erhalten wir auch hierbei wieder überwiegendes Auftreten des „gemischten Infarktes“.

Bedenken wir schließlich noch, daß wir oftmals bei der mikroskopischen Untersuchung von Kalkinfarkten zunächst in den einzelnen Schnitten nur Verkalkungen der Membrana propria und des Stroma und erst nach Durchmusterung weiterer Präparate auch noch verkalkte Zylinder und umgekehrt, zuerst in vielen Fällen nur Zylinder und schließlich doch auch noch Gewebsverkalkungen fanden, so müssen wir uns sagen, daß in vielen Fällen, in denen wir nur Kalkzylinder oder nur Gewebsverkalkungen (Membrana propria + Stroma) verzeichnen, bei Untersuchung weiterer Schnitte mit großer Wahrscheinlichkeit die andere Art der Verkalkung auch noch, wenn nicht immer, so doch wenigstens sehr oft gefunden werden könnte und somit der „gemischte Kalkinfarkt“ die Regel darstellen würde.

Als Ergebnis dieses Teiles unserer Untersuchungen über den Kalkinfarkt der Nierenpyramiden stellen wir also fest:

I. Eine Beschränkung des Begriffes Kalkinfarkt auf die Fälle, in denen Kalkablagerungen nur in der Membrana propria der Kanälchen oder in deren Zwischenbindegewebe vorhanden sind, ist nicht angängig.

II. Wir müssen unter Kalkinfarkt der Nierenpyramiden vielmehr verstehen: eine Kombination von Verkalkungen der Membrana propria oder des Zwischengewebes mit Verkalkungen von Zylindern, d. h. den „gemischten Infarkt“ (Lubarsch).

Nachdem wir so aus unseren bisherigen Untersuchungen eine klare Anschauung darüber haben gewinnen können, was wir unter dem Begriff des Kalkinfarktes zu verstehen haben, wird es nun unsere andere Aufgabe sein, an der Hand unseres Materials festzustellen, unter welchen Bedingungen es zur Entstehung eines Kalkinfarktes kommt, bzw. ob die in neuer und neuester Zeit über diese Verhältnisse geäußerten Anschauungen durch das uns vorliegende Material bestätigt oder unwahrscheinlich gemacht werden.

Eingangs wurde bereits die von Goldschmid aufgestellte Behauptung erwähnt, daß die Bedingungen der Kalkinfarktbildung nicht örtliche seien, sondern daß diese vielmehr ein Zeichen einer allgemeinen Störung des Kalkstoffwechsels darstelle, die in erster Linie bedingt sei durch bestimmte Erkrankungen der Leber, vor allem Leberzirrhose.

Wir wollen mit der Erörterung dieser im Juni 1913 veröffentlichten Ansicht über die Entstehungsweise des Kalkinfarktes der Nierenpyramiden beginnen, da wir bei unseren Untersuchungen im ersten Teil unserer Arbeit auch hauptsächlich auf die von Goldschmid angestellten Untersuchungen Bezug genommen haben.

Wir müssen also zunächst feststellen: Welche Verhältnisse fanden sich in Goldschmids Fällen von Kalkinfarkt der Nierenpyramiden vor und berechtigten ihn die erhobenen Befunde zu der wiederholt erwähnten Ansicht über die Entstehung des Kalkinfarktes?

Goldschmid selbst gibt an:

„Unter 507 Sektionen kamen 51 Fälle zur Untersuchung. Wir fanden hierbei:

Kalkinfarkt überhaupt	47mal
Leberzirrhose überhaupt	48 „
Kalkinfarkt bei Leberzirrhose	44 „
Kalkinfarkt bei andern Erkrankungen	3 „
Leberzirrhose ohne Kalkinfarkt	4 „

das heißt also: unter 47 Fällen von Kalkinfarkt, die zur Beobachtung kamen, waren 44 mit Leberzirrhose vergesellschaftet. 2 Fälle von Kalkinfarkt betrafen (indurierte) Stauungslebern, 1 Fall wies eine hochgradig karzinomatös veränderte Leber auf, in einem andern fanden sich Krebsmetastasen neben andern Veränderungen. Leberzirrhosen wurden 48mal diagnostiziert, und unter diesen fanden sich 44, die gleichzeitig Kalkinfarkt der Nierenpyramiden aufwiesen. Das heißt 91,6% aller bei uns beobachteten Leberzirrhosen waren von Kalkinfarkt der Nierenpyramiden begleitet.“

Die Häufigkeit des gemeinsamen Auftretens von Kalkinfarkt und Leberzirrhose, nämlich in 44 Fällen, ist gewiß sehr auffallend. Aber der Umstand, daß in 3 Fällen Kalkinfarkt ohne Leberzirrhose und in 4 Fällen zwar Leberzirrhose, aber kein Kalkinfarkt gefunden wurde, durfte auch nicht völlig vernachlässigt werden. Statt daher ein Abhängigkeitsverhältnis der einen von der andern der beiden

Erscheinungen zu konstruieren, erscheint es naheliegender, nach beiden pathologischen Veränderungen gemeinsamen Bedingungen zu forschen, da dann auch ein isoliertes Auftreten der einen oder der andern Veränderung leichter zu erklären ist. Goldschmid selbst hat ja diese Frage auch als erste aufgeworfen, kommt aber zu einer Ablehnung auf Grund einer Beweisführung, auf die wir aber nicht näher einzugehen brauchen, da unsere eigenen Untersuchungen ein ganz eindeutiges Resultat ergeben, soweit wir den von Goldschmid verfolgten Gesichtspunkt uns zu eigen machen.

Für den nun folgenden Teil unserer Untersuchungen stand uns das nachstehend aufgeführte Material zur Verfügung:

2900 Sektionsbefunde des Düsseldorfer Institutes für allgemeine Pathologie und pathologische Anatomie (aus den Jahren 1907—1913),

1808 Sektionsbefunde des Pathologischen Institutes in Posen (aus den Jahren 1900—1904) und schließlich unsere eigenen

3395 Sektionsbefunde aus dem Kgl. Pathologischen Institut in Kiel, insgesamt also 8003 Sektionsbefunde, gewiß ein Material, das Schlüsse zu ziehen gestattet, die Beachtung verdienen.

Dieses Material wurde in seiner Gesamtheit nur für die Frage der Häufigkeit der Leberzirrhose zur Prüfung herangezogen.

Es wurde gefunden:

in Düsseldorf	unter	2900	Sektionen	62mal	Leberzirrhose	= 2,1%,
„ Posen	„	1808	„	37 „	„	= 2,0%,
„ Kiel	„	3395	„	29 „	„	= 0,85%.

Bezüglich der Kieler Zahlen wollen wir nicht unterlassen, darauf hinzuweisen, daß unser Sektionsmaterial wohl insofern eine nicht unwichtige Eigentümlichkeit aufweist, als es sich in 1140 dieser 3395 Sektionen, also in einem reichlichen Drittel um Früh- und Totgeburten sowie um Säuglinge bis zu einem Jahr handelt. Die Möglichkeit eines darin begründeten weniger häufigen Vorkommens von Erscheinungen, die wie die Leberzirrhose jedenfalls keine pathologische Veränderungen des jugendlichen Alters darstellen, ist daher bei der Benutzung unseres Materials in Betracht zu ziehen.

Fassen wir die gefundenen Zahlen noch einmal zusammen und stellen sie den aus dem Genfer Material gewonnenen gegenüber:

Es wurde gefunden:

in Düsseldorf, Posen und Kiel						
	unter	8003	Sektionen	128mal	Leberzirrhose	= 1,6%,
in Genf	„	507	„	48 „	„	= 9,5%.

Wir stellen also das Ergebnis fest: In Genf wurden Leberzirrhosen in einer Häufigkeit gefunden, wie sie weder in Kiel noch in Düsseldorf oder Posen beobachtet werden konnte. Selbst wenn wir einmal von der, vielleicht aus dem erwähnten Grunde ausnahmsweise niedrigen Häufigkeitsziffer in Kiel absehen, erhalten wir noch einen Unterschied von reichlich 7% gegenüber der in Düsseldorf und Posen festgestellten Häufigkeit der Leberzirrhose in 2,1% bzw. 2,0% aller vorgenommenen Sektionen.

Worin dieser große Unterschied der Befunde begründet ist, ob allein in einer tatsächlichen, dann allerdings sehr wesentlichen Verschiedenheit des beiderseitigen Sektionsmaterials, ob daneben auch noch in einer von unserer vielleicht abweichenden Beurteilung und Bewertung der zirrhotischen Veränderungen in der Leber in zweifelhaften Fällen oder in einem irgendwie anders gearteten Umstand, das entzieht sich einer sicheren Beurteilung, doch kann wohl kaum daran gezweifelt werden, daß das Genfer Sektionsmaterial sich wesentlich von dem der übrigen Vergleichsorte unterscheiden muß.

Wir müssen uns nun nach der Häufigkeit des Kalkinfarkts bei unserem Material umsehen. Für diese Betrachtung wurde, um ganz zuverlässige Resultate verbürgen zu können, nur das Kieler Material herangezogen, das auf die zur Diskussion stehenden Punkte dauernd nachgeprüft worden ist. Alle mikroskopischen Untersuchungen, die angestellt wurden, sind zu einem kleineren Teile, der beiläufig 60 Kalkinfarkte und 2 Leberzirrhosen aufwies, vom Verfasser selbst, durchweg aber unter der Kontrolle des Herrn Geheimrat Lubarsch, ausgeführt worden.

Unter unseren 3395 Sektionen wurden 352 Fälle von Kalkinfarkt der Nierenpyramiden festgestellt, und zwar wurde der Kalkinfarkt 256mal makroskopisch erkannt, in den übrigen 96 Fällen durch die mikroskopische Untersuchung gefunden. Stellen wir dieses Ergebnis dem in Genf beobachteten gegenüber und benutzen wir, unter ständiger Beibehaltung der von Goldschmid bei seinen Untersuchungen verfolgten Gesichtspunkte, zunächst nur die makroskopischen Kalkinfarkte, so ergaben sich

in Kiel	unter	3395	Sektionen	256	Fälle	von makroskopischem Kalkinfarkt.
„ Genf	„	507	„	45	„	

Bei Heranziehung aller, also auch der nur erst bei der mikroskopischen Untersuchung gefundenen Kalkinfarkte ergaben sich:

in Kiel	unter	3395	Sektionen	352	Kalkinfarkte	= 10,36%,
„ Genf	„	507	„	47	„	= 9,26%.

Wir kommen also in der Frage der Häufigkeit des Kalkinfarktes, bei Innehaltung der in Genf bei den Untersuchungen angewandten Grundsätze, zu einem mit dem dort gefundenen, fast völlig übereinstimmenden Befunde; die etwas größere Zahl der Kalkinfarkte in Kiel beruht sicher nur auf der systematischen Durchführung der mikroskopischen Untersuchung eines großen Materials.

Es bleibt also nun noch übrig, festzustellen, wie oft bei uns das gleichzeitige Auftreten von Kalkinfarkt und Leberzirrhose zur Beobachtung kam. In unseren insgesamt 29 Fällen von Leberzirrhose war 23mal makroskopisch wahrnehmbarer

Kalkinfarkt vorhanden, in 2 Fällen wurde bei der mikroskopischen Untersuchung Kalkinfarkt festgestellt und in weiteren 4 Fällen endlich überhaupt kein Kalkinfarkt der Nierenpyramiden gefunden. Des leichteren Überblicks wegen seien die Ergebnisse dieser einzelnen Untersuchungen einander noch einmal gegenübergestellt.

Es fand sich:

	in Genf:	in Kiel:
Kalkinfarkt überhaupt	9,26%	10,3%
Leberzirrhose „	9,5% (48)	0,82% (29)
Kalkinfarkt bei Leberzirrhose	44mal	25mal
Kalkinfarkt bei andern Erkrankungen .	0,59% (3)	92,8% (327)
Leberzirrhose ohne Kalkinfarkt	4mal	4mal.

Aus dieser Aufstellung tritt uns als erster hervorstechender Befund die außerordentliche Häufigkeit von Leberzirrhose in Genf entgegen, die wir schon bei anderer Gelegenheit erwähnt und zu erklären wenigstens versucht haben.

Das andere, für unsere Frage der Beziehungen von Leberzirrhose zum Kalkinfarkt bemerkenswerte Ergebnis dieser Aufstellung ist, daß wir in Kiel außer 25 Fällen, in denen Kalkinfarkt mit Leberzirrhose gemeinsam auftrat, 281mal Kalkinfarkt mit andern Erkrankungen oder auch ohne solche auftreten sehen, während er ja in Genf außer in den 44 Fällen mit Leberzirrhose nur noch 3mal gefunden wurde.

Dem Umstande, daß auch in unseren 29 Fällen von Leberzirrhose 25mal Kalkinfarkt vorhanden ist, können wir mit Rücksicht darauf, daß wir in andern, und zwar 327 Fällen mit und auch ohne andere Erkrankungen Kalkinfarkt finden, keine andere Bedeutung beimessen, als daß die ätiologischen Momente, die für die Entstehung der Leberzirrhose verantwortlich gemacht werden müssen, vermutlich oftmals auch bei der Bildung eines Kalkinfarktes eine Rolle spielen können. Ob der betreffende Kalkinfarkt in diesen Fällen als reine Folge dieser Momente aufzufassen ist oder seine Entstehung durch sie nur begünstigt wird, das müssen wir zunächst dahingestellt sein lassen.

Diese Tatsache, daß wir bei genauer Durchsicht des Kieler Materials nur 29 Fälle von Leberzirrhose, dagegen 352 Fälle von Kalkinfarkt feststellten, muß uns jedenfalls veranlassen, zu einem ablehnenden Urteil über die von Goldschmid aufgestellte Behauptung zu gelangen und läßt vielmehr nur den einen, und zwar negativen Schluß über die Beziehungen der Leberzirrhose zum Kalkinfarkt in genetischer Hinsicht zu:

Der Kalkinfarkt der Nierenpyramiden ist nicht als eine Folge der Leberzirrhose anzusehen. Er kommt viel häufiger vor als die Leberzirrhose, auf die er schon deshalb nicht ausschließlich zurückgeführt werden dürfte.

Wir untersuchten dann unser Material an Kalkinfarkten noch mit Rücksicht auf das eventuelle Vorkommen anderer Erkrankungen der Leber. Ein großer Teil der Fälle zeigte überhaupt keine pathologischen Veränderungen dieses Organs. Eine etwa gleichgroße Zahl von Fällen wies nur Veränderungen auf, die wir im Alter noch als physiologisch anerkennen, braune Atrophie, Fettinfiltration, Stauungserscheinungen mäßigen Grades. In 10 Fällen fanden sich Krebsmetastasen, in 13 Fällen Miliartuberkel in der Leber. In einem Falle von Karzinom der Gallenblase fanden sich Nekrosen der Lebersubstanz und kleine Entzündungsherde; der Kalkinfarkt war hier mittelstark. Nekrosen der Lebersubstanz neben ausgedehnten Blutungen der Leberkapsel und in der Leber fanden sich in 2 Fällen von Eklampsie. Der Kalkinfarkt ist hierbei in einem Falle als stark, im andern als schwach bezeichnet. Degenerationszustände fanden wir in 3 Fällen: In einem Falle von allgemeiner Amyloidose war der Kalkinfarkt mittelstark, und zwar ein „gemischter". Zweimal fand sich parenchymatöse Degeneration der Leber und gleichzeitig der Nieren. In dem einenFalle, bei einer puerperalen Sepsis, war der Kalkinfarkt stark und reiner „Kalkzylinderinfarkt", und in dem andern bei einer jauchigen Phlegmone der rechten Halsseite war er gleichfalls stark und wies nur Verkalkung von Membrana propria und Zwischenbindegewebe auf. In einem Falle fand sich ein Gumma in der Leber, in einem weiteren wurden Typhuslymphome festgestellt. — Ein Fall von biliärer Leberzirrhose bezieht sich auf ein 7 Wochen altes Kind männlichen Geschlechts, das an angeborenem Verschluß des Ductus choledochus und Verengerung desselben litt. Der Kalkinfarkt ist in diesem Falle stark und reiner Zylinderinfarkt. Die Nieren zeigen im übrigen noch die durch den allgemeinen Ikterus hervorgerufenen Veränderungen. Eine Bedeutung kommt diesem Falle natürlich nicht zu.

In allen diesen Fällen von Leberveränderungen ist eine gewisse Regelmäßigkeit nicht zu beobachten, und eine ursächliche Beziehung zum Kalkinfarkt, mit dem sie gemeinsam in Erscheinung treten, kann auch ihnen nicht zugeschrieben werden, weil sie nur einen geringen Teil unseres gesamten ansehnlichen Materials an Kalkinfarkten betreffen, in einem sehr großen Teil der Fälle die Leber aber überhaupt völlig intakt befunden wurde.

Eine Durchprüfung des vorliegenden Materials hinsichtilch etwa beobachteter Erkrankungen des Magen-Darmtraktus ergab folgende Verhältnisse: In 96 Fällen wurden die Verdauungsorgane vollkommen normal gefunden. Der Magen zeigte in 139 Fällen mehr oder weniger ausgesprochene pathologische Befunde: am häufigsten sahen wir, nämlich in 46 Fällen, eine chronische Gastritis (in 11 dieser Fälle bestand Leberzirrhose). Der Kalkinfarkt war bei beiden im allgemeinen nur in schwächeren Graden vertreten. Dasselbe gilt von 13 Fällen, in denen Karzinom oder Karzinommetastasen beobachtet wurden. Hämorrhagische Erosionen der Magenschleimhaut waren häufig, auch als Nebenbefund anderer, schon genannter und noch zu erwähnender Magendarmerkrankungen vorhanden. Ulcera der Magenschleimhaut sind in 7 Fällen, darunter einmal mit Karzinom kombiniert, verzeichnet, und Ulcusnarben endlich fanden sich einzeln und multipel in 16 Fällen.

Auch diese mit Kalkinfarkt gemeinsam beobachteten Magenfälle zeigen hauptsächlich nur schwächere Grade von Kalkinfarkt. 19mal wurden Stauungskatarrhe der Magenschleimhaut vermerkt, Erweiterung des Magens in 6 Fällen. Am Darmtraktus waren Veränderungen weit seltener: eine chronische Enteritis fand sich 7mal, tuberkulöse Geschwüre in 16 und typhöse in 3 Fällen. Stärkere Schwellung des Follikelapparates der Darmschleimhaut wurde 13mal notiert.

Im ganzen sehen wir also wieder ein regelloses Auftreten der verschiedensten und auch verschieden schwerer Affektionen, und in weitaus der größten Zahl der Fälle überhaupt keine ernsteren Veränderungen des Magendarmkanals. Eine ausschlaggebende Rolle in der Entstehungsgeschichte des Kalkinfarkts der Nierenpyramiden scheint ihnen daher nicht zuzukommen.

Von ausgesprochenen Stoffwechselstörungen im klinischen Sinne fand sich nur Diabetes, und zwar in 8 Fällen. Der Kalkinfarkt war hierbei nur einmal sehr stark, in den andern Fällen mittelstark und 2mal schwach. In dem Falle von sehr starkem Kalkinfarkt wurde nur Verkalkung der Membrana propria und des Stromas gesehen; in den andern Fällen war 4mal „gemischter" und 3mal reiner „Zylinderkalkinfarkt" vorhanden. Zur Ätiologie des Kalkinfarktes haben uns diese wenigen Diabetesfälle sicher nichts zu sagen.

Wenden wir uns jetzt zu den Veränderungen, die wir in der Niere selbst fanden: pathologische Befunde im Sinne alterativer, exsudativer und proliferativer Vorgänge fanden sich in 52 Fällen, und zwar wurden beobachtet: akute Nierenentzündungen 21mal, vorwiegend interstitielle, sehr wenig tubuläre und glomeruläre Formen. Erkrankungen chronisch-entzündlicher Natur wurden 31 gezählt. Bei diesen chronischen Formen war der Kalkinfarkt sehr oft stark ausgebildet, während dies bei den 21 akuten Entzündungsformen nur 2mal der Fall, im übrigen der Kalkinfarkt stets nur schwach war. Daneben waren noch nicht wenige Fälle vorhanden, in denen sich Narben, periglomeruläre Rundzellenanhäufungen und ähnliche Entzündungsreste in geringer Ausdehnung fanden, wie man sie ja überhaupt in den Nieren älterer Personen selten vermißt. Schon diese Angaben scheinen mir gegen die Auffassung zu sprechen, die neuerdings von Ponfick über die Entstehung des Kalkinfarkts ausgesprochen ist.

Ponfick hat in seinen „Untersuchungen über die exsudative Nierenentzündung" (Fischer-Jena, 1914) folgende Anschauung entwickelt.

Er betrachtet die Infiltration des Markkegels mit Kalksalzen, d. h. den Kalkinfarkt der Nierenpyramiden, als „Folgewirkung einer durchaus örtlichen, d. h. in erster Linie renalen Erkrankung". Diese neue Anschauung wurde ihm dadurch nahegelegt, daß er häufig einen „bisher allzu lange übersehenen Befund, die Verlegung nicht weniger Tubuli der fraglichen Region durch, sei es hyaline, sei es verkalkte Zylinder" erhob. — Durch die Untersuchung der Nieren in 80 Fällen von Kalkinfarkt der Nierenpyramiden stellte er dann „die Koinzidenz der den Markkegel konstant bekleidenden Anwesenheit hyaliner, zuweilen verkalkender Zylinder mit zerstreuten Spuren teils intraglomerularer, teils intratubularer Exsudationen der Rindensubstanz" fest. In diesen eben genannten verschiedenen, koinzidierenden Erscheinungen erkannte Ponfick die Merkmale sowohl, als auch die Rückstände einer Nephritis exsudativa und kam dann zu dem Schluß, ihre Anwesenheit einschließlich ihrer Infiltration mit Kalksalzen als Residuum einer typischen Nephritis exsudativa zu betrachten.

Freilich stimmen meine Befunde mit denen Ponficks insofern ja überein, als in fast allen Fällen von Kalkinfarkt Zylinderbildung in den Kanälchen des Marks gefunden wurde. Aber aus dem Vorkommen von hyalinen und verkalkten Zylindern darf doch noch nicht der Schluß auf einen entzündlichen Prozeß gezogen werden, und die Rinde wurde doch in unseren Fällen recht häufig so gut wie unverändert gefunden, oder es fanden sich lediglich die Reste völlig abgelaufener, keineswegs immer entzündlicher Vorgänge. Bemerkenswert ist in dieser Hinsicht auch, daß Verkalkungsvorgänge in der Rinde — besonders Kalkzylinder und Kalkschollenbildung im Lumen der Harnkanälchen — in knapp ein Sechstel der Fälle gefunden wurde. Es fanden sich 49mal unter den 352 Fällen von Kalkinfarkt Kalkzylinder und -schollen in der Rinde und 18mal sogenannte Kalkkörperchen, 4mal beides zusammen. — Nur insofern kann ich Ponfick zustimmen, daß seine und meine Befunde zum mindesten auf eine Mitbeteiligung örtlich beschränkter Veränderungen bei der Bildung des Kalkinfarktes hinweisen. Das tritt noch deutlicher hervor, wenn man die Beziehungen zwischen Verfettungen in der Niere und dem Kalkinfarkt ins Auge faßt.

Wesentlich eindrucksvoller als die entzündlichen Veränderungen stellte sich nämlich hinsichtlich ihrer Häufigkeit eine Veränderung regressiver Natur dar, die in etwa zwei Drittel unseres Materials an Kalkinfarkten zur Beobachtung kam, der pathologische Fettgehalt der Nieren in diesen Fällen. Und zwar fanden wir weniger (nur 12mal) die von Aschoff unterschiedenen 2 Gruppen systematischer, regulärer und irregulärer Fettablagerung vertreten, als vielmehr eine dritte, besondere Form der Fettablagerung.

Aschoff schreibt darüber (Pathol. Anat. II. Bd., 1911): „Eine besondere Form der Fettablagerung ist nach eigenen Untersuchungen der Fettinfarkt (Atherosklerose der Nierenpapille), wobei es zu Ablagerungen feinster Fettkörnchen in dem perivaskulären Gewebe, in den Bindegewebszellen und in den Tunicae propriae der geraden Kanälchen kommt. Die Papille erscheint weißgelblich gefärbt. Das Fett ist vielfach doppelbrechend. In den größeren Fettherden scheiden sich leicht Cholesterinkristalle aus. Das Ganze ähnelt den atherosklerotischen Veränderungen der Gefäße."

Diese besondere Form, den Fettinfarkt, beobachteten wir in 220 unserer Fälle von Kalkinfarkt. Bei dieser außerordentlich häufigen Gemeinsamkeit des Auftretens von Kalkinfarkt und Fettinfarkt liegt es nahe, innigere Beziehungen zwischen beiden Erscheinungen zu vermuten. Diese Möglichkeit kommt auch in der Beschreibung des mikroskopischen Bildes des Kalkinfarktes bei Aschoff zum Ausdruck. Es heißt da (Pathol. Anat. II. Bd., 1911):

„Mikroskopisch findet man bei frischer Untersuchung zahllose, feinste, dunkle, stark glänzende, an Fett erinnernde Körner, welche der Tunica propria, der Schleifen und Sammelrohre auf- oder eingelagert sind, zum Teil auch das Zwischengewebe erfüllen, bei Salzsäurezusatz glatt verschwinden. Doch kommen auch echte Fetttröpfchen allein oder mit Kalk gemischt (fettsaurer Kalk) in gleicher Anordnung vor."

Am schwerwiegendsten erscheint der Umstand, daß bei beiden Infarktbildern die pathologischen Substanzen in analoger Weise in den einzelnen histologischen Bestandteilen der Nierenpyramiden angeordnet sind, denn auch beim Fettinfarkt ist die Lipoidablagerung keineswegs nur an Membrana propria und Pyramidenbindegewebe gebunden, sondern recht häufig mit der Bildung lipoidhaltiger hyaliner Zylinder in Sammelröhren verknüpft. Wie das Fett in diese verschiedenen Gewebsbestandteile hineingelangt und warum, das wollen wir nicht zum Gegenstand unserer Betrachtung machen, zumal über diese Verhältnisse teilweise noch nichts Sicheres bekannt ist. Wohl soll aber hier schon auf die Möglichkeit hingewiesen werden, daß diese speziellen Fettablagerungen die Ausfällung von Kalksalzen und die Entstehung des Kalkinfarktes, wenn auch vielleicht nicht allein verursachen, so doch sicher in ihrer Ätiologie eine bedeutende, zum mindesten prädisponierende und fördernde Rolle spielen könnten.

Wenn Aschoff schon auf die Ähnlichkeit der Veränderungen mit denen bei der Atherosklerose der Arterien hinwies, so muß auch von mir diese Ähnlichkeit besonders betont werden, die in folgenden Punkten hervortritt: 1. in der Häufigkeit der Verbindung von lipoiden und Kalkablagerungen und 2. in dem Vorhandensein einer schlecht ernährten oder wenigstens einen sehr trägen Stoffwechsel besitzenden Ablagerungsstätte (sklerotisches Bindegewebe, hyaline und kolloide Kanälchenausfüllungen). Das veranlaßt noch, die Frage aufzuwerfen, ob nicht direkte Beziehungen zwischen arteriosklerotischen Nierenveränderungen und dem Kalkinfarkt bestehen. In dieser Hinsicht ist zunächst bemerkenswert die Verteilung des Infarkts über die einzelnen Altersklassen. Unter 348 Fällen (4mal fehlten die Altersangaben) war die Verteilung folgende:

0— 1	Jahre	3 Fälle	(5 Tage alter Knabe mit angeb. Syphilis, 7 Wochen alter Knabe mit biliärer Leberzirrhose, 4monatiges Mädchen mit Hydrocephal. int.)
1— 5	„	9 „	
5—10	„	5 „	
10—20	„	18 „	
20—30	„	47 „	

30—40	Jahre	44	Fälle
40—50	„	56	„
50—60	„	68	„
60—70	„	50	„
70—80	„	40	„
80—90	„	8	„
		348	

Es ergibt sich also, daß in der Tat die überwiegende Mehrzahl der Fälle von Kalkinfarkt den Lebensaltern angehört, in denen auch die Arteriosklerose immer häufiger wird. Daraus kann aber selbstverständlich ein Schluß auf ursächliche Beziehungen zwischen beiden krankhaften Veränderungen nicht gezogen werden. Auch der Umstand, daß tatsächlich in einer erheblichen Anzahl von Fällen atherosklerotische Veränderungen im Körper gefunden wurden, ist nicht im Sinne eines inneren Zusammenhanges zu verwerten, nicht einmal die Tatsache, daß auch in den Fällen von Kalkinfarkt bei Jugendlichen (0—15 Jahre) in 50% sklerotische Herde in Aorta, Mitralis und einigen peripheren Arterien nachweisbar waren. Denn derartige Veränderungen werden eben auch bei Jugendlichen, besonders wenn sie Infektionskrankheiten erlagen, nicht selten gefunden. Die beifolgende Tabelle gibt eine Übersicht über die Verhältnisse bei 24 Kindern im Alter von 0—15 Jahren.

Nr.	Geschlecht und Alter	Grundkrankheit	Verhalten der Arterien	Stärke des Kalkinfarkts	Art des Kalkinfarkts
1.	4½jähr. K.	Diphtherie	ger. Skler. d. Mitr.	stark	nur Kalkzylinder.
2.	7 wöch. M.	angeb. Verengung d. Ductus choledochus; biliäre Leberzirrhose	keine Veränd.	stark	nur Kalkzylinder.
3.	4jähr. K.	Lymphknotentub. Ileus	Skler. d. Aorta u. Karotiden	stark	nur Kalkzylinder.
4.	4mon. M.	chron. Hydroceph. int.	keine Veränd.	mittelstark	nur Membrana propria.
5.	5täg. K.	angeb. Syphilis	keine Veränd.	stark	nur Zylinder.
6.	10jähr. K.	Lungen- u. Darmtuberkulose	Arterioskler. der Aorta; Mitralis u. Karotiden	mittelstark	Zylinder, Membr. propria u. Interstitienverkalkung.
7.	13jähr. K.	Erstickungstod	keine Veränd.	mittelstark	Zylinder, Membr. propria u. Interstitienverkalkung.
8.	14jähr. M.	Darmtuberkulose	ger. Skler. d. Aorta u. Mitralis	schwach	Zylinder, Membr. propria u. Interstitienverkalkung.
9.	11jähr. K.	sept. Diphtherie	keine Veränd.	stark	Zylinder u. Membr. propria.
10.	3jähr. M.	Diphtherie	ger. Skler. d. Aorta	mittelstark	nur Zylinder.
11.	4½jähr. K.	Sepsis	ger. Skler. d. Aorta	mittelstark	nur interstit. Bindegewebe.
12.	8jähr. K.	Empyem	ger. Skler. d. Aorta	mittelstark	nur Zylinder.
13.	3jähr. K.	Scharlach	ger. Skler. d. Aorta u. Mitralis	mittelstark	Zylinder, Membr. propr. u. Interstitienverkalkung.
14.	15jähr. K.	geheilte Knochenbrüche	keine Veränd.	mittelstark	Zylinder u. Membr. propria.

Nr.	Geschlecht und Alter	Grundkrankheit	Verhalten der Arterien	Stärke des Kalkinfarkts	Art des Kalkinfarks
15.	2jähr. K.	Verbrennung	keine Veränd.	mittelstark	nur Zylinder.
16.	5jähr. M.	Lungentub.	Skler. d. Mitralis u. Aorta	schwach	nur Zylinder.
17.	14jähr. M.	eitr. Bronchitis u. Bronchiektasie	Skler. d. Mitralis, Aorta u. Karotiden	mittelstark	Zyinder und Interstitien.
18.	6jähr. K.	Lungen- u. Darmtuberkulose	ger. Skler. d. Aorta	stark	Zylinder, Membr. propr. u. Interstitien.
19.	1¼jähr. K.	doppelseit. Bronchialpneumonie	ohne Veränd.	schwach	nur Zylinder.
20.	13jähr. K.	Ertrinkungstod	Skler. d. Aorta u. Karotiden	mittelstark	Zylinder, Membr. propria u. Interstitien.
21.	5jähr. K.	Scharlach	Skler. d. Aorta u. Karotiden	schwach	Zylinder u. Membr. propria.
22.	1½jähr. K.	Follikularkatarrh des Darmes	keine Veränd.	schwach	nur Zylinder.
23.	2jähr. K.	Tod durch Überfahren	keine Veränd.	schwach	nur Zylinder.
24.	2¾jähr. M.	tuberkulöse Meningitis	ger. Skler. d. Mitr. u. Aorta	schwach	nur Zylinder.

Aus alledem ergibt sich zunächst, daß selbst in den Fällen, in denen bereits arteriosklerotische Veränderungen nachweisbar waren, Beziehungen zum Kalkinfarkt nicht bestehen, da sie stets nur auf Aorta und die abgehenden großen Schlagadern beschränkt sind und ihren Sitz nicht in den Nieren selbst haben. Falls man nicht also die Arteriosklerose als eine reine allgemeine Stoffwechselstörung mit wechselnder Lokalisation auffassen will — und das geschieht doch eigentlich von keiner Seite —, wird man dem Zusammenvorkommen beider Veränderungen eine ursächliche Bedeutung nicht zuerkennen können. Nur wenn man nachweisen könnte, daß der Kalkinfarkt besonders häufig zusammen mit Nierenarteriensklerose und räumlich im Anschluß an die sklerotischen Veränderungen vorkommt, würden ursächliche Beziehungen wahrscheinlich gemacht sein. Ich habe auch darauf — besonders bei Individuen über 40 Jahre — mein Augenmerk gerichtet, aber ein derartiges Verhältnis nicht nachweisen können. Zwar kommt es vor, daß starke Nierenarteriensklerose mit starkem Kalkinfarkt zusammen angetroffen wird, und es gibt sogar Fälle, in denen in den Nierenpyramiden nicht nur das starre Zwischenbindegewebe, sondern auch die Wand der Arteriolae rectae Sitz der Kalkablagerung ist, hier also der Kalkinfarkt aus Gewebs- und Gefäßverkalkung sich zusammensetzt. Solche Befunde sind aber keineswegs häufig, und auf der andern Seite bekommt man doch auch nicht selten Fälle von starker Nierenarteriensklerose ohne Kalkinfarkt zu sehen. Daraus ergibt sich, daß unmittelbare Beziehungen zwischen Arteriosklerose und Kalkinfarkt nicht bestehen können. — Bemerkenswert für das Urteil über die Entstehungsweise des Kalkinfarkts scheint mir nun aus unseren Untersuchungen bei Jugendlichen der Umstand, daß bei den Kindern unter

10 Jahren die eigentliche Gewebsverkalkung stark zurücktritt und die reine Zylinderverkalkung stark überwiegt (12mal nur verkalkte Zylinder bei 17 Fällen, 1mal nur Membrana propria, 1mal nur Zwischenbindegewebe, 1mal nur Zylinder und Membrana propria und 2mal der eigentliche „gemischte Infarkt"). Das weist schon darauf hin, daß eine gewisse Disposition des Bindegewebes für die Kalkablagerung vorhanden sein muß, damit es zu den Bildern des typischen gemischten Infarktes kommt. Und dies wird noch bestärkt durch die Tatsache, daß im allgemeinen mit zunehmendem Alter sowohl Fett- wie Kalkablagerung in dem Bindegewebe der Nierenpyramiden immer häufiger wird. Das wird dadurch verständlich, daß zweifellos das Bindegewebe mit zunehmendem Alter immer zellarmer und starrer wird, daß also dementsprechend der Stoffwechsel erheblich träger sich gestaltet und infolgedessen in den Gewebsflüssigkeiten vorhandene, leicht ausfüllbare Substanzen hier leicht niederschlagen werden und liegen bleiben können.

Wenn wir nach allen diesen Feststellungen uns ein vollständiges und endgültiges Bild von den Entstehungsbedingungen des Kalkinfarkts der Nierenpyramiden machen wollen, so scheint mir klar, daß wir nicht einseitig die eine oder andere Bedingung in den Vordergrund stellen dürfen. Weder die Leberzirrhose noch exsudative — mehr oder weniger abgelaufene — örtliche Nierenentzündungen noch etwa allgemeine Störungen des Kalkstoffwechsels haben überwiegende Bedeutung. In erster Linie scheinen mir vielmehr zu stehen durch verschiedene Umstände bedingte örtliche Veränderungen des Nierenbindegewebes, der Membrana propria und des Kanälcheninhalts der Pyramiden, die eine Herabsetzung des Stoffwechsels bedingen und dadurch, auch ohne Störungen des Kalkstoffwechsels und Vermehrung des Kalkgehalt des Blutes und der Gewebsflüssigkeit, Ablagerung und Liegenbleiben der Kalksalze in den mangelhaften Stoffwechsel besitzenden Teilen herbeiführen. — Diese örtlichen Veränderungen können durch verschiedenartige Umstände verursacht sein — entzündliche Prozesse, einfache Kreislauf- und Ernährungsstörungen, Altersveränderungen —, und die besondere Art des Kalkinfarkts, das Vorwiegen der Kalkablagerungen an der einen oder andern Stelle wird mit abhängig sein von der besonderen örtlichen Veränderung in der Niere. Selbstverständlich ist es auch, daß alle Umstände, die eine absolute oder relative Vermehrung des Kalkgehalts der Gewebsflüssigkeit bedingen, besonders leicht zu starken Kalkinfarktbildungen führen werden, wenn auch die örtlichen Bedingungen vorhanden sind. Und dadurch wird auch das zweifellos auffallend häufige Vorkommen des Kalkinfarkts bei der Leberzirrhose erklärbar.

V.

Ein Beitrag zur Kenntnis der hämorrhagischen Glomerulonephritis.

(Aus dem Pathologischen Institut Posen.)

Von

Dr. K. Rochs,

Assistent am Pathologischen Institut der Universität Berlin.
Oberarzt d. R., kommandiert zum Pathologischen Institut Posen.

(Hierzu Taf. III und 2 Textfiguren.)

Die Literatur über die degenerativen, entzündlichen und arteriosklerotischen Erkrankungen der Nieren hat im letzten Jahrzehnt eine große Bereicherung erfahren und zu einer wesentlichen Förderung unserer Kenntnisse auf diesem Gebiete geführt. Daß wir uns hier trotzdem auch heute noch auf „einem der strittigsten Kapitel der gesamten Pathologie“ (Orth) befinden, lehren gerade die Arbeiten berufener Autoren der letzten Jahre. Es herrscht über die grundsätzliche Beurteilung anatomischer und klinischer Bilder im Bereich der hierher gehörigen Krankheiten in mancher Hinsicht noch keineswegs Einigkeit. Weder nach ätiologischen, noch nach rein anatomischen Gesichtspunkten, ebensowenig unter Zugrundelegung der funktionellen Störungen hat sich eine Einteilung der in das große Gebiet des Morbus Brightii (im Sinne von Volhard und Fahr) gehörenden Nierenleiden durchführen lassen. Es haben daher neuerdings Aschoff und Fr. Müller gefordert, bei der Benennung dieser Krankheiten ihre Pathogenese als ausschlaggebend zu betrachten.

Immer mehr ist durch die Arbeiten der letzten Jahre die große Bedeutung der entzündlichen Veränderungen der Malpighischen Körper im Gesamtgebiete der Brightschen Krankheit hervorgetreten, nachdem vor einigen Jahren Löhlein, im Anschluß an ältere Untersuchungen, besonders von Langhans, auf ihre Wichtigkeit für die Entstehung der Schrumpfniere hingewiesen hatte.

Von neuem geweckt wurde das Interesse für die Nephritis durch das gehäufte Auftreten von Nierenentzündungen bei Kriegsteilnehmern im Felde. Die Kriegsnephritis hat eine bei Beginn des Feldzuges ungeahnte Wichtigkeit als Heereskrankheit erlangt. Fr. Müller bezeichnet sie als ein eigenartiges und ganz neues Krankheitsbild. Es hat auch auf dem Gebiete der Nephritis, wie auf manchem andern, der Krieg befruchtend auf die Wissenschaft gewirkt; er hat uns die Möglichkeit gegeben, an der Hand eines großen, von vornherein gut beobachteten Materials unsere bisherigen Kenntnisse kritisch zu prüfen und zu erweitern.

Auf der Tagung der deutschen Pathologischen Gesellschaft (1916) sowohl, als auch auf dem bald darauf folgenden Kongreß der inneren Mediziner und in späteren Publikationen, wurde als anatomische Grundlage des Leidens die entzündliche Erkrankung der Glomeruli ziemlich allgemein anerkannt (Aschoff, Fahr, von Hansemann, Herxheimer, Hirsch, Jungmann, Knack, Löhlein, Stintzing, Volhard u. a.). Betont wurde als nicht unwesentlicher Nebenbefund der mehr oder weniger stark vorhandene „nephrotische Einschlag". Die histologischen Befunde Jungmanns deuten darauf hin, daß im subakuten Stadium bei abheilenden Glomerulusveränderungen die Nephrose sehr wesentlich zunehmen kann. Es hat neuerdings auf Grund klinischer Befunde Naunyn die Anschauung von einer urinogenen Entstehung der Feldnephritis vertreten. Mangels eigener klinischer Beobachtungen kann hier auf die Berechtigung seiner Ansicht nicht eingegangen werden, doch sei hervorgehoben, daß die bisher beschriebenen pathologisch-anatomischen Befunde nicht dafür sprechen, daß es sich bei der Kriegsnephritis um eine aszendierende Erkrankung handelt.

Die histologischen Veränderungen der akut entzündeten Glomeruli bestehen in einer starken Kernvermehrung des Endothels der Knäuelgefäße, verbunden mit mehr oder minder reichlichem Auftreten von Leukozyten und einer netzförmigen protoplasmatischen Substanz im Gefäßlumen (Löhlein). Daß im akutesten Stadium, vor dem Einsetzen der Endothelwucherung, auch rein exsudative Vorgänge eine gewisse Rolle spielen, ist keineswegs auszuschließen [1]).

Grade bei ganz frischen Nephritiden — wir sahen es typisch bei einem im Laufe der zweiten Woche an Typhus Verstorbenen — findet man eine ausgedehnte seröse Exsudation in die Glomeruluskapselräume. Es handelt sich hier um eine Folge der besonders von Orth in seinem Lehrbuch hervorgehobenen Cohnheimschen Alteration der Gefäßwände, die histologisch mit unseren jetzigen Methoden nicht darstellbar ist und im Anfangsstadium sehr vieler entzündlicher Vorgänge beobachtet wird. Sie wird allerdings auch bei anderweitigen Nierenkrankheiten, besonders bei reinen Nephrosen, gefunden, ist also nicht in jedem Falle mit Sicherheit als Vorstadium einer Glomerulonephritis anzusehen; doch ist ihr Vorkommen, wenn man die Histopathologie der entzündlichen Glomerulusveränderungen erörtert, nicht ohne weiteres zu übergehen, zumal sie auch in späteren Stadien dieser Erkrankung beobachtet wird. Orth bezeichnet diese Form in der neuesten Auflage seiner Diagnostik treffend als exsudative Glomerulonephritis (s. auch Ponfick)

Sie ist aber, wie wir aus den bisher vorliegenden Untersuchungen schließen dürfen, im allgemeinen nur von untergeordneter Bedeutung und ein schnell vorübergehender Prozeß bei der akuten entzündlichen Erkrankung der Malpighischen Körperchen, dem sehr schnell das histologisch Wesentliche, die Wucherung des

[1]) Hierfür sprechen auch die Befunde von Dietrich (Überraschende Todesfälle durch Nephritis. Berl. klin. Wschr. 1917, Nr. 22), dessen Beobachtungen erst nach Abschluß unserer Arbeit veröffentlicht wurden.

Endothels und die Leukozytenanhäufung in den Knäuelgefäßen folgt. Diese Veränderungen treten in der Regel diffus auf, wobei zum Verschluß der Knäuelgefäße wahrscheinlich die Ausscheidung einer fädigen Protoplasmamasse in das Gefäßlumen beiträgt (Löhlein). Doch können, wie die Injektionsversuche von Kaiserling zeigen, derartige, histologisch scheinbar verschlossene Gefäßschlingen noch in gewissem Grade durchgängig sein.

Es ist also bei der akuten Glomerulonephritis eine Wucherung des Kapselepithels meist nicht oder nur in ganz geringfügigem Maße vorhanden. Die entzündlichen Veränderungen liegen im wesentlichen „intrakapillär" (Fahr). Die Epithelwucherung setzt nur dann ein, wenn der Prozeß von vornherein bösartig ist (Löhlein, Jungmann) oder chronisch wird. Diese „extrakapilläre", produktive Entzündung ist prognostisch äußerst wichtig, sie bedeutet immer, daß der Verlauf des Leidens ungünstig wird, ist aber glücklicherweise, ebenso wie das Chronischwerden der intrakapillären Prozesse, nur in einem geringen Teil der Fälle vorhanden (Volhard und Fahr).

Meist leitet, namentlich bei frühzeitiger Erkennung und Behandlung der Nephritis, nach dem Abklingen der akutesten Veränderungen das hierauf folgende Stadium zur Heilung über. Es kommt zur Wiedereröffnung der verschlossenen Gefäßschlingen. Anatomisch und klinisch findet sich jetzt das Bild der „akuten hämorrhagischen Nephritis", deren Wesen als einen Heilungsvorgang Sörensen zuerst erkannt und dessen Erklärung sich mit einiger Einschränkung Reichel und Löhlein angeschlossen haben. Die durch die vorhergehenden krankhaften Prozesse geschädigten Schlingen reißen beim Wiederdurchgängigwerden und dem Einströmen des Blutes teilweise ein, es kommt zur Blutung in die Kapselräume. Das Wesen des ganzen Prozesses deutet auf einen Heilungsvorgang, entsprechend der klinischen Tatsache, daß bei der typischen postskarlatinösen Nephritis, dem vor dem Kriege häufigsten und am besten beobachteten Beispiel einer akuten Glomerulusentzündung, der Harn zugleich mit dem Anstieg seiner Menge auch vermehrten Blutgehalt zeigt (Reichel, Löhlein).

Eine Hämaturie wird allerdings auch im akutesten Stadium einer Glomerulonephritis nur selten vermißt. Sie ist nach Volhard u. a. überhaupt das sicherste klinische Zeichen für eine akute Entzündung der Malpighischen Körperchen. Doch muß man nach den histologischen Beschreibungen, wie sie Löhlein und neuerdings Herxheimer von akuten Glomerulonephritiden gegeben haben, annehmen, daß die hämorrhagischen Prozesse anfangs, wenn vorhanden, ein unwesentliches Symptom des entzündlichen Vorganges sind. Daß eine Hämaturie im Laufe einer akuten Nephritis jederzeit auftreten kann, ist leicht verständlich. Denn, wie Orth hervorhebt, sind „in der Regel die Knäuel ganz ungleichmäßig, einzelne stark, andere wenig, manche gar nicht verändert". Es können also, während im akuten Stadium ein Teil der Knäuel verschlossen ist, sehr wohl aus andern, weniger geschädigten, Blutaustritte in die Kapselräume stattfinden. Doch ist zu beachten, daß gerade beim Abklingen des Prozesses die zu den Blutungen führenden Veränderungen an den Knäuelgefäßen nach der Auffassung von Löhlein, der man wohl beipflichten kann, in ausgedehnter Weise an der großen Mehrzahl der Malpighischen Körperchen anzunehmen sind und das Wesen gerade dieses Stadiums der Entzündung darstellen, während sie vorher zwar auch vorhanden sein können, aber verhältnismäßig geringfügig, nebensächlicher Natur sind und auch fehlen können.

In der Monographie des Morbus Brightii von Volhard und Fahr ist auch Volhard mit einiger Einschränkung der eben gegebenen Darstellung des Wesens der Nephritis und besonders ihrer hämorrhagischen Form beigetreten, wenn er schreibt: „Die Blutbeimengung (zum Urin) wird fast nie dauernd, nur selten im Anfang vermißt, dann stellt sie sich mit dem Abklingen des Prozesses ein und deutet auf ein Freiwerden der Blutpassage in den infolge der vaskulären Entzündung blutleer gewordenen Glomeruluskapillaren." Es sei dahingestellt, ob die eben vertretenen Anschauungen allgemein anerkannt sind, besonders ob sie für alle Fälle Gültigkeit haben, da es ja auch nicht unmöglich erscheint, daß der Verlauf von Glomerulonephritiden je nach der Entstehungsursache verschieden sein kann. Es scheint uns aber diese Auffassung von dem Wesen der akuten Nephritis beachtenswert genug, zumal sie gerade durch die gemeinsame Berücksichtigung anatomischer und klinischer Befunde wesentlich gestützt wird.

Es wäre hier noch kurz darauf einzugehen, wann die Diagnose „hämorrhagische" Nephritis berechtigt ist. Es sind ja Blutungen geringeren Umfanges bei allen Entzündungen ein fast regelmäßiger Vorgang, erst dann soll man aber nach Lubarsch von hämorrhagischer Entzündung sprechen, wenn das Exsudat oder Infiltrat durch die Beimengung des Blutes deutlich rot gefärbt erscheint, also die Hämorrhagien ein sofort sichtbares und wesentliches Symptom sind. Diese von Lubarsch geforderte Umgrenzung des Begriffes wird bei der Benennung der Nephritiden allgemein vernachlässigt. Man diagnostiziert eine hämorrhagische Nephritis auch dann, wenn im histologischen Präparat nur in vereinzelten Kapselräumen und Harnkanälchen und klinisch nur im Sediment rote Blutkörperchen nachgewiesen werden, also auch in Fällen, wo die Blutungen im Gesamtbilde nur wenig hervortreten. Es ist aber nicht zu vergessen, daß bei Nephritiden, im Gegensatze zu Entzündungen anderer Organe, für den Kliniker der Nachweis roter Blutkörperchen im Exsudat differentialdiagnostisch wertvoll ist, da er fast immer eine Beteiligung der Glomeruli an der entzündlichen Erkrankung sicherstellt. Es bedingen hier die eigenartigen anatomischen Verhältnisse der Nieren eine besondere Bewertung dieses Symptomes, auch dann, wenn es quantitativ nur wenig hervortritt.

Bei der Feldnephritis ist das häufige Auftreten, die Intensität und die lange Dauer der hämorrhagischen Form von verschiedener Seite hervorgehoben worden, u. a. von Bruns, R. Chiari, Goldberg, Knack und Ullmann. Besonders Knack beschreibt „Fälle, in denen enorme, geradezu beängstigende Hämaturien monatelang anhalten, aber auch hier hört die Blutausscheidung dann einmal auf, und der Fall gelangt zu völliger Heilung". R. Chiari erwähnt hämorrhagische Nephritiden von meist ganz kurzer Dauer und mit günstigem Verlauf. Goldberg hebt hervor, daß schließlich eine reine Hämaturie bei Fehlen von Albuminurie längere Zeit bestehen kann. Gerade die klinischen Beobachtungen zahlreicher Fälle von Feldnephritis sind eine wertvolle Bestätigung für die Anschauung, daß die hämorrhagische Form der akuten Nephritis in einer großen Zahl der Fälle einer abklingenden Glomerulonephritis entspricht.

Daß nicht jede nach Ablauf des akuten Stadiums einsetzende hämorrhagische Nephritis in dieser Weise zu deuten ist, erscheint zweifellos. Zahlreiche klinische Erfahrungen sprechen dafür, daß vielfach ein Rezidiv einer schon geheilten oder heilenden Glomerulonephritis gekennzeichnet ist durch plötzliches stärkeres Auftreten von Blut im Urin. So erwähnt Arneth, daß bei der typischen Form der Scharlachnephritis die im Heilungsstadium bisweilen auftretenden akuten Exazerbationen durch eine vermehrte Hämaturie ausgezeichnet sind. Arneth beobachtete dies ferner, wenn auch in geringerem Maße und viel seltener, auch bei der Feldnephritis.

Es sind weiter die im Verlauf subakuter und chronischer Nephritiden beobachteten akuten Nachschübe nach Eichhorst ebenfalls charakterisiert durch neu auftretende oder vermehrte Blutausscheidung im Harn. Ferner beschreibt E. Wagner in seiner Monographie im Ziemßenschen Handbuch eine hämorrhagische Form des chronischen Morbus Brightii, bei welcher unter gleichzeitiger starker Verminderung der täglichen Urinmenge eine aus unbekannter Ursache auftretende Blutbeimengung zum Urin sich findet. Auf die hierher gehörigen Befunde von L. Heß wollen wir später ausführlicher eingehen. Hier sei nur noch bemerkt, daß auch Heß ein Zunehmen der Hämaturie im subakuten Stadium bei Eintreten neuer Schädigungen beobachtet hat. Schließlich erwähnt auch Volhard, daß bei der chronischen Nephritis besonders die rezidivierenden Formen einen hämorrhagischen Charakter zeigen.

Die anatomischen Veränderungen, die zu dem klinischen Bilde der hämorrhagischen Nephritis führen, bestehen wohl am häufigsten in einer durch die entzündliche Erkrankung bedingten Schädigung der Gefäßwände der Glomeruli. Wir behalten uns vor, auf die Prozesse, welche auch sonst noch für das Auftreten hämorrhagischer Veränderungen im Verlaufe von Nephritiden in Betracht kommen, am Schlusse unserer Ausführungen kurz einzugehen und wollen uns im folgenden nur mit den durch eine entzündliche Veränderung der Glomeruli bedingten hämorrhagischen Nierenaffektionen beschäftigen. Es braucht, auch bei der rezidivierenden Form der Glomerulonephritis, das Auftreten größerer Mengen Blut im Urin an und für sich prognostisch noch nicht ungünstig zu sein. Dies wird leicht verständlich dadurch, daß die entsprechenden anatomischen Veränderungen keineswegs irreparabel, sondern geringfügig sind. Sie können aber trotzdem unter bestimmten Umständen schwere Folgen haben, und es sind diese Hämorrhagien für den Verlauf der Grundkrankheit, je nach der Zeit und den äußeren Umständen, unter denen sie auftreten, von ganz verschiedener Bedeutung auch dann, wenn ihnen die gleiche anatomische Erkrankung, eben die entzündlich bedingte Gefäßwandschädigung der Glomeruli, zugrunde liegt.

Mehrere, im Laufe der letzten 2 Jahre im hiesigen Institut obduzierte Fälle boten in dieser Beziehung interessante Befunde und seien daher hier beschrieben. Herrn Professor Winkler sage ich für die Überlassung des Materials und seine Unterstützung auch an dieser Stelle meinen besten Dank, ebenso den Herren Kollegen, die mich durch Überlassung der Krankengeschichten unterstützten.

Es sei hier noch vorausbemerkt, daß bei Angaben über Kernreichtum, Blutleere und sonstiges Verhalten der Glomeruli als Vergleichsobjekte herangezogen wurden die in gleicher Weise vorbehandelten histologischen Präparate dreier Sublimatnieren. Gerade diese Vergiftungsnieren geben uns, da gewissermaßen schon intra vitam eine Fixierung der anatomisch völlig unveränderten Glomeruli vorgenommen wurde, ein sehr gutes Vergleichsmaterial, wie auch Löhlein hervorhebt. Zu den von uns untersuchten Fällen wurden die Nierenstücke nach Härtung in Orthschem Gemisch durch steigenden Alkohol in Chloroform gebracht und in Paraffin eingebettet. An Färbungen wandten wir an: Hämalaun-Eosin, van Gieson, Weigerts blaue Elastika- und Methylenblaufärbung. Für unsere Zwecke war es unerläßlich, die im allgemeinen nicht empfehlenswerte Methode der Färbung aufgeklebter Paraffinschnitte anzuwenden. Nur so kann man sich ein richtiges Urteil über den Umfang der in Kapselräumen und Harnkanälchen befindlichen Blutmengen bilden, wie uns besonders die Vergleiche mit den Gefrierschnitten derselben Nieren zeigten. Es wurden in allen Fällen Gefrierschnitte mit Sudan-Hämalaun gefärbt.

Von Fall 1 haben aus der ausführlichen Krankengeschichte (Fest.-Laz. 10, Posen. Leiter: Sanitätsrat Dr. Caro) nur folgende Daten hier Interesse:

44jähriger Offizierstellvertreter, angeblich früher immer gesund, 1916 mehrere Male Rippenfellentzündung. Am 16. XII. 16 bei Aufnahme in Laz. 10 Urin eiweißfrei, am 10. I. 17 fieberhafte Angina, die am 14. I. abklingt. Am 23. I. neuer Fieberanstieg, gleichzeitig Urin hämorrhagisch. Alb. +, Sanguis +. Sediment: rote Blutkörperchen und hyaline Zylinder. 29. I. Auch granulierte Zylinder im Urin, sonst Befund derselbe. Nierenbefund bis zum Tode am 7. II. derselbe. Klinische Diagnose war: Linksseitiger Lungentumor? Lungentuberkulose? (Bazillen werden nicht gefunden.) Hämorrhagische linksseitige Pleuritis. Hämorrhagische Nephritis.

Sektion: 8. II. 17, Nr. 640 (Prof. Winkler) ergab: Kleinapfelgroßer, tuberkulöser Käseherd der linken Lunge (rechte völlig frei von Tuberkulose). Großes hämorrhagisches Pleuraexsudat links, dicke Pleuraschwarte links. Kompressionsatelektase der linken Lunge. Hypostatische Pneumonie rechts. Hämorrhagische Nephritis.

Mikroskopischer Befund der Nieren: Zahlreiche Malpighische Körperchen zeigen eine Wucherung des Kapselepithels, die auf diese Weise neugebildeten zelligen „Halbmonde" lassen vereinzelt Mitosen, nirgends hyaline, auf einen älteren Prozeß hindeutende Veränderungen erkennen und komprimieren vielfach die Gefäßknäuel. Auch die Glomeruli mit unverändertem Kapselepithel sind ohne Ausnahme fast völlig blutleer und sehr kernreich, die Kerne von meist endothelialem Charakter, oval, bläschenförmig, seltener leukozytärer Natur. Die Glomeruli füllen den Kapselraum prall aus, wölben sich vielfach in die abführenden Kanälchen vor („Knäuelhernien" s. Löhlein) und sind nicht selten mit dem Kapselepithel verklebt, auch da, wo dieses nicht verändert ist. Mäßig zahlreiche Kapselräume und sehr viele gewundene und gerade Harnkanälchen enthalten freie, rote Blutkörperchen in ihren Lumen, daneben Zylinder verschiedener Art. Sudanpräparate lassen eine fleckweise Verfettung der Harnkanälchen erkennen, die sonst keinen besonderen Befund bieten. Die Kernfärbung ist überall gut, erweiterte Kanälchen finden sich nur vereinzelt. Im Interstitium sind spärliche und wenig umfangreiche zellige Infiltrationen, die meist in den rindenwärts gelegenen Teilen des Markes sich finden. Die Blutgefäße sind unverändert (Sudan, blaue Elastikafärbung).

Es handelte sich hier also um eine 2—3 Wochen alte Glomerulonephritis. Daß der Prozeß von vornherein nicht gutartig war, beweisen die zahlreichen Kapselepithelwucherungen. Besonders sei noch im Hinblick auf die später beschriebenen Fälle 5 und 6 hervorgehoben, daß die beginnenden zelligen Infiltrationen gerade in den rindenwärts gelegenen Teilen des Markes lokalisiert waren. Wahrscheinlich sind die ungewöhnlich schweren, gleich im akutesten Anfall einsetzenden Blutungen hier darauf zurückzuführen, daß die Erkrankung einen durch langdauerndes nachheriges Leiden (Tuberkulose) geschwächten Mann befiel, mithin eine gewisse verminderte Widerstandsfähigkeit des Gefäßsystems bestand, die ja auch in der hämorrhagischen Beschaffenheit des Pleuraexsudates zutage trat. Eine weitere Epikrise behalten wir uns für später vor.

Fall 2. 65jähriger Arbeiter, am 2. IV. 17 mit hohem Fieber ins Stadtkrankenhaus eingeliefert. Aus der Krankengeschichte, die ich dem Chefarzt der inneren Station, Herrn Professor Schönborn verdanke, sei folgendes mitgeteilt: Bei Aufnahme im Urin Spur Alb., kein pathologisches Sediment, gleicher Befund am 11. IV. Dauernd hohes Fieber (39—40). Klinisch Befund einer Pneumonie. Am 18. IV. wurde der Urin plötzlich dunkelrot gefärbt, fleischwasserähnlich. Sediment: massenhaft Erythrozyten, viele Leukozyten, vereinzelte granulierte Zylinder. Harnmenge sinkt bis auf 400 ccm in 24 Stunden. Befund blieb so bis zum Tode, der am 23. IV. erfolgte.

Sektion (29. IV. S.-Nr. 52): Professor Winkler. Fibrinöse Pneumonie des rechten Unterlappens mit beginnender Gangrän. Infarkt im linken Unterlappen. Eitrige Perikarditis. Hämorrhagische Nephritis. Chronische Perisplenitis. Schwere Arteriosklerose.

Mikroskopischer Befund der Niere: Glomeruli zum Teil kernreich, blutleer und vergrößert, füllen den Kapselraum prall aus und wölben sich nicht selten hernienartig in das abführende Harnkanälchen vor. Die Kerne sind meist endothelialer, seltener leukozytärer Natur. Ein nicht kleiner Teil der Glomeruli dagegen hat prall mit Blut gefüllte, zarte und kernarme Gefäßschlingen. In vielen Kapselräumen (in jedem Schnittpräparat in etwa 10—12) und in einem sehr großen Teile der gewundenen und besonders der geraden Kanälchen finden sich große Mengen roter Blutkörperchen, nur vereinzelte Zylinder. Kapsel- und Knäuelepithel der Glomeruli kaum verändert, ebenso die Harnkanälchen und das interstitielle Gewebe. Die größeren und mittleren Arterien haben an mäßig zahlreichen Stellen eine verdickte, an elastischen Fasern reiche Intima.

Wir halten es für sicher, daß hier eine akute Glomerulonephritis vorliegt, deren Beginn dem Auftreten der starken Blutbeimengung zum Harn (5 Tage vor dem Tode) entspricht. Die vorher nachgewiesene minimale Albuminurie kann bei dem Fehlen eines pathologischen Sedimentes im Urin nicht als Symptom einer echten Glomerulonephritis aufgefaßt werden, sondern nur als febrile Albuminurie, wie es auch klinisch angenommen wurde. Auch hier, wie in der vorigen Beobachtung, begann der akuteste Anfall also mit sehr schweren Hämorrhagien. Es handelte sich dabei um einen 65jährigen Mann mit schwerer Arteriosklerose.

Beide eben beschriebenen Fälle weichen von den von Löhlein und neuerdings von Herxheimer und Dietrich beobachteten und auch von mehreren andern von uns selbst untersuchten frischen Glomerulonephritiden gerade durch den ausgeprägt hämorrhagischen Charakter schon des akutesten Anfalles ab. Es ist bemerkenswert, daß in beiden Fällen unzweifelhafte Anzeichen für eine schon vor dem Einsetzen der Nephritis bestehende Schädigung des Gefäßsystems vorhanden waren.

Wir kommen hier auf die vorhin erwähnte Beobachtung zurück, daß man im akutesten Stadium der Glomerulonephritis vor dem Einsetzen der typischen histologischen Prozesse eine vermehrte Durchlässigkeit der Knäuelgefäße annehmen muß, die zu einer ausgedehnten serösen Exsudation in die Kapselräume führt. Es legen nun Fälle, wie die beiden eben beschriebenen, die Vermutung nahe, daß beim Bestehen einer Disposition, wie sie durch eine schon verminderte Widerstandsfähigkeit des Gefäßsystems gegeben ist, eine verstärkte Reaktion der Knäuelgefäße auf die neu einsetzende, zur Entzündung führende Schädigung bedingt wird, so daß es gleich von vornherein nicht nur zu seröser Exsudation, sondern auch zu starken Blutaustritten durch ihre Wand kommt. Ein Vorgang, der bei intaktem Gefäßsystem im akutesten Anfall der Nephritis nur ausnahmsweise, nämlich dann, wenn besonders stark gefäßschädigende Einflüsse mitspielen, auftritt, wird unter den eben geschilderten begünstigenden Umständen die Regel und führt dazu, daß die schweren hämorrhagischen Prozesse sofort das klinische Bild beherrschen.

In der Zeit, in welcher man derartige Fälle zur Sektion bekommt, sind diese Anfangsstadien meist vorüber, es hat bereits der typische akute Entzündungsprozeß an den Glomerulis eingesetzt. In unserem Fall 1 waren z. B. die Befunde an den Knäuelgefäßen in keiner Weise geeignet, daß Vorhandensein der Hämorrhagien zu erklären. Es ist anzunehmen, daß hier infolge des nachlassenden Harnstromes die roten Blutkörperchen in Kapselräumen und Harnkanälchen liegen geblieben waren. Im 2. Falle dagegen, wo nur wenige Tage nach dem Einsetzen der Nephritis der Tod an einer anderweitigen Erkrankung erfolgt war, glauben wir die Pathogenese des Prozesses im histologischen Bild erkennen zu können. Zahlreiche Glomeruli befanden sich noch im akutesten Stadium, waren prall blutgefüllt und zeigten mit roten Blutkörperchen gefüllte Kapselräume, bei vielen andern waren die Veränderungen schon weiter fortgeschritten, sie waren vergrößert, kernreich und blutleer. Daß es sich um einen fortschreitenden und nicht um einen abklingenden Vorgang handelte, zeigte neben der kurzen Dauer der Erkrankung das klinisch beobachtete Absinken der Harnmengen.

Histologische Befunde von abklingenden Glomerulonephritiden stehen uns nicht zur Verfügung. Derartige Fälle kommen begreiflicherweise recht selten zur Obduktion. Für die Beurteilung dieses Stadiums sind wir im wesentlichen auf klinische Beobachtungen angewiesen. Unsere weiteren Befunde stammen von Fällen des subakuten, bzw. subchronischen Stadiums.

Fall 3. (Kriegsnephritis.) 45jähriger Landsturmmann, Fahrer bei einer Fuhrparkkolonne im Osten. Zivilberuf Arbeiter. Am 21. II. 16 im Felde erkrankt mit Schmerzen in Brust, Rücken und Kopf, Atembeschwerden, Husten und geschwollenem Gesicht.

22. II. Einlieferung im Kriegslazarett Wilna. Letzte Impfung Mitte Mai 1915 gegen Cholera. Befund: Innere Organe o. B. Urin Albumen +. Behandlung: Diät, Schwitzbäder, Diuretin.

19. III. Diurese steigt, Esbach 1,5°/₀₀. Abtransport mit Lazarettzug.

20. III. Festungslazarett 1, Posen. Klagt über Schmerzen in den Nieren, ferner in der Lenden- und Herzgegend. Herz nicht verbreitert, Aktion regelmäßig, keine Ödeme. Urin Albumen +. Behandlung: Diät.

22. III. Urinmenge 2800 ccm. 27. III. Verlegt nach Festungslazarett II (Nierenlazarett). Hier Temperatur dauernd normal. Urin Albumen +. Keine Zylinder, kein Blut. Herzdämpfung nicht verbreitert. Töne rein, Blutdruck 155 : 98.

12. IV. Nachts deliriert Pat. Temperatur dauernd normal. Urin: Spur Eiweiß, Menge in 24 Stunden 2000 ccm. Reflexe o. B. Babinski negativ.

14. IV. Deliriert auch bei Tage, verlangt nach Alkohol, schläft viel, gibt zu, starker Trinker zu sein, bis ½ l Schnaps am Tage.

20. IV. Unverändert. 24. IV. Nachts Angstvorstellungen. Urinmenge: 1000 ccm.

28. IV. Temperatur 39°; bewußtlos, Pupillen reagieren. Urin: Albumen +, Esbach 1°/₀₀. zahlreiche rote und weiße Blutkörperchen, viel hyaline und granulierte Zylinder. 29. IV. morgens 5 Uhr Exitus.

Sektion (Professor Winkler) (Nr. 35, 29. IV. 16): Großer, kräftiger Mann, Schwellung der Weichteile an beiden Knöcheln, Haut blaß. Zwerchfell beiderseits an der 5. Rippe. Herzbeutel glatt, glänzend. Herz groß, linke Kammer erweitert, Muskel verdickt, bräunlich. Klappen und Gefäße unverändert, linke Lunge frei beweglich, gut lufthaltig, rechte nur am Oberlappen lufthaltig, übrige Teile derb, dunkelbraun, im Durchschnitt luftleer, Schnittfläche körnig, blutreich. Milz blutreich, 16 : 8 : 3 cm, sehr weich. Linke Niere 12 : 6 : 3,5 cm, rechte 12 : 7 : 5 cm. Beiderseits auf der Oberfläche, die größtenteils glatt ist, vereinzelte flache, grubenförmige Vertiefungen, 2—3 mm groß, Farbe dunkelbraun mit gelblichen und rötlichen Fleckchen verschiedener Größe. Durchschnitt besonders in der Rinde trübe, Farbe bunt, fleckig, gelb und rot. Leber braun, starke Blutstauung, übrige Eingeweide o. B.

Diagnose: Nierenentzündung, rechtsseitige Lungenentzündung, Allgemeininfektion.

Mikroskopischer Befund: Die große Mehrzahl der Glomeruli ist kernreicher als normal, die Kerne in den Gefäßschlingen sind fast ausschließlich endothelialer Natur. Da, wo die Kerne gehäuft sind, findet man großenteils die Lumina der Knäuelgefäße verschlossen, teils durch die Kernansammlung allein, teils unter gleichzeitiger Bildung einer zwischen den Kernen liegenden netzförmigen, protoplasmatischen Substanz, die bei Hämalaun-Eosinfärbung blaßrosa gefärbt ist. Ein geringer Teil der Nierenkörperchen hat verhältnismäßig zarte, nur wenig oder gar nicht über die Norm mit Kernen versehene Knäuelgefäße, die ein erhaltenes Lumen mit roten Blutkörperchen darin aufweisen. An mäßig zahlreichen Glomeruli fällt auf, daß die Schlingen gebläht aussehen, eine dünne Wand und weites, aber blutleeres Lumen haben. Nicht selten findet sich teils eine Quellung und Desquamation, teils eine geringe Wucherung des Kapselepithels, das stellenweise bis drei Schichten dick ist. An derartig veränderten Körperchen ist das Gefäßknäuel zusammengedrückt. Diese Veränderung des Epithels ist nur vereinzelt weiter fortgeschritten. Am Knäuelepithel nur ganz geringgradige Wucherung und Desquamation. In mäßig zahlreichen Kapselräumen finden sich freie, rote Blutkörperchen, bisweilen in großer Menge, so daß das Knäuel selbst gleichsam wie durch Tamponade zusammengedrückt erscheint. In einigen dieser erythrozytenhaltigen Kapselräumen sieht man ein ziemlich feines, sich mit Eosin rosa, nach van Gieson leuchtend gelb färbendes Fibrinfasernetz.

Die Harnkanälchen, die im allgemeinen gut gefärbte Kerne und gut erhaltenes Epithel haben, enthalten ebenfalls an mäßig zahlreichen Stellen freie, rote Blutkörperchen, oft in Form von Blutzylindern, auch hyaline Zylinder sind in mäßiger Zahl vorhanden. Stellenweise sind die Kanälchen erweitert, sie haben dann abgeplattetes Epithel.

Im Interstitium sind vereinzelte Rundzellenherde, die Gefäße haben zarte, nicht verdickte Wandungen. Vereinzelte hyaline Glomeruli halten wir nicht für einen wesentlichen Befund (45jähriger Mann). Im Hämalaun-Sudanpräparat zeigt sich, daß die gewucherten Kapselepithelien der Glomeruli vielfach verfettet sind in Form einer Einlagerung feinster Fettröpfchen in die Zellen, was sich an einzelnen Stellen auch in den gewundenen Harnkanälchen zeigt.

Als besonderer Befund sei erwähnt, daß sich unter der Kapsel an einer Stelle ein auf dem Schnitt in seiner größten Ausdehnung aus etwa 8—10 längs- und quergetroffenen Kanälchen bestehendes Gebilde fand, in dem die Kerne intensiver gefärbt waren und viel dichter standen als in der übrigen Niere, es war ferner papillär gebaut und lag in einer deutlich bindegewebsreicheren Stelle als das übrige Nierengewebe. Ob es sich um eine Regenerationserscheinung handelt, sei dahingestellt, wir halten es für ein kongenitales Adenom.

Bei einer der klinischen Beobachtung nach seit etwa 10 Wochen bestehenden Feldnephritis, die sich nach vierwöchiger Dauer in guter Heilung mit steigenden Urinmengen befand, war hier also in den letzten Tagen vor dem Tode eine akute Verschlimmerung eingetreten im zeitlichen Zusammenhange mit einer auf ein Delirium tremens folgenden Pneumonie. Das histologische Bild, das hier die Niere bot, muß als ein Rezidiv einer subakuten Glomerulonephritis gedeutet werden. Die hämorrhagischen Veränderungen waren hier geringfügiger als in den übrigen Fällen, immerhin aber ausgedehnt genug, um die Diagnose hämorrhagische Nephritis zu rechtfertigen. Eine weitere Epikrise behalten wir uns für später vor.

Fall 4 (Kriegsnephritis). 45jähriger, ungedienter Landsturmmann, Infanterist, Zivilberuf Arbeiter. Diensteintritt 30. VII. 15. Am 17. II. 16 im Felde (Osten) erkrankt. 21. II. Feldlazarett Wilna. Klagen: Schmerzen der Nierengegend, Kopf und Genick, Brustschmerzen. Beschwerden traten plötzlich auf.

Befund: Kräftiger Mann, mittlerer Ernährungszustand. Puls gering gespannt, 64. Urin: Albumen +. Kein Blut im Urin, Ödeme. 26. II. Halsentzündung. Bis 17. III. ständig Albumen +, kein Blut im Urin. Abtransport mit Lazarettzug.

21. III. Festungslazarett I, Posen, Herzgrenze normal. Urin: Albumen +, Menge in 24 Stunden 1500 ccm. 24. III. verlegt nach Festungslazarett II (Nierenlazarett). 27. III. Kopfschmerzen, Schmerzen der Nierengegend, keine Ödeme, Giemen auf der Lunge, faßförmiger Thorax, Puls gleichmäßig, kräftig, 92. Herz: o. B. Reflexe in Ordnung. Urin: Spur Albumen, keine Zylinder.

5. IV. Urinmenge: 1700, Sediment. zahlreiche weiße und rote Blutkörperchen, vereinzelt hyaline und granulierte Zylinder, viel geschwänzte Epithelien.

24. IV. Nachts unruhig, bei Tage somnolent.

25. IV. Angstvorstellungen, nach Angabe der Kameraden früher auch an der Front starker Potus.

27. IV. Völlige Somnolenz. Urinmenge in 24 Stunden 1200 ccm, Esbach 8‰, im Sediment viel hyaline und granulierte Zylinder, sehr viel Leukozyten und Erythrozyten. 28. IV. Bewußtlosigkeit, Exitus.

Sektion (Professor Winkler) (Nr. 34. 29. IV. 16): Großer, sehr kräftiger Mann, starke Schwellung der Weichteile an den Beinen, besonders Knöcheln. Im Herzbeutel 60 ccm klarer, wässeriger Flüssigkeit, er ist glatt und glänzend. Herzmuskel dunkelrot, kräftig, Klappen und große Gefäße frei. Rechts ausgedehnte Pleuraadhäsionen, sonst Lungen o. B. Bauchfell glatt und glänzend. Milz 12,5 : 8,5 : 3 cm, dunkelblau, auf dem Durchschnitt Zeichnung deutlich. Linke Niere 12 : 5,5 : 3 cm, an der Oberfläche glatt, Zeichnung sehr unregelmäßig, bunt, auf dunkelrotem Grunde zahlreiche dunkelblaue Flecken und Punkte. Im Durchschnitt Rinde verbreitert, Zeichnung überall verwischt durch gelbliche und dunkelrote Streifen, in den Kelchen vielfach Blutaustritte in der Schleimhaut, Pyramiden dunkelrot. Rechte Niere 1—1,5 cm größer, sonst von gleichem Aussehen. Leber dunkelbraun, sehr blutreich, Zeichnung undeutlich, die übrigen Baucheingeweide unverändert.

Diagnose: Subakute hämorrhagische Nephritis.

Mikroskopischer Befund der Niere: Die Gefäßschlingen der Malpighischen Körperchen haben teilweise vermehrte Kerne endothelialer Natur, die an zahlreichen Stellen in einer gleichmäßigen Protoplasmamasse liegen und das Lumen verschließen. Die Mehrzahl der Knäuelgefäße ist zart, kernarm und hat eine offene Lichtung, die mit roten Blutkörperchen gefüllt ist. Die Kapselepithelien sind in geringem Grade gequollen, teilweise desquamiert. In ziemlich zahlreichen Kapselräumen — es finden sich bei aufgeklebten Paraffinschnitten in jedem Präparat mehrere — sind reichlich freie, rote Blutkörperchen, die sich auch in den gewundenen Harnkanälchen in beträchtlicher Menge finden. Die Blutgefäße der Rinde sind prall gefüllt. Es fällt vielfach auf, daß Glomeruli, die von prall gefüllten Kapillaren dicht umgeben sind, einen blutfreien Kapselraum haben. Die Epithelien der gewundenen Harnkanälchen und der aufsteigenden Henleschen Schleifen zeigen ausgedehnte Nekrosen, die sich durch fehlende Kernfärbung und scholligen Zerfall kenntlich machen, Sudanpräparate zeigen fast gar keine Verfettung. In der Rinde finden sich vereinzelte Rundzellenherde, sie fehlen im Mark. Blutgefäße nicht verändert (Sudan, van Gieson, blaue Elastikafärbung).

Es fand sich hier also neben einer subakuten, der Krankengeschichte nach etwa 12 Wochen alten Glomerulonephritis eine schwere Epitheldegeneration der gewundenen Harnkanälchen. Wir haben also eine typische „Mischform" (Nephritis + Nephrose) im Sinne von Volhard und Fahr vor uns. Möglicherweise ist für das Hinzutreten der Nephrose, das auch hier vorhanden gewesene Delirium tremens von Bedeutung. Doch ist dies nicht mit Sicherheit zu behaupten, da man nach den histologischen Befunden Jungmanns annehmen muß, daß in dem subakuten Stadium der Kriegsnephritis die Nephrose das Bild beherrschen kann, während sich die entzündlichen Glomerulusveränderungen zurückgebildet haben. Gleich hier möchten wir aber darauf hinweisen, daß diese Glomeruli, auch wenn sie histologisch unverändert sind, deswegen doch funktionell schwer geschädigt sein können. Wir gehen hierauf und besonders auf den Einfluß normaler und veränderter Harnkanälchen auf die Glomerulusfunktion später noch näher ein, im Anschluß an die Befunde von Ceelen. In dem eben beschriebenen Fall 2 wurde im akuten Anfall keine Hämaturie beobachtet, wohl aber im Heilungsstadium und dann besonders stark zur Zeit der akuten Verschlimmerung, die 3 Wochen vor dem Tode ohne besonderen nachweisbaren Anhalt sich einstellte.

Wir möchten zunächst darauf hinweisen, daß in den beiden zuletzt beschriebenen Fällen Erscheinungen, die auf eine Stauung von Inhaltsmassen in Harnkanälchen deuteten, nicht vorhanden waren, und daß gleichzeitig auch zellige Infiltrationen im Gebiete abführender Kanälchen fehlten.

In Fällen wie in den beiden eben beschriebenen ist die Blutausscheidung im Harn als eine Komplikation der Nephritis aufzufassen, die zwar histologisch sich nicht wesentlich von der im Heilungsstadium des akuten Anfalles beobachteten Form unterscheidet, wohl aber durch die Zeit und die äußeren Umstände ihres Auftretens. In beiden Fällen trat etwa 2—3 Wochen vor dem Tode ein Rezidiv auf bei einer in Heilung befindlichen Nephritis.

Daß gerade bei rezidivierenden Nephritiden eine starke Hämaturie häufig beobachtet wird, kann nicht wundernehmen; denn es ist leicht verständlich, daß die durch den akuten Anfall gesetzte Schädigung, auch dann, wenn sie im histologischen Bilde scheinbar gut abgeheilt ist, doch eine länger dauernde, verminderte Widerstandsfähigkeit der Knäuelgefäße zurücklassen kann.

Für die prognostische Beurteilung solcher Fälle des subchronischen Stadiums ist es wesentlich, daß bei ihnen stärkere Hämaturien zugleich mit einem Absinken der Harnmengen und dem Vorhandensein interstitieller Veränderungen auftreten können.

Daß dieses Zusammentreffen bisweilen nicht unbedenklich ist, glauben wir aus einer weiteren Beobachtung schließen zu dürfen.

Fall 5 (Kriegsnephritis). 45jähriger Landsturmmann, Infanterist, im Osten im Felde erkrankt, am 6. X. 15 in der Gegend von Lida. Klagen: Rheumatismus und Magenbeschwerden. Aufnahme in ein Feldlazarett, von da nach Kriegslazarett. Am 21. X. Aufnahme in ein Reservelazarett. Klagen über Gliederreißen. Befund: herabgesetzter Ernährungszustand, blasse Haut und Schleimhäute, keine Ödeme. Herz: Grenzen nicht verbreitert, Töne rein. Lungen o. B. Puls: gespannt, mäßig gefüllt, 92. Urin: Albumen +, Zucker negativ.

25. X. Urinmengen 2400 ccm, Esbach ½‰. Urin stark blutig gefärbt, Blut positiv. Bis 30. X. Urinmengen 1600—3000 ccm. 31. X.—8. XI. nur 200—700 ccm, Durchfälle. 9.—15. XI. Urinmengen um 1200 ccm, Erbrechen, leichte Temperatursteigerung.

16. XI. Abends Temperatur 38,4. Urinmenge in 24 Stunden 650 ccm.

17. XI. Morgens großfleckiger Ausschlag über dem ganzen Körper, Temperatur morgens 37,8°, abends 37°. Erbrechen.

18. XI. Urin: Albumen ¾‰ (Esbach).

21. XI. Ausschlag in Abheilung, schuppt. Seit 17. XI. Urinmengen nur 100—200 ccm. Geringe Ödeme.

22. XI. Herzdämpfung verbreitert, Apathie, die sich bis zur Bewußtlosigkeit steigert. 23. XI. Exitus.

Die Behandlung hatte anfangs in Heißluftbädern, Diät und Darreichung von Kali aceticum bestanden. Vom 30. X. ab wurden die Heißluftbäder wegen Mattigkeit des Pat. fortgelassen.

Sektion (Professor Winkler) (Nr. 131. 25. XI. 15): Blasser Mann, an den Unterschenkeln zeigt die Haut eine Reihe rundlicher, blaßroter Flecke, 2—3 mm groß. Zwerchfell beiderseits zwischen 4. und 5. Rippe, im Herzbeutel ca. 80 ccm klarer Flüssigkeit. Herzmuskel blaßrot, schlaff. Linke Kammer erweitert, Klappen und Gefäße o. V. Beide Lungen gut lufthaltig, auf dem Durchschnitt entleert das Gewebe reichlich blutigschaumige Flüssigkeit. Bauchfell glatt, glänzend, Milz blaurot, schlaff.

Beide Nieren vergrößert, Oberfläche glatt, von bläulicher Färbung, mit unregelmäßigen, hellroten Flecken, sowie zahlreichen dunkelroten Punkten. Auf der Schnittfläche die Rinde verbreitert, auch hier die Färbung sehr unregelmäßig, in dem auf blaßroter Grundfläche teils gelbliche, teils dunkelrote, kleinste Fleckchen sichtbar sind. Markschicht ist trübe und läßt die Einzelheiten der Gewebszeichnung nicht wahrnehmen, sonstige Organe o. B.

Diagnose: Subakute hämorrhagische Nephritis.

Mikroskopischer Befund der Nieren: Die Glomeruli zeigen zum Teil eine in ihrer Intensität wechselnde, meist geringe Kernvermehrung der im Innern der Schlingen liegenden Kerne. Diese

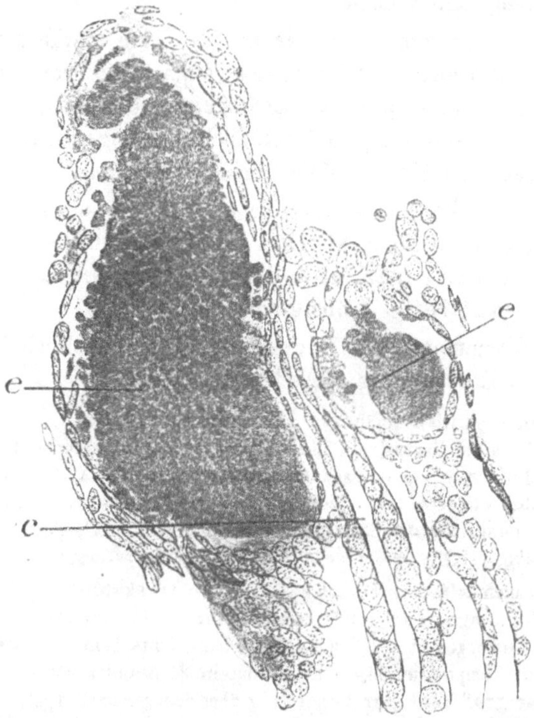

Textfig. 1 (Fall 5). (Vergrößerung: 350fach.) *e* stark erweiterte und prall mit Erythrozyten gefüllte Kanälchen des Markes. *c* gerades Kanälchen, zwischen den beiden erweiterten, stark komprimiert, an dieser Stelle in die Länge gezogene bindegewebsähnliche Kerne.

sind meist oval, von endothelialem Charakter, es finden sich nur wenige Leukozyten. Dabei haben die Glomeruli zum großen Teil deutlich mit Blut gefüllte Gefäßschlingen. Nur an denen mit starkem Kerngehalt fehlen rote Blutkörperchen im Lumen, die Gefäßwände der blutgefüllten Schlingen dagegen sind zart und kernarm. Sie bilden die überwiegende Mehrzahl der Nierenkörperchen. Die Kapselepithelien sind teilweise etwas aufgequollen, an ganz vereinzelten Stellen mehrschichtig. Auch das Knäuelepithel ist nur wenig verändert, die Zellen zum Teil gequollen und in geringer Desquamation, Sudanpräparate zeigen vereinzelt eine Fetteinlagerung in den Kapselepithelien und im Endothel der Knäuelkapillaren. In sehr zahlreichen Kapselräumen finden sich freie rote Blutkörperchen, oft in großer Menge.

Besonders in mit Hämalaun-Eosin gefärbten, aufgeklebten Paraffinschnitten fällt im Übersichtsbilde sofort der ungewöhnlich starke Blutgehalt der Niere auf, der im wesentlichen durch freie, rote Blutkörperchen im Lumen der Harnkanälchen bedingt ist. Sie finden sich sehr zahlreich in den gewundenen Kanälchen der Rinde, besonders um Glomeruli mit bluthaltigem Kapselraum. Ebenso sind die Markstrahlen und die geraden Kanälchen des Markes zum großen Teil mit Erythrozyten gefüllt. Die gewundenen Kanälchen, und zwar sowohl solche mit als auch ohne Blut in ihrem Lumen sind großenteils sehr stark erweitert. Die weiten Kanälchen haben ganz abgeplattetes Epithel. Ihr Lumen beträgt oft das Zwei- bis Dreifache der normalen Weite.

Bisweilen an der Grenze von Rinde und Mark, meist aber mehr oder weniger tief im Mark selbst liegend, finden sich in der Verlängerung der Markstrahlen zwischen den längsgetroffenen, geraden Harnkanälchen teils quer-, teils halblängsgeschnittene Lumina, die durch Anfüllung mit roten Blutkörperchen enorm ausgedehnt sind, oft die vier- bis fünffache Weite der übrigen geraden Kanälchen haben. Schon ihre Lage, ferner ihre Verfolgung auf aufeinander folgenden Schnitten zeigt, daß es sich um die Umbiegungsstellen der Henleschen Schleifen handelt (s. Taf. III, Fig. 1).

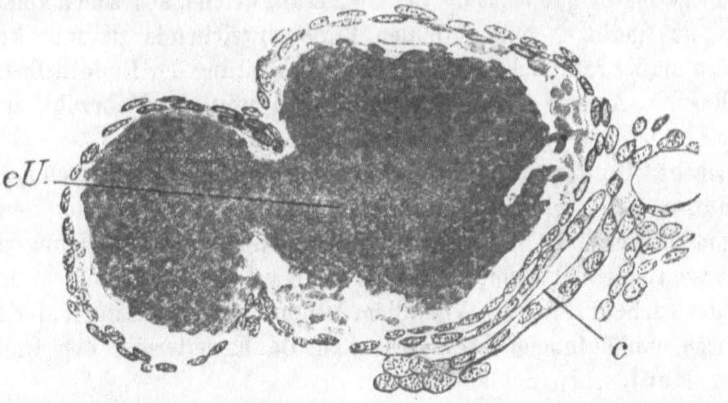

Textfig. 2 (Fall 5). (Vergrößerung: 200fach.) *e. U.* durch Blutkoagula sehr stark erweiterte Umbiegungsstelle einer Henleschen Schleife. *c* daneben liegendes komprimiertes Harnkanälchen mit abgeplatteten Kernen und sehr verengtem Lumen.

Sie sind auf dem Querschnitt zystenartig erweitert, prall gefüllt mit roten Blutkörperchen und haben ganz abgeplattetes Epithel. Sehr deutlich sieht man an vielen Stellen, wie sie durch ihre Ausdehnung benachbarte gerade Kanälchen vollkommen komprimieren (s. Textfig. 1 u. 2). In besonders günstig getroffenen Schnitten sieht man, daß gerade Kanälchen bis an die erweiterte Schleife heran verlaufen. Hier wird plötzlich dann das Lumen des geraden Kanälchens auf das äußerste verengt, seine Epithelien sind an der Druckstelle stark in die Länge gezogen und haben lange, schmale, bindegewebsähnliche Kerne (s. Textfig. 1).

Häufig sieht man nun abwärts von dem Stromhindernis vielfach dicht an dieses anschließend streckenweise ein Fehlen von abführenden Kanälchen, welche hier durch zellige Infiltration gleichsam ersetzt erscheinen (s. Taf. III, Fig. 1). Ferner ist deutlich, daß inmitten dieser Zellhaufen die noch vorhandenen abführenden Kanälchen viel schmäler sind als die unmittelbar daneben liegenden, nicht von zelligen Infiltrationen umgebenen. Die erwähnten Zellhaufen liegen zum Teil scheinbar stromaufwärts von den maximal gefüllten und erweiterten Harnkanälchen; da diese aber nach unserer Ansicht den Umbiegungsstellen der Henleschen Schleifen entsprechen, können diese Zellanhäufungen trotzdem auf die aufsteigenden Schleifenschenkel einen Druck ausüben und so die Harnpassage erschweren oder unmöglich machen.

In der Rinde findet sich gleichfalls eine herdförmige, zellige Infiltration, besonders um Glomeruli, aber auch um Blutgefäße. Die Epithelkerne der Tubuli contorti sind überall gut gefärbt, die Kanälchen selbst zeigen, abgesehen von der beschriebenen Erweiterung und Abplattung des Epithels, kein abnormes Verhalten. Es besteht eine geringe Verfettung (Sudan) an einigen Stellen. Elastikafärbung läßt erkennen, daß die Gefäße der Niere unverändert mit zarter Intima sind. Vereinzelten hyalinen Glomerulis ist bei dem 45jährigen Manne wohl keine Bedeutung beizumessen.

Der Prozeß ist hier also so zu deuten, daß bei einer wahrscheinlich seit der 3. Woche unter steigender Urinsekretion und starker Blutbeimengung zum Harn in guter Heilung befindlichen Feldnephritis in der 5. Woche plötzlich ein Rezidiv sich einstellt, das in der 6. bis 7. Woche unter gleichzeitigem Auftreten eines schuppenden Exanthems mit Fieber sich wesentlich verschlimmert und gegen Ende der 7. Woche nach den ersten Krankheitssymptomen zum Tode führt unter urämischen Erscheinungen. Die histologischen Veränderungen an den Harnkanälchen waren recht geringfügig, ebenso die der Glomeruli, welche, abgesehen von den Blutaustritten, nur geringe, vom normalen Bilde abweichende Befunde boten. Es fand sich an mäßig zahlreichen Stellen eine Vermehrung der Endothelkerne in den Gefäßschlingen. Andere Nierenkörperchen, und zwar die Mehrzahl, zeigten dagegen gut blutgefüllte und kernarme Schlingen.

Beherrscht wird das ganze Bild durch die ungewöhnlich schweren hämorrhagischen Prozesse. Die vielfache Blutanhäufung in den Kapselräumen beweist, daß diese Hämorrhagien eine Folge einer schweren Glomerulusschädigung sind. Die übrigen wesentlichen abnormen Befunde sind auf die primäre Erkrankung der Gefäßknäuel zurückzuführen. Vor allem kommt hier in Betracht die durch die Blutkörperchenanhäufungen bedingte maximale Erweiterung der Umbiegungsstellen der Henleschen Schleifen.

Diese Veränderung hat doppelte Bedeutung. Erstens werden durch das in ihnen koagulierte Blut die Henleschen Schleifen selbst verschlossen. Es kommt zu einer Sekretstauung in den zu ihnen gehörenden gewundenen Harnkanälchen. Dieses wurde besonders deutlich gemacht dadurch, daß in aufgeklebten Paraffinschnitten zahlreiche, von roten Blutkörperchen freie, aber sehr stark erweiterte Rindenkanälchen mit stark abgeplattetem Epithel sich fanden. Zweitens aber werden die neben den erweiterten Schleifenumbiegungen liegenden geraden Harnkanälchen bis zur Undurchgängigkeit komprimiert. Die zu diesen sekundär verschlossenen Kanälchen gehörenden Tubuli contorti sind nun gleichfalls in der Harnabfuhr behindert.

Zu der Frage, ob in den Harnkanälchen vorhandene geformte Inhaltsmassen, wie kolloide Harnzylinder, desquamierte Epithelzellen und Blut, zu einem Verschluß von Kanälchen führen können, hat Orth schon vor langer Zeit in seinem Lehrbuch sich eingehend geäußert. Orth lehnt bei Fehlen sonstiger begünstigender Momente die Möglichkeit eines dauernden Verschlusses von Kanälchen durch derartige Bildungen ab, aber unter der ausdrücklichen Einschränkung, daß „sie an einer engen Stelle stecken bleiben und den Verschluß vollenden können“, wenn —

Orth macht diese Ausführungen gelegentlich der Beschreibung der Schrumpfniere — infolge der Vermehrung des interstitiellen Bindegewebes eine Kompression von Harnkanälchen stattfindet.

In dem eben beschriebenen Falle fehlte nun zwar eine wesentliche Vermehrung des Bindegewebes, wohl aber waren in doppelter Hinsicht Bedingungen vorhanden, die die normale Wegspülung der geformten Produkte durch den Harnstrom erschweren konnten. Einmal die reichlichen interstitiellen Zellanhäufungen im Mark, welche zweifellos die Harnkanälchen komprimieren können (Orth). Ihre eigentümliche Lage und ihre Beziehungen zu den am meisten erweiterten Henleschen Schleifen ist bei der mikroskopischen Beschreibung der Niere hervorgehoben worden. (S. auch den nächsten Fall. Taf. III, Fig. 2.)

Als zweites Moment kommt hinzu, daß die im akuten Stadium gerade beim Auftreten hämorrhagischer Veränderungen einsetzende Vermehrung der Harnsekretion, die ja auch klinisch in der Mehrzahl der Fälle dieses Stadium der Entzündung als einen Abteilungsprozeß kennzeichnet, in unserem Falle fehlt, ja in ihr Gegenteil umgekehrt wurde, entsprechend der Tatsache, daß hier ein Rezidiv vorlag.

Wir finden also hier Bedingungen, die es ermöglichen, daß rote Blutkörperchen sich in Harnkanälchen anhäufen. Zweifellos erscheint uns, daß für das Eintreten der Oligurie, der urämischen Symptome, wie für den infausten Ausgang der Nephritis auch diese Versperrung der Harnkanälchen durch die namentlich in den Henleschen Schleifen angehäuften Massen roter Blutkörperchen recht wesentlich ist, daß hier in der Tat der von Orth als möglich zugegebene Fall vorliegt, daß unter begünstigenden Umständen geformte pathologische Harnbestandteile, besonders rote Blutkörperchen, einen drohenden Verschluß von Harnkanälchen vollenden können.

Es ist bei dem letztbeobachteten Fall aber noch auf einen weiteren bemerkenswerten Befund einzugehen, nämlich darauf, daß die Glomeruli zum großen Teil zarte, kernarme und gut blutgefüllte Knäuelgefäße hatten, also anatomisch unverändert waren und trotzdem angenommen werden muß, daß sie funktionell versagt haben.

Zur Erklärung dieser Verhältnisse sind die Ausführungen Ceelens gelegentlich der Beschreibung tuberkulöser Schrumpfnieren recht wesentlich. Ceelen geht dort auf 2 Fälle näher ein, bei denen im Anschluß an tuberkulöse Prozesse eine völlige Obliteration des Nierenbeckens und eine hochgradige Nierenschrumpfung aufgetreten waren. In diesen Fällen nun, wo eine Harnsekretion ganz sicher nicht mehr bestand, war trotzdem ein großer Teil der Malpighischen Körperchen völlig unverändert. Es entspricht dies der von Herrn Geheimrat Orth in seinen Vorlesungen und Kursen immer wieder betonten und am histologischen Präparat demonstrierten Tatsache, daß bei der hydronephrotischen Atrophie der Niere auch dann, wenn die Harnkanälchen schon völlig zugrunde gegangen sind und eine

Funktion der Niere mit voller Sicherheit auszuschließen ist, man trotzdem noch sehr reichlich völlig unversehrte Glomeruli findet.

Ceelen schließt aus solchen Befunden, daß diese anatomisch scheinbar unversehrten Glomeruli funktionell ausgeschaltet sind, daß sie zwar noch als Gefäßschlingen für die Blutbahn, aber nicht mehr als sezernierender Bestandteil des Nierenparchenyms bestehen. Er kommt weiter zu dem Schluß, daß auch histologisch normale Knäuelgefäße nur dann ihre Funktion als sekretorische Apparate ausfüllen, wenn von den normalen Harnkanälchen ein Reiz auf sie ausgeübt wird, der bei pathologisch veränderten Kanälchen fortfällt.

Diese von Ceelen vertretene Theorie hat ohne Frage sehr viel für sich und ist für die Beurteilung histologischer Befunde pathologisch veränderter Nieren sicher von weittragender Bedeutung. Ceelens Anschauung wird durch zahlreiche Befunde auf dem Gebiete der Nierenpathologie sehr wesentlich gestützt.

Warum kommt es z. B. bei der Sublimatnephrose, bei der sich doch bei schwerster Veränderung der Nierenepithelien völlig unveränderte Glomeruli finden, so häufig zu mehrtägiger Anurie? Da nach unseren heutigen Kenntnissen für die Ausscheidung des Harnwassers die Glomeruli allein oder doch wesentlich in Betracht kommen, sollte man in solchen Fällen doch annehmen, daß das Harnwasser durch die unveränderten Knäuelkapillaren weiter ausgeschieden werden kann und entweder die nekrotischen Massen aus den Harnkanälchen ausspült oder, wenn diese die ausführenden Kanälchen verschlossen haben, sich weiter stromaufwärts ansammelt und zu einer diffusen Erweiterung von Harnkanälchen führt. Man beobachtet aber bei der Sublimatniere weder das eine noch das andere.

Auch 2 unserer hier beschriebenen Fälle sprechen für die Richtigkeit der von Ceelen vertretenen Anschauung. Zunächst, wie schon erwähnt, der letztbeschriebene. Bei diesem zeigte ein großer Teil der Malpighischen Körperchen histologisch keine Veränderungen. Trotzdem war eine Urämie aufgetreten, die letzten 5 Tage vor dem Tode hatten die Urinmengen nur 100—200 ccm betragen. Wir hatten schon erwähnt, daß wir für wesentlich hinsichtlich des Zustandekommens der Oligurie gehalten hatten das Zusammenwirken eines von außen auf die Kanälchen ausgeübten Druckes durch die Zellinfiltrate im Mark mit der vor einigen Tagen aufgetretenen sehr reichlichen Einschwemmung roter Blutkörperchen in die Harnkanälchen. Trotzdem glauben wir, daß es, wenn die Glomeruli weiter ihre normale Sekretion beibehalten hätten, schließlich doch nur zu einer Ausschwemmung der angesammelten Erythrozyten hätte kommen müssen, und aus dem Auftreten der hochgradigen Oligurie und Urämie schließen wir, daß die anatomisch unveränderten Glomeruli funktionell versagt haben in dem Sinne, daß eine Filtration des Harnwassers durch die Knäuelkapillaren nicht mehr erfolgte. Es ist dies besonders darum bemerkenswert, weil diese ja scheinbar sogar vermehrt durchlässig waren. Indessen darf man aus dem Befunde roter Blutkörperchen keineswegs auf eine auch jetzt noch bestehende vermehrte Durchlässigkeit der

Knäuelgefäße schließen. Die Erythrozyten können infolge des fehlenden Harnstromes von früher her in den Kapselräumen liegen geblieben sein.

Das Gleiche nehmen wir für den vorhergehenden Fall an, der histologisch dem Bilde einer Sublimatvergiftung durch die ausgedehnte Epithelnekrose und die meist völlig unveränderten Glomeruli nahesteht. Auch hier können wir die Verminderung der Urinmengen, die allerdings nicht so wesentlich war wie im letzten Falle, nur zurückführen darauf, daß auch hier die hinsichtlich ihrer Durchgängigkeit scheinbar unveränderten Glomeruli funktionell versagt haben [1]).

Mit den eben geschilderten Verhältnissen steht die von Fr. Müller betonte Tatsache in Einklang, daß es auch bei Hydronephrosen zu Blutdrucksteigerung infolge Niereninsuffizienz kommen kann. „Die Blutdrucksteigerung geht also nicht mit der anatomischen Glomerulusschädigung, sondern mit der Funktionsstörung parallel" (Fr. Müller).

Es liegt nahe nachzuforschen, welcher Art wohl der Reiz sein könnte, der bei den normalen Harnkanälchen vorhanden, für die Funktion der Glomeruli nötig ist und bei ausgedehnter Veränderung der Kanälchen fehlt. Man könnte einerseits annehmen, daß allein der erhöhte Druck, der im Kanälchensystem der Niere dann herrscht, wenn infolge des Verschlusses zahlreicher Harnkanälchen die Harnpassage behindert ist, genügt, um schließlich infolge des nun auch im Kapselraum der Glomeruli veränderten Druckes eine Filtration des Harnwassers zu verhindern. Man könnte hier die Verhältnisse bei den degenerativen Nephropatien zur Erklärung heranziehen, besonders die Sublimatnephrose, bei der es ja zu einer ausgedehnten Epithelnekrose und nachfolgender Ansammlung nekrotischer, zu Teil verkalkter Massen im Lumen der Harnkanälchen kommt (Heineke) [2]). Es würde demnach der normalerweise im Lumen der Harnkanälchen herrschende Druck gewissermaßen ein Optimum für die Glomerulusfunktion darstellen, dessen Veränderung auch die Glomeruli in funktioneller Hinsicht behindernd beeinflußt.

Hierfür sprechen scheinbar auch die Verhältnisse bei der Hydronephrose, doch lehren sie, daß zur Ausschaltung der Glomerulusfunktion zum mindesten ein sehr stark erhöhter Druck im Lumen der Harnkanälchen nötig ist, da es zu einer enormen Erweiterung des Nierenbeckens und der Harnkanälchen durch den gestauten Urin kommen kann. Es müssen also ins solchen Fällen auch bei verhindertem Harnabfluß die Glomeruli zunächst noch weiter Harnwasser sezerniert haben.

Da nun gerade bei der Sublimatniere eine solche Erweiterung von Harnkanälchen nicht beobachtet wird, und trotzdem bei histologisch unveränderten Glome-

[1]) Hier sei noch einmal auf die interessanten Befunde Dietrichs (Berl. klin. Wschr. 1917, Nr. 22) verwiesen. Auch bei den von ihm beobachteten 4 Fällen überraschend schnellen Todes durch eine Glomerulonephritis waren, wie Dietrich selbst betont, die anatomischen Veränderungen sehr geringfügig und gaben keine Erklärung für die plötzliche Niereninsuffizienz. Auch bei solchen Fällen wird man wohl an ein funktionelles Versagen der Glomeruli gleich im Beginn ihrer Erkrankung denken müssen.

[2]) Zieglers Beitr. Bd. 45, 1909.

rulis eine Anurie einsetzt, man also ein sehr schnelles Versagen der Glomerulusfunktion annehmen muß, so ist recht wahrscheinlich, daß die Druckverhältnisse allein für dieses funktionelle Versagen nicht so wesentlich sind, sondern daß noch ein anderer Einfluß, vielleicht chemischer Art, von dem nekrotischen oder sonst irgendwie veränderten Nierengewebe ausgeht, der allein oder vielleicht begünstigt durch gleichzeitige Harnstauung in irgendeiner Weise auf die Glomerulusfunktion schädlich einwirkt.

Die Verhältnisse bei der Sublimatvergiftung legen weiter die Vermutung nahe, daß auch außerhalb der Niere vorhandene Einflüsse für die Funktion auch histologisch normaler Glomeruli unentbehrlich sind. Legen doch Kunkel und Mehring bei der Sublimatintoxikation den Hauptwert auf die toxisch bedingte Blutdrucksenkung, einen Faktor, der für die Funktion der Malpighischen Körperchen sicher sehr wesentlich ist. Diese toxische Blutdrucksenkung gibt uns ja auch eine Erklärung dafür, daß bei der Sublimatvergiftung trotz des funktionellen Versagens der Glomeruli die Erhöhung des Blutdruckes ausbleibt. Wir möchten also zusammenfassend uns dahin äußern, daß auf Grund pathologisch-anatomischer und klinischer Befunde für die Funktion der Glomeruli sehr wahrscheinlich teils von dem Nierengewebe ausgehende, teils außerhalb der Niere liegende Einflüsse als wichtig anzunehmen sind, bei deren Fehlen auch anatomisch unveränderte Glomeruli funktionell versagen, sogar zu einem Zeitpunkte, wo, wie bei der rezidivierenden hämorrhagischen Nephritis die Durchlässigkeit der Knäuelgefäße scheinbar vermehrt ist.

Es stimmten histologisch die Befunde an der Glomerulis unserer letzten beiden Fälle völlig mit denen überein, wie sie von Reichel und Löhlein bei abklingenden Glomerulonephritiden geschildert werden, trotzdem ergibt sich ein sicherer funktioneller Unterschied, indem dort zunehmende, hier sinkende Urinmengen, die in einem Falle fast einer Anurie gleichkamen, in den letzten Tagen vor dem Tode klinisch beobachtet wurden. Dieselben histologischen Befunde können also ganz verschiedenen funktionellen Zuständen entsprechen.

Es sei noch eine weitere Beobachtung mitgeteilt, die sich hinsichtlich einiger uns interessierender Befunde an die schon beschriebenen anschließt.

Fall 6. Es handelte sich um einen 26jährigen Kriegsrentenempfänger, gestorben an einer Hüftgelenkstuberkulose, die durch ausgedehnte Eiterung und Fistelbildung der umgebenden Weichteile kompliziert war. Er hatte gleichzeitig an einer hämorrhagischen Nephritis gelitten. (S. 41. 6. VIII. 15.)

Die mikroskopische Untersuchung der Niere ergab eine typische Glomerulonephritis epithelialis productiva. In der großen Mehrzahl der Malpighischen Körperchen fanden sich neugebildete Halbmonde mit verhältnismäßig zahlreichen Kernteilungsfiguren. Die Gefäßknäuel vielfach durch die Halbmonde zusammengedrückt und völlig blutleer, dabei kernreich. In zahlreichen Kapselräumen sind freie, rote Blutkörperchen, die sich auch in den Harnkanälchen und hier besonders reichlich an der Grenze von Rinde und Mark und im Mark finden, vielfach in derselben Lage, wie sie im Fall 3 ausführlich beschrieben wurde, d. h. in den Umbiegungsstellen Henlescher Schleifen und auch hier sehr deutlich in Abhängigkeit von in der unmittelbaren Umgebung liegenden zelligen Infiltraten. Diese liegen am häufigsten in den oberen, d. h. rindenwärts gelegenen Markbezirken, und fast überall tritt deutlich hervor, daß gerade in der Nachbarschaft, und zwar stromaufwärts von solchen Zellinfiltraten, sehr stark mit roten Blutkörperchen angefüllte und erweiterte gerade Kanälchen sichtbar sind (s. Taf. III, Fig. 2). Auch in der Rinde finden sich vielfach stark erweiterte Kanälchen, teils mit roten Blutkörperchen gefüllt, oft aber, auch in aufgeklebten Paraffinschnitten, ohne geformte Inhaltsbestandteile. Außer roten Blutkörperchen enthalten mäßig viele Harnkanälchen hyaline und granulierte Zylinder, ihr Epithel ist nur unwesentlich verändert. In der Rinde zahlreiche Infiltrationen mit Rundzellen. Blutgefäße o. B.

Wir möchten dem bisher Gesagten nur hinzufügen, daß uns auch diese Befunde für die Wichtigkeit mechanischer Verhältnisse für das Zustandekommen von Oligurien in manchen Fällen zu sprechen scheinen.

Zusammenfassend sei für die letztbeschriebenen beiden Fälle darauf hingewiesen, daß es gerade bei ihnen, wo sich reichliche zellige interstitielle Herde im Mark fanden, eine ausgedehnte Stauung von Inhaltsmassen in Harnkanälchen in deutlicher Abhängigkeit von den Zellherden nachzuweisen war.

Wir kommen hier auf die einleitend erwähnten Beobachtungen von Wagner, Heß und Volhard zurück und glauben, daß den klinischen Befunden dieser Autoren, von denen besonders Wagner das gleichzeitige Sinken der Harnmengen im Zusammenhang mit dem Auftreten einer Blutbeimengung zum Harn in Fällen chronischer Nephritis beschreibt, daß diesen Befunden also die histologisch nachweisbare Tatsache entspricht, daß bei Vorhandensein interstitieller Veränderungen, die in irgendeiner Weise abführende Kanälchen verengern können, stärkere Blutansammlungen in den Harnkanälchen für ihren Verschluß von Bedeutung werden können. Man ist weiter zu der Annahme berechtigt, daß als Folge dieses Zustandes auch die sekretorische Funktion anatomisch nicht veränderter Glomeruli beeinträchtigt, ja aufgehoben werden kann.

Es sei schließlich noch darauf hingewiesen, daß auch Ponfick und Uyeno an eine Verstopfung abführender Kanälchen durch geformte pathologische Urinbestandteile, und zwar durch Zylinder, glauben, diese geformten Elemente lösen nach Ponfick, wenn sie liegen bleiben, nun weiter eine reaktive Wucherung in der Umgebung aus, die schließlich die Harnkanälchen allmählich zuschnüren kann.

Aschoff und Suzucki halten derartige Vorgänge ebenfalls für möglich, wenn sie auch selten sind. Nach Aschoff können ferner nekrotische Zellmassen in den von ihm als „terminale Abschnitte“ bezeichneten Endstücken der Tubuli contorti erster Ordnung und in dünnen Henleschen Schleifen liegen bleiben, diese Teile der Harnkanälchen an der Regeneration hindern und schließlich durch die reaktiven Wucherungen der Umgebung zu scharf umschriebenen Herden führen, die an Bilder bei der hydronephrotischen Schrumpfniere erinnern.

Im Fall 5 trat, wie beschrieben, an vereinzelten Stellen hervor, daß den roten Blutkörperchen im Lumen der Harnkanälchen in geringer Zahl an einzelnen Stellen weiße beigemengt waren, die sich ja klinisch fast immer im Harnsediment nachweisen lassen. Schon im akuten Stadium der Glomerulonephritis kann es ja nach Löhlein zu einer Vermehrung der Leukozyten in den Malpighischen Körperchen kommen, doch ist dieser Vorgang nebensächlicher Natur, er tritt im allgemeinen zurück gegenüber der Endothelzellwucherung. Nun hat neuerdings Gräff beobachtet, daß bei längerer Dauer der Entzündung die Zahl der Leukozyten in den Glomerulis zunimmt. Recht interessant sind in dieser Hinsicht vor allem die klinischen Beobachtungen von Ullmann. Bevor wir auf diese eingehen, soll ein von uns beobachteter Fall von hämorrhagischer Nephritis beschrieben, der durch ganz ungewöhnlich starke Extravasate von Leukozyten kompliziert war.

Fall 7. 20jähriger Rekrut. Diensteintritt 23. XI. 15. 15. II. 16 erkrankt mit Husten, Seitenstichen und Fieber von 39°. Bis 14. III. Fieber von 38—39°, klinische Diagnose: Pneumonie mit anschließender Pleuritis.

15. III. bis 21. IV. fieberfrei. Allgemeinbefinden gut. R. h. u. bleibt Schallverkürzung und abgeschwächtes Atmen.

20. IV. Pat. sieht blaß und gedunsen aus, Urin enthält Eiweiß.

23. IV. Im Urin Eiweiß und Zylinder. Menge in 24 Stunden 300 ccm, wieder Fieber von 38—39°.

Urinmengen bis 3. V. 3—400 ccm pro Tag, bis 11. V. 5—600 ccm. Urin zahlreiche Leukozyten, vereinzelte gekörnte Zylinder. Esbach 2—3‰ Eiweiß.

11. V. bis 20. V. tägliche Urinmengen bis 1200 ccm.

20. V. Abgangsbefund (Reservelazarett Pleschen): Befinden in den letzten Tagen befriedigend, Urinmenge im Zunehmen, es besteht noch geringe Schwellung der Hände und Füße. Nach Festungslazarett II (Nierenlazarett) Posen verlegt.

Hier Befund am 22. V. Urin: Albumen +, viel Leukozyten, hyaline und granulierte Zylinder.

25. V. Esbach 10‰, Albumen. Blut positiv. Menge 600. Spez. Gewicht 1007. Befund bis 6. VI. unverändert, bisweilen heftige Durchfälle, kein Fieber. Bis 17. VI. Esbach 4—6‰ Albumen, Blut stark positiv, Mengen um 600. Im Sediment sehr viel Leuko- und Erythrozyten, viel hyaline und granulierte Zylinder. Unter neuem Fieberanstieg Dämpfung über beiden Unterlappen, Bronchialatmen (Pneumonie?). Am 22. VI. Exitus.

Sektionsbefund (Professor Winkler): Doppelseitiges Pleuraempyem, beiderseitige Pleuraschwarten, Bronchopneumonien beider Unterlappen, hämorrhagische Nephritis, abgelaufene Enteritis. Schwerste Abmagerung.

Rechte Niere: 12 : 6 : 4 cm, Fettkapsel kaum vorhanden, Oberfläche glatt, an einigen Stellen bleibt beim Abziehen die Bindegewebskapsel an der Nierenoberfläche hängen. Farbe der Oberfläche im allgemeinen blaßgelb, stellenweise gerötet, über die ganze Oberfläche verteilt sieht man stecknadelkopfgroße Blutpünktchen. Schnittfläche glatt, im allgemeinen gleichfalls in der Rinde blaßgelblich, fleckig, Mark blaßrot. Beschaffenheit ziemlich schlaff. Linke Niere: 13 : 6 : 4 cm, im allgemeinen wie rechts.

Mikroskopische Beschreibung: Bei Übersichtsvergrößerung sieht man die Glomeruli sehr groß, oft prall den Kapselraum ausfüllend und äußerst kernreich. Diese Kerne erweisen sich bei starker Vergrößerung zum Teil als Endothelkerne, zum Teil als typische Leukozytenkerne. Es sind auch reichlich Malpighische Körperchen vorhanden, deren Kernreichtum nur durch Anhäufung endothelialer Kerne bedingt ist, während in anderen fast nur die leukozytären Kerne hervortreten. Die Gefäßschlingen der Glomeruli sind blutleer, vielfach sieht man in ihnen ein feines, mit Eosin sich rosa färbendes Netzwerk. Zahlreiche Kapselräume sind mit Leukozyten und Erythrozyten angefüllt. Das Kapselepithel ist an einigen Stellen gequollen und mit der Oberfläche des Gefäßknäuels verklebt, an mäßig zahlreichen Stellen zwei- bis dreireihig, in nur geringer

Menge finden sich typische Halbmonde, die zum Teil hyalin entartet sind, sich mit van Gieson-Farbe leuchtend rot färben. Diese epithelialen Halbmonde sind an einigen Stellen reichlich von Leukozyten durchsetzt, welche zwischen den Epithelzellen liegen. Auch sieht man bisweilen, daß die Rindenkapillaren in der Umgebung der Glomeruli sehr reich an Leukozyten sind (leukozytäre Hyperämie).

Die Harnkanälchen haben in der überwiegenden Mehrzahl guterhaltene Kerne und Zellen, sie sind fleckweise in geringem Grade verfettet (Sudan), enthalten mäßig zahlreiche hyaline und kolloide Zylinder.

Am auffallendsten ist ihre sehr reichliche Füllung mit geformten Blutbestandteilen, am stärksten ist diese in den äußeren Rindenschichten. Es finden sich sowohl rote als weiße Blutkörperchen in sehr beträchtlichen Mengen im Lumen der Harnkanälchen, und zwar so, daß entweder nur Leukozyten oder nur Erythrozyten oder beide durcheinandergemischt vorhanden sind. Durch diese Inhaltsmassen sind die Harnkanälchen vielfach stark erweitert und haben abgeplattetes Epithel. Das interstitielle Gewebe ist im allgemeinen unverändert, nirgends zellig infiltriert. Nur unter der Kapsel finden sich vereinzelte kleine Schrumpfherde mit hyalinen Glomerulis, vermehrtem Bindegewebe und atrophischen Kanälchen. Die Blutgefäße zeigen weder Verdickung noch Verfettung der Intima noch sonstige Veränderung.

Aus der kritischen Betrachtung der klinischen und anatomischen Befunde ergibt sich, daß eine im Verlauf einer Pneumonie mit anschließendem Empyem nach zweimonatiger Erkrankung zum erstenmale bemerkte Nephritis, 4 Wochen nach ihrem Auftreten bei steigenden Urinmengen sich in Heilung befand, in der 5. Woche aber die Urinsekretion sich wieder verminderte unter vermehrtem Albumengehalt und reichlichem Vorhandensein geformter Bestandteile, besonders Blutkörperchen. In der 8. und 9. Woche änderte sich der Befund nicht wesentlich, das Urinsediment zeigte sehr viel Leuko- und Erythrozyten, desgleichen hyaline und granulierte Zylinder bei dauernd sehr verminderter Urinsekretion. 10 Wochen nach dem Auftreten der ersten nephritischen Symptome erfolgte der Exitus an Empyem.

Das histologische Bild zeigte eine subakute Glomerulonephritis mit nur geringer Wucherung des Kapselepithels und schweren intrakapillären Veränderungen, die durch das Überwiegen der Leukozyten in vielen der befallenen Malpighischen Körperchen sich von den sonst üblichen Befunden unterschieden, ferner durch die sehr reichliche Anhäufung nicht nur roter, sondern auch weißer Blutkörperchen in den Harnkanälchen und durch die leukozytäre Hyperämie der Rindenkapillaren, besonders um Glomeruli.

Wodurch diese letzterwähnten Veränderungen bedingt waren, ist nicht ohne weiteres mit Sicherheit zu sagen. Möglicherweise kommt in Betracht, daß hier infolge der noch bestehenden Eiteransammlung in den Pleurahöhlen reichlich infektiöse Toxine in der Niere ausgeschieden wurden. Kokken waren in der Niere färberisch nicht nachweisbar.

Wir möchten hier kurz auf die schon erwähnten Befunde Ullmanns eingehen. Er beschreibt bei klinischen Beobachtungen von Feldnephritiden recht interessante Sedimentbefunde im Urin. Im akutesten Stadium waren Zylinder, Epithelien und rote Blutkörperchen im Sediment nachweisbar, dann schwanden zunächst die Epithelien und Zylinder, es blieb eine reine Hämaturie zurück, und allmählich traten dann erst Leukozyten auf, die immer reichlicher wurden, während die roten Blutkörperchen schwanden, gewissermaßen von den weißen verdrängt wurden. Schließlich fand sich kein pathologisches Sediment mehr, die Fälle gingen nach 4—6 Wochen in völlige Heilung über. Für charakteristisch hält Ullmann eine auf infektiöser Grundlage entstehende Gefäßwandschädigung, worin wir ihm nur beistimmen können. Seinen Befunden entsprechen auch die von Gräff, der gleichfalls mit zunehmender Dauer der Nephritis eine Vermehrung der Leukozyten in den Glomerulis feststellte. Unser Fall stimmt mit den Beobachtungen der beiden letztgenannten Autoren darin überein, daß mit längerer Dauer der entzündlichen Schädigung der Knäuelgefäße allmählich auch eine Extravasation von Leukozyten in größerem Umfange auftrat; man darf aber derartige Vorkommnisse nicht verallgemeinern, sie sind sicher nicht die Regel.

Zurückkehrend zu der uns wesentlich interessierenden Frage nach der Bedeutung von Hämorrhagien im Verlauf einer Glomerulonephritis sei für unsere letztbeschriebenen 5 Fälle bemerkt, daß in 3 von ihnen (3—5) neu einsetzende, in 2 (6 und 7) langanhaltende Schädigungen (Eiterung aus Fisteln und Empyem) vorhanden waren, die ungewöhnlich starke oder langdauernde Hämaturien im subakuten Stadium bedingt hatten. Es bestanden bei diesen subakuten Nephritiden keine Anhaltspunkte dafür, daß die Nierenerkrankung im Abklingen war.

Auch in diesen Fällen waren die intrakapillären Prozesse keineswegs schwer und sicher heilungsfähig, sie entsprachen völlig denen, wie sie entweder im akuten Anfall oder bei abklingenden frischen Fällen beschrieben wurden. An Glomerulis, in deren Kapselräumen rote Blutkörperchen sich fanden, waren histologisch keine, ihre vermehrte Durchlässigkeit erklärenden Veränderungen, insbesondere keine irgendwie wesentlichen Verfettungen der Gefäßwände nachweisbar. Wie der eigentliche Vorgang der Blutaustritte durch die Knäuelgefäße stattfindet, ist auch auf Grund histologischer Untersuchungen recht schwer zu entscheiden. Nach E. Kaufmann (Lehrbuch) handelt es sich um diapedetische Blutungen, doch kann man Reichel wohl darin beistimmen, daß wahrscheinlich auch ein Einreißen von Gefäßwänden in größerem Umfange stattfindet. Die Frage, ob durch Rhexis oder Diapedese diese Blutaustritte zustande kommen, ist auch unwesentlich gegenüber der Tatsache, daß die die Blutungen bedingenden pathologischen Prozesse sicher restlos abheilen können.

Vielfach waren gerade Glomeruli, in deren Kapselräumen rote Blutkörperchen in größerer Menge lagen, kleiner als die andern und blutleer. Es legt daher das histologische Bild die Vermutung nahe, daß es zu einer Zusammenziehung derartiger Gefäßknäuel kommt, vielleicht sogar hervorgerufen durch das im Kapselraum angesammelte und das Gefäßknäuel gewissermaßen tamponierende Blut, und daß hierdurch die Heilung etwaiger Einrisse in den Gefäßwänden begünstigt wird.

Die für die Prognose so wichtigen extrakapillären Veränderungen spielen bei dem Zustandekommen der Hämorrhagien keine oder nur eine unwesentliche Rolle. Man findet allerdings bisweilen Blutungen unter die neugebildeten epithelialen Halbmonde bei der Glomerulonephritis (s. Abbildung 354 im Aschoffschen Lehrbuch, II. Bd., 1. Aufl. 1909). Doch sind derartige Blutungen wohl nicht oder nur ausnahmsweise so ausgedehnt vorhanden, daß sie das Bild einer hämorrhagischen Nephritis hervorrufen können.

Es ist weiter die Möglichkeit abzulehnen, daß Blutungen in die Kapselräume hinein aus umgebenden Rindenkapillaren stattfinden könnten. Wie schon Orth in seinem Lehrbuch hervorhebt, findet man bei Blutungen in die Kapselräume sehr häufig das umgebende Gewebe frei von Blut, anderseits sieht man prall mit Blut gefüllte Rindenkapillaren recht oft ein dichtes Netzwerk um Glomeruli bilden, die einen blutfreien Kapselraum haben. Besonders deutlich trat dies in unserem Fall 4 zutage. Als Quelle für Blutungen in die Glomeruluskapselräume kommen also nach den bisherigen Erfahrungen im allgemeinen nur die veränderten Knäuelgefäße in Betracht.

Auf die Möglichkeit, daß für das Eintreten ungewöhnlich schwerer oder langdauernder hämorrhagischer Nephritiden eine besondere Disposition in Form einer angeborenen oder erworbenen Minderwertigkeit des Gefäßsystems wesentlich ist, wurde schon eingegangen.

Sehr wertvoll sind in dieser Hinsicht Urinuntersuchungen, die nach großen körperlichen Anstrengungen vorgenommen wurden, besonders in Fällen, wo eine größere Anzahl Menschen unter gleichen äußeren Bedingungen den gleichen Strapazen ausgesetzt war.

So fand Rumpel bei der Untersuchung des Urins einer größeren Anzahl von Teilnehmern an einem Armeegepäckmarsch bei 80% der Teilnehmer hyaline und granulierte Zylinder und bei 20% Erythrozyten im Harn, ein interessanter Befund, der für die Beurteilung der Frage nach der individuellen Disposition und ihrer Bedeutung für das Zustandekommen renaler Hämaturien recht wertvoll ist. Es sei ferner auf die Befunde von Christensen[1]), Seelig[1]) und Taskinen[1]) hingewiesen, besonders aber auf die neuerdings von L. Heß beschriebene „hämorrhagische Form eines chronischen Morbus Brightii" bei Leuten jugendlichen und mittleren Alters, bei denen Erscheinungen von Schrumpfniere völlig fehlten und trotz aller therapeutischen Maßnahmen eine Hämaturie mäßigen Grades viele Monate bis 3 Jahre andauerte. Dabei war die Albuminurie gering, die Harnmengen normal, der Blutdruck nicht erhöht, doch traten bisweilen Symptome der Niereninsuffizienz auf, wie Kopfschmerzen, Schwindel und Erhöhung des Rest- N -Gehaltes im Blut. Auch Heß erklärt diese langdauernden Hämaturien für die Folge einer besonderen Disposition, die diese abnorme Reaktion auf die zur Nephritis führenden Schädigungen hervorruft. Es bestanden in allen seinen Fällen Degenerationszeichen wie geringe Entwicklung der sekundären Geschlechtsmerkmale, Lymphatismus

[1]) zitiert nach v. Starck.

asthenischer Habitus, enge Gefäße; nicht unwesentlich ist vielleicht auch der mehrfach zugegebene Potus, der auch in 2 unserer 3 Fälle von Feldnephritis nachgewiesen war. Es tritt also zu den Konstitutionsanomalien in solchen Fällen noch eine erworbene Disposition hinzu.

Diese kann sicher auch allein für das Zustandekommen ungewöhnlich schwerer Hämorrhagien bei Glomerulonephritiden in Betracht kommen, wie wir auf Grund unserer Beobachtungen schließen; und zwar können krankhafte Einflüsse sowohl zu einer allgemeinen, verminderten Widerstandskraft des Gefäßsystems führen, die sich dann an dem neu erkrankten Organ, der Niere, äußert — besonders sind hier zu beachten tuberkulöse und arteriosklerotische Prozesse, ferner auch übermäßige Strapazen, wie sie das Leben im Felde mit sich bringt —, als auch kann das Überstehen einer akuten Glomerulonephritis eine lokale Herabsetzung der Leistungsfähigkeit der Knäuelgefäße bedingen, die sich dann bei Rezidiven geltend macht. Begünstigend für das Auftreten der Blutungen wirkt hier wahrscheinlich in manchen Fällen der erhöhte Blutdruck (Lubarsch).

Bevor wir unsere Ergebnisse zusammenfassen, möchten wir der Vollständigkeit halber noch kurz darauf eingehen, inwiefern es noch zu anderweitigen, nicht durch eine Glomerulonephritis bedingten renalen Hämaturien kommen kann.

Wir sehen hier ab von den Blutungen, die sich auch klinisch von vornherein leicht von entzündlichen Hämaturien abgrenzen lassen, so den einseitigen Blutungen bei Verletzungen, infektiösen Granulomen (Tuberkulose) und Tumoren, ferner von den durch Vergiftungen und durch hämorrhagische Diathesen bedingten, und wollen nur noch näher auf solche eingehen, bei denen differentialdiagnostische Schwierigkeiten gegenüber den durch eine Glomerulonephritis hervorgerufenen Hämorrhagien in Betracht kommen könnten.

Hier sind einmal die sogenannten „essentiellen" Nierenblutungen zu beachten, wohl bedingt durch leichtere Erkrankungen unbekannter Art und Entstehung, teils der kleineren Gefäße, teils aber auch der Gefäßknäuel der Malpighischen Körperchen, bei denen in solchen Fällen die zu den Blutungen führende vermehrte Durchlässigkeit der Gefäßwände die einzige krankhafte Veränderung ist, eine Möglichkeit, auf die Löhlein schon hingewiesen hat und die besonders durch die eben erwähnten Befunde Rumpels gestützt wird. Gerade hierbei dürften individuelle Veranlagungen eine große Rolle spielen. In diese Gruppe von Erkrankungen gehört streng genommen wohl auch ein großer Teil der Fälle, wie sie eingangs erwähnt wurden, wo es im Anschluß an eine überstandene Feldnephritis zu monatelangen Hämaturien kommt. Bei ihnen stellt der Nachweis von Erythrozyten vielfach den einzigen pathologischen Befund des Urins dar (Goldberg u. a.), die eigentliche Entzündung ist bereits abgelaufen; daß man diese Zustände als nephritisch bezeichnet, ist trotzdem ätiologisch gerechtfertigt.

Es ist weiter zu beachten, daß auch im Verlaufe entzündlicher Nierenerkrankungen Blutungen vorkommen können, die nicht durch die Entzündung selbst, sondern durch sekundäre Vorgänge hervorgerufen sind, nämlich durch septisch-embolische Prozesse, wie sie im Verlauf einer infektiös bedingten Glomerulonephritis auftreten können. Eine rein embolische derartige hämorrhagische Nierenerkrankung ist die von Löhlein beschriebene „embolische Herdnephritis“ bei der Allgemeininfektion mit dem Streptococcus viridans.

Schließlich gibt es ja bei Nierenentzündungen auch interstitielle Blutungen aus Rindengefäßen, die aber sicher nur von geringer Bedeutung sind. Wenn man also auch nicht in jedem Falle, wo bei Nephritiden Hämaturien auftreten, die alleinige Quelle für diese in rein entzündlich erkrankten Glomerulis sehen darf, so muß man doch gegenüber allen andern Krankheitsprozessen den Glomerulonephritiden für das Zustandekommen renaler Hämaturien eine überragende Bedeutung zweifellos zuerkennen.

Wir möchten schließlich noch hervorheben, daß in unsern 3 Fällen von subakuter Feldnephritis (3—5) die Veränderungen an den Glomerulis recht geringfügig waren, eine Beobachtung, die mit einigen der von Herxheimer und Jungmann mitgeteilten übereinstimmt und der klinischen Tatsache entspricht, daß gerade die Feldnephritiden prognostisch gutartig sind. Die schweren Folgen, die im Fall 5 im Anschluß an die durch entzündliche Glomerulusschädigungen bedingten hämorrhagischen Prozesse sich fanden, konnten nur deshalb auftreten, weil gleichzeitig interstitielle Prozesse vorhanden waren. Es zeigen solche Fälle, daß auch bei primären Glomerulonephritiden, denn als solche müssen wir doch zweifellos alle Kriegsnephritiden betrachten, für den weiteren Verlauf der Erkrankung bei abheilenden Glomerulusveränderungen der Zustand des übrigen Nierenparenchyms sehr wesentlich werden kann. Dies tritt auch zutage in dem besonders von Jungmann hervorgehobenen Befund, daß es im subchronischen Stadium der Feldnephritis zu ausgedehnten Epitheldegenerationen kommen kann.

Die Frage, ob diese nephrotische Veränderung nicht von vornherein durch die auch die Entzündung der Malpighischen Körperchen bedingenden Schädigungen hervorgerufen sein könnte, muß man doch verneinen. Es wäre unverständlich, wie eine schädliche Einwirkung, die sofort eine diffuse Erkrankung der Glomeruli bedingt, sich erst nach Wochen und Monaten an den Harnkanälchen äußern sollte. Es ist vielmehr recht wahrscheinlich, daß die langdauernde pathologische Funktion der Glomeruli dahin führen kann, daß auch an den Harnkanälchen degenerative Prozesse sich einstellen oder interstitielle Veränderungen auftreten, die dann schwerer werden, während die Veränderungen an den Malpighischen Körperchen abklingen. Nur ein Zuammenarbeiten von Kliniker und Anatomen wird Irrtümer über die Pathogenese solcher Fälle verhindern.

In der Ätiologie aller unserer Beobachtungen spielt eine Infektionskrankheit zweifellos die Hauptrolle, zunächst bei den 4 Fällen (1, 2, 6, 7), die keine Feldnephritiden waren. Die Nierenerkrankung trat bei ihnen im unmittelbaren Zusammenhang mit einer Angina, Fisteleiterung, Pneumonie bzw. Empyem auf.

Daß für die Entstehung der Glomerulonephritis beimMenschen Infektionskrankkeiten, besonders die durch den Streptococcus oder Pneumococcus bedingten, hauptsächlich, wenn nicht ausschließlich, in Betracht kommen, ist seit langem bekannt (Orth, Lehrbuch, Löhlein, Fahr, Volhard). Auch für die Feldnephritis sind von zahlreichen Autoren überstandene Infektionen als ätiologisch bedeutungsvoll angesehen worden (Herxheimer, Jungmann, Knack, Stintzing, Volhard u. a.). Daß hier die Meinungen aber auch geteilt sind, daß auch die verschiedensten anderen Ursachen, wie Erkältung und Durchnässung, veränderte Ernährung, eine primäre Blasenerkrankung als wesentlich für das Zustandekommen der Kriegsnephritis angeschuldigt worden sind, wird dadurch verständlich, daß es infolge der vielfachen Schädigungen, denen der Soldat im Felde ausgesetzt ist, schwer ist, das Wesentliche vom Unwesentlichen zu scheiden und die eigentliche Ursache von den nur begünstigenden Momenten abzutrennen. Es besteht über diese Frage eine unendlich reichhaltige Literatur, auf die hier unmöglich eingegangen werden kann. Es sei hier nur betont, daß man gerade auf Grund der Friedenserfahrungen höchstwahrscheinlich auch für die Feldnephritis Infektionskrankheiten für ätiologisch wesentlich halten und die übrigen Schädigungen nur als begünstigende Momente für die Wirkung der Infektionserreger ansehen muß. Hierfür sprechen besonders auch die Sektionsbefunde bei ganz frischen Kriegsnephritiden.

Zum Schluß seien die Ergebnisse unserer Beobachtungen, unter Berücksichtigung der bisher vorliegenden Literatur, in folgender Weise zusammengefaßt:

In der überwiegenden Mehrzahl der Fälle sind renale Hämaturien bedingt durch eine entzündliche Erkrankung der Glomeruli, deren zu den Blutungen führende Veränderungen in allen Stadien sich gleichen. Sie erweisen sich im histologischen Bilde als überraschend geringfügig, sind vollkommen heilungsfähig und bestehen in einer nur an ihren Folgen, eben den Blutaustritten, kenntlichen vermehrten Durchlässigkeit der Knäuelgefäße.

Jedes Stadium einer Glomerulonephritis kann hämorrhagisch sein. Im akuten Anfall ist vielfach, wenn auch nicht immer, die Blutausscheidung gering, weil noch unversehrte Knäuelgefäße von der zur Entzündung führenden Schädigung befallen werden und durch die folgenden entzündlichen Prozesse bald ein mehr oder weniger großer Teil der Glomeruli überhaupt undurchgängig wird.

Nach der Wiedereröffnung der verschlossenen Knäuelgefäße zeigt sich ihre durch die vorhergehende Entzündung bedingte verminderte Widerstandsfähigkeit darin, daß es zu ausgedehnten Hämorrhagien in die Kapselräume kommt. In diesem Stadium stellt die zu den Blutungen führende Veränderung der Glomeruli das Wesen der Nierenerkrankung dar. Die jetzt neu oder in vermehrtem Maße auftretende Hämaturie findet sich zugleich mit steigenden Urinmengen und zeigt, daß die akute Entzündung im Abklingen begriffen ist. Es kann dieses Stadium, nur kurze Zeit dauern, sich aber auch, wie gerade die klinischen Erfahrungen bei der Feldnephritis zeigen, durch Monate hinziehen. Es geht in der großen Mehrzahl der Fälle in völlige Heilung über.

Doch können bisweilen solche im subakuten und in späteren Stadien auftretende hämorrhagische Prozesse, trotzdem auch hier die zu den Blutungen führenden Veränderungen an den Glomerulis geringfügig und heilungsfähig sind, eine recht ungünstige Komplikation der Nephritis darstellen. Es handelt sich hier um Fälle, wo neben den sich lang hinziehenden noch durch ein Rezidiv bedingten neu auftretenden Blutungen gleichzeitige zellige Infiltrationen im Mark oder eine Vermehrung des Bindegewebes sich finden, welche abführende Harnkanälchen in größerem Umfange komprimieren. Es kann an diesen verengten Stellen durch die Blutkoagula zu einem ausgedehnten Verschluß von Harnkanälchen und ferner zu einer starken Erweiterung der oberhalb liegenden Abschnitte, besonders der Umbiegungsstellen Henlescher Schleifen, kommen, wodurch wieder eine sekundäre, bis zum Verschluß führende Kompression benachbarter gerader Kanälchen bedingt wird. Die Summe dieser mechanischen Erscheinungen kann ein Undurchgängigwerden erheblicher Mengen von abführenden Kanälchen zur Folge haben. Es ist weiter zu beachten, daß nuter diesen Verhältnissen die im histologischen Bilde noch offenen, scheinbar sogar vermehrt durchlässigen Glomeruli in ihrer sekretorischen Funktion stark beeinträchtigt werden, diese sogar ganz einstellen können.

Diesen histologischen und funktionellen Verhältnissen entsprechen die mehrfachen klinischen Beobachtungen, daß es im Verlaufe älterer Nephritiden im Anschluß an das Auftreten stärkerer Hämaturien zu plötzlichem Sinken der Urinmengen und urämischen Symptomen kommt.

Es ist recht wahrscheinlich, daß für das Zustandekommen besonders schwerer oder sich ungewöhnlich lange hinziehender hämorrhagischer Nephritiden eine schon vor dem Beginn der nephritischen Erkrankung vorhandene, entweder angeborene oder erworbene Disposition im Sinne einer verminderten Widerstandsfähigkeit des Gefäßsystems wesentlich ist. Diese kann auch, als alleinige Folge einer hinsichtlich der Veränderungen an den Malpighischen Körperchen sonst abgeheilten akuten Glomerulonephritis, an den Knäuelgefäßen bestehen bleiben und sich später bei Rezidiven geltend machen.

Abgeschlossen: Mai 1917.

Erklärung der Abbildungen auf Taf. III.

Fig. 1 (Fall 5) (Vergrößerung 30fach). *R* Rinde, *M* Mark, *M. S.* Markstrahlen, *U* durch Blutkoagula stark erweiterte Umbiegungsstellen Henlescher Schleifen. *Z* zellige Infiltrationen im Mark. (Glomeruli schematisch gezeichnet.)

Fig. 2 (Fall 6) (Vergrößerung 30fach). *R* Rinde, *M* Mark, *M. S.* Markstrahlen. *Z* zellige Infiltrationen, in deutlicher Abhängigkeit von ihnen Ansammlung roter Blutkörperchen in Harnkanälchen.

Literaturverzeichnis.

1. Arneth, Klinische und therapeutische Erfahrungen bei der Kriegsnephritis. D. med. Wschr. 1916, Nr. 49. — 2. Aschoff, Lehrbuch II. Bd., 1. Aufl., 1909. — 3. Derselbe, Zur Morphologie der Nierensekretion unter physiologischen und pathologischen Bedingungen. Verhdl. d. D. Path. Ges. 1912. — 4. Derselbe, Über die Benennung der chronischen Nierenleiden. Veröffentl. auf d. Gebiete d. Militärsanitätswesens Heft 65, 1917. — 5. Derselbe, Diskussion auf der Tagung der D. Pathol. Ges. 1916. — 6. Bruns, Akute Nierenentzündung der Kriegsteilnehmer. Ztschr. f. klin. Med. Bd. 83, H. 3 u. 4, 1916. — 7. Ceelen, Über tuberkulöse Schrumpfnieren. Virch. Arch. Bd. 219, 1915. — 8. R. Chiari, Vorkommen von Nephritiden bei einer Armee im Felde. Wien. klin. Wschr. 1916, Nr. 40. — 9. Eichhorst, Spezielle Pathologie und Therapie. II. Bd., 6. Aufl., 1905. — 10. Fahr, s. unter Volhard u. Fahr. — 11. Derselbe, Diskussion auf der Tagung der D. Pathol. Ges. 1916. — 12. Goldberg, Beitrag zur Kenntnis des Ausganges der Nephritis acuta belli. D. med. Wschr. 1916, Nr. 39. — 13. Gräff, Untersuchungen über das Verhalten der Leukozyten im Glomerulusgebiet bei der akuten Glomerulonephritis. D. med. Wschr. 1916, Nr. 36. — 14. v. Hansemann, Zur pathologischen Anatomie der Malpighischen Körperchen der Niere. Virch. Arch. Bd. 110, 1887. — 15. Derselbe, Diskussion auf der Tagung der D. Pathol. Ges. 1916. — 16. Herxheimer, Über das pathologisch-anatomische Bild der Kriegsnephritis. D. med. Wschr. 1916, Nr. 29—32. — 17. Derselbe, Diskussion auf der Tagung d. D. Pathol. Ges. 1916. — 18. L. Heß, Über die hämorrhagische Form d. chron. Morbus Brightii. Ztschr. f. klin. Med. 1916, Nr. 34. — 19. Hirsch, Bericht über die Feldnephritis auf dem Kongreß für innere Medizin in Warschau. 1916. — 20. Derselbe, Vortrag in der Med. Ges. in Göttingen. Ref. Berl. klin. Wschr. 1916, Nr. 37. — 21. Jungmann, Über akute Nierenentzündungen bei Kriegsteilnehmern. Ztschr. f. klin. Med. Bd. 84, H. 1 u. 2, 1917. — 22. Derselbe, Diskussion auf dem Kongreß für innere Medizin in Warschau. 1916. — 23. Kaiserling, Diskussion zum Vortrag von Stoerck. Tagung d. D. Pathol. Ges. 1912. — 24. E. Kaufmann, Lehrbuch. 5. Aufl. 1909. — 25. Knack, Über die Kriegsnephritis. Ztschr. f. ärztl. Fortbildung 1916, Nr. 16 u. 17. — 26. Derselbe, Die Brightsche Nierenkrankheit im Kriege. Med. Klin. 1916, Nr. 19—21. — 27. Langhans, Veränderungen der Glomeruli usw. Virch. Arch. Bd. 76 (1879), Bd. 99 (1885), Bd. 122 (1888). — 28. Löhlein, Über die entzündlichen Veränderungen der Glomeruli usw. Arbeiten a. d. Pathol. Inst. zu Leipzig H. 4, 1907. — 29. Derselbe, Embolische, nicht eitrige Herdnephritis. Med. Klin. 1910, H. 10. — 30. Derselbe, Diskussion auf der Tagung der D. Pathol. Ges. 1916. — 31. Lubarsch, Allgemeine Pathologie 1905. — 32. Derselbe, Entzündung. Im Aschoffschen Lehrbuch 1. Aufl., 1909. — 33. Fr. Müller, Bezeichnung und Begriffbestimmung auf dem Gebiet der Nierenkrankheiten. Veröffentl. auf d. Gebiete d. Militärsanitätswesens H. 65, 1917.—34. Naunyn, Bemerkungen zur urinogenen Entstehung der Kriegsnephritis. D. med. Wschr. 1917, Nr. 13. — 35. Orth, Lehrbuch der spez. pathol. Anat. II. Bd., 1893. — 36. Derselbe, Pathologisch-anatomische Diagnostik. 8. Aufl., 1917. — 37. Ponfick, Untersuchungen über die exsudative Nierenentzündung. G. Fischer. Jena 1914. — 38. Ponfick und Yyeno, Experimentelle Untersuchungen über die Veränderungen der Nieren bei Karbolsäurevergiftungen. Zieglers Beitr. Bd. 47, 1909. — 39. Reichel, Über Nephritis bei Scharlach. Ztschr. f. Heilk. Bd. 26, 1905. — 40. Rumpel, D. med. Wschr. 1916, Nr. 20. — 41. Sörensen, Über Scharlachnephritis. Ztschr. f. klin. Med. Bd. 18, 1891. — 42. v. Starck, Über Nierenerkrankungen im Felde usw. Münch. med. Wschr. 1917, Nr. 6. — 43. Stintzing, Diskussion auf dem Konrgeß für innere Medizin in Warschau. 1916. — 44. Suzuki, Zur Morphologie der Nierensekretion unter physiologischen und pathologischen Bedingungen. G. Fischer. Jena 1912. — 45. Ullmann, Über die in diesem Kriege neu beobachtete Form der Nephritis. Berl. klin. Wschr. 1916, Nr. 47. — 46. Umber, Richtlinien in der Klinik der Nierenkrankheiten. Berl. klin. Wschr. 1916, Nr. 47. — 47. Volhard und Fahr, Die Brightsche Nierenkrankheit. Berlin 1914. Springer. — 48. Volhard, Merkblatt über die Behandlung der akuten diffusen Nierenentzündungen. Münch. med. Wschr. 1916, Nr. 37. — 49. E. Wagner, Der Morbus Brightii. Im Ziemßenschen Handb. d. spez. Path. u. Ther.

VI.

Zur pathologischen Anatomie des Paratyphus A.

Von

Dr. Hermann Schöppler.

Man betrachtet unter der Gruppe der Typhuserreger die Formen des Paratyphus als diejenigen, welche klinisch weniger schwer im allgemeinen verlaufen als die des eigentlichen Typhus. Und man kann sagen, daß vor dem derzeitigen Weltkriege von den Erregern des Paratyphus, die des Paratyphus A als die weit seltener zur Beobachtung kommenden galten, gegenüber denen des Paratyphus B. Es hat sich nun aber gezeigt, daß im Verlaufe dieses Krieges der Paratyphus keineswegs so selten war, als man von den Friedensverhältnissen her anzunehmen gewohnt war. Im Gegenteil; es konnten sogar Paratyphus A-Erkrankungen epidemieartig auftretend beschrieben werden. Auch die im Frieden vorherrschende Ansicht über den verhältnismäßig leichteren Verlauf des Paratyphus A gegenüber dem Typhus hat ihre Änderung erfahren müssen und wird dahin richtigzustellen sein, daß der Paratyphus A als eine schwere Erkrankung aufzufassen ist, die ihre Opfer wohl fast ebenso häufig fordert als der Typhus selbst. Als beweisendes Beispiel hierfür möchte nachstehender Fall zur Veröffentlichung kommen, der besonders durch seinen pathologisch-anatomischen Befund bemerkenswert erscheint.

Am 22. März 1917 meldete sich der Inf. H. krank. Er gab an, Leibschmerzen und Durchfall zu haben. Er hat angeblich in der Nacht vom 21.—22. zweimal heftigen dünnen Stuhl gehabt. Die Untersuchung ergab zunächst leichte Druckempfindlichkeit des Leibes, keine Auftreibung. Kein Erbrechen. Temp. 38,3. Puls: regelmäßig, kräftig. H. wurde als schonungskrank in das Revier verlegt, und es wurden Leibumschläge angeordnet. Darnach zunächst Besserung.

Nachmittags verschlechterte sich wieder das Befinden. Es wurden schleimige, gallige Massen erbrochen; der Leib war wenig aufgetrieben, die Druckempfindlichkeit stärker geworden. Die Zunge war belegt. Temp. 38,6. Puls: kräftig, regelmäßig, 84.

Der Abtransport des H. wurde angeordnet, da es sich anscheinend um eine foudroyant verlaufene Wurmfortsatz-Durchbruchs-Peritonitis handelte.

H. wurde bei einer San.-Kp. am 23. 3. 17 eingeliefert. Er wurde dort pulslos und mit ausgesprochener Untertemperatur aufgenommen. Fahle, bläuliche Gesichtsfarbe. Zunge belegt, feucht. Der Leib war aufgetrieben, mit Tympanie und hoher Druckempfindlichkeit. Wegen des schlechten Allgemeinzustandes sofort ins Bett. Wärmeflasche, Leibwärmer, 0,02 Morph. subkutan. Nachts Erbrechen von geringen Mengen wässriger Flüssigkeit, in der einzelne schleimige Nahrungsbrocken schwimmen. Säuerlicher Geruch.

2.^{30} nachts tritt der Tod ein.

Diagnose: fraglich. Akute schwere Intoxikation? Peritonitis infolge Appendizitis? Ileus?

Die am 24. 3. 17 vorgenommene Obduktion ergab folgenden Befund:

Jugendliche, männliche Leiche mit ausgesprochener Totenstarre. Der Mund ist halb geöffnet. Die oberen Augenlider bedecken die Augäpfel fast vollkommen. An den abhängigen Körperstellen zahlreiche livide Totenflecke. Der Unterleib ist aufgetrieben, grünlich verfärbt und gespannt.

Auf dem großen Hautschnitt vom Kinn zur Symphyse ist die Muskulatur kräftig entwickelt, braunrot, gut durchfeuchtet. Das Fettpolster hat eine blaßgelbe Farbe. Beim Eröffnen der Bauchdecken ist das Netz hinaufgeschlagen und liegen die stark geblähten Darmschlingen unbedeckt vor. Die Serosa der Darmschlingen ist bläulich-schwärzlich verfärbt, feucht, glatt, glänzend. In der Bauchhöhle etwa 200 ccm einer blutigen, leicht getrübten Flüssigkeit. Die Leber ist vom Rippenbogen völlig bedeckt. Zwerchfellstand: r. oberer Rand der 5. Rippe, l. unterer Rand der 5. Rippe. Die Rippenknorpel schneiden sich weich und sind auf der Schnittfläche von milchweißer Farbe.

Nach Herausnahme des Brustbeins ist der Herzbeutel fast völlig unbedeckt. In demselben ca. 10 ccm einer leicht blutig-serösen Flüssigkeit. Beide Lungen liegen frei in der Brusthöhle. Die Brusthöhlen sind leer. Die l. Lunge zeigt überall eine glatte, spiegelnde Oberfläche von einer hellgrauroten Farbe. Auf dem Durchschnitt knistert das Gewebe; die Schnittfläche ist glatt, von hellroter Farbe. Die Konsistenz der Lunge ist überall gleichmäßig elastisch, weich. In den großen Bronchialstämmen nur wenig schaumiger Inhalt. Die Schleimhaut ist überall rötlich, glatt. Die großen Gefäße sind leer, ihre Intima glatt. Die peribronchialen Lymphdrüsen sind klein, anthrakotisch. Die rechte Lunge zeigt überall eine glatte, spiegelnde Pleura. Das Gewebe knistert beim Durchschneiden. Die Schnittfläche ist glatt, im Ober- und Mittellappen hellrot, bläulichrot im Unterlappen. Der Luftgehalt ist überall erhalten, der Blutgehalt im Unterlappen vermehrt. Die großen Bronchialstämme, die großen Gefäße, die peribronchialen Lymphdrüsen verhalten sich wie links.

Das Herz entspricht ungefähr der Faust des Mannes. Die Herzoberfläche ist glatt. Das subepikardiale Fett ist gut entwickelt. Die arteriellen Klappen schließen auf Wassereinguß, die venösen Segel sind gut durchgängig. In den Herzhöhlen nur wenig dunkles, flüssiges Blut. Das Herzfleisch ist gut entwickelt, von braunroter Farbe und guter Konsistenz. Die Herzinnenhaut ist zart und durchscheinend. Die arteriellen Klappen sind frei beweglich, zart, ebenso die venösen Segel. Die Intima der großen Gefäße ist zart und durchscheinend.

Die Milz ist groß; 20,3 : 14,0 : 5,7. Die Kapsel ist blaugrau, glatt. Auf dem Durchschnitt ist das Gewebe dunkelblaurot, weich. Die Follikel- und Trabekelzeichnung verwaschen.

Der Magen enthält nur wenig schleimige, trübe Flüssigkeit. Die Magenschleimhaut ist graurot, gewulstet. Die Wülste lassen sich leicht ausstreichen.

Die mesenterialen Lymphdrüsen sind geschwollen, über bohnengroß, teilweise blutig infiltriert.

Das Pankreas zeigt deutliche Läppchenzeichnung, ist von derber Beschaffenheit, auf dem Durchschnitt blaßgraurot. Der Blutgehalt ist gehörig.

Die Leber hat eine glatte Oberfläche. Auf der Schnittfläche ist die Läppchenzeichnung etwas verwaschen; die Farbe ist ein Gelbbraun. Die Konsistenz ist mäßig fest. Der Blutgehalt ist vermindert.

Die Gallenblase enthält etwa 15 ccm einer dunkelgrünen, zähflüssigen Galle. Die Schleimhaut ist glatt.

Die l. Niere ist in eine mäßig entwickelte Fettkapsel eingebettet, klein. Die Faserkapsel läßt sich schwer abziehen. Die Oberfläche der Niere ist leicht höckrig, gelappt. Auf dem Durchschnitt ist das Gewebe blaßbraunrot. Mark- und Rindenzeichnung ist erhalten. Dicke der Rinde 0,4 cm. Die Konsistenz der Niere ist derb. Maße: 10,2 : 5,5 : 2,3.

Die r. Niere in eine geringe Fettkapsel eingebettet, läßt die Faserkapsel nur schwer abziehen. Auch hier ist die Oberfläche höckerig, auf dem Durchschnitt das Gewebe blaßbraunrot, die Konsistenz derb. Die Mark- und Rindenzeichnung ist erhalten. Dicke der Rinde 0,6 cm. Maße: 11,3 : 5,2 : 2,6.

Bei der Eröffnung des Darmes beginnt sich die Darmschleimhaut am Übergang zum Ileum stark zu röten und ist mit einem schmutziggraugelben, breiartigen Inhalt bedeckt, der gegen das Zökum zu sich eindickt. Auch hier die Schleimhaut gerötet, geschwollen. Im Ileum sind die Peyerschen Plaques geschwollen, rötlich. Die Follikel treten scharf hervor und sind glasig. Die Darmschleimhaut ist überall hämorrhagisch infiltriert und mit zahlreichen kleinen Blutaustritten punktförmig durchsetzt, so daß sie wie gestippt erscheint.

Der Wurmfortsatz frei, durchgängig, zeigt den gleichen Befund an seiner Schleimhaut.

Nach Eröffnung der Schädeldecke ist die Dura durchscheinend, die Pia zart. Die Hirnwindungen sind gleichmäßig entwickelt. Aus dem Duralsack fast keine Flüssigkeit. In den Hirnhöhlen nur wenig leicht getrübte Flüssigkeit. Beim Durchschneiden des Gehirns sind die Blutpunkte spärlich, leicht zerfließend. Die Konsistenz des Gehirns ist überall gleichmäßig fest, die graue und weiße Substanz ist gut unterschieden. Die basalen Kerne sind deutlich abgegrenzt.

Das Kleinhirn, das verlängerte Mark sind ohne Besonderheiten.

Anatomische Diagnose: Ileotyphus; typhöse Milzschwellung; Granularatrophie der Nieren; trübe Schwellung der Leber; Hypostase im r. Unterlappen der Lunge.

Der Befund des Darmes zeigt nun ein eigentümliches Verhalten, das sonst im allgemeinen beim Typhus abdominalis nicht angetroffen wird. Besonders die vielen petechienähnlichen Blutungen sind dabei auffallend. Auch die ganze diffuse, hämorrhagisch infiltrierte Schleimhaut de Ileum bedarf der Hervorhebung [1]).

Es wurden nun sofort bei der Autopsie Darmstücke zur bakteriologischen Untersuchung herangezogen. Dabei konnte festgetsellt werden, daß es sich in diesem Falle um einen Paratyphus A handelte.

Das Wachstum des Ausstriches von der Darmwand und der Galle ergab charakteristische, kreisrunde Oberflächenkolonien auf Malachitgrünnährböden. Im hängenden Tropfen erwiesen sich die Kolonien aus beweglichen Stäbchen zusammengesetzt. Lackmusmolke gab Rötung. Neutralrotagar zeigte Fluoreszenz mit geringer Gasbildung, Barsiekow-Gerinnung. Saccharose zeigte nur schwaches Vergorensein. Die serologische Untersuchung ergab: Agglutination mit Paratyphus A-Serum 1: 50 + 1 : 100 + 1 : 200 + 1 : 300 + 1 : 400 ± 1 : 500 —, mit Typhusserum: 1 : 50 + 1 : 100 ± 1 : 200 —, mit Paratyphus B-Serum keine Agglutination.

Auf Grund dieses Befundes mußte die Diagnose auf Paratyphus A gestellt werden.

Bemerkenswert erscheint mir bei der bakteriologischen Untersuchung die Vergärung von Saccharose, die dem Befunde von Hepp [2]) und Tworth [3]) entspricht, entgegen den Ansichten von Uhlenhuth und Hübener [4]), die eine Bestätigung dieser Versuche noch als ausstehend betrachten. Ebenso muß auf die Gerinnung in Barsiekow-Mannit hingewiesen werden, ein Befund, den auch Lehmann [5]) im Gegensatze zu Schmitz und Kirschner [6]) hervorhebt.

Histologisch fand sich nun in den Darmstücken (Ileum), die in der Dicke von 10 μ geschnitten und mit Hämatoxylin-Eosin gefärbt wurden: das Epithel der Darmschleimhaut liegt teilweise abgestoßen in den Zellenlumina, das Gewebe der Submukosa und Mukosa ist stark gelockert. Die Lymphknötchen sind von prall-

---

1) Ähnlicher Befund wurde in einem nicht völlig erklärten Falle von v. Peßl erhoben (v. Peßl, Einige bemerkenswerte Fälle aus der Prosektur M. A., München. Münch. med. Wschr. 59. Jahrg., 1912).

2) Hepp, S., Vergärung von Saccharose durch Bact. coli und Paratyphus B. Inaug.-Diss. Freiburg i. B. 1915.

3) Tworth, zit. bei Hepp. Inaug.-Diss. Freiburg i. B., 1915.

4) Uhlenhuth und Hübener, zit. bei Kolle-Wassermann, Handb. d. pathol. Mikroorganismen Bd. 3.

5) Lehmann, E., Paratyphus A im Felde. Münch. med. Wschr., Feldärztl. Beilage Nr. 3, 1916.

6) Schmitz und Kirschner, Münch. med. Wschr. 1916, Nr. 1.

gefüllten Blutkapillarnetzen umgeben. Auch die Gefäße der Zotten zeigen vielfach starke Blutfüllung. An vielen Stellen kommt es zum Blutaustritt in das benachbarte Gewebe. In den Krypten liegen an vielen Stellen der Präparate Haufen von Bakterien, ebenso in den Lymphräumen der Zotten.

Übersehen wir den Fall, so handelt es sich um einen äußerst rasch zum Tode führenden Paratyphus A, der klinisch kaum zu fassen war. Am besten paßte auf ihn noch die Diagnose der schwersten Intoxikation. Das pathologisch-anatomische Bild führt uns zum Typhus abdominalis: Schwellung der Peyerschen Plaques, der Solitärfollikel, und dem Typhus entsprechend als Lokalisation im Ileum, Hyperämie der Mesenterialdrüsen bei mäßiger Schwellung derselben. Dabei sind die heftigen Entzündungserscheinungen von seiten des ganzen Darmtraktus und die petechialen Blutungen noch besonders hervorzuheben, die als Zeichen schwerster Bakterieninvasion und Toxinwirkung aufzufassen sind.

Der Paratyphus A ist pathologisch-anatomisch noch wenig beschrieben. Galt er doch vor dem Kriege als eine seltene Erkrankung, von der Meinertz noch schreiben konnte: „Der ‚Typus A' hat noch keine große praktische Bedeutung erlangt; eigene Erfahrungen darüber besitzen wir nicht."

Castellani[1]) — die Fälle von Hermann[2]) dürften ohne weiteres ausscheiden, den Fall von Wells-Scott[3]), als zweifelhaft, will ich gleich hier übergehen — berichtet über eine Paratyphus A-Obduktion, bei welcher sich im Darmkanal Veränderungen vorfanden, die einem Typhus abdominalis völlig ähnlich waren. Es wurde die Schwellung der mesenteriellen Lymphdrüsen festgestellt, und im untersten Ileum fanden sich zahlreiche Geschwüre. Die Züchtung von Paratyphus A in Reinkultur aus der Milz und den Lymphdrüsen läßt den Fall sicher beurteilen.

Birt[4]) fand bei einem an Paratyphus A Verstorbenen an der Milz und im Darm die gleichen typischen Veränderungen, wie wir sie bei der Obduktion bei Typhus abdominalis zu finden gewohnt sind.

Baermann und Eckersdorff[5]) beschreiben diffuse katarrhalische, schleimig-eitrige Entzündungsvorgänge im Dünn- und Dickdarm, fügen hier jedoch hinzu, ohne Erosionen und Substanzverluste und ohne Beteiligung der follikulären Elemente.

---

[1]) Castellani, Paratyphoid fever in the tropics, cases of mixed infection. The Lancet I, 1907.

[2]) Hermann, M., L'intoxication carnée de Sirault. Arch. de méd. experim. et d'anatomie pathologique. Paris 1899.

[3]) Wells-Scott, Journ. of Infect. Diseases. 1904.

[4]) Birt, Typhoid and Paratyphoid Fevers. Journ. Royal Army Med Corps 1907.

[5]) Baermann und Eckersdorff, Über Paratyphus A. Berlin. klin. Wschr. 1909.

Buday [1]) kommt zu dem Ergebnis, daß „in den typhusähnlichen Fällen von Paratyphusinfektionen auch die lymphoiden Apparate des Darmes erkranken können. Während aber diese Erkrankung des lymphoiden Gewebes beim Typhus abdominalis mit großer Beständigkeit auftritt, ist sie auch in solchen Paratyphusinfektionen, welche sich durch typhusähnlichen klinischen Verlauf auszeichnen, nur in einem Teile zu finden." Eine Erklärung hierfür kann Buday nicht geben.

Hübschmann [2]) bringt eine zusammenfassende Arbeit über Sektionsbilder des Bauchparatyphus als auch der Gastroenteritis paratyphosa. Seine Ausführungen sind nicht scharf und zeichnen keine absolut sicheren Bilder, doch neigt sich nach meiner Ansicht der Verf. in seinen Ausführungen bei Paratyphus A mehr nach der Seite des Typhus hin.

Die Literatur wird erst in neuester Zeit reicher an pathologisch-anatomischen Beobachtungen bei Paratyphus A.

So konnte Klinger [3]) über zwei Autopsiebefunde Mitteilungen machen, und hat derselbe die gleichen pathologisch-anatomischen Befunde erheben können, wie sie der Typhus abdominalis uns zeigt.

Kalliebe [4]) sah ebenfalls bei Paratyphus A die bei Typhus uns bekannten Geschwürsbildungen im Darme, die Schwellung der lymphoiden Elemente, die Milzvergrößerung. Also ganz das pathologisch-anatomische Bild des Abdominaltyphus.

Allerdings finden sich bei Herxheimer [5]) und Frenzel [6]) in ihren Veröffentlichungen die Bildung von Geschwüren wieder nicht erwähnt. Meyerhofer und Jilek [7]) dagegen konnten folgenden Befund erheben: Stark ausgetrocknete Muskulatur, akute Gastroenteritis, Schwellung der mesenteriellen Lymphdrüsen und Lymphknoten, pseudomembranöse, größtenteils exulzerierende Kolitis und Versteifung der ganzen Dickdarmwand. Mäßig großer, weicher Milztumor, Degeneration der parenchymatösen Organe.

Baatz [8]) konnte ebenfalls die Schwellung der mesenteriellen Lymphdrüsen,

---

1) Buday, K., Zur pathologischen Anatomie des Paratyphus. Ztlbl. f. Bakt., Parasitenkunde u. Infektionskrankh. Bd. 60. Jena 1911.

2) Hübschmann, Zieglers Beitr. Bd. 56, 1913.

3) Klinger, Paratyphus A-Erkrankungen im Felde. Münch. med. Wschr. 1915.

4) Kalliebe, Münch. med. Wschr. 1916.

5) Herxheimer, Berl. klin. Wschr. 1916.

6) Frenzel, Münch. med. Wschr. 1916.

7) Meyerhofer, E. und Jilek, G., Zur Klinik und Diagnose des Paratyphus A im Felde. Med. Klin. XII. Jahrg. Berlin 1916.

8) Baatz, M., Beobachtungen bei Paratyphus A. Münch. med. Wschr. 64. Jahrg. München 1917.

Darmgeschwüre (Dickdarm), Milzschwellung bei an Paratyphus A Verstorbenen feststellen. Außerdem fand er noch in einem Falle subphrenischen Abszeß und multiple kleine Nierenabszesse, in einem 2. Falle: Bronchopneumonie und Darmblutungen.

Es haben sich also in neuester Zeit die Befunde gemehrt, die bei Paratyphus A Veränderungen in der Leiche fanden, die sehr an den Typhus erinnern. Übrigens hat Saltykow[1]), ohne daß er damals so recht auf den Kernpunkt der Sache sich einzugehen getraute, ganz den gleichen typhusähnlichen Obduktionsbefund bei einem 22jährigen Mädchen veröffentlicht. Auch er sah: diffuse Schwellung der Ileumschleimhaut, der Solitärfollikel und der Peyerschen Haufen, blutige Schleimhautinfiltrate im untersten Ileum, Milztumor (15 : 9 : 3 cm), Schwellung der Mesenterialdrüsen. Hierher gehören ferner auch noch die von Saltykow erwähnten Fälle von Barykin[2]), mit einem vollständig dem Abdominaltyphus ähnlichen Sektionsergebnis, und die klinisch typhusähnliche Erkrankung, welche Monnier und Riberau[3]) veröffentlichten, welche jedoch kein charakteristisches Sektionsergebnis erbrachte.

Hennis[4]) neigt zu der Auffassung, daß die diffuse, katarrhalische Darmentzündung bei Paratyphus A im Vordergrund der pathologisch-anatomischen Erscheinungen stünde. Seine Anschauung läßt jedoch die neueste Literatur ohne Berücksichtigung.

Nach den neuesten Beobachtungen besteht nun die Ansicht zu Recht, daß der Paratyphus A mehr sich nach der Seite des Typhus abdominalis in pathologisch-anatomischer Hinsicht neigt, als nach der Seite des Paratyphus B. Die auffallende Beteiligung der lymphatischen Apparate, die Milzschwellung, die nicht selten beobachtete Geschwürsbildung im Darme sprechen doch sehr für diese Annahme. Wenn in der Literatur dann auch wieder Fälle beschrieben worden sind, welche mehr den Charakter der Darmentzündung zeigen, so bleiben dieselben doch in der Minderzahl und gehören zumeist einer früheren Zeit an. Die in neuester Zeit beschriebenen Fälle sprechen sich fast alle für die typhusgleichen Erscheinungen aus, die der Obduzent vorfand.

Neben dem pathologisch-anatomischen Befunde darf auch nicht vergessen werden, daß auch die Kliniker immer mehr und mehr die Stimme dahin erheben, daß der Paratyphus A in klinischer Beziehung eine ganz vorwiegend typhöse Erkrankung ist und die bisherige Annahme, daß die Erkrankung klinisch meist einen

---

[1]) Saltykow, S., Zur pathologischen Anatomie des Paratyphus. Virch. Arch. Bd. 211. Berlin 1913.
[2]) Barykin, Inaug.-Diss. Petersburg 1906 (zit. nach Saltykow).
[3]) Monnier und Riberau, Compt. rend. soc. biol. T. 69, 1910 (zit. nach Saltykow).
[4]) Hennis, H., Über den Paratyphus A. Zeitschr. f. Hygiene und Infekt.-Krankh. 84. Bd. Leipzig 1917.

eichten Verlauf, ähnlich wie bei Paratyphus B, nähme, nicht mehr gerechtfertigt erscheint (z. B. Lehmann [1]), Loewenthal [2]) u. a. m.). Auch die Ansicht von Meinertz [3]), daß der Paratyphus A als Krankheit noch zu wenig bekannt sei, dürfte heute nicht mehr aufrechtzuhalten sein.

Bakteriologisch möchte ebenfalls der Erreger des Paratyphus A dem Typhus näher stehen als dem Paratyphus B, wenn er auch nach Lehmann „ein vom Bacillus typhosus ebenso grundsätzlich verschiedener Bazillus ist wie vom Bacillus paratyphosus B".

Nach vorstehenden Ausführungen, auf Grund des Eigenbefundes und im Hinblick auf die mir im Felde zur Verfügung stehende Literatur komme ich zu folgendem Schlußergebnis:

1. Der Paratyphus A steht pathologisch-anatomisch näher dem Typhus als dem Paratyphus B.

2. Er ist als eine typhöse Erkrankung aufzufassen (typhöser Typus [4])).

3. Dafür sprechen die Veränderungen im Darme (Geschwürsbildung), im Lymphapparat (Schwellung der Solitärfollikel, der Peyerschen Haufen, der mesenterialen Lymphdrüsen), der Milztumor.

4. Dem pathologisch-anatomischen Befund entsprechend ist auch das klinische Bild des Paratyphus A ein solches, das vorwiegend eine typhöse Erkrankung darstellt.

5. Auch bakteriologisch dürften die Paratyphus A-Erreger näher den Typhusbazillen als den Erregern des Paratyphus B stehen.

---

[1]) Lehmann, Paratyphus A im Felde. Münch. med. Wschr. 1916 und Ztschr. f. Hyg. Bd. 180, 1916.

[2]) Loewenthal, F., Paratyphus A und sein Vorkommen bei Feldzugsteilnehmern. Med. Klin. 1917. Zur Kenntnis des Paratyphus A. Med. Klin. 1916 und Münch. med. Wschr. 1916, Nr. 46.

[3]) Meinertz, J., Die klinische Diagnose des Typhus und Paratyphus. Berlin 1910.

[4]) Typhöser Typus der Paratyphusgruppe, nach der von Buday geschaffenen und von Graichen (Graichen, P., Paratyphussepsis, Langensalsa 1918) akzeptierten Einteilung der Paratyphuserkrankungen.

VII.

Untersuchungen über das Schädelwachstum und seine Störungen.

6. Rückblick und Schluß.

Von

Prof. R. Thoma in Heidelberg.

(Hierzu 2 Textfiguren.)

Diese Untersuchungen [1]) über das Schädelwachstum und seine Störungen haben die grundlegenden histomechanischen Gesetze, welche das Wachstum der Binde- und Stützsubstanzen des menschlichen Körpers bestimmen, klargelegt und bei einer andern Gelegenheit konnte ich [2]) die allgemeinen Ergebnisse der Histomechanik und Histochemie besprechen. Hier interessieren jedoch vorzugsweise die Tatsachen, welche bezüglich des Wachstums des Schädels und bezüglich seiner Beziehungen zu dem Wachstum des Gehirns festgestellt werden konnten. Diese aber sind noch in einigen Beziehungen zu vervollständigen und genauer zu prüfen.

Das Wachstum der Binde- und Stützsubstanzen des menschlichen Körpers, also der verschiedenen Formen des Bindegewebes, des Knorpels und des Knochengewebes erscheint unter normalen Bedingungen im wesentlichen abhängig von der mechanischen Beanspruchung. Demgemäß erklärt sich die Entstehung der primordialen, häutigen und knorpeligen Schädelkapsel durch das rasche Wachstum der embryonalen Hirnanlage, welches mechanische Zugspannungen in den umgebenden Geweben erzeugt, und durch das Wachstum der Muskulatur und des ganzen Körpers, welches nicht nur Zug-, sondern auch Druckwirkungen in der Umgebung der Hirnanlage hervorruft.

Die erste wichtige Formveränderung, welche der wachsende Schädel erfährt, führt sodann zu der Knickung der Schädelbasis. Die ursprünglich schlauchförmige Gehirnanlage wächst rascher als ihre Umgebung und erhöht daher die Spannungen in der gleichfalls schlauchförmig gestalteten Schädelkapsel. Indessen verteilt sich die Spannungserhöhung auf der ventralen Seite der Schädelkapsel auf Gewebsmassen von viel größerer Mächtigkeit, so daß die Materialspannungen in den ventralen Teilen der Schädelkapsel eine viel geringere Erhöhung erfahren als in ihren

---

[1]) R. Thoma, Virch. Arch. 1907—1917, Bd. 188, 206, 212, 219, 223, 224.

[2]) R. Thoma, Anpassungslehre, Histomechanik und Histochemie. Virch. Arch. 1912, Bd. 207, 210.

dorsalen Teilen. Die Folge der ungleichmäßigen Erhöhung der Materialspannungen ist sodann ein langsameres Flächenwachstum der ventralen Teile der Schädelkapsel und ein stärkeres Flächenwachstum ihrer dorsalen Teile. Damit entsteht, ähnlich wie in einem ungleichmäßig gedehnten, elastischen Schlauche zunächst eine Verkrümmung der Schädelkapsel und der Gehirnanlage mit dorsalwärts gerichteter Konvexität und später, wenn die Wachstumsunterschiede ein gewisses Maß überschreiten, die Knickung der Schädelbasis und des Gehirns.

Die Knickung der Schädelbasis ist während des ganzen späteren Lebens maßgebend für die Gestaltung der Schädelkapsel. Doch ist die Knickung keineswegs eine konstante Größe. Vielmehr haben die Untersuchungen von L. Fick, Engel, R. Virchow, Welcker, Ranke und Schaeffer[1]) gezeigt, daß die gegenseitige Stellung der verschiedenen Teile des Schädels sich im Laufe des Lebens in mannigfacher Weise ändert. Man kann diese Änderungen in ihren allgemeinsten Umrissen kurz beschreiben, wenn man annimmt, daß die Knickung der Schädelbasis und der ganzen Schädelkapsel vom 3. Fötalmonat an bis zur Geburt wieder abnimmt, um nach der Geburt bis zum Schlusse des Wachstums wieder zuzunehmen.

Mit der steigenden Größe des Gehirns werden auch die mechanischen Spannungen der Wand der Schädelkapsel größer. Dies hat zunächst zur Folge, daß auch die Dicke der Schädelwand eine Zunahme erfährt. Die Zunahme der Dicke der Schädelwand kann jedoch aus Gründen, die früher besprochen wurden, nicht verhindern, daß an einzelnen Stellen der Schädelwand, an welchen entweder die Druckwirkungen des wachsenden Gehirns oder die Zugwirkungen der Muskulatur eine größere Höhe erreichen, die Materialspannungen sehr hoch werden und die Grenze überschreiten, bei welcher das Bindegewebe und das Knorpelgewebe übergeht in Knochengewebe. Man darf sich sodann vorstellen, daß jederzeit alle diejenigen Teile des Schädels aus Knochengewebe bestehen, in deren Bereich die mechanische Beanspruchung den kritischen Wert überschritten hat, bei welchem die Ossifikation der weichen Binde- und Stützsubstanzen eintritt.

Ungeachtet der partiellen, mehr oder weniger weitgehenden Ossifikation der Schädelkapsel vollzieht sich jedoch ihr Wachstum in allen Teilen in einer annähernd gleichmäßigen Weise. Das Wachstum beschränkt sich keineswegs auf die Ossifika-

---

[1]) L. Fick, Müllers Arch. f. Anat. 1853. — Engel, J., Das Knochengerüst des menschlichen Antlitzes. Wien 1850. — Untersuchungen über Schädelformen. Prag 1851. — R. Virchow, Untersuchungen über die Entwicklung des Schädelgrundes. Berlin 1857. — Abhandl. der k. preuß. Akad., Physikal. Klasse. Berlin 1875. — Welcker, H., Wachstum und Bau des menschl. Schädels. Leipzig 1862. — Arch. f. Anthropol. Bd. 1, 1866. — Ranke, J., Beitr. zur Anthropologie Bayerns. Bd. 1, 1877; Bd. 2, 1879. — Schaeffer, O., Arch. f. Anthropol. Bd. 21, 1892/93. — Untersuchungen über die normale Entwicklung des fötalen Menschenschädels. München 1893.

tionslinien und Ossifikationsflächen, an welchen das Bindegewebe und der Knorpel in Knochen übergeht. Vielmehr kommt nicht nur dem Bindegewebe und dem Knorpel, sondern auch dem Knochengewebe außer dem appositionellen auch ein interstitielles Wachstum zu. Dem vielfach bestrittenen, interstitiellen Knochenwachstum habe ich daher eine besondere Sorgfalt zugewendet und nachgewiesen, daß sowohl das Dicken- als das Flächenwachstum der Schädeldachknochen auf einem Zusammenwirken appositioneller und interstitieller Vorgänge beruht, daß jedoch nach dem 3. Lebensjahre das Flächenwachstum der Schädeldachknochen nahezu ausschließlich durch das interstitielle Wachstum des Knochengewebes zustande kommt.

Die weitere Untersuchung zeigte, daß die Schädelkapsel ein Hohlgebilde darstellt, welches bei dem Wachstum seine Formen und Dimensionen ändert in dem Maße, in welchem der Druck des wachsenden Gehirns an der einen Stelle mehr, an der andern Stelle weniger zunimmt. Gleichzeitig kann man sich nicht der Erkenntnis verschließen, daß auch die Schädelkapsel einen Druck auf das Gehirn ausübt, welcher formbestimmend auf das Wachstum des Gehirns einwirkt. Es ist dies eine Seite des Problems, welche offenbar noch ausgedehnte Untersuchungen herausfordert. Tatsächlich liegen bereits einige Befunde von Pommer[1]) vor, welche möglicherweise auch noch in dieser Richtung hin Verwendung finden könnten. An dieser Stelle wird mir jedoch die Aufgabe, die hier gewonnenen Tatsachen zusammenzustellen, welche geeignet erscheinen, die Wechselwirkungen zwischen dem Drucke des Gehirns und dem Drucke der Schädelkapsel zu beleuchten.

Bei der soeben gegebenen Auffassung der Knickung der Schädelkapsel erfahren einzelne der Veränderungen, welche R. Virchow als kompensatorische, infolge der Verengerung anderer Teile des Schädelraumes eintretende Erweiterungen der Schädelkapsel bezeichnete, eine andere Erklärung. Sie erscheinen als Folgen der bei zunehmender oder abnehmender Knickung der Schädelbasis eintretenden Änderungen der Spannungen der Schädelwand. Dies gilt nicht für die umschriebenen Ausbauchungen der sphenozephalen, oxyzephalen und akrozephalen Schädel, welche als die Folgen kompensatorischer Vorgänge aufgefaßt werden können. Es gilt jedoch für die Zunahme der queren, temporalen Durchmesser der Schädelkapsel, die bei der Stenokrotaphie in der Regel neben der Einziehung der Regio pterica in hohem Grade auffällt. Auch in einem elastischen, etwa mit Luft gefüllten Schlauche wird nahe einer Einknickungsstelle in der Regel diese Erweiterung beobachtet, wenn man die vorhandene Knickung steigert.

Die umschriebene, temporale Erweiterung der Schädelkapsel, welche die Stenokrotaphie auszeichnet, dürfte sodann eine kleine Lageänderung der benachbarten

---

[1]) Pommer, G., Schädel- und Gehirnasymmetrie, verursacht durch ein Kephalhaematoma internum. Beitr. z. Anthropologie von Tirol. Innsbruck 1894. — Wiener klin. Wschr. 1916, Nr. 27, 28.

Hirnwindungen zur Folge haben, bei welcher die von Ranke[1]) beschriebene Freilegung der Insula Reili zustande kommt. Letztere erscheint daher nicht, wie dieser Autor meint, die Ursache der Stenokrotaphie zu sein, sondern die Folge der Stenokrotaphie, welche entweder einem stärkeren Längenwachstum des ganzen Gehirns oder einem verzögerten Längenwachstum der Schädelbasis ihre Entstehung verdankt.

Diese Auffassung besitzt jedenfalls den Vorzug, daß Ursache und Wirkung in einem besseren Verhältnis stehen. Man kann sich sehr wohl vorstellen, daß ein stärkeres Längenwachstum des Gehirns oder ein verzögertes Längenwachstum der Schädelbasis eine Stenokrotaphie erzeugt. Es erscheint dagegen höchst unwahrscheinlich, daß eine geringe Abweichung in der Bedeckung der Insula Reili das Wachstum des ganzen Schädels in so hohem Maße zu beeinflussen vermag, daß die Knickung der mächtigen Schädelbasis zunimmt und der ganze Schädel erheblich in seiner Form verändert wird. Als die entgegengesetzte Abweichung von der Norm stellte sich sodann die Klinozephalie dar, bei welcher die Knickung der Schädelbasis etwas geringer ist als normal.

Nach der Geburt tritt normalerweise, wie ich aus den Messungen von Ciaudo und Weißenberg[2]) entnehme, ein etwas stärkeres Längenwachstum der Schädelkapsel ein, welches in einer Abnahme des Längenbreitenindex zum Ausdruck gelangt. Diese Besonderheit besitzt offenbar nahe Beziehungen zu der gleichzeitigen Zunahme der Knickung der Schädelkapsel. Beide Vorgänge erscheinen als die Folge eines vorwiegenden Längenwachstums des Gehirns, welches sowohl die Länge der Schädelkapsel als die Knickung der Schädelbasis zunehmen läßt. Die Gestalt des ganzen Schädels wird dabei ungeachtet seines stärkeren Längenwachstums eine gedrungenere, weil die Knickung der Schädelbasis zunimmt und weil zugleich während des postfötalen Wachstums der Gesichtsteil des Schädels größer wird. Doch tragen noch andere Umstände bei zu der gedrungeneren Form des erwachsenen Schädels. Namentlich pflegt nach der Geburt der präaurikulare Teil desselben länger zu werden als der postaurikulare Teil, während zugleich der vordere Rand des Foramen occipitale vor die Ohrlinie rückt (Neumayer[3])). Trotz aller dieser Veränderungen bleiben jedoch die individuellen Besonderheiten des normalen, neugeborenen Schädels in der Regel mehr oder weniger deutlich während des ganzen Lebens erhalten.

Das Gleiche gilt im allgemeinen auch für die pathologischen Besonderheiten der Schädelform. Ich glaube in den vorangehenden Mitteilungen gezeigt zu haben, daß die pathologischen Wachstumsdifformitäten des Schädels zum

[1]) Ranke, I., Beiträge zur Anthropologie Bayerns Bd. 1, 1877; Bd. 2, 1879.

[2]) Ciaudo, L., Recherches sur les diamètres céphaliques de l'enfant dans les six premiers mois de la vie. Thèse. Paris 1904. — Weißenberg, S., Jahrb. f. Kinderheilkunde Bd. 68, 1908.

[3]) Neumayer, V. L., Mitteilungen aus der Anthropol. Ges. zu Wien Bd. 38, 1908.

größten Teile aus der Fötalzeit stammen. Dabei sehe ich allerdings ab von den spärlichen Fällen, in welchen nach der Geburt äußere Druckwirkungen auf den Schädel oder äußere Verletzungen des Schädels oder porenzephale Zerstörungen einzelner Hirnteile das Wachstum des Schädels beeinträchtigen. Ebenso sehe ich ab von den Folgen allgemeiner und lokaler Erkrankungen, welche wie die Hypostose und die Hyperostose, der Kretinismus, die Rachitis, die Osteomalazie und verwandte Störungen imstande sind, die kritischen Werte der Materialspannungen und zum Teil auch die Festigkeit der Binde- und Stützsubstanzen zu ändern Diese haben in der 4. Mitteilung eine etwas genauere Prüfung erfahren, welche zu der Vermutung führte, daß in vielen Fällen die Hypostose und die Hyperostose die Folge von Erkrankungen des zentralen Nervensystems sind oder wenigstens mit letzteren in engen, ursächlichen Beziehungen stehen.

Die Gesamtheit dieser Untersuchungen über das Schädelwachstum und seine Störungen läßt es zugleich als unbedingt notwendig erscheinen, einen der Grundgedanken der von R. Virchow begründeten Schädellehre fallen zu lassen. Dieser Forscher war der Ansicht, daß die meisten, als Wachstumsstörungen auftretenden Deformationen der Schädelkapsel die Folge seien von prämaturen Nahtsynostosen, durch welche das Flächenwachstum der Schädelwand in einer zu dem Verlaufe der synostotischen Naht senkrechten Richtung unterbrochen werde. Eine sorgfältige, mit den verbesserten Hilfsmitteln der Gegenwart durchgeführte und auf die inzwischen erheblich erweiterte Kasuistik gestützte Untersuchung ergab dagegen, daß umgekehrt die Deformationen der Schädelkapsel einen bestimmten Einfluß auf das Zustandekommen nicht nur der prämaturen, sondern auch der postmaturen Nahtsynostosen ausüben. Die von R. Virchow bemerkten Beziehungen zwischen der Schädelform und den Nahtsynostosen beruhen zum größten Teil auf objektiv richtigen Beobachtungen. Sie bedürfen jedoch auf Grund der hier niedergelegten Untersuchungen einer wesentlich andern Deutung:

Die mechanische Beanspruchung der Nahtsubstanz ist das maßgebende Moment, welches das Zustandekommen und das Ausbleiben der Nahtsynostose bestimmt.

Die mechanischen Beanspruchungen der Nahtsubstanz stehen jedoch in genau nachweisbaren, gesetzmäßigen Beziehungen zu der Gestalt der Schädelkapsel.

Diese gesetzmäßigen Beziehungen haben zur Folge, daß diejenigen Schädelnähte häufiger und frühzeitiger verknöchert befunden werden, welche senkrecht verlaufen zu der Richtung, in der das Flächenwachstum der Schädelwand geringer war.

Dagegen besitzen die Nahtsynostosen selbst keinen nachweisbaren Einfluß auf die Gestaltung der Schädelkapsel.

Die gesetzmäßigen Beziehungen zwischen der Gestalt der Schädelkapsel und den mechanischen Beanspruchungen der Nahtsubstanz machen sich für die Nahtsynostosen in zweierlei Form geltend. In vielen Fällen ist die Gestaltung der Schädelkapsel ausschlaggebend für die Reihenfolge der Nahtsynostosen, während in andern Fällen ein äußerer Druck auf die Schädelwand die Ursache abgibt sowohl für die Deformation des Schädels als für die Synostose bestimmter Schädelnähte.

Beispiele für Schädeldifformitäten und Nahtsynostosen, welche durch äußere Druckwirkungen mehr oder weniger gleichzeitig entstehen, bieten die Skaphozephalen, die Plagio-Skaphozephalen, manche hochgradige, einfache, fötale Plagiozephalien und wohl auch die Trigonozephalen. Häufiger jedoch verleiht der normale oder pathologisch gestörte Gang des Wachstums dem Schädel Formen, welche bei gelegentlichen Steigerungen des intrakraniellen Druckes die Materialspannungen in einzelnen Nähten so hoch werden lassen, daß diese Nähte frühzeitig oder selbst prämatur, vor der Beendigung des Schädelwachstums verknöchern. Damit erklärte sich das geringe Vorwiegen der sagittalen Synostose des normalen Schädeldaches und ebenso die große Häufigkeit der sagittalen Synostose bei hochgradigen, einfachen Dolichozephalien. In andern Fällen endlich hat die Verzögerung des Flächenwachstums einzelner Teile der Schädelwand eine frühere Reifung der entsprechenden Nahtstrecken zur Folge, so daß diese bei gelegentlichen Drucksteigerungen frühzeitig verknöchern. Dieses Ereignis dürfte namentlich bei vielen Plagiozephalien geringeren Grades eintreten.

Die Hypothese von R. Virchow, der zufolge prämature Nahtsynostosen von maßgebender Bedeutung sein sollen für die Gestaltung des wachsenden Schädels, ergab außerdem nur eine sehr mangelhafte Einsicht in die Genese der Schädeldifformitäten, weil die Ursachen der Nahtsynostosen gänzlich unbekannt blieben. Dagegen führt die histomechanische Untersuchung der Schädelwand in Verbindung mit dem Nachweise des interstitiellen Wachstums des Knochengewebes zu einer wesentlich tiefer greifenden Auffassung der pathologischen Schädelformen, welche in drei Sätzen zusammengedrängt werden kann.

1. Die Wachstumsstörungen des menschlichen Schädels sind entweder die Folge von Stoffwechselstörungen des Bindegewebes, des Knorpels und des Knochengewebes oder die Folge von abnormen, mechanischen Einwirkungen auf die Schädelwand oder endlich die Folge von Kombinationen dieser beiden Ursachenkomplexe. Dieses empirisch wohlbegründete Ergebnis erscheint als selbstverständlich, wenn die Wachstumsgeschwindigkeiten der Binde- und Stützsubstanzen abhängig sind von den Materialspannungen. Denn letztere werden ausschließlich von mechanischen Einwirkungen erzeugt, unter denen für das normale Wachstum der Schädelwand die von dem wachsenden Gehirn ausgehenden Druckwirkungen im Vordergrund stehen. Die Stoffwechselstörungen aber haben zur Folge, daß die Beziehungen der Geschwindigkeit des Volumswachstums der Bindesubstanzen und des Knochens zu der Höhe ihrer Materialspannungen beträchtliche Änderungen erfahren, welche in den Formen und Dimensionen der Schädelkapsel ihren Ausdruck finden. Daß die

sich ergebenden, pathologischen Schädelformen wirklich auf Änderungen der Eigenschaften der Binde- und Stützsubstanzen beruhen, konnte dann bei der Hypostose auch durch die abnorm geringe Dicke der Knochenlamellen und bei der Hyperostose durch die abnorm große Dicke der Knochenlamellen erwiesen werden.

Unter den Folgen abnormer Druckwirkungen auf die innere oder die äußere Fläche der Schädelwand fanden sich sodann alle jene Schädeldifformitäten, welche nach der Meinung von R. Virchow durch vorzeitige Nahtsynostosen veranlaßt werden. Tatsächlich hat sich jedoch bis jetzt keine Beobachtung auffinden lassen, welche den einwandfreien Beweis liefert, daß eine vorzeitige Nahtsynostose die Gestalt der Schädelkapsel in erkennbarer Weise beeinflußt hätte. Die Nahtsubstanz ist allerdings eines etwas rascheren, interstitiellen Flächenwachstums fähig als das Knochengewebe. Eine späte Verknöcherung der großen Fontanelle erlaubt daher unter Umständen die Bildung einer umschriebenen Ausbauchung der Scheitelregion und eine asymmetrische Nahtsynostose eines stark hydrozephalen, hypostotischen, fötalen Turmschädels kann, wenn die übrigen Nähte sehr breit sind, mit einer asymmetrischen Stellung der Schädeldachknochen verbunden sein. Die Gestalt des ganzen Schädels aber war auch in diesen Fällen von der vorzeitigen Nahtsynostose nicht beeinflußt worden. Vielmehr zeigten diese Schädel trotz der asymmetrischen Nahtsynostosen annähernd symmetrische Formen. Diese auffälligen Befunde erklären sich indessen in einfacher Weise durch die weitgehende Abhängigkeit des Schädelwachstums von dem Wachstum des Gehirns und von den Räumlichkeitsverhältnissen der Uterushöhle.

Nach der Geburt ist ein Einfluß vorzeitiger Nahtsynostosen auf die Schädelform, wenn man von hochgradigen, hypostotischen Hydrozephalien absieht, von vornherein auszuschließen. Die Nahtlinien des normalen menschlichen Schädels bestehen nach der Geburt aus so schmalen Streifen von Bindegewebe, daß ein etwas stärkeres, interstitielles Flächenwachstum einzelner Nahtstrecken zu keinen nachweisbaren Störungen der Dimensionen des Schädels führen kann. Die Differenzen des Flächenwachstums der Nahtsubstanz würden in solchen Fällen höchstens Bruchteile von Millimetern erreichen. Nach der Geburt ist es daher gänzlich ausgeschlossen, daß die allgemeine Gestalt des Schädels durch vorzeitige Nahtsynostosen eine Änderung erfährt. Obwohl die Schädelkapsel zum Teil aus Knochengewebe und zum Teil aus Bindegewebe und Knorpel besteht, wächst ihre Gesamtform doch im wesentlichen ebenso, wie wenn der Schädel aus einer durchaus homogenen Gewebsmasse bestehen würde. Bei diesen Wachstumsvorgängen ist, da vom 2. Lebensjahre ab auch das appositionelle Randwachstum der Schädeldachknochen nicht mehr in Betracht kommt, im wesentlichen das interstitielle Wachstum des Knochengewebes maßgebend, welches den bei weitem überwiegenden Teil der Schädelkapsel bildet.

2. Die individuellen Besonderheiten und die pathologischen Störungen der Schädelform stammen zum großen Teil aus der

Fötalzeit. Auch diese Erkenntnis ist zunächst das Ergebnis der reinen Empirie. Sie erklärt sich jedoch in einfacher Weise durch den Umstand, daß der menschliche Schädel nach der Geburt nur ausnahmsweise äußeren Druckwirkungen ausgesetzt ist, welche individuelle Besonderheiten oder pathologische Deformationen desselben erzeugen könnten.

Auffällig bei diesem Ergebnisse ist nur die Tatsache, daß die individuellen Besonderheiten und die pathologischen Deformationen des Schädels, welche vor der Geburt durch äußere Druckwirkungen entstanden sind, nach der Geburt nahezu unverändert erhalten bleiben, obwohl spätestens zur Zeit der Geburt die äußeren Druckwirkungen in Wegfall zu kommen pflegen, welche diese individuellen Besonderheiten und pathologischen Deformationen erzeugten. Der Wegfall der äußeren Druckwirkungen, welchen der fötale Schädel ausgesetzt war, hat notwendigerweise Änderungen der Materialspannungen der Schädelwand zur Folge. Es bedarf daher einer Erklärung, wenn nach dem Wegfall der Druckwirkungen die Schädelform anscheinend unverändert erhalten bleibt. Der Geburtsvorgang selbst kommt dabei nicht wesentlich in Betracht.

Wenn das Kind bei der Geburt aus der unter dem Drucke der Bauchdecken und der Uteruswand der Mutter stehenden Amnionflüssigkeit in die Außenwelt gelangt, erfährt der auf allen Teilen der Außenfläche des kindlichen Körpers lastende Druck eine Ermäßigung im Betrage von ungefähr 30 mm hg. Dieser nach allen Richtungen gleichgroße Druck ist selbstverständlich nicht imstande, die Formen des Kindes und des kindlichen Schädels in irgendwelcher Weise zu beeinflussen. Die umschriebenen oder lokal verstärkten Druckwirkungen der Uteruswand oder unregelmäßig gelagerter Kindsteile kommen dagegen augenblicklich nicht in Betracht.

Die Ermäßigung des überall gleichgroßen Druckes des Liquor amnii hat jedoch, wie ich [1]) in der 4. Mitteilung durch besondere Versuche zeigen konnte, eine gleichgroße Ermäßigung des Druckes in allen Geweben und Flüssigkeiten des kindlichen Körpers zur Folge. Der Wegfall des Druckes des Liquor amnii, dem eine gleichgroße Ermäßigung des Druckes des Schädelinhalts zur Seite steht, bleibt daher ohne Einfluß auf die von dem Drucke des Schädelinhalts erzeugten Materialspannungen der Schädelwand, da für letztere nur die Differenz des auf der inneren und des auf der äußeren Fläche der Schädelwand wirksamen Druckes maßgebend ist. Diese Druckdifferenz aber ist unmittelbar vor dem Beginn und unmittelbar nach Beendigung der Geburt gleichgroß. Der Wegfall des Druckes des Liquor amnii kann daher keinen Einfluß auf die Gestaltung der Schädelwand ausüben. Die während der Geburt eintretenden besonderen Beanspruchungen der Schädelwand kommen zugleich als vorübergehende Erscheinungen hier nicht in Betracht.

Der Wegfall des Druckes der Amnionflüssigkeit ermäßigt indessen den in allen Geweben des Kindes herrschenden Druck. Wenn man sodann die Materialspannungen, welche von der soeben genannten Differenz des an der äußeren und an der inneren Fläche der Schädelwand wirkenden Druckes herrühren, als äußere Materialspannungen bezeichnet, kann man den in den Geweben herrschenden Druck als innere Materialspannung auffassen. In diesem Falle sind die inneren Materialspannungen aller Gewebe durch den Wegfall des Druckes des Liquor amnii ungefähr um den Betrag von 30 mm hg oder 0,41 g für den Quadratmillimeter nach allen Richtungen hin kleiner geworden.

Es liegt nahe anzunehmen, daß durch diese Ermäßigung des auf allen Geweben lastenden

[1]) R. Thoma, Virch. Arch. Bd. 223, S. 133.

Druckes alle Gewebselemente in den drei Richtungen des Raumes um ein sehr Geringes an Größe zunehmen, und daß damit wieder ein Gleichgewicht der inneren Materialspannungen gegenüber dem Drucke der Umgebung erreicht wird. Da jedoch die Höhe des kritischen Wertes der äußeren Materialspannungen ausschließlich von den Eigenschaften der Gewebe bestimmt wird, und da diese Eigenschaften möglicherweise durch die Ermäßigung der inneren Materialspannungen eine Änderung erfahren, wäre es denkbar, daß die bei der Geburt eintretende Ermäßigung der inneren Materialspannungen imstande wäre, die Höhe des kritischen Wertes der äußeren Materialspannungen zu ändern, zu erhöhen oder zu erniedrigen. Ob dieses der Fall ist oder nicht, könnte nur durch genaue, messende Untersuchungen entschieden werden. Wäre es jedoch der Fall, so würde nach der Geburt eine vorübergehende Verzögerung oder Beschleunigung des Wachstums in kurzer Zeit einen Ausgleich herbeiführen, worauf das Wachstum aller Gewebe wieder gleichmäßig weiterschreiten würde. Irgendwelchen Einfluß auf die Gestaltung der Schädelwand würde man jedoch nicht zu erwarten haben.

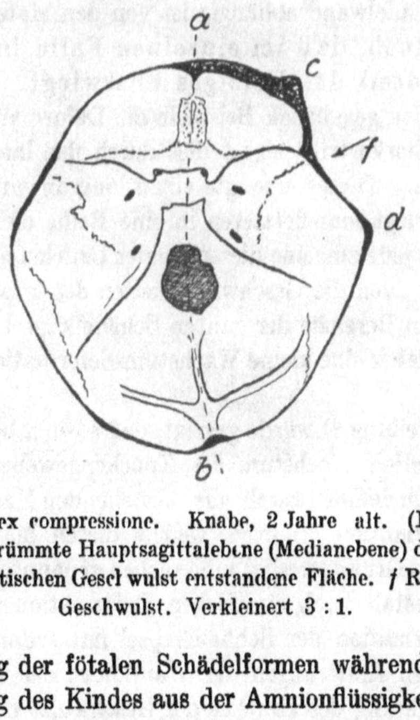

Fig. 1. Plagiocephalus ex compressione. Knabe, 2 Jahre alt. (Prag, Nr. 2105.) Schädelbasis von innen. *a*, *b* verkrümmte Hauptsagittalebene (Medianebene) des Schädels. *c*, *d* konkave, durch den Druck einer zystischen Geschwulst entstandene Fläche. *f* Resultante des Druckes der Geschwulst. Verkleinert 3 : 1.

Für die Erhaltung der fötalen Schädelformen während der postfötalen Zeit ist somit der Übergang des Kindes aus der Amnionflüssigkeit in die freie Außenwelt ohne maßgebende Bedeutung. Die dauernde Erhaltung der fötalen Schädelformen erklärt sich dagegen in einfacher Weise aus den bisher gewonnenen allgemeinen Ergebnissen, wenn man den zeitlichen Ablauf der Erscheinungen genauer berücksichtigt. Ein kurzer Rückblick kann dies ohne Schwierigkeit nachweisen.

Durch den Druck einer zystischen Geschwulst, welche durch Haut, Faszien und Muskulatur an die knöcherne Schädelwand angepreßt war, hatte sich in dem früher besprochenen Falle der Textfig. 1 eine konkave Einbauchung der rechten Schläfengegend und eine schräge Deformation der ganzen Schädelkapsel eines 2 Jahre alten Knaben ergeben. Aus der konkaven Einbuchtung der Schläfengegend ist zu schließen, daß der Druck der Geschwulst für den Quadratmillimeter ihrer Oberfläche höher war als der Druck des Schädelinhaltes. Doch kann dieser Unterschied kein sehr großer gewesen sein, weil die Schädelwand am Grunde der konkaven Einbauchung der Schläfengegend stellenweise nur dünn ist [1]). Wo die Schädelwand jedoch eine größere Dicke aufweist, ist diese offenbar durch Biegungsspannungen zu erklären.

Aus diesem Befunde ergibt sich unter Berücksichtigung zahlreicher anderer, gleichlautender Erfahrungen, daß ein lokal beschränkter Druck auf die Schädelwand zwei Folgen zeitigt, eine Änderung der Dicke und eine Änderung der Krümmungsradien der Schädelwand. Es ist leicht einzusehen, daß dieser doppelte Erfolg in allen Fällen eintreten muß, wenn das Wachstum der Schädelwand abhängig ist von den Materialspannungen. Die Erfahrung zeigt jedoch, daß im einzelnen Falle bald der eine, bald der andere Bestandteil des Erfolges überwiegt.

Wenn in dem soeben gegebenen Beispiele die Deformation der Schädelkapsel in auffallender Weise hervortritt, so ist dies durch das langsame Wachstum der Geschwulst zu erklären. Dieses erzeugte einen langsam ansteigenden Druck auf die Schädelwand. Zerlegt man letzteren in eine Reihe einzelner, kleiner Drucksteigerungen, so ändert jede einzelne dieser kleinen Drucksteigerungen die Materialspannungen und damit auch die Geschwindigkeiten des appositionellen und interstitiellen Wachstums im Bereiche der ganzen Schädelkapsel. Jede einzelne kleine Drucksteigerung muß daher eine kleine Wachstumsdeformation der ganzen Schädelkapsel hervorrufen.

In der dritten Mitteilung [2]) wurde gezeigt, daß sowohl bei dem appositionellen wie bei dem interstitiellen Wachstum des Knochengewebes die Gestalt der neu auftretenden Knochenmoleküle durch die bestehenden Materialspannungen eine dreidimensionale Deformation erfahren, welche diesen Materialspannungen entspricht. Dies ergibt den Grund, weshalb die soeben genannten kleinen Wachstumsdeformationen ihrer Gestalt nach elastischen Deformationen ähnlich sind. Jede kleine Wachstumsdeformation der Schädelkapsel hat sodann in Verbindung mit entsprechenden geringen Änderungen der Wanddicke zur Folge, daß nach jeder einzelnen kleinen Steigerung des Druckes der Geschwulst die Materialspannungen der Schädelkapsel wieder auf den kritischen Wert eingestellt sind.

Bei den sich wiederholenden kleinen Steigerungen des Druckes der Geschwulst wiederholen sich diese Vorgänge, indem zugleich die kleinen Wachstumsdeforma-

---

[1]) Zur numerischen Berechnung dieses Druckunterschiedes kann die früher gegebene Spannungsgleichung dienen. Die Geschwulst wurde wenige Tage vor dem Tode operativ entfernt, worauf Eiterung eintrat. Die Eiterung erschwert die Beurteilung der Entstehung einiger Resorptionsflächen im Bereiche der lokalen Druckwirkung und an der entsprechenden Stelle der Schädelinnenfläche.

[2]) R. Thoma, Virch. Arch. Bd. 219, 1915, S. 166.

tionen und die kleinen Änderungen der Schädeldicke sich summieren. Sodann erkennt man, daß bei solchen langsam zunehmenden Druckwirkungen schließlich erhebliche, in die Augen springende Deformationen der Schädelkapsel zustande kommen müssen. Ungeachtet der sehr erheblichen Deformation der ganzen Schädelkapsel zeigten jedoch die Materialspannungen derselben niemals erhebliche Abweichungen von ihren kritischen Werten. Die Druckwirkungen der ganzen Geschwulstmasse konnten dabei allmählich sehr erheblich werden, ohne daß die lokale Druckwirkung in der rechten Schläfengegend ausgiebige Knochenresorptionen auslöste.

Man kann sich vorstellen, daß der Wachstumsdruck der Geschwulst für den Quadratmillimeter der Geschwulstoberfläche von Anfang an konstant blieb und zugleich etwas größer war als der Wachstumsdruck des Gehirns. Infolge der allmählichen Größenzunahme der drückenden Geschwulstoberfläche ergab sich in diesem Falle ein langsames Ansteigen des auf der rechten Temporalregion ruhenden Gesamtdruckes der Geschwulst, eine ausgiebige Deformation der ganzen Schädelkapsel und eine mäßige Verdünnung der Schädelwand am Orte der Druckeinwirkung.

In ganz anderer Weise entsteht der von mir in der ersten Mitteilung beschriebene Rinnenkopf, Cranium sulcatum (Textfig. 2). Diese Formanomalie

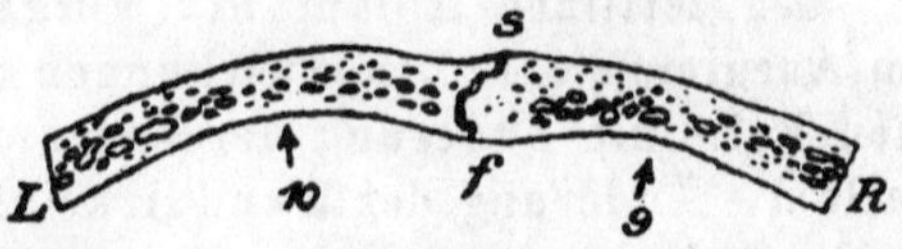

Fig. 2. Cranium sulcatum. Frontaler Durchschnitt des Schädels II durch das vordere Viertel der Pfeilnaht. — *s* Pfeilnaht. *f* Ansatzstelle der Falx. *9* und *10* Druckstellen zweier Hirnwindungen. *L* links. *R* rechts. Natürliche Größe.

stellt sich als eine rinnenförmige Einziehung der Pfeilnahtregion dar. Sie wird offenbar durch den Zug der Falx cerebri kurz vor, während oder kurz nach der Geburt hervorgerufen bei rasch eintretenden Störungen der gegenseitigen Stellung der Schädeldachknochen. Wahrscheinlicherweise handelt es sich um eine Deformation, welche sich unmittelbar nach der Geburt geltend macht, wenn der Druck der mütterlichen Geburtswege, der die Schädeldachknochen übereinander schob, einzelne häutige Teile der Schädelwand über ihre Elastizitätsgrenzen gedehnt hatte. Wie aber auch die Rinne entstanden sein mag, zu ihrem Ausgleich stehen wenigstens zwei Wege offen.

Es wäre denkbar, daß bei ihrem weiteren Wachstum die Schädelkapsel wieder ihre ursprüngliche, normale Gestalt annimmt. Dies würde einen sehr verwickelten Vorgang darstellen, der langwierige und ausgiebige Umformungen der Schädelwand verlangen würde. Der Ausgleich erfolgt daher auf einem andern Wege, der rascher zum Ziele führt.

Tatsächlich hat sich im Bereiche der Rinne im wesentlichen nichts weiter ereignet, als daß die Krümmungsradien der Schädelwand und damit die Materialspannungen derselben eine Änderung erfahren haben. Eine geringe Verzögerung des Dickenwachstums der Schädelwand wird daher von der verminderten Materialspannung ausgelöst und führt in kürzester Zeit einen Ausgleich herbei, bei welchem alle Gewebe wieder in der Höhe des kritischen Wertes ihrer Materialspannungen beansprucht sind. Dabei ist es allerdings anzunehmen, daß auch die Krümmungsradien der Schädelwand eine geringe Änderung erfahren, welche die Deformation der Schädelkapsel zum Teil wieder rückgängig werden läßt. Dieser Erfolg bleibt jedoch in Anbetracht des raschen, durch das Dickenwachstum herbeigeführten Ausgleiches der Materialspannungen ein so geringer, daß er sich dem objektiven Nachweise entzieht.

Die Rinnenbildung in der Pfeilnahtregion ist zur Zeit der Geburt sicher nicht zustande gekommen, ohne daß auch das Hirn eine kleine Deformation erlitt, welche mit Änderungen seiner Materialspannungen verbunden war. Für das Gehirn ist daher in diesem Falle das gleiche Problem gegeben, und dieses wird vermutlich in gleicher Weise durch geringe Modifikationen der Wachstumsvorgänge des Gehirns gelöst.

Bezüglich der Wachstumsstörungen der Schädelwand gelangt man jedoch zu der Anschauung, daß **der zeitliche Ablauf der Vorgänge maßgebend ist, wenn bei dem Ausgleich von Druckwirkungen auf die Schädelwand in dem einen Falle die Änderung der Krümmungsradien und in dem andern Falle die Änderung der Wanddicke überwiegt. Immer kommt diejenige Form des Ausgleiches zustande, durch welche die Materialspannungen der Binde- und Stützsubstanzen der Schädelwand in kürzester Zeit wieder auf ihre kritischen Werte eingestellt werden.**

Die Abweichung der Materialspannungen von dem kritischen Werte derselben ist die Ursache, welche die Wachstumsvorgänge in der Schädelwand auflöst. Die erhöhten oder erniedrigten Materialspannungen werden sodann sowohl durch Änderungen der Dicke als durch Änderungen der Krümmung der Schädelwand wieder ihrem kritischen Werte gleich gemacht. Die Änderungen der Dicke der Schädelwand können durch ein einfaches, appositionelles und interstitielles Wachstum oder durch einfache Resorptionsvorgänge zustande kommen und in verhältnismäßig kurzer Zeit ausgiebige Erfolge zeitigen. Die Wachstumsvorgänge dagegen, welche die Krümmungen der Schädelwand ändern, verlangen infolge der zeitlichen und räumlichen Beschränkung des interstitiellen Knochenwachstums im allgemeinen außer einem ausgiebigen, interstitiellen Wachstum einen wiederholten Wechsel von Appositions- und Resorptionsvorgängen, welcher entsprechend längere Zeiträume beansprucht.

Die Wachstumsvorgänge sind daher nur bei langsam zunehmenden Änderungen der Materialspannungen imstande, ausgiebige Änderungen der Krümmung der Schädelwand herbeizuführen. Bei rasch eintretenden Änderungen der Materialspannungen, welche alsbald erhebliche Werte erreichen, treten dagegen Änderungen der Dicke der Schädelwand in den Vordergrund und führen die Materialspannungen auf den kritischen Wert zurück, ehe ausgiebige Änderungen der Krümmung der Schädelwand zustande gekommen sind. Damit ist sodann der Ausgleich der Störung erreicht und eine weitere Formänderung der Schädelkapsel wäre erst bei dem Hinzutreten neuer Ursachenkomplexe zu erwarten.

Diese Verhältnisse schließen selbstverständlich nicht aus, daß mechanische Einwirkungen auf den unvollständig ossifizierten Schädel plötzliche Änderungen der Krümmungsradien zur Folge haben. Ein solches Ereignis ist bei der Entstehung der fötalen Skaphozephalie gegeben und veranlaßt weitere Veränderungen, welche sehr wohl geeignet sind, die soeben gewonnenen Ergebnisse zu bestätigen.

Bei der Entstehung der fötalen Skaphozephalie führt die seitliche Kompression des fötalen Schädels unmittelbar auf rein mechanischem Wege zu einer Einknickung der Pfeilnahtregion, bei welcher notwendigerweise die Materialspannungen der Schädelwand erhebliche Änderungen erfahren. Die rasch eingetretene, erhebliche Änderung der Materialspannungen hat dann zur Folge, daß die Materialspannungen hauptsächlich durch Änderungen des Dickenwachstums wieder auf ihren normalen, kritischen Wert eingestellt werden, während die skaphozephale Deformation infolge des dauernden Druckes der Uteruswand erhalten bleibt. Bei den Skaphozephalen aber ließ sich mit Bestimmtheit anatomisch nachweisen, was bei dem Rinnenkopf nur eine berechtigte Annahme bildete, daß auch die Hirnsubstanz in ihren Wachstumsverhältnissen in ähnlicher Weise beeinflußt wird wie die Schädelwand.

Eine längere Dauer des Druckes der Uteruswand ist bei der Entstehung der Skaphozephalie mit Sicherheit anzunehmen, weil die tägliche Erfahrung lehrt, daß kurzdauernde, deformierende Druckwirkungen auf den fötalen Schädel, wie sie bei jeder Geburt eintreten, nur vorübergehende elastische Deformationen erzeugen, welche mit dem Schwinden des Druckes sofort vollständig oder, wie bei dem soeben besprochenen Rinnenkopf, nahezu vollständig wieder verschwinden.

Mit dem Eintritte der Geburt und unter Umständen vielleicht auch früher kommt jedoch der seitliche Druck, welcher die skaphozephale Schädelform erzeugte, in Wegfall. Damit ist eine zweite, gleichfalls rasch eintretende Störung der Materialspannungen der Schädelwand gegeben, welche ein besonderes Interesse beansprucht, weil es auffällig erscheinen könnte, daß nach dem Wegfall der deformierenden Druckwirkungen die pathologische, skaphozephale Schädelform mehr oder weniger vollständig erhalten bleibt.

Man darf annehmen, daß auch diese zweite Störung ihren Ausgleich findet sowohl durch eine Änderung der Krümmungsradien als durch eine Änderung der Dicke der Schädelwand. Die Änderung der Krümmungsradien vollzieht sich jedoch sehr langsam, während die Änderungen der Wanddicke in kurzer Zeit die Materialspannungen der Schädelwand wieder dem kritischen Werte gleich macht. Der Ausgleich der zweiten Störung wird daher gleichfalls im wesentlichen durch eine entsprechende Änderung der Wanddicke erreicht, während die Änderung der Gestalt der skaphozephalen Schädelkapsel nach der Geburt eine so geringfügige bleibt, daß sie nur aus den Mittelzahlen mit einiger Wahrscheinlichkeit erschlossen werden konnte. Diese Änderung aber vollzieht sich in der Richtung einer Wiederherstellung der ursprünglichen, mehr oder weniger mesozephalen Form, ohne jedoch diese auch nur annähernd zu erreichen. Ich will versuchen, den Ursachen dieser Vorgänge noch etwas genauer nachzugehen.

Das Wachstum des Gehirns der Skaphozephalen hat unter der Wirkung des während der Fötalzeit auf ihm lastenden höheren Seitendruckes, wie gezeigt werden konnte, eine Modifikation erfahren, welche in der Verlegung der Druckpole des Hirnwachstums und in dem auffallend queren Verlaufe der Zentralwindungen zum Ausdruck gelangt. Diese Besonderheiten des Wachstums des skaphozephalen Gehirns bleiben jedoch auch nach der Geburt und nach dem Wegfall der äußeren Druckwirkungen erhalten, weil trotz des Wegfalles des äußeren Druckes auf die Schädelwand die Druckwirkungen der Schädelwand auf das Gehirn der Skaphozephalen nach der Geburt im wesentlichen dieselben bleiben wie während der Fötalperiode zur Zeit, in welcher der skaphozephale Schädel seitlich komprimiert wurde.

Der kritische Wert der Materialspannung der Schädelwand ist sehr viel kleiner als die Materialspannungen, welche das Bindegewebe, der Knorpel und das Knochengewebe vermöge ihrer Festigkeit ohne auffällige Formveränderung oder Kontinuitätstrennung vorübergehend zu tragen befähigt sind. Mit dem Wegfall der seitlichen Kompression des skaphozephalen Schädels kann sich daher die Gestalt des letzteren nicht in merklicher Weise ändern. Demgemäß wird auch der Druck, den der Schädel auf das Gehirn ausübt, nach dem Wegfall der seitlichen Druckwirkungen auf die Schädelaußenfläche im wesentlichen der gleiche sein wie zuvor. Allerdings sind in Anbetracht der Elastizität der Schädelkapsel geringe Unterschiede anzuerkennen, die jedoch vorläufig vernachlässigt werden können. Geändert haben sich in beträchtlichem Maße bei dem Wegfall der äußeren Druckwirkungen nur die Materialspannungen der Schädelwand. Diese aber sind für das Wachstum des Gehirns zunächst ohne Belang und werden, wie oben gezeigt wurde, alsbald durch geringe Änderungen der Dicke der Schädelwand wieder auf ihren kritischen Wert eingestellt.

Unter diesen Umständen ist es begreiflich, daß das Wachstum des Gehirns und der Schädelwand nach der Geburt in annähernd gleicher Weise wie vor der Geburt weiterschreitet. Die Eigenschaften des Gehirns und des Schädels der Skaphozephalen bleiben daher nach der Geburt, während des postfötalen Wachstums, im wesentlichen erhalten.

Nur wenn durch irgendwelche neu auftretende Ursachenkomplexe das Wachstum des Gehirns neue Richtungen einschlagen würde, wären die Bedingungen gegeben, welche bei dem postfötalen Wachstum die skaphozephale Schädelform zum Verschwinden bringen könnten. Daß dabei der Schädel bei seinem postfötalen Wachstum imstande wäre, einer solchen neuen Formgestaltung des Gehirns zu folgen, konnte früher durch die weitgehenden Schädeldeformationen erwiesen werden, welche bei manchen Völkern durch künstliche Mittel hervorgerufen wurden. Solche neu auftretende Ursachenkomplexe von ausgiebiger Wirkung sind jedoch offenbar für das postfötale Wachstum des Gehirns nicht gegeben. Ein neuer Ursachenkomplex von verhältnismäßig geringer Wirkung entsteht jedoch bei den Skaphozephalen unmittelbar nach der Geburt.

In dem kurzen Zeitraum, welcher zwischen dem Wegfall der äußeren Druckwirkungen der Uteruswand und der Wiederherstellung des kritischen Wertes der Materialspannungen der Schädelwand liegt, waren im Bereich der früheren Druckstelle die tangentialen Materialspannungen der skaphozephalen Schädelwand über ihren kritischen Wert erhöht. In diesem kurzen Zeitraume muß daher im Bereich der früheren Druckstelle das Flächenwachstum der Schädelwand und in der Folge auch das Volumswachstum der anliegenden Hirnteile etwas ausgiebiger gewesen sein. Außerdem dürfte die früher erwähnte, geringe elastische Deformation der Schädelwand, welche bei dem Wegfall der fötalen Druckwirkungen anzunehmen ist, in gleichem Sinne wirken und eine kurzdauernde, geringe Beschleunigung des Volumswachstums der parietalen Hirnschale auslösen. Hatten jedoch, wie früher besprochen wurde, die Funktionen der parietalen Hirnteile der Skaphozephalen infolge ihres während der Fötalzeit verzögerten Volumswachstums eine Abnahme erfahren, indem diese Funktionen zum Teil von andern Hirnabschnitten übernommen wurden, so kann man annehmen, daß bei dem nach der Geburt eintretenden, etwas stärkeren Volumswachstum der parietalen Hirnabschnitte auch ihre Funktionen etwas ausgiebigere werden. Damit wäre dann der neu auftretende Ursachenkomplex gegeben, welcher zur Folge haben könnte, daß während des ganzen postfötalen Wachstums diese parietalen Hirnabschnitte der Skaphozephalen etwas stärker an Volum zunehmen, als dies bei vollkommener Aufrechterhaltung der skaphozephalen Wachstumsform der Fall wäre.

Wie man bemerkt, würde dieser Erfolg sich als eine Ermäßigung der skaphozephalen Schädelform darstellen. Er ist jedoch, wie bei der Geringfügigkeit der veranlassenden Momente zu erwarten ist, ein so unbedeutender, daß er sich nur mit einiger Wahrscheinlichkeit erschließen läßt aus dem im Laufe des postfötalen Lebens bemerkbaren, langsamen Ansteigen der Mittelzahlen des Längenbreiten- und Längenhöhenindex der Skaphozephalen.

In gleicher Weise ergibt sich mit einiger Wahrscheinlichkeit ein geringer Rückgang der fötalen, mutmaßlicherweise durch äußeren Druck entstandenen trigonozephalen Deformation, wenn man die von Küstner[1]) veröffentlichten Kurven ausmißt, welche die horizontalen Schädelumfänge eines Trigonozephalen vom 2. bis zum 112. Tage nach der Geburt darstellen. In den ersten drei Wochen nach der Geburt scheint hier eine geringe Zunahme des Längenbreiten-

[1]) Küstner, O., Virch. Arch. Bd. 83, 1881.

index gegeben zu sein, wie sie nach obigen Erörterungen zu erwarten wäre. Doch sind die unvermeidlichen Fehler bei der Gewinnung der Kurven so groß, daß auf dieses Ergebnis kein allzu großes Gewicht zu legen ist. Eine größere Zahl von Kurven aus den ersten Tagen der Beobachtung wäre jedenfalls sehr wünschenswert gewesen.

Zu dem gleichen Ergebnis führt ein anderes Verfahren. Zerlegt man die Schädelumfänge des von Küstner beobachteten Trigonozephalen jeweils in zwei Teile, deren Grenze durch die Sutura coronalis gegeben ist, so scheint der vordere Teil dieser Umfänge im Laufe der 112 Tage der Beobachtung verhältnismäßig etwas langsamer zuzunehmen als der hintere Teil dieser Umfänge. Dies könnte gleichfalls für eine geringe Abnahme der Deformation sprechen. Etwas deutlicher tritt die Abnahme der Deformation in der Gestalt der Schädelumfänge hervor. Die Stirn dieses Trigonozephalen scheint im Laufe der ersten 112 Tage nach der Geburt verhältnismäßig etwas breiter geworden zu sein. Immerhin wären neue Messungen sehr erwünscht. Bei denselben wird man jedoch zu beachten haben, daß nach den obengenannten Untersuchungen von Ciaudo und Weißenberg der Längenbreitenindex während des normalen postfötalen Wachstums eine kleine Abnahme erfährt, die auch bei dem Trigonozephalen von Küstner nach der 3. Woche bemerkbar ist.

Die Erkenntnis, daß bei den Wachstumsstörungen der Schädelwand rasche Änderungen der mechanischen Beanspruchung nahezu ausschließlich zu Änderungen der Wanddicke und langsam eintretende Änderungen der mechanischen Beanspruchung zugleich zu ausgiebigen Änderungen der Krümmung und Wölbung der Schädelwand führen, findet ausnahmslos Bestätigung bei allen bisher bekannt gewordenen Schädeldeformationen.

Ein Einwand gegen die hier gewonnenen Ergebnisse ließe sich nur aus der von Êternod und Clair [1]) beschriebenen Schädeldifformität ableiten, welche sich nach einer im 16. Lebensjahr eingetretenen Unterkieferfraktur entwickelt hat, vorausgesetzt, daß die Anamnese aufrechterhalten bleiben kann. Denn die Behauptung, daß dieser Schädel vor dem 16. Lebensjahr annähernd normal gestaltet war, ruht nur auf der Anamnese und ist keineswegs von diesen Forschern selbst beobachtet worden. Wenn der stark plagiozephale Schädel des im 57. Lebensjahre gestorbenen Mannes wirklich zur Zeit des Unfalles symmetrisch gestaltet war, so hat allerdings ein plötzlich eingetretenes Trauma in seinen weiteren Folgen zu sehr starken Änderungen der Krümmungsradien der Schädelwand geführt.

Indessen zeigt eine genauere Prüfung, daß zwar die Unterkieferfraktur eine plötzlich aufgetretene Störung genannt werden muß, daß jedoch erst die konsekutive Funktionsstörung des Kaugeschäftes einen erheblichen Einfluß auf das Wachstum der Schädelwand ausübte. Diese Funktionsstörung machte sich in ausgiebiger Weise nur bei den Kaubewegungen geltend, bei denen auf der verletzten Seite der Zug der Kaumuskulatur mehr oder weniger ausfiel. Asymmetrische Spannungen der Schädelwand von merklicher Größe traten daher nur vorübergehend bei den Mahlzeiten auf, nach welchen die Spannungen der Schädelwand für längere Zeiträume wieder annähernd symmetrisch wurden. Außerdem dürfte die Tätigkeit der Kaumuskulatur erst längere Zeit nach der Verletzung allmählich wieder an Kraft gewonnen haben. Diese Besonderheiten verteilten den Ausgleich der plötzlich aufgetretenen Störung auf so lange Zeiträume, daß die Krümmungsradien der Schädelwand eine ausgiebige Änderung erfahren konnten.

Diese Betrachtungen ergeben den Grund, weshalb die während der Fötalzeit infolge von äußerem Druck auftretenden, individuellen Besonderheiten und pathologischen Deformationen der Schädelkapsel während des postfötalen Lebens in

---

[1]) Êternod, A., Comptes rendus de l'association des anatomistes. Dixième Réunion. Marseille 1908. — Clair, A., Bibliographie anatomique Bd. 18, 1908. — Vgl. Textfig. 2 meiner 5. Mitteilung in Virch. Arch. Bd. 224, S. 85.

ihren allgemeinen Umrissen erhalten bleiben, obwohl der Druck, welcher diese individuellen Besonderheiten und die Mehrzahl der pathologischen Deformationen erzeugt, spätestens mit der Geburt in Wegfall kommt. Man gelangt daher zu einem dritten Satze von großer Bedeutung:

3. **Die während der Fötalzeit infolge äußerer Druckwirkungen entstandenen individuellen Besonderheiten und pathologischen Deformationen der Schädelkapsel bleiben nach der Geburt in ihren allgemeinen Umrissen bestehen, weil bei dem plötzlichen Wegfall der äußeren Druckwirkungen der Druck des Schädels auf das Gehirn nur geringe Änderungen erfährt.**

Nach der Geburt sind daher die mechanischen Bedingungen für das Wachstum des Gehirns annähernd die gleichen wie vor der Geburt. An die Stelle der deformierenden Druckwirkungen der Uteruswand ist ein äquivalenter Druck der Schädelwand getreten, welcher dem Drucke des deformierten Gehirns das Gleichgewicht hält. Ein Unterschied besteht nur insofern, als nach der Geburt die Druckwirkungen auf das Gehirn keine Zunahme erfahren, welche die Deformation steigern könnte.

Dagegen dürften in der ersten Zeit nach der Geburt, wie oben gezeigt wurde, Bedingungen bestehen, welche vorübergehend das Wachstum des Schädels und des Gehirns in der Weise beeinflussen, daß die besonderen fötalen Formeigenschaften des Schädels und des Gehirns in geringem Grade rückgängig werden. Damit wird zugleich, wie aus einigen Beobachtungen hervorzugehen scheint, auch das spätere Wachstum des Gehirns etwas geändert, so daß es imstande ist, auch fernerhin noch die fötalen Schädelformen etwas zu mildern. Doch ist dieser Erfolg gering, weil die Druckpole des Hirnwachstums während der Fötalzeit durch die ungewöhnlichen Druckwirkungen der Uteruswand eine Verschiebung erfahren haben. Das Wachstum des Gehirns schreitet daher auch nach der Geburt im wesentlichen noch in den Formen weiter, welche während der Fötalzeit gewonnen worden waren.

Schädel und Gehirn sind jedoch, wie zahlreiche Beobachtungen gezeigt haben, auch nach der Geburt noch zu ausgiebigen Änderungen ihrer Gestalt befähigt. Dies zeigt sich bei der postfötalen Entstehung pathologischer Schädelformen, macht sich jedoch auch bei dem normalen Wachstum des Schädels bemerklich. Nicht nur die aufrechte Kopfhaltung in Verbindung mit der nach der Geburt wirksam werdenden Gravitation und die Funktionen des viszeralen Teiles des Schädels, sondern auch das durch Erziehung und geistige Tätigkeit gehobene Wachstum des Gehirns übt einen bestimmenden Einfluß auf die Gestalt des Schädels aus, so daß schließlich ungeachtet aller Ähnlichkeiten auch erhebliche Unterschiede zwischen der Gestaltung des fötalen und des erwachsenen Schädels zustande kommen.

Für die Entwicklungsgeschichte aller Organe ebenso wie für ihre Physiologie und Pathologie ist jedoch von großer Bedeutung die hier gewonnene, grundlegende Erkenntnis, daß die Spannungsgleichung:

$$i = \frac{S_x}{R_x} + \frac{S_y}{R_y}$$

und ihre Derivate, welche in der ersten Mitteilung abgeleitet wurden, ganz allgemein gültig sind für alle Organe, welche mit einer gespannten Hülle oder Membran bekleidet sind. Diese Gleichungen haben hier auf das knöcherne Schädeldach Anwendung gefunden. Sie gelten jedoch in gleicher Weise für Hüllen und Membranen, welche aus Bindegewebe oder Muskelgewebe bestehen und demgemäß ausschließlich auf Zugspannungen beansprucht werden. Für diese kann man sodann aus diesen Gleichungen einen einfachen, aber hochwichtigen Satz ableiten: Der an der konkaven Seite einer gespannten, aus Bindegewebe oder Muskulatur bestehenden Hülle oder Membran herrschende Druck ist immer höher als der Druck an der gegenüberliegenden, konvexen Seite derselben. Es ist dies ein Satz, der berufen ist, das Verständnis der Entwicklungsgeschichte, des Wachstums, der normalen Funktion und der Funktionsstörungen aller Organe wesentlich zu vertiefen.

VIII.

Vergleichende Leukosestudien.

(Aus dem Bispebjerg-Hospital und dem Universitätsinstitut für gerichtliche Medizin in Kopenhagen.)

Myeloische Leukose mit periostaler Geschwulstbildung, a) bei einem Menschen, b) bei einem Huhn.

Von

V. Ellermann.

(Hierzu Taf. IV.)

Diese Arbeit bezweckt zweierlei: teils einige Fälle mitzuteilen, welche sowohl ihrer Seltenheit wegen interessant sind, wie sie wichtige theoretische Fragen beleuchten; teils darzulegen, daß die Leukose des Menschen und der Hühner auch mit Bezug auf Abwechslung der Formen große Ähnlichkeit miteinander haben.

Fall 1. Es handelt sich um einen 30 jährigen Mann, H. P., der in die Abteilung B des Bispebjerg-Hospitals (Direktor: Dr. V. Scheel) am 20. August 1915 aufgenommen wurde und an 29. November desselben Jahres starb.

Auszug aus der Krankengeschichte: Er ist früher gesund gewesen; keine venerischen Krankheiten, kein Alkoholmißbrauch. Die jetzige Krankheit begann vor 9 Monaten mit doppelseitiger Ischias. Er wurde vom 23. März bis 29. April im Öresundshospital wegen Ischias mit Bädern und Massage behandelt. Bei der Organuntersuchung wurde nichts Krankhaftes gefunden. Die Beinschmerzen hielten sich nach der Entlassung aus dem Krankenhause, besonders im rechten Bein. Im letzten halben Jahre vor der Aufnahme im Bispebjerg-Hospital ist er matt und kraftlos gewesen. Das Körpergewicht hat um 13 kg abgenommen.

Bei der Untersuchung wurde folgendes festgestellt: Pat. ist kräftig gebaut, mager. Brustuntersuchung normal. Leber nicht vergrößert. Milz stark vergrößert, reicht ca. 5 cm unter den Rippenbogen. Lymphdrüsen nicht vergrößert.

Die Blutuntersuchung ergab:

Hämoglobin	80 (Sahli),		
Erythrozyten	4,2 Mill. (+ Normoblasten),		
Leukozyten	130000	Neutro-, Multi-	48%
		Eosino- —	5%
		Myelo-	9%
		gr. Uni-	12%
		kl. Lympho-	5%
		Übergangsz.	11%.

Er wurde mit Röntgenbestrahlung und Kakodyleinspritzungen behandelt, wodurch ein starker Abfall der Leukozytenzahl mit prozentischer Zunahme der Multinukleären zustande kam. Die Erythrozytenzahl sowie der Hämoglobinwert boten keine wesentliche Änderung dar.

Leukozytenzählungen:

22. 8.	130 000		
8. 9.	30 000		
28. 9.	6 800	Neutro-, Multi-	68%
		Eosino-, —	13%
		Myelo-	10%
		gr. Uni-	5%
		kl. Lympho-	4%
8. 10.	6 600.		

Die Schmerzen in den Beinen hielten fortwährend an. In dem letzten Monat seines Lebens bestand hohes, gewöhnlich unregelmäßig springendes Fieber, derart, daß die Abendtemperatur 39—41° und die Morgentemperatur 37—38° war.

Die klinische Diagnose lautete: Leucaemia myeloides.

Sektion am 30. November 1915:

Haut blaß, Livores sehr schwach. Petechien auf Brust und Unterleib. Keine Knötchen in der Haut.

Herz von natürlicher Größe, an der Oberfläche reichlich Petechien. Im Herzbeutel 60 ccm klarer, gelblicher Flüssigkeit. Herzfleisch blaß, ohne fleckige Zeichnung. Klappen normal.

Lungen blaß. Das Gewebe enthält reichlich seröse Flüssigkeit, ist jedoch überall lufthaltig. In beiden Spitzen finden sich kleine Bezirke dunklen, fibrösen Gewebes.

Leber etwas vergrößert. Oberfläche glatt, Rand abgerundet. An der Schnittfläche sieht man das Gewebe blaßgraurötlich, ohne besondere Zeichnung. Die Konsistenz recht fest.

Milz stark vergrößert, wiegt 3,7 kg. Oberfläche glatt. Schnittfläche gleichmäßig graurot. Follikel sieht man nicht.

Lymphdrüsen in der Regel nicht vergrößert. Nur die intraperitonäalen Drüsen sind etwas geschwollen, bis haselnußgroß. An der Schnittfläche bieten sie ein weiches, grauweißliches Gewebe dar.

Knochenmark im Oberschenkel gleichmäßig graurot, Fettgewebe nicht vorhanden.

Knochensystem: An der Vorderseite der Lendenwirbelsäule sieht man weiche, 1—2 cm hervorragende Massen, welche an der Schnittfläche teils rötlich, teils grau sind. Nach Herausnahme des ganzen Lendenteils der Wirbelsäule läßt sich nachweisen, daß das neugebildete Gewebe in die Oberfläche der untersten Wirbel hineingedrungen ist, deren Substanz erweicht oder gar vollständig gelöst ist, und daß es die Nervenwurzeln an beiden Seiten umschließt. Die zentralen Teile der Wirbelkörper sind dagegen nicht ergriffen. Die übrigen Knochen des Körpers weisen keine Geschwulstbildung auf. Es besteht keine Grünfärbung der periostalen Infiltrate der Wirbelsäule, der Milz, der Lymphdrüsen oder der Leber.

Sektionsdiagnose: Hyperplasia permagna chronica lienis. Hyperplasia hepatis, glandularum retroperitonaealium, medullae ossium. Infiltratio leucaemica vertebrarum lumbalium. Tuberculosis vetus pulmonum.

Mikroskopische Untersuchung: Zur Fixierung der Stücke diente die Orthsche Lösung („Formol Müller"), die Schnitte wurden mit Hämatoxylin-Eosin oder Leishmans Flüssigkeit gefärbt.

Leber: Keine Vermehrung des periportalen Bindegewebes. Die Leberzellen sehen natürlich aus, sind nicht fettinfiltriert. Das ganze Kapillarnetz ist mit Leukozyten stark angefüllt. Dies ist besonders in den peripherischen Anteilen der Azini ausgesprochen, wo die Kapillaren auch etwas erweitert sind. Außerdem enthalten die Kapillaren Erythrozyten, welche in den zentralen Teilen des Kapillarnetzes überwiegend sind. Von den Leukozyten sind einige multinukleär, die Hauptmasse bilden jedoch Myelozyten, die einen einzelnen runden oder eingebuchteten Kern und ein reichliches, granuliertes Protoplasma besitzen. Auch ungranulierte, uninukleäre Zellen sind vorhanden. In den größeren Gefäßen ist das Blut ausgesprochen leukämisch. Um die Vena portae-Äste herum sind kleine Infiltrate leukozytärer Zellen derselben Art wie diejenigen in den Kapillaren, namentlich enthalten sie viele Myelozyten. Die Granula dieser Zellen sind teils grob, teils sehr fein.

Milz: In der hyperplastischen, zellreichen Pulpa sind spärliche Trabekel zu sehen. Follikel fehlen vollständig, und das Pulpagewebe reicht bis zu den kleinen Arterien hinzu. Das Stroma ist nicht vermehrt. Die Zellen der Pulpa sind hauptsächlich Leukozyten, teils sparsamere Multinukleäre, teils zahlreichere Myelozyten, die stellenweise in mitotischer Teilung begriffen sind. Erythrozyten sind nur in sparsamer Zahl vorhanden. Die kleinen Venen sind stark mit Leukozyten gefüllt. In den größeren Gefäßen ist das Blut leukämisch.

Retroperitonäale Lymphdrüsen: Die normale Struktur ganz verwischt, Keimzentren nirgends zu sehen. Bei starker Vergrößerung erkennt man, daß das ursprüngliche lymphatische Gewebe fast ganz von neugebildetem, myeloidem Gewebe verdrängt ist. Die Reste des lymphatischen Gewebes bestehen aus schmalen Zügen von kleinen Lymphozyten, während das myeloide Gewebe ähnliche Zellen wie in Leber und Milz enthält, und zwar viele Myelozyten mit deutlichen Granula.

Knochenmark: An einigen Stellen sieht man wesentlich Erythrozyten, unter denen viele kernhaltige; gewöhnlich sind die Leukozyten jedoch vorherrschend. Am zahlreichsten sind Myelozyten (die meisten eosinophil), außerdem finden sich große Uninukleäre mit gelapptem Kern, große Lymphoidzellen und multinukleäre Leukozyten. Fettzellen sind nur spärlich vertreten.

Die periostale Infiltration der Wirbelsäule (Taf. IV, Fig. 1). In einem feinfaserigen Netzwerk sind dichtgestellte kleine Gruppen leukozytärer Zellen eingelagert. Die Hauptmasse derselben bilden Myelozyten, spärlicher sind ungranulierte uninukleäre und multinukleäre Leukozyten vorhanden. Die meisten Myelozyten sind eosinophil, ein kleiner Teil derselben hat feine neutrophile Körnelung. Hin und wieder findet man Myelozyten in mitotischer Teilung. Das myeloide Gewebe bildet die Hauptmasse der Infiltration, außerdem finden sich aber Züge großer uninukleärer Zellen mit rundem Kern und schmalem, ungranuliertem Protoplasma (Myeloblasten?).

Niere: Das interstitielle Bindegewebe nicht vermehrt. Glomeruli normal. Die Kerne des Kanälchenepithels etwas schwach gefärbt. Die Kapillaren sind an einigen Zellen stark mit Leukozyten angefüllt. In den größeren Gefäßen findet sich sehr leukozytenreiches Blut. Um die Vasa arcuata herum findet man Zellinfiltrate, die hauptsächlich aus Myelocyten bestehen.

Magen: Untersucht wurde ein Stück aus dem Fundusteil. Die Schleimhaut ist teilweise zerstört durch kadaveröse Erweichung. Trotzdem läßt sich mit Sicherheit erkennen, daß große Anhäufungen von Myelozyten vorhanden sind, welche in den tiefsten Teilen der Schleimhaut, in größerer Ausdehnung jedoch in der Submukosa liegen. Die Myelozyten sind mit spärlicheren ungranulierten Uninukleären vermischt.

Es handelt sich also um einen Kranken mit typischer myeloider Leukämie. Eigenartig sind nur die periostalen Infiltrate der Wirbelsäule, welche sich bei der mikroskopischen Untersuchung als aus myeloischem Gewebe bestehend erwiesen. Nach der Krankengeschichte könnte es aussehen, als ob die periostale Infiltration vor der Bluterkrankung aufgetreten wäre. Da an die Möglichkeit einer Blutkrankheit bei dem ersten Hospitalaufenthalt kaum gedacht wurde, wie eine Blutuntersuchung aus dieser Zeit jedenfalls nicht vorliegt, so lassen sich bindende Schlüsse mit Bezug auf die Reihenfolge der Lokalisationen der Krankheit kaum ziehen.

Die Stellung der Leukose im nosologischen System ist bekanntlich etwas umstritten. Einzelne Forscher (Banti, Ribbert) haben sie unter die Geschwülste einreihen wollen, eine Anschauung, die jedoch von der Mehrzahl der Pathologen nicht geteilt wird. Während die echten Geschwülste lokale Wucherungen sind, welche gelegentlich malign werden, d. h. in die Nachbarorgane hineinwachsen und durch Verschleppen ihrer Zellen mit dem Blut- oder Lymphstrom metastatische Geschwülste an andern Stellen bilden, so handelt es sich im Gegensatz hierzu bei den Leukosen um Systemaffektionen, derart, daß gleichzeitig das gesamte myeloische oder das gesamte lymphatische System in Wucherung gerät. Diese Krankheiten nehmen also eine Sonderstellung ein; andrerseits gibt es unzweifelhaft Fälle, wo man völlig begrenzte, aggressiv wuchernde Geschwülste hat, welche aus myeloischem oder lymphatischem Gewebe bestehen, also Myelo- oder Lymphosarkome. Die Auffassung derartiger Wucherungen bereitet insofern keine Schwierigkeiten, als sie ohne Rücksicht auf die Ätiologie als echte Geschwülste betrachtet werden können. Die Schwierigkeiten erheben sich erst, wenn man ausnahmsweise, aber nicht allzu selten, einer Verbindung myeloischer oder lymphatischer Geschwulstbildung mit einer echten Leukose (leukämisch oder aleukämisch) begegnet. Von einer pathologisch-anatomischen Betrachtungsweise ausgehend, könnte man sich hier die Sache auf zweierlei Weise erklären. Die Geschwulst könnte das Primäre und Wesentliche sein, während die leukämische Blutveränderung sowie die Hyperplasien der blutbildenden Organe sekundäre Erscheinungen seien, welche diesen Geschwülsten im Gegensatz zu andern wegen ihrer angeborenen blutbildenden Eigenschaften eigentümlich wären. Eine andere Möglichkeit wäre die, daß die Krankheit zwar ursprünglich eine Systemerkrankung darstellte, sie verhielt sich aber zu der typischen Leukose wie eine gutartige zu einer bösartigen Geschwulst, derart, daß die Zellen des wuchernden Systems atypisch, den Geschwulstzellen morphologisch und biologisch verwandt, waren. Eine solche Auffassung ist von Sternberg aufgestellt worden, welcher behauptete, daß die lymphatische Leukämie in zwei Gruppen zu teilen wäre, und zwar 1. die typische kleinzellige Leukämie, bei der bloß eine einfache Hyperplasie des lymphatischen Systems vorlag, und 2. die großzellige akute Leukämie, die zu geschwulstartiger Wucherung und Eindringen in die Nachbarorgane neigte („Leukosarkomatose"). Die Sternbergsche Auffassung enthält das unstreitig Richtige, daß die großzelligen, akuten Leukämien eine ausgesprochene Neigung zur Geschwulstbildung darbieten. Andrerseits gibt es häufige Abweichungen vom Schema, derart, daß großzellige, akute Leukämien ohne Tumorbildung und typische kleinzellige Formen mit einer solchen vorkommen, und daß selbst typisch kleinzellige, chronische Fälle oft eine gewisse Aggressivität der Hyperplasien darbieten. Es handelt sich also wahrscheinlich nicht um einen Wesensunterschied der beiden Formen, sondern eher um bloße graduelle Verschiedenheiten eines einheitlichen Vorganges (Pappenheim, Hirschfeld, Domarus u. a.). Mit Bezug auf die Myelose erhebt sich dieselbe Frage, weil man auch hier eine Kombination mit Tumorbildung finden kann. Selbst wenn man davon absieht, daß mehrere der früher als lymphatisch aufgefaßten Fälle wahrscheinlich in Wirklichkeit Myeloblastleukämien mit Tumorbildung sind, so gibt es doch sichere Mitteilungen in der Literatur über solche geschwulstbildende Myelosen. So teilt Rosenblum 1911 einen Fall von myeloider Leukämie mit weißlichem Tumor der Leber, aus Myelozyten zusammengesetzt, mit, und Paulicek und Wutscher beschreiben im selben Jahre einen Fall von myeloider Leukämie mit großen (grünen) Tumoren, aus Myeloblasten bestehend. Es finden sich also sowohl lymphatische wie myeloische Leukosarkomatosen, welche von der Mehrzahl der Forscher aus pathologisch-anatomischen Gründen als Spielart der gewöhnlichen Leukosen aufgefaßt werden.

Was nun den vorliegenden Fall betrifft, so sind meines Wissens ganz ähnliche Fälle nicht beschrieben. Der Fall steht jedoch demjenigen von Paulicek und Wutscher nahe, nur sind die Tumoren verschiedentlich lokalisiert. Mit Bezug auf Lokalisation reiht sich der Fall am nächsten den Chloromen an, von denen er sich nur durch das Fehlen der grünen Färbung unterscheidet. Man begegnet hier einer terminologischen Schwierigkeit, die mit der Bezeichnung Chlorom zusammenhängt. Es ist gewiß nicht übertrieben, zu behaupten, daß das Wort Chlorom nicht gerade glücklich gewählt ist, indem man die Geschwulstendung „-om" einem Stammwort, welches nicht ein Gewebe, sondern eine Eigenschaft des betreffenden Gewebes bezeichnet, hinzugefügt hat. Dies ist nicht bloß aus sprachlichen Gründen unglücklich, sondern auch deshalb, weil die grüne Färbung Nebensache und nicht einmal ganz konstant ist. Bekannterweise findet man bei den Chloromen mitunter Bezirke, die weiß sind, oder grüne und weiße Tumoren untereinander. Den vorliegenden Fall als Chlorom zu bezeichnen, würde zu einer typischen „Contradictio in adjecto" führen, weil eine grüne Färbung überhaupt nicht vorlag. Ebensowenig wie man bei den Eiterungen der Farbe des Eiters (weiß, gelb, grün) eine besondere Bedeutung zumißt, ebensowenig sollte man bei den myeloiden Tumoren die Farbe derselben zu einer unnatürlichen Trennung benutzen. Am besten wäre es, das Wort Chlorom ganz fallen zu lassen und andere Bezeichnungen zu wählen.

Abgesehen von der periostalen Geschwulstbildung ist der Fall, wie erwähnt, eine typische myeloische Leukämie, welche die gewöhnlichen Kennzeichen dieser Krankheit besitzt: typisches Blutbild, myeloide Umbildung der Milz und der Lymphdrüsen, myeloische Infiltrate der Leber, der Nieren, des Magens; Leukostase der Leber. Das neugebildete myeloische Gewebe zeitigt im ganzen keine Atypie, die zur Annahme einer geschwulstartigen Hyperplasie berechtigen könnte. Es erscheint mir fraglich, ob man dem Fall eine Sonderstellung geben soll, vielmehr kommt es mir natürlicher vor, ihn [illegible] als Spielart der gewöhnlichen myeloischen Leukose aufzufassen.

Fall 2. Huhn 12. 10. 15. Das Huhn war der kgl. tierärztlichen Hochschule eingesandt und wurde mir von dem Professor C. Hansen freundlichst überlassen.

Sektion. Haut natürlich, ohne Knotenbildung.

Leber: vergrößert. Gewicht 96 g. Die Farbe blaßrot, keine weißen Flecke oder Knötchen.

Milz: nur wenig vergrößert, Gewicht 4 g. Farbe blaßrot. Keine Follikelzeichnung an der Schnittfläche.

Nieren: natürliche Größe und Farbe. Die rechte Niere wiegt 6 g.

Thymus (die bei den Hühnern aus 4 getrennten Teilen an beiden Seiten des H·lses bestehen) vergrößert. Die einzelnen Knötchen sind nußkerngroß.

Darm: natürlich, ohne Knötchen der Schleimhaut. Bauchfell ebenfalls ganz natürlich.

Knochensystem: An der Innenseite des Beckens sieht man 8 rundliche, etwa nußkerngroße, gelbweiße Knöthcen, die mit dem Knochengewebe zusammenhängen und deren tiefste Schicht mit Knochennadeln durchsetzt ist.

Knochenmark in Femur und Tibia blaßrot, von fester Konsistenz.

Mikroskopische Untersuchung: Die Organstücke wurden in Kochsalz-Sublimatlösung gefärbt.

Leber: Das Bild wird von sehr zahlreichen, mittelgroßen, rundlichen, periportalen Zellanhäufungen beherrscht. Diese Zellmassen bestehen der Hauptsache nach aus Myelozyten, welche einen hellen zentralen oder exzentrischen Kern und ein granuliertes Protoplasma besitzen. Viele Myelozyten finden sich in mitotischer Teilung. Außer Myelozyten sind auch spärliche ungranulierte Zellen vorhanden. Die periportalen Infiltrate erweisen sich bei starker Vergrößerung als ganz unscharf begrenzt, indem Stränge aus Myelozyten sich zwischen die Balken des umgebenden Lebergewebes hineinschieben. Das myeloide Gewebe, das also sehr hervortretend im mikroskopischen Bilde ist, nimmt schätzungsweise ungefähr die Hälfte des Areals im Gesichtsfelde ein. In den Kapillaren findet man ein an Myelozyten sehr reiches Blut, die Füllung der Kapillaren ist jedoch etwas weniger ausgesprohen wie gewöhnlich in solchen Fällen. Die größeren Gefäße enthalten ein sehr leukozytenreiches Blut, das ungefähr gleichviele Leuko- und Erythrozyten enthält. Die große Mehrzahl der Leukozyten sind Myelozyten, während die Multinukleären und großen Uninukleären weniger zahlreich sind.

Milz. Die Follikel sind fast ganz verschwunden. An einzelnen Stellen sind sie als schmale Züge um die feinen Arterien herum zu sehen. Gewöhnlich sind die Arteriolae von spärlichen Bindegewebszellen umgeben, und unmittelbar darauf kommt man zum Pulpagewebe, das mit Myelozyten stark angefüllt ist. Die Myelozyten sind von demselben Aussehen wie diejenigen der Leber; auch in der Milz sind mitotische Teilungen nicht selten. Die Myelozyten infiltrieren also in großer Ausdehnung die Pulpa, außerdem bilden sie aber an einigen Stellen solide Anhäufungen um größere und kleineren Arterien herum. Es kommt hierdurch eine Art „Pseudofollikel" zustande, die nur bei starker Vergrößerung richtig erkannt werden können. Sie erreichen kaum die Größe der normalen Follikel und lassen sich mit den hyperplastischen Follikeln bei der lymphatischen Leukose überhaupt nicht vergleichen. Zugleich begegnet man als Resten des ursprünglichen Follikelgewebes einer schmalen Schicht kleiner Lymphozyten zwischen Arterie und Myelozytenmantel. Die größeren Gefäße enthalten ein sehr myelozytenreiches Blut.

Niere: Glomeruli und Kanälchen von natürlichem Aussehen. In den oberflächlichen Teilen der Rinde findet sich oft Leukozytenanhäufung in den Kapillaren, welche an den betreffenden Stellen etwas erweitert sind. Hie und da begegnet man kleinen Anhäufungen von Myelozyten, die interstitiell gelagert sind. Die größeren Gefäße enthalten ein sehr leukozytenreiches Blut.

Thymus: Es finden sich nur schwache, zerstreute Reste des ursprünglichen Gewebes, und zwar Hassallsche Körperchen und kleine Lymphozyten. Das Gewebe besteht sonst überall aus Myelozyten von dem gewöhnlichen Aussehen. Dieselben sind oft in mitotischer Teilung begriffen. Ungranulierte Zellen sind nicht vorhanden, ebensowenig multinukleäre Leukozyten.

Darm: Nur ein Stück des Dickdarms mit den nebenliegenden Blinddärmen kam zur mikroskopischen Untersuchung. Im Dickdarm und dem einen Blinddarm war nichts Pathologisches zu sehen. In dem andern Blinddarm fand sich dagegen eine große Anhäufung von Myelozyten, welche die ganze Dicke der Schleimhaut in einem begrenzten Bezirke einnimmt. An einer andern Stelle fand man eine rundliche Nekrose der Schleimhaut mit zahlreichen Bakterien.

Knochenmark: Dies zeigt keine Abnahme des myeloischen Gewebes der Balken, welche auch nicht verkleinert erscheinen. Multinukleäre Leukozyten wurden nicht nachgewiesen. In den Bluträumen sieht man reichlich Erythrozyten, ferner Myelozyten und große Uninukleäre.

Beckengeschwulst (Taf. IV, Fig. 2): Dieselbe zeigt ein ganz gleichartiges Gewebe, das zerstreute atrophische Muskelfasern umschließt. Das Gewebe besteht aus Myelozyten, welche oft Teilungserscheinungen darbieten. Keine ungranulierte Zellen. Auch die Zellen, welche in mitotischer Teilung sind, sind granuliert.

Blut: Da das Tier im Leben nicht untersucht worden ist, liegen Ausstrichpräparate des Blutes nicht vor. Trotzdem gelingt es ohne Schwierigkeit, mittels der Schnitte der Organe festzustellen, daß eine leukämische Blutveränderung vorgelegen hat, und auch die Art derselben ergibt sich aus den obenstehenden Beschreibungen. Die Blutgefäße enthalten überall ein sehr leukozytenreiches Blut, derart, daß die Leukozyten etwa 10—20% der gesamten Blutzellen ausmachen. Unter den Leukozyten sind die Myelozyten vorherrschend, die „Übergangszellen" sind vielleicht etwas weniger hervortretend wie gewöhnlich bei solchen Fällen. Außerdem begegnet man spärlichen Multinukleären sowie Lymphozyten verschiedener Größe.

Es geht aus der Beschreibung hervor, daß es sich unzweifelhaft um eine Myelose handelt. Die blutbildenden Organe der Hühner weichen in mehreren Beziehungen von denen der Säugetiere ab — Lymphdrüsen fehlen z. B. ganz —; die Hauptzüge sind jedoch dieselben, und zwar findet man myeloisches Gewebe, von dem die multinukleären Leukozyten herrühren, und lymphatisches Gewebe, das Lymphozyten bildet. Das myeloische Gewebe findet sich hauptsächlich im Knochenmark, in geringer Menge jedoch auch in andern Organen (Leber, Niere). Das lymphatische Gewebe findet sich in den Milz- und Darmfollikeln, in den Thymusdrüsen und in geringer Menge in verschiedenen Organen (Leber, Niere u. a.). Keimzentren sind normalerweise in den Milz- und Darmfollikeln nachweisbar. Wie ich früher hervorgehoben, gibt es sowohl myeloische wie lymphatische Formen der Hühnerleukose, je nachdem das eine oder das andere System in Wucherung ist; eine gleichzeitige Hyperplasie der beiden Systeme habe ich bisher nicht beobachtet, trotzdem ich zahlreiche, sowohl spontane wie experimentelle Fälle, genau untersucht habe. Bei der myeloischen Leukose findet man ebenso wie bei der menschlichen Krankheit teils eine myeloide Umbildung gewisser Organe, teils eine myeloide Blutveränderung mit Zunahme der Leukozyten und Auftreten unreifer Zellen. Das myeloische Gewebe der Leber, das normalerweise kleine Zellgruppen im interlobulären Bindegewebe bildet, nimmt an Menge stark zu und bildet rundliche Knötchen, die bis 240 μ im Durchmesser messen können. Dieselben sind sehr zahlreich und treten im mikroskopischen Bilde stark hervor. In der Milz ist die Pulpa hyperplastisch und mit Myelozyten infiltriert, die Follikel dagegen sind atrophisch oder sie fehlen gänzlich. In den Nieren begegnet man oft interstitiellen Zügen von Myelozyten, die Veränderung ist jedoch hier bei weitem nicht so ausgesprochen wie in der Leber. Auch andere Organe (Thymus, Darm) können myeloid umgebildet werden.

Außer diesen extravaskulären Vorgängen muß die Leukostase, die Leukozytenanhäufung in den Kapillaren, hervorgehoben werden. Sie ist in Leber, Milz und Knochenmark am stärksten, in den andern Organen gewöhnlich ziemlich geringfügig. Das Blut ist leukämisch und zeigt eine bedeutende Zunahme der Leukozyten [1]). Die Leukozytenzahl kann bis 600 000 pro mm³ steigen. Das pro-

[1]) Sichere aleukämische Myelosen sind sehr selten.

zentische Verhältnis der verschiedenen Leukozytenformen geht aus folgenden mittleren Zahlen hervor: multinukleäre: 4%, Myelozyten: 19%, Übergangszellen: 51%, Lymphozyten: 26%. Die Übergangszellen haben einen eingekerbten oder völlig gelappten Kern, ihr Protoplasma ist ungranuliert. Die Lymphozytengruppe umfaßt teils typische kleine Lymphozyten, teils größere lymphoide Zellen, die ein schmales, stark basophiles Protoplasma haben und wahrscheinlich als Myeloblasten aufgefaßt werden müssen. Man ersieht, daß das Blutbild demjenigen der typischen myeloiden Leukämie beim Menschen nicht ganz entspricht, insofern als die multinukleären Leukozyten nicht vermehrt sind. Es ist aber bekannt, daß ganz ähnliche Bilder auch bei der menschlichen Leukose auftreten können, und zwar entweder beim akuten Verlauf oder als Schlußstadium eines chronischen Falles. Da eine Abbildung des Blutbildes bei der myeloischen Leukose nicht vorliegt, habe ich eine solche bei dieser Gelegenheit aufgenommen (Fig. 3, Taf. IV).

Betrachtet man nun den vorliegenden Fall, so findet man auch hier die Leukämie, die Leukostase sowie die extravaskuläre myeloische Infiltration der Organe. Der Fall schließt sich, abgesehen von der Geschwulstbildung, sehr gut dem Typus an. Nur die Mikroskopie der Milz gibt mir zu einigen Bemerkungen Anlaß. Es wurde hier nachgewiesen, einerseits die gewöhnliche Pulpahyperplasie und Follikelatrophie, andrerseits an einzelnen Stellen myeloide „Pseudofollikel". Nun haben, wie bekannt, Meyer und Heinecke nachgewiesen, daß die Hyperplasie bei der lymphatischen Leukose von den Follikeln, bei der myeloischen dagegen von der Pulpa ausgeht, und man hat seither das Verhalten der Milzfollikel als wertvolles Mittel zur Unterscheidung lymphatischer Fälle und Myeloblastleukosen angewendet. Falls solche myeloide Pseudofollikel häufig wären, würde das die Bedeutung des Gesetzes in hohem Grade einschränken. In Wirklichkeit sind solche Fälle selten. Man muß sich die Sache wahrscheinlich so vorstellen, daß myeloisches Gewebe an einzelnen Stellen in die perivaskulären Räume eingewuchert ist, dagegen liegt für die Annahme einer Metaplasie von lymphatischem in myeloisches Gewebe kein Grund vor. „Übergangsbilder" findet man nicht. Entweder enthalten die Pseudofollikel nur Myelozyten, oder aber es liegt zwischen Arterie und Myelozytenmasse ein schmaler Ring von kleinen Lymphozyten, also Überreste des ursprünglichen Follikels.

Der Fall entspricht somit im großen ganzen dem Typus, und das Abweichende ist wie beim Fall 1, daß periostale myeloische Infiltrate vorliegen. Mit Bezug auf die theoretische Bedeutung dieses Fundes kann ich auf das oben bei Fall 1 Gesagte hinweisen.

Es zeigt sich also, daß ein Parallelismus zwischen Menschen- und Hühnerleukose besteht, teils was das Vorkommen myeloischer und lymphatischer Formen betrifft, teils mit Bezug auf die einzelnen Züge der Myelose; schließlich auch mit Bezug auf die seltenen Fälle, die mit Tumorbildung verbunden sind. Falls man die letzterwähnten Fälle mit Sternberg als eine besondere Krankheit auffaßt, hat der letzte Punkt der Argumentation natürlich keine Geltung, obwohl es nicht unwichtig ist, zu wissen, daß es auch bei den Hühnern Fälle gibt, die mit der menschlichen Leukosarkomatose analog sind.

Die Betrachtungen, welche in der Diskussion über die Stellung der Leukose und insbesondere der Leukosarkomatose maßgebend gewesen, sind vorwiegend pathologisch-anatomischer Natur; nun ist es aber eine bekannte Sache, daß Schlußfolgerungen, die allein auf morphologischen Zügen fußen, unsicher sind im Vergleich mit solchen, die aus ätiologischer Forschung hervorgehen. Wenn man auch daran festhält, was oben von der Verschiedenheit der Leukosen (bezw. Leukosarkomatosen und der echten Geschwülste) gesagt wurde, so sind die angeführten Gründe nicht derart zwingend, daß sie nicht zu beseitigen wären, falls neue Gesichtspunkte mit Bezug auf die Ätiologie auftauchen sollten. Vielleicht könnte es deshalb lohnend sein, zu versuchen, die Frage auch einmal von diesem Standpunkte zu betrachten.

Man müßte hier zunächst die geschwulstähnlichen Züge der typischen Leukose hervorheben, und zwar insbesondere die starke Wachstumsenergie des neugebildeten Gewebes sowie die Neigung zur Bildung unreifer Zellformen. Ferner wäre darauf aufmerksam zu machen, daß Leukosen und Geschwülste ätiologisch nicht länger von einer unüberbrückbaren Kluft getrennt sind. Während man geneigt war, die Leukose als Infektionskrankheit aufzufassen, eine Hypothese, die von dem Nachweis der infektiösen Natur der Hühnerleukose entschieden gestützt wurde, so hatte die moderne Geschwulstforschung lange Zeit keine Anhaltspunkte für eine parasitäre Geschwulsttheorie geliefert. In der letzten Zeit scheint nun hier eine Wendung eingetreten zu sein. Ich brauche nicht viele Worte auf den Einwand zu verlieren, daß Mikroben angeblich nicht wachstumbefördernd, sondern nur zellschädigend wirken, und daß eine eventuelle Hyperplasie nur als Reaktions- oder Regenerationserscheinung aufzufassen sei. Neuere Erfahrungen auf dem Gebiete der Infektionslehre und der experimentellen Pathologie haben zur Genüge dargetan, daß bakterielle Wirkung ebenso wie andere Schädigungen imstande sind, eine primäre Gewebshyperplasie hervorzurufen. Noch wichtiger ist es aber, daß auch eine wirkliche Geschwulstbildung als Folge mikrobieller Infektion in gewissen Fällen nachgewiesen wurde. So haben E. Smith, C. O. Jensen u. a. Pflanzentumoren beschrieben, die von Bakterien (Bacterium tumefaciens) verursacht werden. Neuerdings hat dann Rous die wichtige Tatsache feststellen können, daß die Myxosarkome der Hühner von einem filtrierbaren Virus bewirkt werden. Diese Roussche Entdeckung ist seitdem von andern Forschern bestätigt worden. In diesem Zusammenhang müssen auch die Papillombildung bei der Kokzidienkrankheit, die Bilhaziatumoren sowie die Fibigerschen Nematodenpapillome der Ratten erwähnt werden. Die Frage der Geschwulstätiologie ist überhaupt in eine neue Phase eingetreten, und jedenfalls läßt es sich nicht länger behaupten, daß Geschwulste nur durch Transplantation von Zellen experimentell hervorgebracht werden können. Mit Rücksicht auf die Rousschen Tumoren und die Hühnerleukose kann man sagen, daß eine Infektion imstande ist, eine Gewebshyperplasie mehr weniger maligner (anaplastischer Art) zu verursachen. Es erhebt sich hier die naheliegende Frage, ob es sich um eine besondere Klasse von Mikroben handelt, deren Eigentümlichkeit darin besteht, den Zellen ihr Gepräge zu entnehmen und ihnen eine starke Vermehrungsfähigkeit zu verleihen. Wegen der Spärlichkeit der vorliegenden Erfahrungen wäre es wohl verfrüht, Stellung hierzu zu nehmen, die Tatsachen geben aber entschieden zu denken.

Wenn man das Verhältnis der typischen Leukosen zu den Leukosarkomatosen überlegt, so wird man aber ebensowenig aus anatomischen wie aus ätiologischen Gründen geneigt sein, eine scharfe Trennung durchzuführen. Eine Lösung der Frage kann nur von einer ätiologischen Forschung erwartet werden, und hier scheint mir die übertragbare Hühnerleukose am besten geeignet, weil diese Krankheit die einzige Leukose ist, mit der bisher erfolgreich gearbeitet wurde. Soweit ich sehen kann, gibt es drei Möglichkeiten, mit denen man rechnen muß: 1. die typische Leukose ist mit der Leukosarkomatose ätiologisch identisch; 2. die typische Leukose ist von der Leukosarkomatose ätiologisch verschieden; 3. eine Leukosarkomatose kommt dadurch zustande, daß zu einer typischen Leukose ein neuer ätiologischer Faktor hinzutritt, derart, daß es sich um eine Mischinfektion oder um eine Kombination der Leukoseinfektion mit einem unbekannten, geschwulstbildenden Faktor handelt. — Nach meinen bisherigen Erfahrungen möchte ich der ersteren Theorie den Vorzug geben, weil ich mehrmals bei der Hühnerleukose die Beobachtung gemacht, daß vereinzelte Fälle von Leukosarkomatose in einem gewöhnlichen Leukosestamm auftreten können. Immerhin betrachte ich die Frage als nicht endgültig abgemacht, und neue Untersuchungen wären sehr wünschenswert.

Erklärung der Abbildungen auf Taf. IV.

Fig. 1. Fall 1. Schnitt aus der periostalen Geschwulst der Wirbelsäule. In einem feinen, netzförmigenStroma liegen Myelozyten, Leukozyten sowie ungranulierte uninukleäre Zellen.

Fig. 2. Fall 2. Schnitt aus einer Beckengeschwulst. Das Gewebe besteht ausschließlich aus Myelozyten. Einige derselben sind in mitotischer Teilung. In den Myelozytenmassen liegen zerstreute, teilweise atrophische Muskelfasern.

Fig. 3. Blutbild von einem typischen Fall myeloischer Hühnerleukämie.

Literatur.

Ellermann und Bang, Experimentelle Leukämie bei Hühnern. II. Ztschr. f. Hyg. u. Infektionskrankh. 1909. — Ellermann, Unters. über das Virus der Hühnerleukämie. Ztschr. f. klin. Med. Bd. 79, 1913. — Derselbe, Untersuchungen über die übertragbare Hühnerleukose. Berl. klin. Wschr. 1915, Nr. 30. — Paulicek und Wutscher, Zur Kenntnis des myeloischen Chloroms. D. med. Wschr. 1911, Nr. 4. — Rosenblum, Über einen seltenen Fall von gemischtzelliger Leukämie mit Bildung von großen Geschwülsten. Folia haematologica XII, 1911. — Sternberg, Über lymphatische Leukämie. Ztschr. f. Heilk. Bd. 25.

IX.

Ein teilweise mit Magenschleimhaut bekleidetes und den Sitz eines Ulcus pepticum bildendes Meckelsches Divertikel.

(Aus dem Pathologischen Institut des Bispebjerg-Hospitals, Kopenhagen.)

Von

E. Meulengracht,

Assistent.

(Hierzu 1 Textfigur.)

Krankengeschichte und kurzes Sektionsprotokoll: E. B., 12 Jahre alt, ♂, aufgenommen in der Abteilung B des Bispebjerg-Hosp. (Chefarzt Dr. med. Scheel) 16. 8. 16, † 12. 9. 16. Von der Geburt an Symptome eines angeborenen Herzfehlers. 10 Tage vor der Aufnahme Otitis media acuta supp., im Anschluß an welche sich eine septische Endokarditis entwickelte. Während des Krankenhausaufenthaltes entwickelten sich septische Infarkte mit Abszeßbildung in beiden Lungen. 14 Tage vor dem Tode zeigte sich plötzlich eine starke Melaena, die einige Tage hindurch anhielt. Es waren einige Wochen vorher einige unbestimmte, abdominale Anfälle, ein wenig diffuse Schmerzen im Abdomen, einige wenige Erbrechungen vorgekommen.

Sektionsdiagnose: Vitium cordis congenitum (Septumdefekt) — Endocarditis septica — Infarct. pulm. — Abscessus pulm. — Diverticulum Meckelii c. heteroplasia mucosae (Ventrikelschleimhaut) — Ulcus pepticum diverticuli.

Herz: Gewicht 225 g. Die Hypertrophie ist am ausgesprochensten an den Ventrikeln. Im Septum ventriculorum findet sich an der typischen Stelle ein 7×7 mm großes Defekt. Rings um den Defekt finden sich mehrere größere und kleinere septische Thromben; an den Mitral- und Aortaklappen sind solche nicht zu sehen.

Lungen: Zahlreiche kleine Infarkte; viele derselben sind in eitrigem Zerfall begriffen. Viele erbs- bis nußgroße Abszesse. Fibrinöse Beläge nach unten an der Pleura.

Milz: Typische Infektionsmilz. Keine Infarkte noch Abszesse weder in der Milz noch in den übrigen Bauchorganen.

Magen und Darm bieten, von dem unten zu besprechenden Divertikel abgesehen, nichts Abnormes dar. Im besonderen keine Ulzerationen. Kein Blut im Darm.

120 cm oberhalb der Ileozökalklappe findet sich ein typisches Meckelsches Divertikel (siehe Textfig. 1). Das Divertikel sitzt an der vom Mesenterium abgewendeten Seite, ist an der Spitze gekrümmt und bildet hier gewissermaßen eine Seitentasche; die Schleimhaut des Divertikels ähnelt einer gewöhnlichen Darmschleimhaut, dagegen hat die Schleimhaut der Tasche ein gefaltetes und gebuchtetes Aussehen, das an eine Magenschleimhaut erinnert. Am Boden des Divertikels findet sich ein Geschwür, 1×1½ cm groß, das durch seine scharfen Ränder und sein terrassenförmiges Hinabsteigen in die Tiefe auffällig ad ein Ulcus pepticum erinnert. Das Geschwür geht durch die verschiedenen Schichten zur Serosa hinab. Es bestehen Verwachsungen vom Mesenterium zu der betreffenden Stelle der Serosaoberfläche. Das Geschwür liegt in dem mit Darmschleimhaut bekleideten Teile des Divertikels.

Die mikroskopische Untersuchung ergibt, daß das Divertikel zum größten Teil in gewöhnlicher Weise mit Darmschleimhaut bekleidet ist. Die erwähnte Tasche ist dagegen mit einer typischen Magenschleimhaut bekleidet. Man sieht dichtgestellte, palisadenförmig geordnete Drüsen, die nach oben hin Gruben mit gewöhnlichem Grubenepithel und nach unten hin lange, gerade Drüsenröhren bilden, welche ganz typische Haupt- und Belagzellen enthalten. Die Belagzellen färben sich rötlich mit Eosin und Kongorot, die Hauptzellen färben sich mit den gewöhnlichen basischen Farbstoffen. Das Aussehen unterscheidet sich in keiner Beziehung von dem, das man in jedem normalen Magen vorfindet. Es sind keine entzündungsartigen Veränderungen sichtbar.

Die Mikroskopie vom Ulkus und dessen Umgebungen zeigt, daß die recht steilen Ränder des Ulkus von verschiedenen Schichten der Wand gebildet werden. Der Boden des Ulkus wird von der etwas verdickten Serosa gebildet; am einen Ende ist das Ulkus nahezu perforierend, aber etwas Netz ist durch ein wenig lockeres Bindegewebe hier angewachsen. Boden und Ränder des Ulkus sind mit ein wenig Detritusmasse bekleidet, und in den nächsten Umgebungen des Geschwürs findet sich eine — nur geringfügige — Infiltration mit hauptsächlich uninukleären Rundzellen.

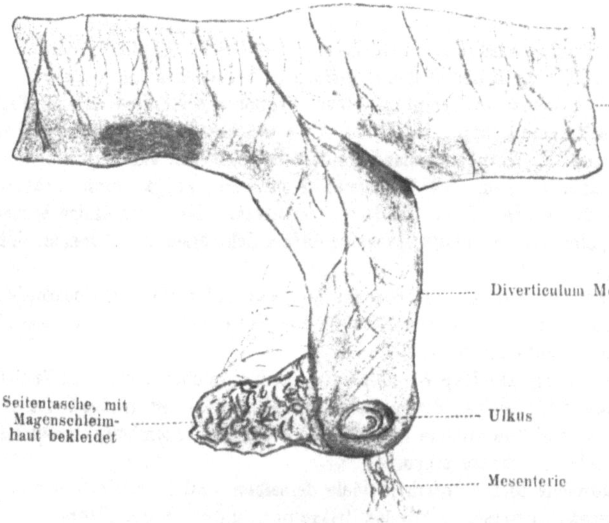

Darmstück mit Meckelschem Divertikel. Aufgeschnittenes Präparat, von der Mukosafläche aus gesehen.

Wir haben hier also als zufälligen Sektionsbefund ein Meckelsches Divertikel vor uns, das teilweise mit einer typischen Magenschleimhaut bekleidet ist; gleichzeitig findet sich am Boden des Divertikels ein chronisches Ulkus, das wie ein Ulcus pepticum aussieht.

Das Hauptinteresse hat der auffällige und seltene Fund von Magenschleimhaut an dieser vom Magen weit entfernten Stelle. Der Fall ist jedoch kein allein dastehender; u. a. hat Hübschmann im Jahre 1913 einen Fall mitgeteilt, der sowohl was das Vorkommen von Magenschleimhaut als das Ulcus pepticum betrifft, durchaus meinem Fall ähnlich ist.

Wo haben wir die Erklärung dafür zu suchen, daß ein Meckelsches Divertikel, das normaliter mit Darmschleimhaut bekleidet zu sein pflegt, in diesen Fällen teilweise mit Magenschleimhaut bekleidet ist?

Eine urchmusterung der Literatur ergibt in dem Meckelschen Divertikel eine Reihe von Befunden, durch welche diese Frage aufgeklärt wird.

Am bekanntesten ist das Vorkommen von Pankreasgewebe. Ab und zu hat man an der Spitze eines Meckelschen Divertikels von linsen- bis erbsen- und nußgroße Knoten vorgefunden, die sich durch die Mikroskopie als aus typischem Pankreasgewebe bestehend ergaben (Zenker, Neumann, Nauwerck, Merkel u. a. m.). In andern Fällen, in der Regel gleichfalls an der Spitze, wurden Drüsen vorgefunden, die stark von den gewöhnlichen Darmdrüsen abwichen, z. B. wie Brunnersche Drüsen (Tschiknawerow u. a. m.) und Pylorusdrüsen aussahen. In Hübschmanns Fall waren $^2/_3$ des Divertikels mit Fundusdrüsen bekleidet. Kock untersuchte 50 Divertikel mikroskopisch und fand in 6 davon größere oder kleinere Inseln von Pylorus- oder Fundusschleimhaut.

Wie bekannt, beruht das Vorhandensein von Meckelschen Divertikeln auf einer abnormen, teilweisen Persistenz des Ductus omphalo-mesentericus. Dieser Duktus, der die Verbindung zwischen dem Dottersack und dem Darmkanal bildet, obliteriert früh im embryonalen Leben, aber bei mangelhafter Involution persistieren Teile davon, meist als ein Meckelsches Divertikel, bisweilen als eine Nabelfistel oder ein offenstehendes Meckelsches Divertikel. Es wäre somit zu erwarten, daß man in den im Umbilikus liegenden persistierenden Resten entsprechende ortsfremde Gewebselemente finden könnte, wie sie sich, wie erwähnt, in den Divertikeln fanden. Dies ist auch der Fall. So fand Wright Pankreasgewebe, Tillmann, van Heukelom u. a. m. Pylorusdrüsen, Salzer Kardiadrüsen. Negroni, Strada Fundusschleimhaut, Kern Brunnersche Drüsen und Rosthorn als Parotisdrüsen gedeutete Drüsen. Im übrigen pflegen die Nabelfisteln — wie die Divertikel — mit Darmepithel bekleidet zu sein.

Wir sehen also, daß man bei mangelhafter Involution des Duktus omphalomesentericus Drüsenelemente vorfinden kann, die den verschiedensten Teilen des Verdauungskanals entsprechen, und daß unser Fund von Magenschleimhaut in einem Meckelschen Divertikel mit diesen Beobachtungen übereinstimmt.

Die Erklärung des Vorkommens dieser verschiedenen ortsfremden Elemente muß auf derselben Grundlage beruhen.

Die Involution und Obliteration des Ductus omphalo-mesentericus geht zu einem so frühen Zeitpunkt des embryonalen Lebens vonstatten, daß der Duktus zu dieser Zeit noch mit nicht differenzierten Entodermzellen desselben Aussehens bekleidet ist wie die Entodermzellen, die das Epithel des Verdauungskanals ausmachen und sich hier später an den verschiedenen Epithelformen differenzieren.

Bei mangelhafter Involution des Duktus differenziert sich dessen Epithel gewöhnlich zu Darmepithel; es ist aber natürlich anzunehmen, und es erklärt den besprochenen Befund, daß die Störung, die der mangelhaften Involution und abnormen Persistenz zugrunde liegt, sich auch durch eine Störung der Differenzierung der Zellen zu erkennen gibt, so daß die Zellen, die sich normaliter nicht zu differenzieren pflegen, sich ab und zu in verschiedenen Richtungen differenzieren, und zwar gerade zu den Epithelformen, die sonst aus Entodermzellen entstehen, d. h. den verschiedenen Epithelien des Verdauungskanals. Inwiefern diese Differenzierung im embryonalen Leben oder erst später vonstatten geht, indem einige der nicht differenzierten Zellen als solche weiter bestehen, aber die Neigung behalten, sich zu einem ortsfremden Epithel zu entwickeln, ist nicht zu entscheiden.

Mit dieser Erklärung, die von den verschiedenen Forschern, die diese Frage untersucht haben, angenommen wird, reiht sich die Erscheinung unter die Bezeichnung Heteroplasie ein.

Was schließlich das Ulkus betrifft, so unterliegt es kaum einem Zweifel, daß es sich um ein peptisches Ulkus handelt, das durch Stagnation von Magensaft am Boden des Divertikels verursacht worden ist. Sowohl makro- als mikroskopisch betrachtet, sieht die Wunde einem Ulcus pepticum aus dem Ventrikel oder dem Duodenum ähnlich. Über das Alter des Geschwürs kann man sich nur mit Vorbehalt äußern: die Serosaverdickung und die Adhärenzbildung zeigen jedoch, daß es einige Zeit hindurch bestanden haben muß.

Es ist, wie Tillmann bemerkt, möglich, daß verschiedene Fälle von „Divertikulitis" mit Perforation sich als von ähnlichen Ulcera herrührend ergeben werden.

Literatur.

Hübschmann, Münch. med. Wschr. Nr. 37, 1913. — Zenker, Virch. Arch. Bd. 21, 1861. — Neumann, Arch. f. Heilk. Bd. 11, 1870. — Nauwerck, Zieglers Beitr. Bd. 12, 1893. — Merkel, Münch. med. Wschr. 1905, Nr. 7. — Tsiknawerow, Berl. klin. Wschr. 1911, Nr. 37. — Kock, Naturforscherversammlung in Münster 1912. Zit. Ztlbl. f. Chir. 1914 (Tillmann). — Tillmann, D. Ztschr. f. Chir. 1883. — van Heukelom, Virch. Arch. 1888, Bd. 3. — Salzer, Wiener klin. Wschr. 1904. — Negroni, Rif. med. 1911. — Strada, Sperimentale 1903. — Kern, Beitr. z. klin. Chir. 1896, Bd. 19. — Rosthorn, 1889 zit. bei Tsiknawerow. — Tillmann, Ztlbl. f. Chir. Nr. 12, 1914.

X.

Über tuberkulöse Leberzirrhose, tuberkulöse Schrumpfnieren und analoge Folgeerscheinungen granulierender tuberkulöser Entzündung in Pankreas und Mundspeicheldrüsen.

(Aus dem Pathologischen Institut zu Würzburg. Direktor: Geheimer Hofrat Prof. Dr. M. B. Schmidt).

Von

Dr. Eugen Kirch.

Assistent am Institut.

(Hierzu 7 Textfiguren.)

Die von Klinikern und Pathologen so häufig beobachtete Kombination von Leberzirrhose und Tuberkulose hat schon vielfach und frühzeitig zu Diskussionen über den etwaigen zeitlichen und ursächlichen Zusammenhang beider Affektionen zueinander Anlaß gegeben. Besonders ist es die Tuberkulose im Pfortaderbereich, speziell die Bauchfelltuberkulose, welche bei gleichzeitigem Vorkommen mit Leberzirrhose immer wieder von neuem die Frage hat auftauchen lassen, ob hier nur ein rein zufälliges Zusammentreffen oder doch etwa ein ganz gesetzmäßiges Moment in Betracht gezogen werden muß.

Es hat nicht an Autoren gefehlt, welche die Ansicht vertreten, daß eine Leberzirrhose und die dadurch meist bedingte Pfortaderstauung das nachträgliche Auftreten einer Tuberkulose im Stauungsbereich wesentlich begünstige. Bei Durchsicht der einschlägigen Arbeiten findet man gewöhnlich diese Vorstellung in folgender Weise begründet: Durch die stärkere Durchtränkung der Abdominalorgane mit Gewebsflüssigkeit könnten Verschleppungen von Tuberkelbazillen in den erweiterten Lymphbahnen erleichtert, teilweise auch abgekapselte tuberkulöse Herde wieder mobil gemacht werden und dadurch Bazillen in die Lymphwege geraten; zudem soll durch die Stauung das Peritoneum und die Darmwand direkt geschädigt und ein Durchwandern der Tuberkelbazillen vom Darminhalt her auf das Bauchfell leichter ermöglicht werden. Zu dieser Anschauung sind, unabhängig voneinander, Moroux [88], Wagner [113] und Baur [4] auf Grund einer Reihe beobachteter Fälle gelangt, bei denen es sich übereinstimmend um Alkoholzirrhosen mit Peritonitis tuberculosa handelt.

Andere Autoren lassen diese eben besprochene Ansicht nur für einen Teil der Fälle gelten. So ist Weigert [114] 188? der Meinung, daß zwar in der Mehrzahl der Fälle die Zirrhose die primäre Erkrankung darstellt, welche ihrerseits zur komplizierenden Tuberkulose im Pfortaderbereich prädisponiert, hält aber in einigen andern Fällen die Zirrhose für zweifellos jünger als die Bauchfelltuberkulose. Hierfür zieht er den umgekehrten Vorgang, also die durch die Bauchfelltuberkulose begünstigte Leberzirrhosenentwicklung in Erwägung, ohne sie indes als erwiesen zu erachten. Zu ähnlicher Meinung gelangt 1898 Deguy [30] auf Grund zweier eigener Beobachtungen und kritischer Verwertung der in der Literatur niedergelegten Fälle. Er teilt das Material in zwei Gruppen ein: die erste umfaßt diejenigen Fälle, bei denen einer fertigen Leberzirrhose sich nachträglich eine Bauchfelltuberkulose hinzugesellt, die zweite betrifft ein gleichzeitiges Auftreten von Zirrhose und Peritonealtuberkulose, meist im Anschluß an eine Lungentuberkulose. Bei dieser letztgenannten Gruppe kommt es zu einer fettigen Degeneration der Leberzellen, „et c'est sur ce terrain que se développent parallèlement et la cirrhose vraie et la tuberculose péritonéo-hépatique".

Auch späterhin ist mehrfach der Standpunkt festgehalten worden, daß einem Teil der Fälle von kombinierter Leberzirrhose und Bauchfelltuberkulose ein bestimmtes Gesetz zugrunde liegt, daß nämlich eine Leberzirrhose stets eine mehr oder weniger erhöhte Disposition zu tuberkulöser Infektion des Pfortadergebietes schafft. In neuerer Zeit hält namentlich Bäumler [9], gestützt auf seine reichen und langjährigen klinischen Erfahrungen, an diesem Satze fest.

Ein hoher Prozentsatz derartiger Kombinationsfälle findet aber damit noch durchaus keine genügende Erklärung. Hierhin gehören alle jenen Fälle, bei denen die Leberzirrhose sich als offensichtlich jünger erweist als die Bauchfelltuberkulose, sowie die große Gruppe derjenigen Leberzirrhosen, die nicht mit einer Peritonealtuberkulose, sondern mit einer anderweitigen Tuberkulose kombiniert sind, etwa mit einer Affektion des Darmes oder gar der Lymphdrüsen oder Lungen. Mit der Beobachtung derartiger Fälle erhob sich sofort die Frage, ob auch der umgekehrte zeitliche und kausale Zusammenhang möglich ist, ob eine irgendwo im Körper lokalisierte Tuberkulose das Auftreten einer Leberzirrhose begünstigen oder sogar direkt veranlassen könne, ob es also eine echte „tuberkulöse Leberzirrhose" gebe.

Diese Frage hat nunmehr schon jahrzehntelang ein lebhaftes Interesse bei Klinikern und Pathologen beansprucht, und namentlich in der französischen Literatur ist sie einer vielseitigen und eingehenden Bearbeitung unterzogen worden. Schon die ersten einschlägigen Beobachtungen gingen von französischer Seite aus. Rilliet und Barthez [96] berichten 1843, daß die Tuberkulose der Leber zu eigentümlichen zirrhoseähnlichen Veränderungen mit Aszites führen könne. Hérard und Cornil [45] machen 1867 auf die „dégénérescence graisseuse du foie chez les tuberculeux" aufmerksam, die sich, allerdings sehr selten, mit echter Zirrhose kombinieren könne.

Von deutschen Autoren hat als erster Foerster [32] 1868 auf Grund von Leichenuntersuchungen die Vermutung ausgesprochen, daß eine chronische tuberkulöse Bauchfellentzündung durch direktes Übergreifen auf die Leber eine Zirrhose hervorzurufen vermag. Brieger [20] teilt dann, offenbar ohne die bisherigen Publikationen zu kennen, 1879 mit, daß im Berner pathologischen Institut seit längerer

Zeit zirrhotische Veränderungen in der Leber bei tuberkulösen Individuen mit und ohne Beteiligung des Peritoneums beobachtet wurden. Er beschreibt 4 Sektionsfälle von tuberkulöser Leberzirrhose infolge älterer Tuberkulose der Lungen bzw. des Bauchfells.

Im gleichen Jahre berichtet der Franzose Lebert [75] über 20 Fälle von interstitieller Hepatitis bei tuberkulösen Individuen, wovon 12 mit Verfettung und 8 ohne diese einhergingen. Die nächstfolgenden Jahre brachten reichliche weitere Beiträge zur Frage der tuberkulösen Leberzirrhose, von denen diejenigen von Sabourin [99] und von Hutinel [52] sich als besonders wichtig und maßgebend für die nachfolgenden Arbeiten erwiesen. Sabourin geht von 12 eigenen Beobachtungen aus, die er vorwiegend von pathologisch-anatomischen Gesichtspunkten aus betrachtet, während Hutinel an der Hand von 4 Fällen namentlich auf klinische Verhältnisse eingeht. Beide gelangen zur Ansicht, daß die kombinierte Wirkung von Tuberkulose und Alkohol für das Zustandekommen der „foie gras cirrhotique" von ausschlaggebender Bedeutung ist. In einer späteren Arbeit hat Hutinel [53] diese Anschauung dahingehend geändert, daß die Hauptrolle in derartigen Fällen doch der Tuberkulose und weniger dem Alkohol zuerkannt werden müsse.

Hatten schon Sabourin und Hutinel besonderen Wert auf die Leberverfettung gelegt, so sehen andere französische Autoren in der „dégénérescence graisseuse" sogar den ausschlaggebenden Faktor für die Pathogenese der tuberkulösen Zirrhose. Diese Meinung finden wir vertreten bei Cyr [26], der allerdings später [27] die gleichzeitige Einwirkung des Alkohols neben der Tuberkulose noch als notwendig annimmt, ferner bei Bellangé [11] und besonders in einer größeren Arbeit von Lauth [74]. Letzterer beschäftigt sich bei seinen Untersuchungen nur mit der hypertrophischen Leberzirrhose und bringt im ganzen 18 Fälle. Er gewinnt dabei die Meinung, daß der Tuberkelbazillus für sich allein zur Leberzirrhose zu führen vermag, und zwar auf dem Wege der Parenchymverfettung mit sekundärer interstitieller Hepatitis. Er unterscheidet 3 Grade: 1. das Anfangsstadium, ohne klinisches Interesse und häufiger Befund bei Phthisikern, 2. die fertige tuberkulöse Zirrhose, die bei der Sektion in den Vordergrund tritt, und 3. die tuberkulöse Zirrhose bei latenter Lungentuberkulose, die oft als Stauungszirrhose aufgefaßt wird.

A. Fraenkel [33] beobachtete 1883 eine ganz frische interstitielle Hepatitis als Begleiterscheinung einer Miliartuberkulose. Er spricht von einer „tuberkulösen Form der interstitiellen Hepatitis, welche sich auch ohne gleichzeitige tuberkulöse Peritonitis zu entwickeln vermag". Wir werden später noch ausführlich auf diese Arbeit zurückkommen.

Vierordt [111] sah in 5 Fällen von tuberkulöser Peritonitis eine sicherlich jüngere interstitielle Hepatitis. Simmonds [105] fand unter 30 Fällen von Tuberkulose 14mal eine merkliche Vermehrung des interstitiellen Bindegewebes. An gleicher Stelle erwähnt er einen Fall von hypertrophischer Leberzirrhose bei einer 45jährigen Potatrix mit Miliartuberkulose.

Auf dem X. internationalen medizinischen Kongreß 1891 äußerte Bäumler [8] die Ansicht, daß die tuberkulöse Infektion vielleicht das wichtigste ätiologische Moment für die hypertrophische Zirrhose bilde. In seinem Auftrage hat Bock [16] 42 Fälle von teils hypertrophischer, teils aber auch atrophischer Zirrhose bei Tuberkulösen aus der Literatur zusammengestellt. Er fügt noch 10 eigene Beobachtungen hinzu, bei denen er die meist in Lunge, Lymphdrüsen, Pleura und Peritoneum lokalisierte Tuberkulose für zweifellos älter hält als die Zirrhose der Leber. An der Hand dieser 52 Fälle kommt Bock zu dem Schluß, daß die Tuberkulose auf dreifache Art Anlaß zu einer Leberzirrhose geben kann: 1. durch direktes Übergreifen der Entzündung und Bindegewebswucherung auf die Leber von der Nachbarschaft aus, 2. im Anschluß an submiliare Tuberkeleruptionen in der Leber, 3. es können Tuberkelbazillen, auch ohne dauernde Tuberkelknötchen zu entwickeln, und die Stoffwechselprodukte derselben auf die Leber einen Reiz ausüben, der zur interstitiellen Hepatitis führt.

Damit hatte Bock ausdrücklich von einer tuberkulösen Affektion der Leber selbst gesprochen. Den meisten bisherigen Autoren hatte es genügt, eine irgendwo im Körper lokalisierte Tuberkulose festzustellen, gleichgültig sogar, ob innerhalb des Pfortadergebietes oder außerhalb desselben. Bock aber nahm nun die Wirkung der Tuberkelbazillen im Leberinnern als für die Bildung der tuberkulösen Zirrhose erforderlich an, allerdings nur hypothetisch, da er keinen einzigen seiner Fälle daraufhin untersuchte. Hagen [41], der 3 der Bockschen Fälle in seiner Dissertation ausführlich beschreibt, erwähnt nichts von darin vorhandenen tuberkulösen Veränderungen. Jousset [61] erbrachte dann für seine Fälle den Nachweis, daß es sich hierbei tatsächlich um eine tuberkulöse Affektion handelte. Durch subkutane Injektion eines Leberzirrhosenbreis konnte er nämlich mehrere Meerschweinchen tuberkulös machen. Blondin [15] verlangte zur richtigen Diagnosenstellung den Nachweis von Tuberkeln und von Bazillen in der Leber und legte namentlich auf die letzteren das Hauptgewicht. Seines Erachtens fällt bei einer sicheren tuberkulösen Leberzirrhose der Tierversuch auf Tuberkulose stets positiv aus. Auch Rouyé [98] konnte in einigen seiner 11 Fälle Tuberkel konstatieren und teilweise positive Impfresultate am Versuchstier erzielen. In einem genau untersuchten Falle von hypertrophischer Zirrhose konnte Isaac [55] ebenfalls tuberkulöse Veränderungen im Organ selbst nachweisen, die er sogar für älter als die übrigen tuberkulösen Körperveränderungen erachtet, so daß es sich um einen der sehr seltenen Fälle von primärer Lebertuberkulose handeln würde. Einen ähnlichen Fall beschreibt Alquier [3]. Er fand bei einem 50jährigen Manne mit dem klinischen Bild einer atrophischen Zirrhose autoptisch eine etwas vergrößerte Leber mit reichlichen Tuberkeln und geringer Bindegewebswucherung ohne sonstige Körpertuberkulose; Alquier führt die abnorme Lokalisation der Tuberkulose auf den vorhandenen chronischen Alkoholismus zurück. Ebenso stellte Herz [46] in einem Fall von atrophischer Zirrhose mikroskopisch typische Tuberkel fest, dagegen gelang es ihm nicht, Bazillen und Muchsche Granula nachzuweisen. In gleicher Weise hebt Klopstock, der sich in einer Reihe beachtenswerter Arbeiten [65 66 67] mit der Leberzirrhose im allgemeinen und dabei auch mit der Möglichkeit ihrer tuberkulösen Ätiologie befaßt, das Vorhandensein von Tuberkeln in derartigen Lebern hervor, ohne indes an der Hand von eigenen Beobachtungen hierauf näher einzugehen. Seines Erachtens hat die Zirrhose der Trinker und Nichttrinker eine einheitliche Ätiologie; der Alkohol schaffe nur eine Disposition zur Zirrhose, die Hauptsache aber falle in erster Linie Bakterien und ihren Produkten zu, so auch den Tuberkelbazillen. Dabei komme gerade d n lokalen Tuberkulosen im Pfortaderwurzelgebiet, die eine allgemeine Tuberkulose nicht hervorzurufen imstande sind, eine gewisse Bedeutung für die Entstehung einer Leberzirrhose zu.

Bei der Mehrzahl der publizierten Einzelfälle war eine kritische Beurteilung derselben dadurch ganz erheblich erschwert, daß außer der Tuberkulose auch ein chronischer Alkoholismus festgestellt oder wenigstens nicht von der Hand gewiesen werden konnte. Günstiger lagen in dieser Hinsicht deshalb jene Fälle, bei denen ein Alkoholabusus von vornherein ausgeschlossen oder zum mindesten recht unwahrscheinlich war, nämlich die Zirrhosen kindlicher Individuen. So sind denn auch im Laufe der Zeit eine ganze Reihe von kindlichen Zirrhosen auf angeblich tuberkulöser Basis beschrieben worden. Bereits 1856 sah Mauthner [84] bei einem 5jährigen Kinde mit Lungentuberkulose eine gleichzeitige Leberzirrhose. Wie aus einer von Lewerenz [78] 1895 gemachten Zusammenstellung aller bis dahin erschienenen Leberzirrhosen im Kindesalter, im ganzen 113, hervorgeht, stammen die meisten einschlägigen Beobachtungen von englischer Seite. Gordon [37] sah 1854 einen 15jährigen Jungen mit typischer annulärer Zirrhose; daneben ergab die Sektion noch eine Lungentuberkulose. Hillier [48] beobachtete 1868 eine Zirrhose und gleichzeitige tuberkulöse Pleuritis bei einem 5½jährigen Kinde, Legg [77] eine granulierte Zirrhose bei einem an Meningitis tuberculosa verstorbenen 1½jährigen Jungen, Hutton [54] das gleiche Leberbild bei einem 3½jährigen Jungen mit tuberkulöser Peritonitis und Lungentuberkulose. Moore [87] berichtet 1881 über ein 10jähriges Mädchen mit Lungen-, Darm- und Peritonealtuberkulose und gleichzeitiger atrophischer Leberzirrhose mit Aszites. Pitt [92] teilt 1885 zwei ähnliche Fälle mit, die ein 3- bzw. 7jähriges Kind betreffen. Die beiden letztgenannten Autoren sehen in der tuberkulösen Allgemeininfektion die Ursache für die Zirrhose. Französischerseits gelangen Hébrard [44] und im folgenden Jahre Laure und Honorat [73] beim Studium der Kinderzirrhosen zu dem nämlichen Resultat. Von deutschen Autoren lieferten Steffen [106], Rothschild [97], Baginsky [5] und Vix [112] weitere kasuistische Beiträge. Auch der von Huguenin [51] auf der 16. deutschen Pathologentagung zu Marburg a. d. L. demonstrierte Fall von Leberzirrhose bei einem 8monatigen Kinde gehört hierher. Mikroskopisch bestanden hier eine Hepatitis interstitialis perilobularis und submiliare Tuberkel sowie Verfettung der Leberzellen und Pigmentierung der peripher gelegenen Zellen der Läppchen. Für Lues fehlten jegliche Anhaltspunkte. Huguenin nimmt aus Mangel einer andern greifbaren Ätiologie an, daß die Tuberkulose beim Zustandekommen der Zirrhose eine gewisse Rolle gespielt habe.

Die Zahl der Autoren, die sich mit der tuberkulösen Leberzirrhose befaßt haben, ist aber mit alledem noch keineswegs erschöpft. Milian[86], Gilbert und Castaigne[35], Gilbert und Weil[36], Triboulet[109], Jagić[57 58 59], Gaulier[34] u. a. lieferten zu Beginn dieses Jahrhunderts kasuistische Beiträge, die für die Möglichkeit ätiologischer Bedeutung der Tuberkulose sprachen. Wesentlich Neues wurde durch sie nicht zutage gefördert, so daß hier nicht näher darauf eingegangen zu werden braucht [1]).

Diesen am Menschen gemachten Beobachtungen gliedert sich noch eine ganze Reihe von Erfahrungen aus der Tierpathologie an. Es handelt sich zum Teil um Befunde von spontan auftretenden Leberzirrhosen bei tuberkulösen Tieren verschiedener Art, zum größeren Teil aber um experimentell erzeugte analoge Veränderungen. Die ersten einschlägigen Beobachtungen gehen bereits auf das Jahr 1879 zurück. Brieger[20] sah nämlich außer den bereits erwähnten zirrhotischen Veränderungen in der Leber tuberkulöser Personen auch bei Meerschweinchen und Kaninchen öfter eine Leberzirrhose nach Einimpfung von tuberkulosehaltigem Material, und zu gleicher Zeit unabhängig von ihm machte Lebert[75] die nämlichen Beobachtungen.

In der Folgezeit beschäftigten sich wiederum vorwiegend französische Autoren mit dieser Frage Pilliet[90] machte sie 1891 zum Gegenstand einer größeren Abhandlung, wobei er vorwiegend von histologischen Gesichtspunkten ausging. Er sah bei den verschiedensten Tierarten sowohl spontan als auch nach Verimpfungen mit tuberkulösem Material, unabhängig von dem Impfmodus, Lebertuberkulosen auftreten, die mit mehr oder weniger lebhafter Bindegewebswucherung einhergingen, welche sich sogar bis zur ausgesprochenen Zirrhose steigern konnte. Er spricht dann von einer „diffusen Tuberkulose". Vergleichende Untersuchungen mit einer Anzahl menschlicher Lebern überzeugten ihn von der Identität der tuberkulösen Leberzirrhose bei Mensch und Tier. Auch Hanot und Gilbert[42 43] erhielten bei Meerschweinchen eine typische Leberzirrhose nach Impfung mit Geflügeltuberkelbazillen, wobei das sklerotische Gewebe zwar keine Bazillen enthielt, aber doch sicher bazillären Ursprungs war; das ganze Bild entsprach durchaus der bei Mensch und Tier spontan auftretenden tuberkulösen Zirrhose. Ähnliche Beobachtungen machten Widal und Bezançon[115] sowie Bezançon und Griffon[13].

Joannovics[56] erwähnt in seiner Arbeit über experimentelle Leberzirrhose, daß er bei Meerschweinchen, denen zu diagnostischen Zwecken Harn von tuberkulösen Nierenaffektionen intraperitoneal injiziert worden war, zirrhoseähnliche Prozesse gesehen hat. Belgardt[10] sah bei einigen seiner mit tuberkulösem Material verimpften Meerschweinchen „das Bild einer exquisiten, großknotigen Leberzirrhose" sich entwickeln. Mikroskopisch fand er an einigen Stellen mehr oder weniger fibrös gewordenes Bindegewebe, an andern Stellen neugebildetes Granula-

---

[1]) Näheres siehe in der weiter unten ausführlich besprochenen Arbeit von S. Schönberg über „Leberzirrhose und Tuberkulose" [101].

tionsgewebe, das sich durch strichweise Nekrose, Riesenzellenbildung und Anwesenheit von Tuberkelbazillen als tuberkulös dokumentierte.

Von grundlegender Bedeutung für die Frage der experimentellen Leberzirrhose auf tuberkulöser Basis aber sind die systematischen und umfangreichen Untersuchungen von Oskar Stoerk in Wien[107]. Es gelang diesem Autor, fast ausnahmslos bei jedem mit Tuberkelbazillen intraabdominal geimpften Meerschweinchen, insgesamt ca. 130, geradezu gesetzmäßig zirrhotische Leberveränderungen zu erzeugen, die er dann sehr eingehend studierte.

Die Veränderungen beginnen nach seinen Feststellungen im wesentlichen mit einer spezifischen Epitheloidzellenwucherung im Glissonschen Gewebe und an den letzten Portalverzweigungen. Es entstehen dadurch unregelmäßig begrenzte Knötchen, oft sogar „verzweigte Formationen", welche die angrenzenden Leberzellbalken komprimieren, verschmälern und schließlich durch destruierendes Wachstum sogar zugrunde richten. Die Arterien und ihre nächste Umgebung bleiben frei; die Zufuhr des infizierenden Materials erfolgt also auf portalem Wege, hauptsächlich wohl aus Milz und Mesenterialdrüsen. Im weiteren Verlauf treten zwischen der an Zahl noch zunehmenden Epitheloidzelleneinlagerung in der Glissonschen Kapsel spindelige Formen vom Fibroblastentypus und schließlich auch Bindegewebsfasern auf. Diese letzteren entwickeln sich aus dem präexistenten Bindegewebe, und zwar zunächst an der Peripherie der Knötchen, dann aber oft auch in deren Zentrum, so daß fibröse Tuberkel entstehen, die sich in Spätstadien recht häufig finden. So bildet sich aus den Glissonschen Scheiden ein Granulationsgewebe, das späterhin eine zunehmende Kernverminderung und entsprechende Faservermehrung erfährt. Hierin treten zu gleicher Zeit Gallengangssprossen und präkapillare Gefäße auf. Auch eine entzündliche Rundzelleninfiltration in der Glissonschen Kapsel macht sich bemerkbar, doch scheint sie nicht in innigerem Zusammenhang mit der spezifischen Proliferation zu stehen, vielmehr häufig Hand in Hand mit allgemeiner (im Lumen der Lebergefäße erkennbarer) Leuko- und Lymphozytose des Blutbildes zu gehen. Die Zahl der Riesenzellen ist wechselnd. Durch Tuberkulisation von Gefäßwänden kommt es zu ausgedehnten Gefäßobliterationen und dadurch zur Bildung „sekundärer Nekrosen", die schon makroskopisch als kleine bis linsengroße und selbst größere weißliche Stellen kenntlich sind. Zwar hat Stoerk außerdem noch echte, auf toxischer Basis und nicht infolge von Gefäßlosigkeit auftretende Verkäsungsnekrosen gesehen, jedoch keine der Bindegewebsbildung vorausgehende Nekrosen. Daher schließt er sich der Ansicht von R. Kretz[69, 70] und andern Autoren, daß die Zirrhose auf einer primären Parenchymschädigung mit sekundärer Zwischengewebswucherung beruhe, welch letztere sich aus der entsprechenden räumlichen Möglichkeit ergibt, für seine experimentelle Zirrhose nicht an. Er nimmt vielmehr an, daß dem „spezifischen Chemismus, welcher die Epitheloidzellenbildung auslöst, auch eine das nichtspezifische Bindegewebswachstum hervorrufende Komponente innewohnen muß (für welche sich etwa der alte Terminus des formativen Reizes verwenden ließe), welche sowohl ein in den epitheloiden Herd eindringendes, wie auch ein denselben umgebendes Bindegewebswachstum zur Folge hat". Außer der Leberzellbildung aus Gallengängen hat Stoerk an intraazinösen Leberzellen Regenerationserscheinungen beobachtet; er sieht auch in diesen wie in allen andern proliferativen Vorgängen an Epithel und Zwischengewebselementen gemeinsame Folgeerscheinungen des formativen Reizes, ohne daß zwischen ihnen ein kausales Abhängigkeitsverhältnis besteht. Stoerk unterscheidet drei Entwicklungsstadien seiner Zirrhose: Das erste Stadium ist charakterisiert durch die Knötcheneruption und die mehr diffuse spezifische Gewebsneubildung im Glissonschen Bereiche mit nachfolgender Nekrosenbildung. Das zweite, chronische Stadium ist gekennzeichnet durch die Ausbildung des fibrösen Gewebes und das vorwiegend appositionelle Parenchymwachstum. Der Übergang des ersten zum zweiten Stadium ist identisch mit dem Verschwinden der Tuberkelbazillen bzw. ihrer Toxine; ein späterer Bazillenbefund ist wohl als Invasionsnachschub zu deuten. Jetzt tritt der zirrhotische Charakter der Leber zutage und zugleich auch die Ähnlichkeit mit der menschlichen Zirrhose. Die typische granuläre Laënnecsche Zirrhose des Menschen mit ihren ringförmigen Anordnungen der Bindegewebsfasern kommt aber, wohl infolge einer Gattungsspezifität, bei Meerschweinchen nicht vor; es läßt sich also nur die hypertrophische oder Hanot-Toddsche Zirrhose mit der Meerschweinchenzirrhose in Parallele stellen. Im dritten Stadium, dem Endstadium, sind spezifische Elemente völlig verschwunden; an Stelle der nekrotischen Herde finden sich hier große Gallengangssprossungskomplexe in Form kompakter Massen dichtgelagerter Ästchen. Da man nach Stoerk bei der menschlichen Zirrhose noch keine Gallengangsadenome beobachtet hat, so scheint dieses Endstadium beim Menschen zu fehlen. Vielleicht spielt hierfür die Gattungsverschiedenheit eine Rolle, vielleicht auch ereilt den Menschen bereits vorher der tödliche Ausgang. Was nun die Tuberkelbazillen anbetrifft, so fand Stoerk sie am zahlreichsten im spezifischen Granulationsgewebe, weniger reichlich und inkonstant im Verkäsungsbereich, innerhalb des gesunden Parenchyms jedoch nur in der Nähe des tuberkulösen Gewebes. Das für den Übergang der akuten zum chronischen Stadium maßgebende Verschwinden der Bazillen hat nach Stoerk einen doppelten Grund, einmal nämlich in der antibakteriellen Organspezifität, wie sie bereits von Kockel[68] angedeutet und späterhin noch mehrfach von verschiedener Seite aus betont worden ist, und zweitens in der Abschwemmung der Bazillen durch das Blut. Stoerk ist der Ansicht, daß die Toxine in gleicher Weise auf das Gewebe einwirken können und offenbar auch zu einer Zeit noch einwirken, wo Tuberkelbazillen nicht mehr vorhanden sind. Auf Grund seiner Beobachtungen zweifelt Stoerk nicht daran, daß zu den verschiedenen Schädlichkeiten, welche die menschliche Leberzirrhose verursachen, auch die Tuberkulose gerechnet werden muß.

Zu ganz ähnlichen Resultaten tierexperimenteller Studien gelangt der Franzose Gougerot[38 39] im Jahre 1909. Schon im Jahre vorher hatte er sich mit der Frage der tuberkulösen Leberzirrhose beim Menschen in seiner umfangreichen Abhandlung über „Bacillose non-folliculaire", über die durch den Kochschen Bazillus veranlaßten nichtknötchenförmigen Reaktionen des Gewebes, beschäftigt. In dieser Arbeit legt er dar, daß der Tuberkelbazillus neben ausgesprochenen und angedeuteten Tuberkeln auch nicht-spezifisch erscheinende Veränderungen in Parenchym und Interstitium verursachen kann, die meist mit Knötcheneruptionen in andern Organen einhergehen, zuweilen aber den einzigen Autopsiebefund darstellen. Sie können in allen Organen und Geweben vorkommen und sind auf die lokale Wirkung der Bazillen und ihrer Toxine zurückzuführen. Auf diese Weise kann auch eine tuberkulöse Leberzirrhose entstehen, die alle möglichen Formen annehmen kann. Ihr sicherer tuberkulöser Charakter läßt sich durch den stets positiven Bazillenbefund beweisen; in Schnittpräparaten sind die Bazillen allerdings nur selten festzustellen, dagegen immer durch den Tierversuch. Gougerot ist sogar der Ansicht, daß diese „bacillose hépatique non-folliculaire" ebenso häufig ist wie die gewöhnliche Lebertuberkulose. Um nun noch einen weiteren einwandfreien Beweis für die tuberkulöse Natur derartiger Zirrhosen zu haben, führte Gougerot eine Reihe von Tierexperimenten aus. An Meerschweinchen konnte er, ähnlich wie Stoerk, den allmählichen Entwicklungsgang beobachten, er sah alle Zwischenstufen von der einfachen Rundzelleninfiltration bis zur fertigen Sklerose und auch Übergänge zwischen den „cirrhoses folliculaires" und „non-folliculaires". Er wies auch Tuberkelbazillen im Zwischengewebe nach, allerdings nur spärlich, und stellte in 2 Fällen durch neuen Tierversuch die tuberkulöse Natur der unspezifisch erscheinenden Zirrhose sicher. Seines Erachtens kommen die Bazillen auf dem Blutwege in die Leber, am häufigsten durch die Pfortader, zuweilen durch die Arterie, selten auf dem Lymphwege. Die ersten Veränderungen liegen im Interstitium, doch üben die Tuberkelbazillen zu gleicher Zeit auch einen Reiz auf das Lebergewebe aus. So geht die parenchymatöse Hepatitis der interstitiellen parallel. Neue Gallengänge werden ebenfalls gebildet; auch die von Stoerk beschriebenen Gallengangsadenome sah Gougerot in einigen Fällen. In zweien seiner Fälle erhielt er Bilder, die denen der tuberkulösen Leberzirrhose des Menschen durchaus entsprachen; Gougerot spricht hier von einer „foie scléro-gras tuberculeux". So hat Gougerot die Angaben Stoerks bestätigt und erweitert.

Einen weiteren Beitrag zur experimentellen tuberkulösen Leberzirrhose liefert C. E. Brandts[18]. Er erhielt bei seinen Meerschweinchen erst kleine Tuberkelknötchen in der Leber mit tinktoriell nachweisbaren Bazillen, dann Zellproliferationen und allmähliche Bindegewebsentwicklung und schließlich ausgesprochene Granularatrophie mit hochgradigem Umbau. Zoa[116] gelang es, eine diffuse interstitielle Tuberkulose der Leber beim Versuchstier zu erzeugen; er hält sie indes nicht für eine echte Zirrhose, da jegliche fibrilläre Bindegewebsproduktion fehlte und der Prozeß nie eine atrophische oder granuläre Phase aufwies. Costantini und Bottero[25] erhielten durch Einimpfung lebender Tuberkelbazillen direkt in das Leberparenchym meist keine spezifischen Läsionen, sondern einen lokalen Entzündungsprozeß, der gewöhnlich mit Bindegewebsbildung einherging und zur Entstehung sklerotischer Zonen führte.

Trotz dieser zahlreichen klinischen und pathologisch-anatomischen Beobachtungen sowie der vielen eingehenden tierexperimentellen Studien ist es immer noch nicht zu einer einheitlichen und allgemein anerkannten Auffassung der tuberkulösen Leberzirrhose gekommen. Ja, noch vor wenigen Jahren — 1908 — äußert sich Fr. G. A. Meyer [85] in seinen „Beiträgen zur pathologischen Anatomie der Leber" aus dem pathologischen Institut des Krankenhauses Dresden-Friedrichstadt im Anschluß an einen Fall von fraglicher tuberkulöser Leberzirrhose folgendermaßen: „Die Häufigkeit der Kombination von Tuberkulose und Zirrhose ist bekannt. Ihre gegenseitigen Beziehungen sind zweifelhaft; daß Tuberkulose für sich allein echte Zirrhose hervorrufen kann, ist unwahrscheinlich." Noch ablehnender verhält sich ein Jahr später Ullom [110] auf Grund seiner Leberuntersuchungen bei tuberkulösen Individuen. Seines Erachtens kommt eine echte tuberkulöse Leberzirrhose überhaupt nicht vor.

Auch einige in den allerletzten Jahren erschienene Arbeiten haben kein klares Bild zu schaffen vermocht; sie haben vielmehr zum Teil recht widersprechende Ansichten gezeitigt und lassen sämtlich das eigentliche Wesen der tuberkulösen Leberzirrhose ungeklärt.

So spricht sich F. H. Lorentz [81] geradezu gegen eine tuberkulöse Leberzirrhose aus. Er beobachtete in der pathologisch-bakteriologischen Anstalt zu Charlottenburg unter 4337 Sektionen 111 Leberzirrhosen; dabei war 22mal vernarbte oder offene Tuberkulose vorhanden, und zwar war hiervon 6mal die Tuberkulose Nebenbefund und die Zirrhose Hauptbefund der Obduktion, und 16mal stellte umgekehrt die Tuberkulose die Hauptdiagnose und die Zirrhose einen Nebenbefund dar. Lorentz schließt hieraus auf ein relativ seltenes Zusammentreffen von Tuberkulose mit Zirrhose. Zur genaueren Orientierung über die etwaigen Beziehungen von Tuberkulose und Leberzirrhose unterzog er 100 Lebern von Personen, die an den verschiedensten Formen von Tuberkulose erkrankt waren, einer methodischen mikroskopischen Untersuchung. Dabei fand er in 8 Fällen eine Zirrhose, deren tuberkulöse Ätiologie er jedoch nicht anerkennen will; wir werden später darauf noch zurückkommen. In allen andern Fällen stellte er eine entzündliche Infiltration des interazinösen Gewebes sowie zahlreiche kleine und kleinste Knötchen fest. Dagegen waren die Azini selbst von dem ganzen Vorgang intakt gelassen worden, es fand also in keiner Weise ein Umbau der Leber statt. Von einer Zirrhose kann daher seines Erachtens keine Rede sein. Daher handelt es sich nach Lorentz beim Zusammentreffen von Zirrhose und Tuberkulose stets um eine zufällige Kombination zweier häufiger Erkrankungen; es könnte höchstens sein, daß Tuberkulose sekundär begünstigt wird. Der Satz Stoerks sei demnach durch Untersuchungen an Lebern tuberkulöser Menschen nicht gestützt. Lorentz geht sogar so weit, daß er keine der bisher beschriebenen menschlichen Zirrhosen auf tuberkulöser Basis gelten lassen will. „Es ist", sagt er, „von klinischer sowie von anatomischer Seite bisher jeder Beweis in dieser Hinsicht ausgeblieben. Es fehlen einwandfreie Fälle, und die Statistik spricht nur dagegen. Ich warne darum die

Kliniker, weiterhin im Vertrauen auf falsch ausgelegte anatomische Befunde und Anschauungen ätiologische Momente von der Tuberkulose auf die Leberzirrhose konstruieren zu wollen."

Zu völlig entgegengesetzter Ansicht gelangt S. Schönberg[101], der in sehr fleißiger Arbeit unter ausführlicher Benutzung der Literatur, worauf ich besonders hinweise, systematische Untersuchungen über die Beziehungen von Tuberkulose zur Leberzirrhose an einem größeren Material des Hedingerschen Institutes zu Basel ausgeführt hat. Schönberg sucht darin folgende drei Fragen zu beantworten: 1. Bestehen in den Lebern tuberkulöser Individuen Prozesse, die alle Übergänge zeigen von einer geringen Bindegewebswucherung bis zur fertigen Zirrhose? 2. Gibt es sichere primärtuberkulöse Zirrhosen? 3. Wie verhalten sich die tuberkulösen Rinder in dieser Hinsicht?

Nach den erhaltenen Untersuchungsresultaten teilt Schönberg sein Material in folgende 7 Gruppen ein: 1. Lebern mit ganz beginnenden zirrhotischen Prozessen bei Tuberkulose anderer Organe (17 Fälle), 2. Lebern mit vorgeschrittenen zirrhotischen Prozessen bei tuberkulösen Individuen (8 Fälle), 3. fertige Zirrhosen bei Tuberkulösen (13 Fälle), 4. Leberzirrhosen bei Individuen mit offener oder anatomisch geheilter Tuberkulose ohne nachweisliche Tuberkulose in der Leber (7 Fälle), 5. Leberzirrhosen ohne Nachweis von Tuberkulose in der Leber und in den übrigen Körperorganen (12 Fälle), 6. Leberzirrhosen mit Tuberkulose der Leber ohne oder mit ausgeheilter Körpertuberkulose (12 Fälle), 7. tuberkulöse Rinderlebern (5 Fälle). Von diesen 7 Gruppen enthält die 6. diejenigen Fälle, die den Zusammenhang zwischen Tuberkulose und Leberzirrhose deutlich dartun. Teils handelt es sich um Individuen, die eine isolierte Tuberkulose der Leber zeigen mit verschiedenen Zirrhosestadien, teils ist Tuberkulose eines Organs vorhanden, sie ist aber alt oder ausgeheilt, während sich in der Leber neben zirrhotischen Veränderungen noch frische tuberkulöse Effloreszenzen zeigen. Die Feststellung der Tuberkulose geschah durch die Antiforminmethode und die histologische Untersuchung. Insgesamt ergab sich bei 30 von 42 sicheren Leberzirrhosen eine Kombination mit einer Körpertuberkulose irgendwelcher Lokalisation. Eine Alkoholanamnese fehlte hier vielfach vollkommen. Unter diesen Zirrhosen fanden sich sowohl rein atrophische als auch hypertrophische als auch gemischte Formen. Von sämtlichen Fällen gibt Schönberg in übersichtlicher Form die bei der Sektion erhobene anatomische Diagnose sowie eine kurze Beschreibung des makroskopischen und mikroskopischen Leberbefundes.

Die Ergebnisse seiner Arbeit faßt er in folgende Schlußsätze zusammen: Bei chronischer Körpertuberkulose kommen in der Leber alle Grade von Zirrhosen vor. Es gibt Leberzirrhosen, die als primär tuberkulöse Erkrankungen aufzufassen sind. Auch von den bei der Sektion sowie bei der mikroskopischen und bakteriologischen Untersuchung in Hinsicht auf die Tuberkulose als negativ befundenen Fällen gehört ein Teil zu den auf tuberkulöser Basis entstehenden Zirrhosen. Beim tuberkulösen Rinde bestehen in der Leber vollständig analoge Verhältnisse in der Ausbildung der Zirrhose. Im Einklang mit den menschlichen und den beim Rinde vorkommenden tuberkulösen Zirrhosen stehen auch die experimentellen Meerschweinchenzirrhosen.

Ungefähr gleichzeitig mit dieser Schönbergschen Arbeit erschien eine italienische Publikation von Dalessandro [28]. Auf Grund von Leichenuntersuchungen vertritt Dalessandro die Ansicht, daß durch chronisch-tuberkulöse Infektionen das Stützgewebe parenchymatöser Organe lädiert und zu mehr oder minder lebhafter Wucherung angeregt werden könne. Dadurch könne die tuberkulöse Infektion unter Umständen zu einer wahren und echten Zirrhose führen.

Die Beobachtungen Schönbergs und die von ihm daraus gezogenen Schlüsse sind ebenfalls nicht unwidersprochen geblieben. Kern und Gold [62] wenden sich gegen sie auf Grund eingehender histologischer Untersuchungen im Wiener pathologischen Institut. Die beiden Autoren sind durchaus nicht der Ansicht, daß die Laënnecsche Zirrhose in der Mehrzahl der Fälle auf eine Infektion mit Tuberkulose zurückzuführen sei, sie werden vielmehr in der Anschauung bestärkt, daß Leberzirrhosen auf tuberkulöser Grundlage nur sehr selten einwandfrei nachzuweisen, jedoch keineswegs grundsätzlich zu leugnen sind.

Zum Schluß seien hier noch zwei statistische Arbeiten erwähnt. Braun [19] bearbeitete 1908 50 Fälle von Leberzirrhose, welche im Laufe von 8 Jahren in der Hallenser medizinischen Klinik zur Beobachtung gelangten. In 6 von diesen Fällen bestand gleichzeitig eine Tuberkulose, meist eine chronische Lungenphthise. 5 davon kamen zur Sektion, wobei das gleichzeitige Vorhandensein von Tuberkulose und Leberzirrhose bestätigt wurde. Ob ein Zusammenhang der beiden Affektionen bestand, vermag Braun nicht zu entscheiden; über die mikroskopische Untersuchung wird nichts berichtet; Potatorium war in dreien dieser Fälle nachgewiesen. Ferner stellte Thiesen [108] im Jahre 1912 bei der Durchsicht des in der Straßburger medizinischen Klinik innerhalb der letzten zwei Dezennien beobachteten Gesamtmaterials von 28 000 Kranken 220 Fälle von atrophischer Leberzirrhose fest. Hierunter befanden sich 82 Sektionsfälle. Bei 21 derselben (18 Männer, 3 Frauen, zusammen 25,5%) wurde eine gleichzeitige Tuberkulose nachgewiesen. Bemerkenswert ist, daß bei den meisten dieser 21 Fälle daneben auch starkes Potatorium bekannt war. Thiesen zieht aus diesen Angaben keinerlei Schlüsse und berichtet auch nichts über etwaige histologische Befunde.

Aus alledem ergibt sich, wie auch Kern und Gold in der vorerwähnten Arbeit betonen, daß trotz der zahlreichen, zum Teil sehr genauen Arbeiten die Frage der tuberkulösen Leberzirrhose durchaus noch nicht gelöst ist. Es mangelt zwar nicht an Fällen, die das Auftreten der Zirrhose als vermutliche Folge einer Tuberkulose erscheinena lassen, doch fehlt bisher trotz der tierexperimentellen Studien immer noch eine sichere Vorstellung darüber, wie und warum überhaupt eine Infektion der Leber mit Tuberkelbazillen zum Bilde der chronisch-interstitiellen Hepatitis führen kann. Selbst die französischen Autoren haben, so groß auch ihr Verdienst um die Bereicherung der einschlägigen Kasuistik ist, wobei sie allerdings durch Einführung allzu vieler neuer Namen eine gewisse Verwirrung in die ganze Zirrhosefrage gebracht haben, diese Verhältnisse keineswegs zu klären vermocht. Früher begnügte man sich eben damit, das Vorhandensein einer Körpertuberkulose beliebiger Lokalisation für eine etwaige Leberzirrhose anzuschuldigen. Hauptsächlich im letzten Jahrzehnt achtet man darauf, ob auch die Leber selbst tuberkulöse Zeichen erkennen läßt. Sichere histologische Zusammenhänge zwischen tuberkulösen und zirrhotischen Veränderungen innerhalb der menschlichen Leber sind aber bisher kaum beobachtet bzw. hervorgehoben worden. Solange das aber nicht der Fall ist, wird man auch keine klaren Vorstellungen über die Zusammenhänge beider Affektionen zueinander gewinnen können.

Ich hoffe nun, im folgenden gerade durch kritische Beleuchtung dieser Zusammenhänge die Zweifel an der Möglichkeit der Zirrhosenbildung auf tuberkulöser Basis beseitigen und das eigentliche Wesen der tuberkulösen Leberzirrhose klären zu können. Den Untersuchungen und Erörterungen möchte ich einen sehr lehrreichen und beweiskräftigen Fall zugrunde legen, der mir auch, dank der Anregung meines hochverehrten Chefs, Herrn Geheimrat Professor Dr. M. B. Schmidt, die Veranlassung zu den vorliegenden Ausführungen gab.

Am 8. Mai 1915 kam im Leichenhause des hiesigen städtischen Friedhofs das tags zuvor verstorbene neunjährige Mädchen Emma Schr. mit der von der medizinischen Poliklinik (Professor L. R. Müller) gestellten Diagnose „Meningitis tuberculosa" zur Sektion. Dabei konnte ich im wesentlichen folgenden Befund erheben:

Relativ großes, graziles Mädchen, in reduziertem Ernährungszustand, mit blaßgelber Hautfarbe.

Schädelhöhle: Dura mäßig gespannt; Gyri etwas abgeplattet; reichlicher, ganz leicht getrübter Liquor an der Basis. Die weichen Häute der Konvexität unverändert, die der Basis ausgedehnt sulzig infiltriert, besonders um die Hirnstiele herum und in den Fossae Sylvii. In letzteren auch reichliche kleine Knötchen längs der Gefäße, an der sonstigen Basis nur hier und da ein sicher erkennbares Knötchen. In der Hirnsubstanz selbst keine Herde.

Im Abdomen einige Kubikzentimeter klarer Flüssigkeit. Peritoneum ohne Zeichen älterer oder frischerer tuberkulöser oder sonstiger Entzündung. Rechte Pleurahöhle trocken, unverändert.

Rechte Lunge frei, bis auf einige feste strangförmige Adhäsionen hinten und oben. In der Spitze in fast hühnereigroßem Bezirk reichliche verkäste Bronchopneumonien, eingebettet in ausgedehntes und derbes, schwieliges Gewebe. Im Unterlappen ein einzelner käsiger, bronchopneumonischer Herd und in seiner Umgebung, etwa keilförmig gegen die Lappenoberfläche zu, zahlreiche frischere, grauweiße Knötchen. Mittellappen ohne Befund.

Linke Lunge allseits mit der Wandung fest verwachsen, derart, daß beide Pleurablätter eine einheitliche dicke, derbe Platte mit eingelagerten feinen, käsigen Massen bilden; auch die Basis mit dem Zwerchfell durch kontinuierliche käsige Einlagerungen verbacken, die hier eine Dicke von 3 mm erreichen. Das Organ selbst im ganzen klein und etwas luftarm, indes im Innern keinerlei Herde, nur in der Spitze eine einzelne Gruppe träubchenförmig beisammenstehender verkäsender Bronchopneumonien ohne bindegewebige Umgebung.

Lungenhilusdrüsen beiderseits nicht sonderlich groß, auf dem Schnitt jedoch großenteils käsig.

Herz und Perikard unverändert.

Im Larynx nichts von Tuberkulose. Im Ösophagus viel Speisebrei, in seiner Schleimhaut reichliche Lymphfollikel.

Milz nicht im geringsten vergrößert, ohne Änderung in Form und Konsistenz, dagegen leicht blaurot infolge stärkerer Blutfülle; keine Tuberkel erkennbar.

Nieren mit stärkerer Venenfüllung und etwas trüber Rinde, sonst unverändert. Nebennieren, Pankreas, Magen und Genitalien ohne Sonderheiten. Im Darm nichts von Tuberkulose. Mesenterialdrüsen bis walnußgroß, mit ausgedehnten Verkäsungen.

Leber: Das Organ erscheint leicht vergrößert. Die Oberfläche ist allseits granuliert, in der Weise, daß ziemlich dicht beisammenstehende flache Höcker bis zu Schuhnagelkopfgröße durch netzförmig zusammenhängende, dunkler gefärbte, seichte Einkerbungen voneinander getrennt sind. Beim Einschneiden ist ein Knirschen nirgends wahrzunehmen, man stößt kaum auf einen stärkeren Widerstand, als es bei der Leber gewöhnlich der Fall ist. Die Zeichnung der Schnittfläche entspricht ganz dem Bilde der Oberfläche. Analog den oberflächlichen Höckern finden sich hier über das ganze Organ verteilt kleine bis fast erbsengroße, nahezu buttergelbe, knotige Gebilde, die von einem aus weitaus dunklerem, fast rotem Gewebe bestehenden, teils dünneren, teils dickeren Netzwerk umsponnen sind. Die Abgrenzung der hellen Knoten ist im großen und ganzen ziemlich scharf, zumal sie über das Niveau der Schnittfläche leicht vorquellen, während umgekehrt das dunklere Zwischengewebe hier und da etwas zurücksinkt. Jedoch dringt das Zwischengewebe vielfach auch in Form mehr oder weniger feiner Septen in die helleren Partien ein und zerlegt sie in mehrere Einzelteile von ungleicher Größe. Tuberkel sind in der Leber nicht mit Sicherheit zu erkennen.

Anatomische Diagnose: Alte Spitzentuberkulose rechts, frischere Herde in rechtem Unterlappen und linker Spitze. Strangförmige Adhäsionen der rechten Lunge. Ausgedehnte käsige Pleuritis links. Verkäste Lungenhilus- und Mesenterialdrüsen. Laënnecsche Leberzirrhose mit Verfettung. Meningitis tuberculosa.

Um über den Charakter der Leberzirrhose Aufklärung zu erhalten, wird die mikroskopische Untersuchung[1]) ausgeführt. Diese bestätigt zunächst die nach dem makroskopischen Befund gestellte Diagnose einer Laënnecschen Zirrhose. Die dunkleren Zonen stellen das entzündlich neugebildete Zwischengewebe dar, die helleren Knoten erweisen sich als die ringförmig umschnürten Azini bzw. Pseudoazini mit ziemlich starker kompensatorischer Hypertrophie und Verfettung. Zugleich aber zeigt sich, daß der ganze Prozeß trotz seiner großen Ausdehnung noch verhältnismäßig jung sein muß. Wir sehen hier nämlich überall ein vorwiegend noch interlobulär lokalisiertes, an Rundzellen ungemein reiches, an Bindegewebsfasern noch sehr armes, jugendliches Granulationsgewebe. Nur an einzelnen Stellen, namentlich im zentralen Verlauf von besonders verbreiterten Partien, stellt es sich als ein nahezu ausgebildetes, aus langsverlaufenden Fasern bestehendes Bindegewebe dar; doch auch hier ist es noch relativ reich an Rundzellen und gestreckten, spindeligen, hellen Elementen, nirgends ist es ein straffes, derbes Narbengewebe, geschweige denn hyalin degeneriert. Elastische Fasern sind nur sehr spärlich vorhanden. Sie finden sich, abgesehen von den Gefäßwandungen, lediglich vereinzelt in deren nächster Umgebung sowie hier und da zwischen den wenigen reiferen Längsfasern eingelagert. Bei der Weigertschen Elastinfärbung erscheinen sie nicht so dunkelblau wie die in der Gefäßmedia gelegenen elastischen Fasern, vielmehr meist nur mattblau. Kleinere Blutgefäße sind in diesem Granulationsgewebe weniger reichlich anzutreffen, dagegen befinden sich die Gallengänge in ungemein starker Wucherung. Sie durchsetzen das gesamte entzündlich gebildete Gewebe in Form von schmalen, oft recht langen, mit ziemlich kleinen Epithelien ausgekleideten Kanälen, großenteils ohne erkennbares

---

[1]) Es werden teils Gefrier-, teils Zelloidinschnitte verwandt und diese je nach dem beabsichtigten Zweck mit Hämatoxylin-Eosin, Alaun-Karmin, Sudan, Resorzin-Fuchsin nach Weigert, Ferrozyankali-Salzsäure, van Gieson-Gemisch sowie auf Tuberkelbazillen gefärbt.

Lumen. Oft verlaufen sie in gleicher Richtung wie die bindegewebigen Züge in größerer Zahl nebeneinander her, meist aber bilden sie ein lockeres Geflecht von gewundenen, geschlängelten und mehrfach verästelten Röhren.

Überall da, wo das ursprünglich interlobulär gelegene Granulationsgewebe einigermaßen verbreitert ist oder gar nahezu flächenhafte Ausdehnung angenommen hat, sind die angrenzenden Leberbalkchen und Zellen von ihm umwachsen und abgeschnürt. Sie sind der Atrophie und Degeneration anheimgefallen und erscheinen als kleine, kubische, vielfach auch mißgestaltete oder abgeplattete Gebilde, zum Teil enthalten sie auch fettige Einlagerungen, meist in Form kleinster Tröpfchen, seltener als große, fast den ganzen Zelleib ausfüllende Tropfen. Solche atrophierende und degenerierende Zellen finden sich einzeln oder reihenförmig oder in kleinen, unregelmäßigen Komplexen im Granulationsgewebe zerstreut, namentlich in dessen peripheren Partien, anscheinend ohne jeden Zusammenhang mit dem noch erhaltenen Lebergewebe.

Aber das letztere ist auch keineswegs unverändert. Es hat vielmehr den gegenteiligen Prozeß durchgemacht, den der vikariierenden Hypertrophie mit Einlagerung großtropfigen Infiltrationsfettes. So ist es zu den bereits erwähnten, verschieden großen, meist hirsekorn- bis halberbsengroßen, hellen Knoten gekommen, die ziemlich gleichmäßig über das ganze Organ verteilt sind. Hier gehen die einzelnen Azini über ihre gewöhnliche Größe merklich hinaus. Die sonst so typische radiäre Anordnung der Zellbalken ist fast durchweg verloren gegangen; die Balken sind unregelmäßig gewunden, sie liegen ziemlich regellos nebeneinander und durcheinander, oft ist sogar von einer reihenförmigen Zellanordnung gar nichts mehr zu erkennen. Die Zentralvenen sind exzentrisch verlagert, noch häufiger fehlen sie ganz, namentlich da, wo das wuchernde Granulationsgewebe die interazinöse Bahn verläßt und beliebige segmentäre Teile der Leberläppchen abschneidet. Die einzelnen Zellen sind groß und blasig und enthalten größtenteils ganz dicktropfige Fetteinlagerungen, wodurch der plumpe, gut färbbare Kern beiseite gedrängt wird; nur relativ selten und zwar wohl lediglich am Rande dieser hypertrophischen Herde findet sich das intrazelluläre Fett in Form winziger feinster Tröpfchen. Neben den fettigen Einlagerungen enthalten die Zellen vielfach auch etwas körniges und scholliges Gallenpigment.

Die Abgrenzung der kompensatorisch-hypertrophischen Parenchyminseln gegen das entzündlich neugebildete Gewebe tritt mikroskopisch weit weniger deutlich hervor, als es makroskopisch den Anschein hat. Überall schieben sich feinste Ausläufer des Granulationsgewebes zwischen die Leberzellen vor, wobei diese mehr oder weniger auseinandergedrängt und stellenweise atrophierend erscheinen. Wo es schon zur Bildung erkennbarer Bindegewebszüge gekommen ist, senden diese ebenfalls feine, kürzere oder auch längere Äste oder sogar ganze Strahlenbüschel, von Rundzellen begleitet, in die benachbarte Lebersubstanz hinein. Bis in die zentralen Partien der hypertrophischen, verfetteten Knoten ist der Prozeß allerdings nirgends vorgedrungen. Im peripheren Abschnitt derselben finden wir aber alle Übergänge von den atrophierenden und degenerierenden Zellen einerseits zu den hypertrophierenden, mit Infiltrationsfett angefüllten Zellen andrerseits. Ein besonderer Eisengehalt des Organs ist nicht vorhanden. Nur einzelne Körnchen ohne bestimmte Lokalisation sind mit Hilfe der Berliner-Blau-Reaktion darstellbar.

Diese noch ziemlich frische, progrediente Leberzirrhose, die sich nach der bisherigen Beschreibung durch nichts von dem gewohnten Bild unterscheidet, erhält nun einen ganz besonderen Charakter durch ihre Kombination mit gewissen tuberkulösen Veränderungen. Es sind dies in erster Linie kleinste bis miliare Tuberkel, die ziemlich gleichmäßig über das ganze Organ verteilt sind. Ihre Zahl ist nicht gerade groß, doch finden sich in jedem mittelgroßen Schnitt etwa 1—2 Knötchen; zuweilen sind es auch wesentlich mehr, während umgekehrt hier und da auch völlig tuberkelfreie Schnitte zur Untersuchung gelangten, allerdings nur vereinzelt. Meist sind es runde, aus Lymphoid-, Epitheloid- und Langhansschen Riesenzellen bestehende Gebilde vom gewöhnlichen Bau. Vielfach sind die Rundzellen in weit überwiegender Menge vorhanden, in andern, selteneren Fällen herrschen fast ausschließlich die Epitheloidzellen vor. Deutlicher Kernschwund und fettige Degeneration des Knötchenzentrums sind häufig festzustellen. Selbst eine ausgesprochene Verkäsung im Tuberkel gehört keineswegs zu den Seltenheiten; hierbei treten gewöhnlich auch die großen und kernreichen Riesenzellen in der Mehrzahl auf.

Alle diese Knötchen haben nun ganz bestimmte Lagebeziehungen zu dem jungen Granulationsgewebe. Fast durchweg sind sie in letzteres dicht eingebettet, namentlich da, wo das Granulationsgewebe im Schnitt mehr flächenhaft verbreitert erscheint, wie die Textfig. 1 es zeigt [1]). Hier

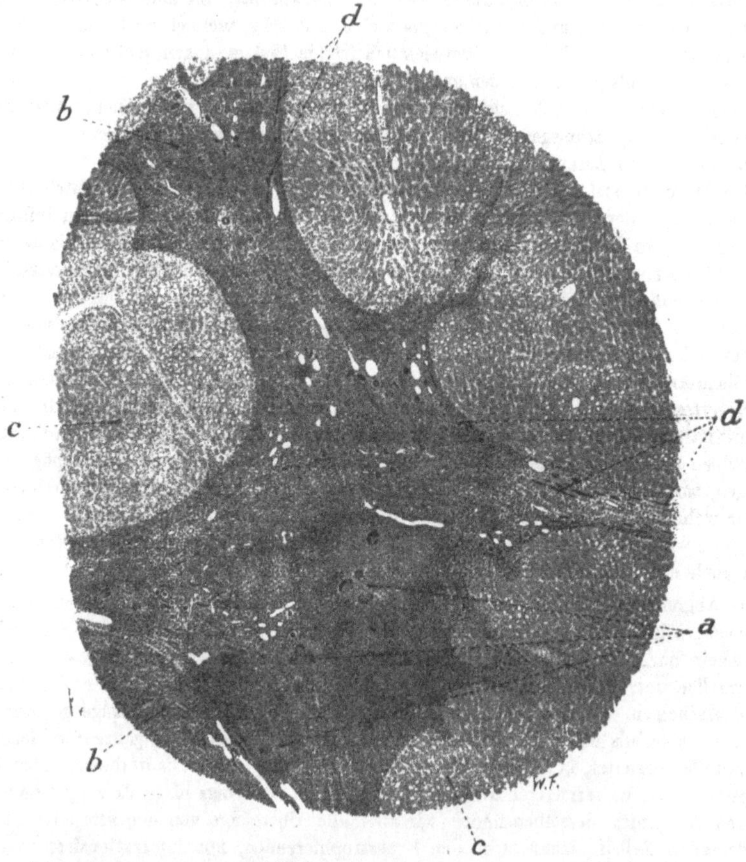

Fig. 1. Tuberkulöse Leberzirrhose. Vergr 20/1.
a = tuberkulöses Granulationsgewebe: b = atrophierende Leberzellen im Bereich des Granulationsgewebes: c = kompensatorisch-hypertrophische Leberzellen. großenteils mit Fettinfiltration. d = neugebildete Gallengänge.

liegen sie zuweilen sogar zu mehreren beisammen, hin und wieder konfluieren sie zu größeren Gebilden von unregelmäßiger Form. Eine scharfe Umgrenzung der Tuberkel ist nirgends vorhanden, vor allem keine bindegewebige Abkapselung. Es fließt vielmehr der periphere Lymphozytenwall der Knötchen in das rundzellenreiche Granulationsgewebe der Umgebung fast unmerklich über (siehe Textfig. 1, a). Nur die selteneren Epitheloidzellentuberkel heben sich einigermaßen scharf

---

[1]) Die Abbildungen wurden von Herrn Universitätszeichner W. Freytag nach mikroskopischen Präparaten angefertigt.

als helle runde Herde von der dunkleren Nachbarschaft ab. Soweit die Knötchen in bereits gebildetes Gewebe eingelagert sind — und es handelt sich dann in der Regel um ältere, verkäste Tuberkel —, vollzieht sich bei diesen der Übergang zum umgebenden Gewebe ebenfalls nur langsam und an den einzelnen Abschnitten ihrer Peripherie recht ungleichmäßig. Der Lymphozytenwall entsendet dabei nämlich nach außen zu verschieden große Ausläufer von Rundzellen, die sich in abnehmender Dichte nach und nach in das junge Bindegewebe verlieren. Auf diese Weise werden die Knötchen des öfteren zum Zentrum sternähnlicher Gebilde. Da, wo das interstitiell-entzündliche Gewebe erst relativ schmale Zonen bildet, sind die Tuberkel im allgemeinen spärlicher und offenbar auch jünger; zu einer Verkäsung ist es in ihnen kaum gekommen. Doch auch diese entsenden schon allseits in das umliegende Granulationsgewebe hinein feine, aus Rundzellen und zuweilen auch Epitheloidzellen bestehende Ausläufer, die an Zahl und Ausdehnung mit dem Alter der Knötchen zuzunehmen scheinen. Ab und zu stößt man beim Durchsuchen der Schnitte auf einzeln liegende, sehr winzige und offenbar noch ganz frische Tuberkelchen. Diese erwecken zunächst den Eindruck, als seien sie wahllos — allerdings in geringer Menge — über das ganze Organ verstreut, ohne, wie die bisherigen Knötchen, sich an das Granulationsgewebe und namentlich dessen breiteste Stellen zu halten. Bei genauerer Betrachtung macht sich aber auch an ihnen bereits mehr oder minder das Bestreben bemerkbar, analog den älteren Tuberkeln durch entsprechend feinere Ausläufer zelliger Elemente die Verbindung mit dem vorhandenen interstitiell-entzündlichen Gewebe auffallend rasch aufzunehmen. Dies tritt besonders markant überall dort hervor, wo die Knötchen im Leberparenchym eingelagert sind. Von einer derartigen Tuberkellokalisation war bisher noch nicht die Rede; die vorher beschriebenen Knötchen lagen sämtlich innerhalb des Granulationsgewebes oder höchstens einmal in dessen Randpartien. In der Tat habe ich auch niemals ältere miliare Knötchen im Leberparenchym beobachten können. Die hier vorhandenen, im ganzen recht vereinzelten Knötchen sind stets ganz frische Gebilde ohne alle zentrale Degeneration; sie finden sich auch nur in den peripheren Abschnitten der Azini bzw. der kompensatorisch hypertrophischen Leberknoten. Die von ihnen ausstrahlenden Rundzellen schieben sich zwischen die ringsherum liegenden Leberzellen mehr oder weniger weit vor, wobei die Leberzellen entsprechend komprimiert werden und vielfach kleintropfige, fettige Entartung aufweisen. Besonders auffallend ist dabei die Erscheinung, daß die Ausläufer am reichlichsten und langsten auf der dem nächstgelegenen Granulationsgewebe zugewandten Seite vorhanden sind. In gleicher Weise zeigt das betreffende zirrhotische Gewebe seinerseits die Tendenz, durch kleine Verästelungen von sehr zellreichem Granulationsgewebe den Tuberkelausstrahlungen entgegenzuwachsen und sich mit ihnen zu vereinigen. So kommt es zur Bildung mehrerer schmaler Brücken zwischen den intraazinösen Knötchen und dem entzündlichen interazinösen Gewebe. Ein Vergleich verschiedener Bilder dieser Art zeigt, daß die Verbindungsbrücken um so reichlicher und um so breiter sind, je schmäler das zu durchdringende Parenchymstück und je alter und größer das betreffende Knötchen ist. Die dadurch umschlossenen und komprimierten Leberzellen verfallen wiederum der Degeneration. So tritt der an sich seltene intraazinöse Tuberkel stets auf dem kürzesten Wege in breite Verbindung mit dem jugendlich zirrhotischen Gewebe und zwar zweifellos in sehr kurzer Zeit; denn alle diese Vorgänge sind nur an relativ jungen Tuberkeln zu bemerken, während altere Tuberkel bereits immer von Granulationsgewebe allseitig umgeben sind.

Aber nicht allein die beschriebenen echten gefäßlosen Knötchen sind es, welche dem entzündlichen Leberzwischengewebe einen spezifischen Charakter verleihen. Es imponiert vielmehr an den verschiedensten Stellen das neugebildete Gewebe an sich schon als ein ausgesprochen diffus-tuberkulöses Granulationsgewebe, das zwar gefäßarm, aber doch gefäßhaltig ist und in allem an die histologischen Bilder erinnert, wie wir sie etwa in der Umgebung tuberkulöser Fisteln konstant finden. Ganz besonders ist diese diffuse tuberkulöse Granulationsgewebsbildung, ebenso wie die Knötchenbildung, da zu treffen, wo der interstitielle Entzündungsprozeß, im Schnitt betrachtet, zu stark verbreiterten, fast flächenhaften Einlagerungen geführt hat. Ohne bestimmte Anordnung und Begrenzung sehen wir hier reichliche Epitheloidzellen regellos untermischt mit

Lymphozyten sowie mit einigen polynukleären Leukozyten und spärlichen Eosinophilen und Plasmazellen. Dazwischen finden wir, einzeln oder gehäuft, Riesenzellen von Langhansschem Typ, jedoch ohne Epitheloid- und Rundzellenring. Auch degenerierende und nekrotisierende Partien sind hier und da erkennbar; vereinzelt wurden sogar verkäsende Stellen von unregelmäßiger Form in der Nachbarschaft mehrerer sehr großer und kernreicher Riesenzellen beobachtet, ohne daß ein knötchenähnlicher Bau festzustellen wäre. Auch feinfaserige Bindegewebselemente finden sich zerstreut dazwischen. Da gleichzeitig noch einige kleine Blutgefäße und zahlreiche neugebildete Gallengänge überall vorhanden sind,

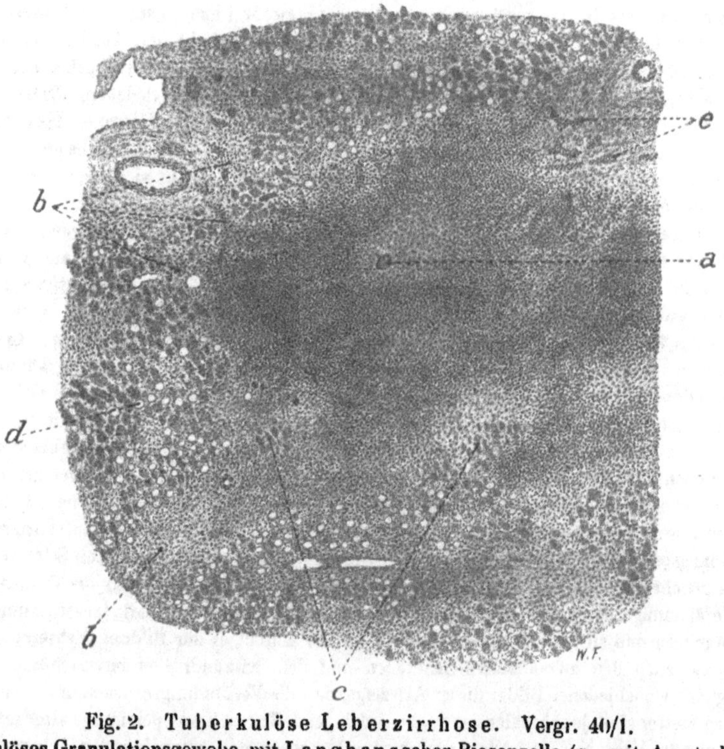

Fig. 2. Tuberkulöse Leberzirrhose. Vergr. 40/1.
Tuberkulöses Granulationsgewebe mit Langhansscher Riesenzelle (*a*, mit Ausstrahlungen in die Glissonsche Kapsel (*b*); die umschlossenen Leberzellen atrophierend (*c*), andere kompensatorisch hypertrophierend (*d*); bei *e* neugebildete Gallengänge.

so resultiert im Bereich des flächenhaften tuberkulösen Granulationsgewebes ein recht buntes und abwechslungsreiches Bild. Dies kann sich sogar auf recht ausgedehnte Gewebspartien erstrecken, deren Größe vereinzelt bis an die der ringförmig umschnürten Parenchyminseln heranreicht. Stets aber bleibt der Prozeß auf das eingelagerte zirrhotische Gewebe beschränkt bzw. bildet, analog den Knötchen, das Zentrum eines in Entwicklung begriffenen, allseits sternförmig ausstrahlenden Granulationsgewebes, das mit dem bereits bestehenden wieder durch entsprechende Ausläufer in Verbindung tritt. Der Übergang zum einfachen, nicht-spezifischen Gewebe vollzieht sich auch hier ganz allmählich.

Ein solches tuberkulöses Granulationsgewebe sehen wir in Textfig. 2 wiedergegeben. Die flächenhafte diffuse Ausdehnung dieses frisch entzündlichen Gewebes, dessen spezifische Natur in dem Vorhandensein von Epitheloid- und Langhansschen Riesenzellen (bei a) seinen Ausdruck findet, fällt zum Unterschied von dem gewohnten Bilde des ganz zirkumskripten gefäßlosen Tuberkels sofort ins Auge. Nach allen Richtungen strahlen kleine Ausläufer desselben, vorwiegend aus kleinen Rundzellen bestehend, aus, ganz besonders auf die Glissonschen Kapsel zu (bei b). Bemerkenswert ist die auffällige Tatsache, daß die im Bilde links oben befindliche Glissonsche Kapsel an sich noch völlig unverändert ist, aber von dem benachbarten Granulationsgewebsherd aus eben in den Entzündungsbereich mit einbezogen wird. Die umwucherten Leberzellen (bei c)

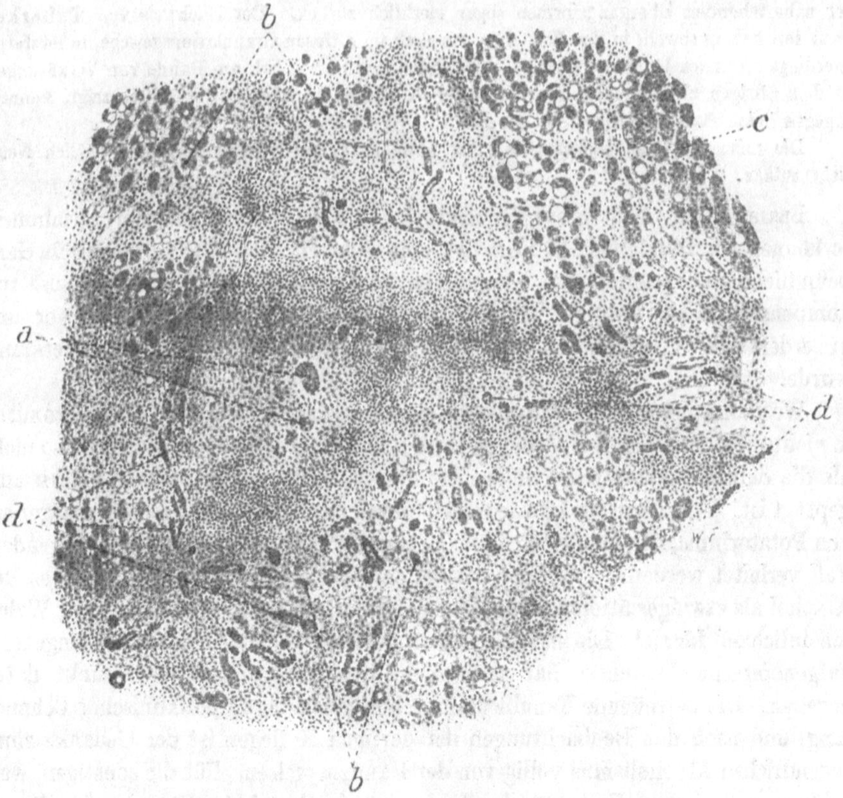

Fig. 3. Tuberkulöse Leberzirrhose. Vergr. 70/1.
Tuberkulöses Granulationsgewebe in diffuser Ausbreitung. Bei *a* Langhanssche Riesenzellen, bei *b* atrophierende Leberzellen im Bereich des Granulationsgewebes, bei *c* vikariierend-hypertrophische Leberzellen außerhalb desselben, bei *d* neugebildete Gallengänge im Granulationsgewebe.

sind als atrophierende Gebilde, die außerhalb desselben liegenden großenteils als hypertrophische und verfettete Zellen (bei d) zu erkennen. Auch neugebildete Gallengänge (bei e) sind im Granulationsgewebe bereits vorhanden.

Ähnlich ist es mit Textfig. 3, welche die gleichen Verhältnisse an einer anderen Stelle bei stärkerer Vergrößerung darstellt. Hier tritt die Atrophie der vom tuberkulösen Granulationsgewebe umwachsenen Zellen (bei b) noch deutlicher hervor. Die Zahl der neugebildeten Gallengänge (d) ist wesentlich größer als in der vorigen Abbildung. Die Ausstrahlungen, namentlich in die Glissonsche Kapsel hinein, sind wiederum leicht erkennbar.

Zwischen diesen diffusen spezifisch-entzündlichen Partien und den zirkumskripten spezifischen Granulomen, den Tuberkeln, finden wir alle Zwischenstufen. Es ist dies leicht verständlich, wenn man sich daran erinnert, daß ja die meisten Knötchen ohne scharfe Grenze, fast unmerklich, in das umgebende Gewebe überfließen und gar nicht so selten auch ihre runde Form und sogar ihre konzentrische Anordnung vermissen lassen. Auf diese Weise wird zuweilen die Entscheidung, ob echter Tuberkel oder diffuse spezifische Entzündung, recht schwierig. Rein quantitativ treten die sicheren Tuberkel gegenüber dem flächenhaften tuberkulösen Granulationsgewebe einschließlich der nahestehenden Übergangsformen sogar merklich zurück. Der Nachweis von Tuberkelbazillen gelang sowohl in den Knötchen wie auch im diffusen Granulationsgewebe, in letzterem allerdings erst nach längerem Suchen. Sie fanden sich namentlich am Rande von Verkäsungen. In dem übrigen zirrhotischen Gewebe, soweit es keinen spezifischen Charakter zeigt, konnten dagegen keine Bazillen festgestellt werden.

Die mikroskopische Untersuchung der übrigen Organe förderte nichts wesentlich Neues mehr zutage.

Fassen wir die Ergebnisse der mikroskopischen Untersuchung kurz zusammen, so können wir feststellen: Es liegt hier eine ziemlich frische, noch lebhaft in Gang befindliche und progrediente atrophische oder Laënnecsche Leberzirrhose mit kompensatorischer knotiger Hypertrophie und starker Fettinfiltration vor und außerdem eine tuberkulöse Affektion des Organs, die makroskopisch nicht erkannt wurde.

Was zunächst die Zirrhose anlangt, so unterscheidet sich diese grobanatomisch in nichts Wesentlichem von dem gewohnten Bild einer Alkoholzirrhose, um so mehr als die dabei meist vorhandene großtropfige Verfettung hier ebenfalls stark ausgeprägt ist. Unwillkürlich könnte man dadurch zur Annahme eines vorausgegangenen Potatoriums, der häufigsten Ursache einer Zirrhose, auch für den vorliegenden Fall verleitet werden. Nun aber hat bei dem kindlichen Alter von 9 Jahren der Alkohol als etwaiges ätiologisches Moment schon von vornherein sehr wenig Wahrscheinlichkeit für sich. Die nachträglich bei den Eltern des Mädchens noch eingehend aufgenommene Anamnese hat auch nicht den geringsten Anhaltspunkt dafür gegeben. Die betreffende Familie stand schon jahrelang in poliklinischer Behandlung, und nach den Beobachtungen der dortigen Kollegen ist der Gedanke eines jugendlichen Alkoholismus völlig von der Hand zu weisen. Für die sonstigen, weit selteneren toxischen Ursachen der Zirrhose, wie chronische Phosphorvergiftung, Bleivergiftung, Autointoxikation vom Magen-Darmkanal her usw., fehlt jeder Anhaltspunkt. Das Gleiche gilt für die im Gefolge von allgemeinen Infektionskrankheiten, z. B. Malaria, zuweilen auftretenden Zirrhosen. Auch eine Lues, für die auch sonst keinerlei Verdachtsgründe bestehen, ist nach dem makro- und mikroskopischen Befund auszuschließen. Ebenso fehlen Anomalien der Gallengänge.

So drängt sich uns schließlich bei dem Mangel einer andern Ätiologie mehr denn je die Frage auf, ob nicht etwa die tuberkulöse Infektion des Organismus und speziell der Leber für die Zirrhose verantwortlich zu machen ist. Das histologische Bild gibt uns Aufschluß hierüber.

Wie sich aus der obigen Beschreibung ergibt, handelt es sich hier in der Hauptsache nicht um die bekannten jungen submiliaren Tuberkel, wie sie fast konstant bei einer irgendwo im Körper lokalisierten Tuberkulose in mehr oder minder großer Zahl in der Leber gefunden werden. Zwar sind auch einzelne derartige Gebilde, die erst sub finem in der Zirrhose sich entwickelt haben, beobachtet und oben erwähnt worden. In der weit überwiegenden Mehrzahl sind aber die tuberkulösen Veränderungen sehr viel früher entstanden. Meist sind es große, voll ausgebildete Tuberkel mit deutlicher zentraler Degeneration, vielfach sogar mit ausgesprochener Verkäsung. Hier und da sind sie bereits zu größeren verkäsenden Gebilden zusammengeflossen. Auch das diffus-tuberkulöse Granulationsgewebe zeigt bereits unverkennbare regressive Veränderungen und stellenweise recht gehäuftes Auftreten von besonders großen und kernreichen Langhansschen Riesenzellen. Nach alledem muß die Tuberkulose der Leber bereits ein gewisses Alter besitzen, das mindestens mehrere Wochen, vielleicht sogar Monate beträgt. Anderseits stellt das zirrhotische Gewebe ein ganz jugendliches und unausgebildetes, sehr zellreiches entzündliches Granulationsgewebe dar, das nur in einigen bestimmten, offenbar älteren Partien mehr in bindegewebigen Zügen angeordnet und gereifter erscheint. Von den sonst in den Zirrhosen so reichlichen elastischen Fasern ist hier so gut wie noch nichts zu bemerken. Nur vereinzelte Elastinfäden lassen sich zwischen den wenigen reiferen Längsfasern nachweisen; vielleicht sind sie erst eben frisch gebildet, da sie sich durch die Weigertsche Methode nur mattblau färben lassen. Somit spricht der histologische Charakter des interstitiell-entzündlichen Gewebes, obwohl es bereits in beträchtlicher Menge aufgetreten ist, zweifellos dafür, daß es ein erst relativ sehr junges, noch in der Entwicklung begriffenes Granulationsgewebe mit starker Tendenz zu rascher Weiterwucherung ist, und daß vermutlich seine Entwicklung erst verhältnismäßig kurze Zeit vor dem Tode eingesetzt hat. Soweit man hier überhaupt das Alter des Prozesses einschätzen kann und darf, besteht durchaus die Möglichkeit, ja sogar die Wahrscheinlichkeit, daß die Leberzirrhose mit der Tuberkulose gleichaltrig, das heißt mit ihr synchron, offenbar als Resultat ein und derselben Noxe, entstanden ist.

Diese Gleichzeitigkeit der Entstehung beider Affektionen ist aber sicher keine rein zufällige. Vielmehr weist auch hier wieder das histologische Bild unverkennbar auf die innigsten Beziehungen beider zueinander hin. Aus der obigen ausführlichen Beschreibung der mikroskopischen Befunde geht hervor, daß fast alle Tuberkel nur unscharf begrenzt sind und in direktem Zusammenhang mit dem interstitiell-entzündlichen Gewebe stehen, in das sie gewissermaßen überfließen, daß ferner jedes einzelne Knötchen gleichsam ein Zentrum für sich bildet, von dem aus die Entzündung interazinös weiterkriecht, um so schließlich durch Konfluenz ein geschlossenes Netzwerk durch die ganze Dicke des Organs hindurch zu bilden, daß endlich alle tuberkulösen Partien, seien es nun wirkliche gefäßlose Tuberkel oder diffuse spezifische gefäßhaltige Granulationsbezirke, von um so reichlicherem und gereifterem zirrhotischem Gewebe umgeben sind, je älter sie selbst erscheinen. Gerade diese letztgenannten diffusen tuberkulösen Veränderungen geben der jungen Zirrhose ein ganz charakteristisches Gepräge, das meines Erachtens jeden Zweifel an der tuberkulösen Ätiologie derselben beseitigt und den etwaigen Einwand eines rein zufälligen Zusammentreffens zweier durchaus selbständiger Prozesse und erst recht den der spezifischen Sekundärinfektion einer primären unspezifischen Zirrhose widerlegt.

In gleichem Sinne spricht es auch, wenn die vereinzelt innerhalb des Parenchyms auftretenden, durchweg noch frischen Tuberkel bereits die ausgesprochene Tendenz zeigen, feine periphere Granulationsausläufer zwischen die umgebenden Zellen auszustrahlen und vor allem möglichst rasch und auf dem kürzesten Wege mit dem nächstgelegenen Interstitium die Verbindung aufzunehmen. Also schon den jüngsten Tuberkeln kommt hier die Fähigkeit zu, interstitielle Wucherungen zu veranlassen, die sich bei den älteren in gesteigertem Maße findet. So erklärt sich eben die Eigenart der vorliegenden Lebertuberkulose, weit weniger in Form eng umschriebener kleiner Knötchen als in unregelmäßig gestalteten Herden und sogar in Form einer recht ausgedehnten, diffusen spezifischen Entzündung aufzutreten. Ein großer Teil des Granulationsgewebes wird dabei begreiflicherweise den spezifischen Charakter vermissen lassen und sich so histologisch in nichts von einer Zirrhose mit andersartiger Genese unterscheiden. Der gesamte Charakter desselben bleibt aber dadurch ebenso unbeeinflußt, wie es beispielsweise für das in der Umgebung von tuberkulösen Analfisteln befindliche entzündliche Granulationsgewebe der Fall ist, bei dem ja ebenfalls an gewissen Stellen die tuberkulöse Natur verborgen bleiben kann.

Die Entstehung der vorliegenden Leberzirrhose und die Deutung des ganzen Falles würde demnach folgende sein:

Es bestanden in dem kindlichen Organismus bereits mehrfache ältere tuberkulöse Herde; dabei mag unerörtert bleiben, ob die älteste tuberkulöse Affektion in den Mesenterialdrüsen oder den Lungenhilusdrüsen oder der linken Pleura oder der rechten Lunge zu suchen ist. Jedenfalls ist nun von irgendeinem der genannten Herde aus zweifellos ein Einbruch von Bazillen in die Blutbahn erfolgt, wodurch es zur frischen tuberkulösen Basalmeningitis und somit zum tödlichen Ausgang kam. Während aber diese Metastasierung erst von etwa 2- bis 3-wöchiger Dauer sein kann, muß schon längere Zeit vorher einmal eine wohl auf die Leber lokalisiert gebliebene Aussaat von Kochschen Bazillen stattgefunden haben. Man wird nicht fehlgehen, wenn man als hierfür in Betracht kommende Quelle die verkästen Mesenterialdrüsen anschuldigt, zumal die übrigen Bauchorgane einschließlich des Darmes sich als frei von älteren oder frischeren spezifischen Veränderungen erwiesen. Die von hier mit dem Pfortaderblut in die Leber verschleppten Bazillen riefen vom Bereich der Glissonschen Kapsel aus, an zahllosen Punkten innerhalb des Organs wohl synchron beginnend, die Bildung eines rasch diffus werdenden tuberkulösen Granulationsgewebes mit hier und da eingelagerten, von dem umgebenden entzündlichen Gewebe kaum abtrennbaren, aber sonst typischen Tuberkeln hervor. Das so entstandene spezifische Granulationsgewebe folgte in rascher Weiterverbreitung vor allem den interazinösen Bahnen, während gleichzeitig das Parenchym infolge zunehmender Kompression und mangelhafter werdender Ernährung regressiven Prozessen anheimfiel, das restierende Gewebe aber, soweit es noch nicht von dem weiterwachsenden entzündlichen Gewebe bedroht war, umgekehrt kompensatorisch hypertrophierte. Mit dem allmählichen Reiferwerden des entzündlichen Bindegewebes ging auch dessen Schrumpfung Hand in Hand, die allerdings hier nur mäßige Grade erreichte, entsprechend der relativ kurzen Dauer des ganzen Prozesses. So hatte sich bis zum Augenblicke des Todes ein Krankheitsbild in der Leber entwickelt, das sich bei makroskopischer Betrachtung in nichts von einer auf alkoholischer Basis entstandenen, noch ziemlich frischen annulären Laënnecschen Zirrhose unterschied, und das auch histologisch im wesentlichen nur durch den tuberkulösen Charakter seine Sonderstellung dokumentierte. Die starke Fettinfiltration, die den Parenchyminseln den vorwiegend gelblichen Farbton verlieh, hatte wohl schon vor der Zirrhose bestanden. Die Verfettung der Leber stellt ja bei älterer Lungentuberkulose, selbst wenn sie ohne Kavernen einhergeht, im Gegensatz zu dem allgemeinen Fettschwund des sonstigen Organismus gar nichts Ungewöhnliches dar; sie ist im vorliegenden Falle auch die wesentlichste Ursache der leichten Vergrößerung des Organs, obwohl wir es eigentlich mit der „atrophischen" Form der Zirrhose, bei allerdings geringer Bindegewebsschrumpfung, zu tun haben. Das Charakteristische unseres Falles ist also, um es nochmals ausdrücklichst zu betonen, das Vorhandensein eines ganz diffusen tuberkulösen Granulationsgewebes, wodurch die ätiologische Bedeutung der Tuberkulose für die vorliegende Leberzirrhose besonders markant dargetan wird.

In der bisherigen Literatur habe ich derartige Bilder so gut wie nirgends beschrieben gefunden. Überhaupt enthalten die meisten kasuistischen Arbeiten keinerlei oder doch nur recht spärliche Angaben über histologische Befunde, und unter diesen keine, die den hier mitgeteilten vergleichbar wären. Nur A. Fraenkel[33] gibt in seinem vorzüglich beobachteten Falle, der einen 43jährigen Zimmermann mit kavernöser Lungenphthise und ulzeröser Larynx- und Darmtuberkulose betrifft, eine ausführliche mikroskopische Beschreibung, die in mancherlei Hinsicht eine auffallende Übereinstimmung mit dem unsrigen zeigt.

Die Leber bot in dem Falle Fraenkels bei der Sektion einen Anblick, der „dem einer in den ersten Stadien befindlichen interstitiellen Hepatitis ähnlich" war; in ihr konnte man „bereits mit bloßem Auge eine große Menge miliarer und submiliarer Knötchen" konstatieren. Hierüber ist aus seiner ausführlichen mikroskopischen Beschreibung noch folgendes zu entnehmen: „Von besonderem Interesse war, daß die miliaren Knötchen, welche insgesamt weniger den epitheloiden als den fibrösen Charakter an sich trugen, vielfach in direktem Zusammenhang mit der kleinzelligen Infiltration standen. Teils lehnten sie sich an die Kernanhäufungen in der Glissonschen Scheide dicht an, indem sie gewissermaßen aus den freien Rändern der Scheide herauszuwachsen schienen, teils zeigten sie sich, wenn sie in den interazinösen Räumen lagen, auf weite Strecken von dem dort angehäuften granulationsartigen Gewebe umgeben. Eine Anzahl von ihnen endlich hatte ihren Sitz frei und ohne jegliche Verbindung mit der übrigen Neubildung inmitten der Azini. Die meisten enthielten 2 bis 3 Riesenzellen". Fraenkel zieht aus seinem Falle den Schluß, daß „ein Zweifel an der wirklich tuberkulösen Natur der Hepatitis kaum bestehen kann", da nicht bloß die anamnestischen Angaben des jeden abnormen Genuß von Spirituosen in Abrede stellenden Patienten hierfür sprechen, sondern auch der anatomische Leberbefund auf eine enge Beziehung der entzündlichen Veränderungen zu der gleichzeitig vorhandenen Tuberkeleruption deutet. „Ganz besonders", sagt Fraenkel, „scheint mir hierbei der Umstand ins Gewicht zu fallen, daß die interstitielle Entzündung den Charakter eines verhältnismäßig frischen Prozesses an sich trug. Fast an allen Punkten präsentierten sie sich als Infiltration sowohl des Bindegewebes der Glissonschen Kapsel wie der interazinösen Räume mit kleinen Rundzellen, wodurch das Ganze eine gewisse Ähnlichkeit mit entzündlichem Granulationsgewebe erhielt. Die Tuberkel selbst aber lagen zu nicht geringem Teil mitten in diesem Gewebe oder schienen wenigstens gleichsam aus demselben herausgewachsen zu sein, so daß der Zusammenhang zwischen beiden unverkennbar war. Ja, an manchen Stellen der kleinzelligen Anhäufung war es oft schwer zu entscheiden, inwieweit die gruppenweise beieinander liegenden Massen lymphoider Elemente wirklichen Tuberkeln oder einfach entzündlichen Ablagerungen entsprachen." Im Anschluß an diese Beobachtung untersuchte Fraenkel noch eine ganze Anzahl von tuberkulösen Lebern, die weder klinisch noch pathologisch-anatomisch einen besonderen Befund darboten. In einigen dieser Fälle gelang es ihm denn auch, mit Hilfe des Mikroskops die ersten Anfänge eines entzündlichen Prozesses am interstitiellen Gewebe nachzuweisen, indem teils um die portalen Gefäße an der Peripherie der Azini, teils um das Lumen der Zentralvene sich Anhäufungen von lymphoiden Elementen fanden. Ihre Ausbreitung war eine so diffuse, daß es sich nicht um eine Verwechslung mit Miliartuberkeln handeln konnte.

Merkwürdigerweise scheinen diese trefflichen Feststellungen Fraenkels in einer sehr langen Reihe von Jahren keinerlei Beachtung und Bestätigung gefunden zu haben. Erst die neueren Arbeiten über tuberkulöse Leberzirrhose enthalten vielfach auch genauere mikroskopische Angaben. Wenn dabei aber von französischer Seite besonderes Gewicht auf den Nachweis von Tuberkelbazillen gelegt worden ist, so ist hierbei leider immer wieder übersehen worden, daß ihr Nachweis für den tuberkulösen Charakter der Zirrhose weit weniger beweisend ist als der histologische Befund.

In dem von Isaac[75] 1908 aus dem Hedingerschen Institut mitgeteilten Fall, der einen 45jährigen Schutzmann mit dem klinischen Krankheitsbild einer Hanotschen Zirrhose betraf, bestätigte die Sektion die Diagnose, legte zugleich aber die tuberkulöse Ätiologie derselben klar. Mikroskopisch fanden sich nämlich in der Leber neben frischen Veränderungen in Form einer ausgedehnten Lymphozyteninfiltration und älteren, mehr zirrhotischen Stellen, zwischen denen alle Übergänge bestanden, auch „sehr reichlich lymphozytäre Knötchen und typische

Tuberkel mit ausgedehnter Verkäsung und Langhansschen Riesenzellen". In den mehr zirrhotischen Stellen machte sich ein Übergang der Tuberkel in fibröse Knötchen bemerkbar. Nach der ganzen Lage des Falles hält Isaac diese Leberaffektion für eine primäre Tuberkulose der Leber, die den übrigen tuberkulösen Organveränderungen vorausgegangen sein müsse. Diese tuberkulöse Lebererkrankung habe dann zum Bilde der interstitiellen Hepatitis geführt; daß es sich nicht etwa um eine Tuberkulose handle, die sich in einer schon zirrhotischen Leber als einem Locus minoris resistentiae angesiedelt habe, gehe aus den Übergangsbildern von frischen entzündlichen Veränderungen zu indurativen Prozessen eindeutig hervor.

Hertz[46], Jagić[58] und einige andere der bereits erwähnten Autoren bringen ebenfalls mikroskopische Befunde, doch machen sie keinerlei Angaben über irgendwelche Beziehungen der Tuberkel zu dem entzündlichen Gewebe; sie verzeichnen lediglich das Vorhandensein der Knötchen.

Von den 8 Fällen von Lorentz[81] kann auf Grund der makroskopischen Untersuchung für 2 derselben „als zweifelsfrei gelten, daß die Zirrhose die zeitlich jüngere Erkrankung ist". Übereinstimmend fand sich dabei folgendes: starke Infiltration des interazinösen Bindegewebes mit Vermehrung und Verdickung desselben, Wucherung und Sprossung von Gallengängen mit ausknospenden Azinisprossen; Abschnürung und Umgestaltung der Azini in mäßigem Grade; zentrale Stauung und, besonders in einem Falle, starke periphere Verfettung der Azini; Tuberkelknötchen fast ausschließlich im interazinösen Gewebe verteilt". Eigentümlicherweise lehnt Lorentz aber auch in diesen beiden Fällen die Diagnose einer tuberkulösen Leberzirrhose ohne weiteres ab, da Zwischenstufen zwischen den interstitiell-tuberkulösen und den zirrhotischen Veränderungen bisher nicht gefunden seien.

Schönberg[101] hat jedem einzelnen seiner 69 Fälle von menschlicher Zirrhose einen kurzen histologischen Befund beigefügt. Für einen Teil seiner Fälle hebt er auch mehr oder weniger deutlich hervor, daß die Peripherie der Knötchen in das umgebende Granulations- oder Bindegewebe überfließe, und zwar für 18 Fälle (Fall 1, 5, 10, 12, 13, 21, 23, 24, 25, 27, 35, 36, 37, 59, 62, 65, 67, 68). In 19 der 69 Fälle (39—57 inkl.) ließ die Leber jegliche Zeichen einer Tuberkulose vermissen; in den übrigen 32 fanden sich zwar mehr oder weniger reichlich Tuberkel, doch fehlen die Angaben eines etwaigen Zusammenhanges derselben mit der interstitiellen Hepatitis.

In der Arbeit von Kern und Gold[62] findet sich noch die kurze Beschreibung und auch Abbildung eines bemerkenswerten Falles, der allem Anschein nach als tuberkulöse Leberzirrhose bezeichnet werden muß, ohne daß indes die Verff. ihm diese Diagnose beilegen oder sonstwie ihn kritisch verwerten. Es handelt sich um eine Leber — Angaben über das betreffende Individuum sowie sonstige Organbefunde fehlen in der Mitteilung —, welche zahlreiche isolierte und konfluierende überwiegend Epitheloidzellentuberkel enthält, die zum Teil bereits durch eine deutliche Bindegewebsschicht abgetrennt waren. „In der Umgebung der Tuberkel und ebenso an Stellen, die im Schnitt kein spezifisches Granulationsgewebe enthielten, war das Bindegewebe der Glissonschen Kapsel stark vermehrt, von Rundzellen durchsetzt und strahlte in sehr ausgiebigem Maße auch in die Azini ein, in der Weise, daß oftmals ein bis zwei Leberzellen oder kleine Gruppen von solchen isoliert wurden. Gegenüber der Bindegewebsvermehrung trat die Gallengangsvermehrung relativ in den Hintergrund, wenngleich dieselbe deutlich ausgeprägt war und unverkennbare Übergänge in Leberzellen aufwies. Auch ein zweifelloser Umbau des Parenchyms war vorhanden." Aus der Abbildung ist zu entnehmen, daß die Tuberkel teils im Bereich der entzündlichen Bindegewebswucherung liegen, teils außerhalb derselben, dann aber mit ihr durch breite Bindegewebszüge in Verbindung treten. Beachtenswert erscheint mir auch die aus der Zeichnung ersichtliche, von den Verff. aber nicht eigens betonte Tatsache zu sein, daß das im zirrhotischen Gewebe dargestellte Knötchen überall unregelmäßige Form und verwaschene Grenzen hat, so daß es gewissermaßen in die Umgebung überfließt, ähnlich den in unserem Fall erhobenen Befunden.

Somit finden wir in den bisherigen Literaturangaben nur verhältnismäßig selten einen Hinweis auf den histologischen Zusammenhang der tuberkulösen Leberveränderungen mit den zirrhotischen. Am klarsten kommen diese engen Beziehungen noch in den Fällen von Fraenkel und Isaac zum Ausdruck. Gerade die ausführliche und ausgezeichnete Schilderung Fraenkels ergibt eine weitgehende Ähnlichkeit mit dem von uns beobachteten Falle. Eine ganz diffuse spezifische Granulationsgewebsbildung, wie wir sie neben den zirkumskripten Tuberkeln feststellten, wird aber weder von Fraenkel noch von einem andern Autor erwähnt. Dadurch wird der hier beschriebene Fall aus dem Rahmen der bisherigen Beobachtungen herausgehoben. Wir haben ein Kriterium der tuberkulösen Leberzirrhose feststellen können, durch welches jeglicher Zweifel an der Möglichkeit einer Leberzirrhosebildung auf rein tuberkulöser Basis beseitigt zu sein scheint.

Aus dem Gesagten ergibt sich nun ohne weiteres die Forderung, daß alle fraglichen tuberkulösen Leberzirrhosen unbedingt einer mikroskopischen Untersuchung bedürfen, da ganz allein durch die Feststellung der histologischen Zusammenhänge beider Affektionen die Diagnose gesichert werden kann.

Wie unentbehrlich die mikroskopische Klärung zur Vermeidung von Fehldiagnosen ist, mögen folgende beiden, ebenfalls in unserem Institut beobachteten Fälle erläutern:

1. Fall: Inst. Sekt. Nr. 164, 11. 5. 1916, Regine L., 87 Jahre alt.

Anatomische Diagnose: Zustand nach Herniektomie und Reposition einer eingeklemmten rechtsseitigen Schenkelhernie; Darmperforation an der Inkarzerationsstelle mit Kotaustritt in die Bauchhöhle, diffuse eitrige Peritonitis. Braune Atrophie des Herzens; chronische Mitralendokarditis mit leichter Stenosierung; mäßige Dilatation des linken Vorhofs. Seniles Emphysem und Ödem beider Lungen. Atrophische Leberzirrhose mit Tuberkulose. Chronischer Milztumor. Chronische Gastritis. Lipomatosis pancreatis. Struma nodosa petrificata.

Die Leber ist deutlich verkleinert, verschwindet völlig unter dem Rippenbogen, ihre Ränder sind zugeschärft. Die Oberfläche zeigt allseits ungleichmäßige flache Höckerbildung bis Linsengröße. Der linke Lappen ist stärker geschrumpft und granuliert als der rechte. Die Kapsel ist durch Zuckergußauflagerungen größtenteils verdickt. Das ganze Organ ist von mittlerer Konsistenz, ein Knirschen ist beim Einschneiden nicht feststellbar. Die Schnittfläche entspricht dem Bilde der Oberfläche: überall stecknadelkopf- bis fast erbsengroße, etwas gelbliche Parenchyminseln, von zurückstehenden, blaßgrauen, meist schmalen Zügen umschnürt, die anscheinend bindegewebshaltig, indes nicht von derber Konsistenz sind. Im ganzen unterscheidet sich die Leber von der typischen Granularatrophie lediglich dadurch, daß die einzelnen Inseln durchweg eine sehr unregelmäßige Gestalt an Stelle der sonst meist mehr oder weniger abgerundeten, kugelähnlichen Form aufweisen, und daß ferner das umhüllende Netzwerk trotz des offenbar starken Leberumbaus auffallend bindegewebsarm erscheint. Außerdem sind auf der Schnittfläche hier und da kleine, rundliche, scharf umschriebene Herde mit gelbweiß verfärbter Peripherie und grüngelbem Zentrum, zweifellos verkäsende Gallengangstuberkel, sichtbar. Sonstige Tuberkel sind nicht sicher zu erkennen bzw. von den kleineren Parenchymknötchen nicht zu unterscheiden. Die Gallengänge sind frei. Die Gallenblase ist klein, fast leer; nur wenige hellbräunliche Tropfen finden sich darin. Ihre Schleimhaut enthält einige kleine Ekchymosen, ist im übrigen aber unverändert.

Die mikroskopische Untersuchung bringt das überraschende Ergebnis, daß die Annahme einer atrophischen Leberzirrhose sich nicht bestätigt. Die schmalen, meist ringförmigen Züge bestehen nämlich nicht aus Bindegewebe mit Rundzelleninfiltration und neugebildeten Gallengängen, sondern lediglich aus reihenförmig angeordneten, atrophierenden und namentlich verschmälerten Leberzellen, während die mittleren und vor allem die größeren Inseln aus auffallend geblähten, stark hypertrophierten Zellen sich zusammensetzen, die fast durchweg regellos nebeneinander liegen und nur selten noch eine Balkenanordnung erkennen lassen. Die kleineren, knötchenförmigen Inseln bauen sich ebenfalls wie die längsverlaufenden Züge aus atrophischen Zellgebilden auf und stellen zum Teil wohl Querschnitte derselben dar. Die regelmäßige Azinusstruktur ist fast nirgends mehr erkennbar. Die Kapillaren sind überall erheblich erweitert; wo noch einigermaßen die Struktur angedeutet ist, findet sich das Bild stärkster Stauungsatrophie. Fett ist nur ganz spärlich vorhanden und zwar in Form einzelner dicker Tropfen im Innern von geblähten Zellen und hier und da als feinste Tröpfchen in den atrophischen Zellen. Dagegen findet sich ziemlich viel eisenhaltiges körniges Pigment in allen Zellarten, ohne wesentlichen Unterschied. Die Kupfferschen Sternzellen sind auffallend groß und intensiv färbbar. Die Glissonsche Kapsel ist vielfach verbreitert, sie zeigt auch mehrfache Rundzelleninfiltrate, aber darüber hinaus ist weder eine Bindegewebswucherung noch eine diffuse Rundzellenanhäufung festzustellen. Nur von dem stark verdickten äußeren Kapselüberzug aus erstrecken sich reichliche bindegewebige Ausläufer in das Organ hinein und bewirken hier eine gewisse Ähnlichkeit mit echter Zirrhose, indes bleiben auch diese Veränderungen auf die allerperiphersten Abschnitte beschränkt. Neugebildete Gallengänge finden sich so gut wie nirgends.

Die vermuteten Gallengangstuberkel erweisen sich wirklich als solche. Ihr völlig verkästes Zentrum ist mit reichlichem Gallenpigment durchsetzt und teilweise bröcklig zerfallen. Außerdem zeigt aber das mikroskopische Bild noch ziemlich zahlreiche Tuberkel ohne Zusammenhang mit den größeren Gallengängen. Es sind dies submiliare oder miliare oder auch übermiliare Knötchen, die anscheinend wahllos über das Parenchym verstreut sind. Während die kleineren der Tuberkel offenbar noch ziemlich jung sind und keinerlei Sonderheiten zeigen, lassen die größeren von ihnen gewisse Eigentümlichkeiten erkennen. Ihre mittleren Partien werden in ausgedehntem Maße von hyalinem Käse gebildet. Um diesen herum findet sich nur ein schmaler Saum noch erhaltener Zellen: wenig Rundzellen, vereinzelte Epitheloidzellen und ganz unverhältnismäßig viele und große Riesenzellen vom Langhansschen Typ. Gegen das umgebende Gewebe besteht eine sehr scharfe Trennung. Vielfach ist es sogar zur Ausbildung einer partiellen oder totalen bindegewebigen Hülle gekommen, zum mindesten ist eine Tendenz zur Abkapselung bemerkbar. Am auffälligsten aber ist, daß weder diese noch die kleineren Tuberkel irgendeine Beziehung zu der geringen

Rundzelleninfiltration der Glissonschen Kapsel haben. Die meisten Knötchen liegen im Parenchym selbst, und zwar sowohl in atrophischen wie in hypertrophischen Partien; nur wenige Knötchen liegen im Bereich der Glissonschen Kapsel, und diese sind ebenso scharf umgrenzt und frei von rundzelligen Ausläufern wie die im Parenchym befindlichen.

Der hier beschriebene Fall mutete also bei der Sektion als atrophische Leberzirrhose mit eingelagerten käsigen Tuberkeln an. Man hätte daher geneigt sein können, wie es von früheren Autoren auch leider häufig geschehen ist, ohne weiteres einen kausalen Zusammenhang zwischen beiden Affektionen anzunehmen und das Ganze als tuberkulöse Leberzirrhose zu deuten, dies um so mehr, als im übrigen Körper eine Tuberkulose sich nicht hat feststellen lassen, so daß an eine primäre, zur Zirrhose führende Lebertuberkulose zu denken wäre. Die mikroskopische Untersuchung hat auch in diesem Falle wieder Klarheit gebracht und zwar in einem dem erstgeschilderten Falle entgegengesetzten Sinne, indem ein Zusammenhang der vermuteten Zirrhose mit der Tuberkulose unbedingt abgelehnt werden muß. Es handelt sich überhaupt nicht um eine echte Zirrhose, sondern um eine Art Stauungs-Pseudozirrhose mit hochgradigem Umbau, wie sie von Jores[60] beschrieben ist und gar nicht so selten beobachtet werden kann. Durch die eigentümlich lokalisierte Parenchymatrophie auf der einen Seite, durch die meist knotenförmige kompensatorische Hypertrophie auf der andern Seite entsteht dieses zirrhoseähnliche Bild, dessen Ursachen nach Jores teilweise in einer durch rechtsseitige Herzhypertrophie bedingten chronischen Stauung, teilweise in einer autotoxischen Einwirkung vom Darmtraktus her auf die Leber zu suchen sind; bei letztgenanntem Moment denkt er in erster Linie an Darmtuberkulose. Auch in unserem Falle liegt ein Vitium cordis vor, eine vorwiegend stenosierende chronische Mitralendokarditis. Zu einer deutlichen Hypertrophie des rechten Herzens und zu dementsprechenden Stauungserscheinungen ist es indes noch nicht gekommen. Eine Darmtuberkulose ist mit Sicherheit auszuschließen. Es hat sich, wie schon gesagt, überhaupt keine weitere Körpertuberkulose feststellen lassen. Das Leberbild spricht nun aber dafür, daß es sich wohl kaum um eine primäre Lebertuberkulose handeln dürfte, daß vielmehr eine anscheinend hämatogene Metastase von einem andern Herd her angenommen werden muß. Die verkalkte Struma kommt wohl kaum als Quelle hierfür in Frage. Vermutlich ist irgendein kleiner tuberkulöser Herd, vielleicht eine verkäste oder verkalkte Mesenterialdrüse, bei der Sektion doch wohl übersehen worden, von wo aus dann die Einschwemmung in die Leber erfolgte. Ob die Pseudozirrhose schon zu der Zeit bestand, als die Tuberkelbazilleninvasion begann, ist nicht bestimmt zu entscheiden, aber wohl anzunehmen; die kleineren Tuberkel sind jedenfalls jünger als der Leberumbau. Außer Zweifel aber steht, daß beide Prozesse völlig unabhängig voneinander stehen und nur eine zufällige Kombination darstellen.

Auch die geringe Rundzelleninfiltration der indes nicht verbreiterten Glissonschen Kapsel ist keineswegs eine Folge der Tuberkulose. Sie dürfte möglicherweise auf Rechnung eines klinisch festgestellten Alkoholabusus zu setzen sein, durch den auch die chronische Gastritis ihre Erklärung finden könnte. Übrigens ist diese Rundzelleninfiltration so unbedeutend, daß von einer beginnenden echten Leberzirrhose auf alkoholischer Basis keine Rede sein kann.

2. Fall: Inst. Sekt. 381, 19. 10. 1916, Hans H., 45 Jahre alt.

Anatomische Diagnose: Alte Lungentuberkulose beiderseits, mit Kavernenbildung in den oberen Abschnitten. Feste Adhäsionen der Lungen. Ulzeröse Tuberkulose der Bronchien, des Kehlkopfes und des Darmes. Atrophische Leberzirrhose mit Verfettung. Aszites (9 Liter). Chronischer Milztumor mit alter Perisplenitis und Verwachsung. Chronische Gastritis. Zustand nach frischer Talmascher Operation. Eitrige Infektion des Operationsgebietes. Diffuse eitrige Peritonitis. Ödem der weichen Häute.

Leber: im Verhältnis zur Körpergröße (179 cm) relativ klein; Maße 25 : 19 : 7 cm. Gewicht 1863 g. Ausgesprochene Höckerbildung auf der Oberfläche. Beim Einschneiden deutlich wahrnehmbares Knirschen. Auf dem Schnitt ringförmige Umschnürung der stecknadelkopf- bis erbsengroßen Parenchyminseln durch derbe Bindegewebszüge. Die Inseln durch Fetteinlagerungen größtenteils gelblich verfärbt und sehr blaß. Tuberkel nirgends erkennbar. Gallensystem unverändert.

Milz: sehr groß, im ganzen etwas schlaff, mit dem Diaphragma an mehreren Stellen fest verwachsen, besonders in den mittleren Partien, wo sich eine ausgedehnte, dicke perisplenitische Platte befindet. Maße: 20,5 : 12,5 : 4,5 cm; Gewicht: 680 g. Auf dem Schnitt von leuchtend roter Farbe, ziemlich fest und bindegewebsreich.

Die mikroskopische Untersuchung der Leber ergibt das typische Bild der fortgeschrittenen Laënnecschen Zirrhose. Sie ist indes noch in lebhafter Weiterentwicklung begriffen, denn überall finden sich außer den derben Bindegewebszügen noch reichliche und umfangreiche Rundzelleninfiltrate. Meist verläuft das zirrhotische Gewebe periazinös bzw. peripseudoazinös, doch treten auch mehrfach feine Züge dissezierend in die Parenchyminseln ein. Der Umbau hat ziemlich hohe Grade erreicht. Die großzelligen Parenchyminseln sind fast durchweg großtropfig verfettet. Daneben sieht man atrophierende Leberzellkomplexe, vielfach mit kleintropfiger Fetteinlagerung. Die Zahl der neugebildeten Gallengänge ist allerdings relativ klein. Sowohl in den Zellen als im Zwischengewebe findet sich ein wenig eisenhaltiges Pigment. Frische oder verkäste oder vernarbte Tuberkel sind auch mikroskopisch nirgends feststellbar, obwohl eine sehr genaue Durchsuchung daraufhin vorgenommen wurde [1]). Auch haben sich im Schnittpräparat keine Tuberkelbazillen nachweisen lassen. Desgleichen hat das wiederholt ausgeführte Antiforminverfahren stets ein negatives Ergebnis gezeitigt.

Zusammenfassend können wir sagen, daß es sich hier um einen 45jährigen Mann mit älterer ulzeröser Tuberkulose in Lungen, Bronchien, Kehlkopf und Darm und gleichzeitiger atrophischer Leberzirrhose handelt, letztere mit chronischem Milztumor und Aszites. Ohne mikroskopische Untersuchung könnte man wieder geneigt sein, einen kausalen Zusammenhang dieser Affektionen, also eine tuberkulöse Leberzirrhose, anzunehmen. Auch hier gibt das histologische Bild Klarheit, und zwar ebenfalls in dem Sinne, daß jeglicher Zusammenhang verneint und nur eine zufällige Kombination anerkannt werden darf. Dafür spricht einmal das völlige Fehlen histologischer Zeichen von Tuberkulose in der Leber und dann die Abwesenheit von Tuberkelbazillen, obgleich eine sehr eingehende Untersuchung daraufhin vorgenommen wurde. Nicht einmal die bei offener Körpertuberkulose sonst nur äußerst selten fehlenden miliaren Knötchen scheinen hier vorhanden

[1]) Es wurden von 5 verschiedenen Leberabschnitten je ca. 50 Schnitte untersucht.

zu sein. Auch für eine etwa abgeheilte Leberzirrhose fehlen alle Anhaltspunkte. Es spricht vielmehr das Vorhandensein reichlicher und umfangreicher Rundzelleninfiltrate dafür, daß die die Zirrhose veranlassende Noxe vermutlich bis zum Augenblicke des Todes noch weiter vorhanden war und ihre Wirkung entfaltete.

So zwingt uns die mikroskopische Untersuchung dazu, die tuberkulöse Ätiologie dieser Zirrhose abzulehnen und nach einer andern Ursache zu suchen. In erster Linie ist wieder an chronischen Alkoholismus zu denken. Hiermit würden sich die allerdings nur in geringem Maße vorhandene Hämochromatose der Leber und die chronische Gastritis gut in Einklang bringen lassen. In der Tat haben nun auch Anamnese und klinische Beobachtung starken Alkoholabusus einwandfrei festgestellt. Unsere obigen Erörterungen haben uns also zu richtigen Schlüssen geführt.

Diese Annahme würde mir selbst dann noch berechtigt erscheinen, wenn das Antiforminverfahren das Vorhandensein einiger Tuberkelbazillen festgestellt haben würde. Denn bei einer offenen Lungenphthise und ulzerösen Darmtuberkulose, wie im vorliegenden Fall, ist es durchaus nicht verwunderlich, daß einige Tuberkelbazillen in die Blutgefäße der Leber verschleppt werden und sich hier nachweisen lassen, ohne daß ihnen damit ohne weiteres irgendeine Bedeutung zugesprochen werden darf. Auf diese Weise wäre vielleicht der Fall 63 aus der Schönbergschen Arbeit zu erklären: es handelt sich dabei um eine 60jährige Fabrikarbeiterin, bei der die Sektion neben einer chronischen Lungentuberkulose noch eine atrophische Leberzirrhose mit chronischem Milztumor ergab. Histologisch fand Schönberg in zahlreichen Schnitten keinerlei Anhaltspunkte für eine Tuberkulose, dagegen bakteriologisch mit Hilfe des Antiforminverfahrens ziemlich reichliche Tuberkelbazillen. Anamnestische Angaben über etwaiges Potatorium usw. fehlen in der Mitteilung. Nach der Beschreibung scheint mir hier die Diagnose einer tuberkulösen Leberzirrhose keineswegs gesichert zu sein, die Annahme einer andersartigen Zirrhose mit zufälligem intravasalen Tuberkelbazillenbefund infolge der chronischen Lungentuberkulose muß bei dem Fehlen jeglicher histologischer Spezifika im zirrhotischen Gewebe als ebenso gut möglich bezeichnet werden.

Derartige Fälle wie unsere beiden hier beschriebenen sind offenbar gar nicht so selten. Man geht wohl nicht fehl, wenn man in ihnen das Hauptkontingent der als tuberkulöse Leberzirrhose in der bisherigen Literatur diagnostizierten Fälle sieht, denn nur dadurch erklärt sich die reiche Kasuistik, die nur zum geringen Teil einer Kritik standhält.

Ich habe im Laufe der Zeit bei allen möglichen Tuberkulosen auf etwaige Leberveränderungen geachtet und noch eine Reihe von Fällen beobachtet, in denen die Tuberkel weniger zirkumskript als gewöhnlich waren und zu mehr oder weniger starker Rundzelleninfiltration der Glissonschen Kapsel geführt hatten, die in direktem räumlichen Zusammenhang mit ihnen stand. Einige derselben stellen zweifellos Anfänge von echter tuberkulöser Leberzirrhose dar; bei ihnen fanden sich auch Andeutungen eines Organumbaus. Ein so ausgesprochener und eindeutiger Fall wie der Ausgangsfall unserer Untersuchungen ist indes nicht mehr zur Beobachtung gelangt. Solche Fälle sind offenbar recht selten. Daneben fanden wir andrerseits auch Fälle, in denen es sich zweifellos um zufällige Kombinationen von Tuberkulose und Rundzelleninfiltration der Glissonschen Kapsel handelte, die beide absolut unabhängig voneinander waren. Im Mikroskop fehlten dabei die oben ausdrücklich betonten histologischen Zusammenhänge dieser beiden Prozesse. Es erübrigt sich nach dem Gesagten, auf diese Fälle hier näher einzugehen.

Wenn wir uns nach all diesen Betrachtungen nun die Frage der Entstehungsweise und dem Wesen der tuberkulösen Leberzirrhose vorlegen, so kann die Antwort nicht mehr schwierig sein. Vorbedingung für das Zustandekommen dieses Krankheitsbildes ist die tuberkulöse Affektion des Organes selbst. Die Wirkung der eingeschleppten Tuberkelbazillen muß vermutlich an den verschiedensten Stellen gleichzeitig einsetzen, ähnlich wie bei der Miliartuberkulose, wenn auch vielleicht in spärlicherer Aussaat. Im Gegensatz zur Miliartuberkulose kommt es aber nicht zur Bildung ganz zirkumskripter kleiner Knoten, sondern zur Entwicklung eines diffusen progredienten spezifischen Granulationsgewebes, in welches natürlich auch einzelne Tuberkel eingelagert sein können, die indes unscharf begrenzt sind und in das umgebende Granulationsgewebe gewissermaßen überfließen. Dieses spezifisch entzündliche Gewebe geht meist von der Glissonschen Kapsel aus; andernfalls tritt es frühzeitig auf kürzestem Wege mit ihr in Verbindung. Bei seiner weiteren Ausbreitung folgt es hauptsächlich ganz bestimmten, dafür geeigneten Bahnen, vorwiegend interazinös. Dadurch wird aus dem plurizentrisch entstehenden Granulationsgewebe allmählich ein dichtes, geschlossenes, über die ganze Leber ausgedehntes Netzwerk, in dessen Maschen einzelne Azini oder Gruppen von ihnen, eventuell auch abgeschnittene Teile derselben, liegen. Durch mehr oder weniger infiltrierendes, dissezierendes Wachstum vom Rande her werden die peripheren Abschnitte der Parenchyminseln entsprechend geschädigt, sie atrophieren und degenerieren und gehen schließlich zugrunde, während umgekehrt regenerative Prozesse, Neubildung von Gallengängen im Bereich des entzündlichen Gewebes und kompensatorische Hypertrophie noch nicht erkrankter Parenchymteile, dem Parenchymuntergang entgegenarbeiten; es tritt also ganz zweifellos ein wirklicher Leberumbau ein. Mit dem Reiferwerden des Granulationsgewebes wird dieses bindegewebsreicher und fällt schließlich einer narbigen Schrumpfung anheim, die zur Verkleinerung und Höckerbildung des Organs führt. Damit ist ein Bild geschaffen, das bei Betrachtung mit freiem Auge sich in nichts von einer typischen Laënnecschen Leberzirrhose zu unterscheiden braucht.

Es kann nun aber das Granulationsgewebe von vornherein schon dissezierend wuchern, sich also weniger auf interazinösen Bahnen als intraazinös, zwischen den Zellen und Zellbalken, in ganz feiner Verteilung ausbreiten. Dann wird die narbige Schrumpfung ausbleiben und das Bild der Hanotschen oder hypertrophischen Leberzirrhose entstehen, wie im Fall Isaac, vielleicht auch in einem Falle von Jagić, dessen mikroskopische Beobachtung allerdings leider nicht mitgeteilt ist. Weitere Beispiele hierfür bieten die experimentellen Meerschweinchenzirrhosen

Stoerks, die alle anfänglich durch Knötcheneruption und diffuse spezifische Gewebsneubildung im Glissonschen Bereich und späterhin durch diffuse dissezierende Bindegewebsentwicklung nach Art der Hanotschen Zirrhose gekennzeichnet waren. Beim Menschen dürfte diese Form die weitaus seltnere sein, wie denn überhaupt die Häufigkeit der hypertrophischen Leberzirrhosen im allgemeinen nur mit 4% gegenüber 96% der atrophischen Form angegeben wird.

Die Frage, warum in einem Falle die Ausbreitung des tuberkulösen Granulationsgewebes vorwiegend ringförmig und im andern ausgesprochen infiltrierend vor sich geht, fällt meines Erachtens mit der prinzipiellen Frage zusammen, warum überhaupt aus anscheinend gleichartigen Ursachen heraus einmal eine atrophische und das andere Mal eine hypertrophische Zirrhose entsteht. Solange eine Klärung hierüber nicht geschaffen ist, sind auch die analogen Verhältnisse des tuberkulösen Granulationsgewebes noch nicht sicher zu deuten. Zweifellos aber wird es, ebenso wie ganz allgemein bei der Leberzirrhose, auch bei der tuberkulösen Ätiologie derselben Übergangsbilder und Kombinationsformen geben.

Somit können wir zusammenfassend sagen: Eine Einschwemmung von Tuberkelbazillen in die Leber kann zweifellos zu dem Bilde einer echten Leberzirrhose führen. Dies geschieht durch Bildung eines erst herdförmigen und rasch diffus werdenden spezifischen Granulationsgewebes, das sich meist interazinös ausbreitet, dabei nach und nach narbig schrumpft und zu einem wirklichen Umbau der Leber führt. Statt der interazinösen Granulationsgewebsentwicklung kann diese, allerdings weitaus seltener, auch ausgesprochen dissezierend vor sich gehen und eine Hypertrophie der Leber hervorrufen. Das Wesen der tuberkulösen Leberzirrhose ist demnach in dem Resultat einer granulierenden tuberkulösen Entzündung dieses Organs zu erblicken.

Diese Deutung steht auch völlig im Einklang mit den Ergebnissen der tierexperimentellen Forschung, wie namentlich ein Vergleich mit den oben eingehend referierten Befunden Stoerks [107] zeigt. Es ist Stoerk und Gougerot [38, 39], entgegen der ganz unbegründeten Ansicht von Lorentz, durchaus recht zu geben, wenn sie auf Grund ihrer umfangreichen Versuche an Meerschweinchen nicht mehr daran zweifeln, daß zu den verschiedenen Schädlichkeiten, welche die menschliche Leberzirrhose verursachen, auch die Tuberkulose gerechnet werden muß. Auch die bei verschiedenen Tierarten spontan auftretenden analogen Veränderungen sprechen im nämlichen Sinne. Insbesondere konnte Schönberg in zweien seiner 5 untersuchten Kuhlebern beweiskräftige Befunde erheben. In dem einen Falle (Nr. 3) stellte er eine Tuberkulose mit mäßig starker atrophischer Zirrhose fest; mit ihren peripheren Partien gingen die Tuberkel diffus ins Bindegewebe über. Im andern Falle (Nr. 5) war eine mit starkem Umbau verbundene intra- und interazinöse Bindegewebswucherung vorhanden, die ebenfalls deutlich von den eingelagerten Tuberkeln ihren Ausgang nahmen.

Aus der obigen Definition ergibt sich ohne weiteres, daß das Primäre des zur tuberkulösen Leberzirrhose führenden Prozesses in der entzündlichen Wucherung, also im Interstitium, liegt, und daß die regressiven und weiterhin die regenerativen Vorgänge am Parenchym erst sekundäre Folgeerscheinungen sind, wobei möglicherweise allerdings die von den Tuberkelbazillen gebildeten Toxine noch unterstützend mitwirken. Dieser Meinung sind auch Klopstock[67] und vor allem Schönberg; letzterer hat aus seinen Untersuchungen „den Eindruck gewonnen, daß augenscheinlich das Primäre und Ausschlaggebende für das vollständig umgebaute Endstadium der Leberzirrhose die Bindegewebswucherung sei". Auch Stoerk vertritt, wenigstens für seine Tierexperimente, den Standpunkt, daß der Hauptangriffspunkt der Noxe in der Glissonschen Kapsel liege. Nun aber wird bezüglich der Pathogenese der Leberzirrhose ganz allgemein die besonders von Ackermann[1] und von Kretz[69 70] vertretene Ansicht nahezu von allen Autoren anerkannt, daß der Leberumbau den primären Vorgang darstellt und die interstitielle Wucherung erst dadurch veranlaßt wird, daß letztere frühestens gleichzeitig mit den Parenchymveränderungen, sicherlich aber nicht vorher entsteht. Somit steht die auf tuberkulöser Basis sich entwickelnde Zirrhose in dem Modus ihrer Genese im direkten Gegensatz zu der Zirrhose andersartiger Ätiologie, was in der Verschiedenheit der anatomischen Vorgänge seine Erklärung findet. Diese Tatsache spricht unter anderem wiederum dafür, daß eine Einteilung der Leberzirrhosen nicht wie früher nach den anatomischen Verhältnissen zweckmäßig zu erfolgen hat, sondern nach ätiologischen Gesichtspunkten, wie es neuerdings mehr und mehr gefordert wird.

Es erhebt sich die Frage, warum nun der Tuberkelbazillus in derartigen Fällen zur diffusen granulierenden Entzündung führt und nicht, wie gewöhnlich, zur Bildung zirkumskripter miliarer Knötchen. Die vielfach ausgeführten Tierversuche vermögen uns hierüber Aufschluß zu geben. Die meisten Autoren, die sich mit der experimentellen Leberzirrhose befaßt haben, weisen nämlich übereinstimmend darauf hin, daß sie nur mit Tuberkelbazillen von abgeschwächter Virulenz zum Ziele kamen. Schon Hanot und Gilbert[42 43] nehmen auf Grund ihrer Tierversuche an, daß für das Zustandekommen der Zirrhose entweder eine ungewöhnliche Widerstandskraft des Organismus gegenüber den Bazillen oder eine nur geringe Virulenz der letzteren erforderlich sei. Auch Widal und Bezançon[115] sowie Bezançon und Griffon[13] verwandten menschliches tuberkulöses Material von abgeschwächter Virulenz. Ebenso teilt Bartel[7] mit, daß er in gemeinsam mit Neumann ausgeführten Versuchen zirrhotische Prozesse beim Meerschweinchen beobachtete, die auf verschiedene Weise mit abgeschwächtem Tuberkelbazillenmaterial geimpft waren. Besonders lehrreich in dieser Hinsicht sind die Versuche von Claude[24]. Er impfte Meerschweinchen mit sehr virulenten Kochschen Bazillen und behandelte sie gleichzeitig mit Tuberkulosegegenmitteln, wie Kreosot, Lezithin, Arsen. Es war nur sehr auffällig, daß er dabei Leberzirrhose mit Aszites erhielt, während es bei Kontrolltieren ohne die genannten Gegenmittel statt der zirrhotischen Prozesse zu ausgedehnten Verkäsungen kam. Daß die Verkäsung nur bei vollvirulenten Bazillen eintritt, ergibt sich auch aus den Untersuchungen Krompechers [71]. Dieser Autor beobachtete nämlich, daß in Lunge, Leber und Milz von Kaninchen und Meerschweinchen nach Injektion stark abgeschwächter Tuberkelbazillen jegliche Verkäsung ausblieb und nur ganz kleine knötchenartige Infiltrate mit Riesenzellen auftraten, die später auch wieder verschwanden. Ähnlich den Claudeschen Versuchen sind die schon oben mitgeteilten Tierexperimente von Gougerot. Wir sahen vorher, daß er tuberkulöse Leberzirrhose an Meerschweinchen erzeugte, die sogar teilweise mit der menschlichen völlig übereinstimmte. Gougerot war nun dabei so vorgegangen, daß er den Tieren schwache Dosen Kochscher Bazillen subkutan oder intraperitoneal injizierte und diese Tiere dann gleichzeitig entweder wie Claude mit Lezithin behandelte oder bei ihnen alle 8 Tage schwache subkutane Tuberkulininjektionen vornahm. Nur dadurch konnte er statt der käsigen Tuberkulose die indurierenden Prozesse in der Leber erzeugen.

So gelangt bereits Bock [16] zur Ansicht, daß auch bei der menschlichen Zirrhose Tuberkelbazillen von verminderter Virulenz ätiologische Bedeutung haben könnten. Auch in unserem Falle trat die Verkäsung gegenüber der Granulationsgewebsbildung ganz wesentlich in den Hintergrund, und sie fand sich auch nur in einer gewissen Anzahl der Knötchen. Die Verhältnisse liegen also hier ganz ähnlich wie bei der lokalisierten Ileozökaltuberkulose. Auch dabei handelt es sich um ein ganz ausgedehntes Granulationsgewebe, oft mit nur sehr wenig spezifischen Merkmalen und meist mit nur sehr spärlicher oder sogar fehlender Verkäsung. Als Erreger dieser zweifellos als echte primäre Tuberkulose anzusprechenden Erkrankung nimmt man aber jetzt allgemein avirulente Tuberkelbazillen an.

Alle diese Tatsachen sprechen wohl entschieden dafür, daß die tuberkulöse Leberzirrhose durch Bazillen von stark abgeschwächter Virulenz veranlaßt wird. Die kontinuierliche Reihe aller Übergänge von der Bildung zirkumskripter Knötchen einerseits bis zum diffusen spezifischen Granulationsgewebe andererseits würde dann in Parallele zu der jeweils vorhandenen Bazillenvirulenz zu stellen sein. Mit Hanot und Gilbert wird man annehmen können, daß eine außerordentlich gesteigerte Resistenz des Organismus gegen Tuberkelbazillen eine Zirrhosebildung ebensogut ermöglichen kann wie die Virulenzabschwächung der Bazillen; es handelt sich dann eben selbst bei vollvirulenten Stämmen um eine relativ geringe Virulenz.

Es bleibt noch zu erörtern, auf welchem Wege die Tuberkelbazillen in die Leber hineingelangen und dadurch die spätere Zirrhose veranlassen. Wir waren oben von der Ansicht ausgegangen, daß die Bazillen ähnlich wie bei der Miliartuberkulose im ganzen Organ etwa gleichzeitig und gleichmäßig auftreten, also auf hämatogenem Wege eingeschwemmt werden. Stoerk hatte diesen Weg in seinen Tierversuchen festgestellt und ferner nachgewiesen, daß nicht die Arterie, sondern die Pfortader die betreffenden Keime der Leber zuführte, hauptsächlich wohl aus

Milz und Mesenterialdrüsen. So lagen die Verhältnisse auch in unserem Ausgangsfalle, wo die Infektion der Leber offenbar von den verkästen Mesenterialdrüsen aus durch die Pfortader erfolgte.

Als weiterer Weg für die Tuberkelbazillen wären die Lymphbahnen denkbar, etwa in der Weise, daß von tuberkulösen Leberhilusdrüsen aus das Virus retrograd in die Leber hineingelangt. Eine solche lymphogene Zirrhosenbildung ist bei kaum einem der bisher bekannt gewordenen Fälle in Erwägung gezogen worden. Nach Gougerot soll sie zwar selten, aber doch immerhin möglich sein. Da indes die Lymphgefäße der Leber, abgesehen von dem oberflächlichen Kapselnetz, mit der Pfortader zusammen verlaufen, würde die so entstehende granulierende tuberkulöse Entzündung hinsichtlich Lokalisation und Ausbreitung sich wohl nicht wesentlich von der hämatogenen unterscheiden[1]).

Ferner wäre noch an die Möglichkeit zu denken, daß von einer tuberkulösen Perihepatitis aus das spezifische Granulationsgewebe der Glissonschen Kapsel kontinuierlich in das Organ hineinwuchert und so zur Zirrhose führt. Diese Ansicht ist ja mehrfach vertreten worden. Namentlich ist hier Bock zu nennen, der auf Grund früherer Literaturangaben und eigener Beobachtungen die strikte Behauptung aufstellt, daß „durch direktes Übergreifen der Entzündung und Bindegewebswucherung auf die Leber von der Nachbarschaft aus“ eine Zirrhose zustande kommen kann. Die gleiche Ansicht vertritt in neuerer Zeit Bäumler[9]; er meint, daß dies besonders möglich sein kann in sehr chronisch verlaufenden, fast ohne oder mit nur geringem Erguß in die Bauchhöhle einhergehenden Fällen von tuberkulöser Peritonitis, und daß dann die ins Innere hinein sich fortsetzende Entzündung zu Granularatrophie wenigstens der äußeren Schichten der Leber führen kann. In der Tat sieht man ja zuweilen bei Sektionen in den peripheren Leberabschnitten zirrhotische Veränderungen, die wohl sicher von älteren Bauchfellentzündungen ihren Ausgang nehmen. Hierbei bleibt die Bindegewebswucherung aber stets auf die oberflächlichsten Partien beschränkt, die Hauptmasse der Leber bleibt davon unberührt, so daß von einer Zirrhose im üblichen Sinne nicht gesprochen werden

---

[1]) Nach Abschluß der vorliegenden Arbeit erhielt ich noch Kenntnis von einer kürzlich erschienenen Dissertation („Untersuchungen zur Frage lymphogener Leber- und Milzerkrankungen auf Grund experimenteller Impftuberkulose“ von Ferdinand Straub, Freiburg i. Br. 1916). Verf. konnte u. a. die von K. Ziegler geäußerte Annahme bestätigen, daß zwischen Leber und Milz durch die Lymphbahnen längs Pankreas bzw. Pfortader und Milzvene Überleitungen tuberkulöser Infektion nach beiden Richtungen möglich sind. Es gelang ihm auch, bei Meerschweinchen und Kaninchen durch Tuberkelbazilleninjektionen vom Mesenterium einer Dünndarmschlinge her oder vom großen Netz oder vom Lig. hepatoduodenale aus eine tuberkulöse Erkrankung der Leber hervorzurufen, die vielfach zu diffusen streifigen interstitiellen Wucherungen führte; in einem Falle (Meerschweinchen Nr. 20) war die Leber sogar stark vergrößert und verhärtet, sie zeigte mikroskopisch „diffuse, offenbar vom periportalen Gewebe, auch subserös ausgehende Tuberkulose mit Verkäsungsherden, einfachen und Konglomerattuberkeln, dazu zirrhotische, vom periportalen und Kapselbindegewebe ausgehende Induration“.

kann. Ob man bei tuberkulöser Peritonitis ein tieferes Vordringen des von außen her einwuchernden Granulationsgewebes beobachtet hat oder gar besonders häufig feststellt, habe ich nicht in Erfahrung bringen können; beweiskräftige einschlägige Mitteilungen habe ich jedenfalls in der Literatur nicht finden können. Die von Bock als Beleg hierfür angeführten Fälle vermögen diese Vorstellung kaum zu stützen. Das makroskopische Bild dieser 7 Fälle spricht keineswegs eindeutig in diesem Sinne, die mikroskopische Untersuchung aber ist leider nur in einem derselben (Brieger, Fall 4) ausgeführt worden; von irgendwelchen tuberkulösen Zeichen im zirrhotischen Gewebe oder im Leberparenchym ist dabei nichts erwähnt, also wohl nichts vorhanden gewesen.

Demnach ist die Entstehungsmöglichkeit einer tuberkulösen Leberzirrhose durch Fortleitung der tuberkulösen Entzündung von der Umgebung her keineswegs bewiesen. Selbst wenn auch auf diese Weise einmal spezifisches Granulationsgewebe sich in die Leber hineinschieben würde, so halte ich es doch für wenig wahrscheinlich, daß dieses bis in die tiefsten Schichten des dicken Organs vorzudringen und das typische Bild einer Zirrhose hervorzurufen vermag. Einstweilen kann lediglich die Vena portae als sichere Eintrittspforte der zur Bildung einer tuberkulösen Leberzirrhose führenden Bazillen angesehen werden; eventuell käme vielleicht noch die Leberarterie und der Lymphweg in Betracht.

Es interessiert uns hier noch das weitere Schicksal der ausgebildeten fertigen Zirrhose, falls die betreffenden Patienten ihrem Leiden nicht unterdessen erliegen. Diese Frage ist wichtig mit Rücksicht auf die Feststellungen Stoerks, daß bei der experimentellen Meerschweinchenzirrhose mit dem Übergang des akuten zum chronischen Stadium die Tuberkelbazillen und ihre Toxine aus der Leber verschwinden und allmählich auch die histologischen Spezifika der Tuberkulose gänzlich zurückgehen. Hat dieser Satz nun auch für die menschlichen Verhältnisse seine Gültigkeit?

Bekanntlich haben Kockel[68] und nach ihm viele andere Autoren auf die antibakterielle Kraft der Leber hingewiesen und damit auch die relative Seltenheit der Tuberkelbazillenbefunde in der Leber erklärt. Daß diese Ansicht berechtigt ist, scheint mir unter anderem auch aus folgender Überlegung hervorzugehen: Man findet bei Sektionen geradezu gesetzmäßig in der Leber von Phthisikern mehr oder weniger reichliche kleine Tuberkel, die meist erst sub finem entstanden sein, sicherlich aber erst ein ganz beschränktes Alter haben können. Diese Knötchen sind vielfach auch dann zu konstatieren, wenn der Betreffende einer plötzlichen interkurrenten Erkrankung oder einem Unfall erliegt, ein Beweis dafür, daß diese Affektion der Leber nicht allein während des prämortalen Marasmus eintritt, sondern schon vorher, vermutlich während der ganzen schweren Krankheitsdauer immer wieder von neuem vor sich geht. Da man aber ältere abgeheilte, abgekapselte oder hyalin vernarbte Tuberkel dabei nur äußerst selten zu Gesicht bekommt, so kann das nur daran liegen, daß die Tuberkelbazillen nach einiger Zeit in der Leber unschädlich gemacht werden und die Natur ihrer gewebliehen Produkte unkenntlich wird. Man ist also wohl zur Annahme berechtigt, daß auch bei einer tuberkulösen Leberzirrhose nach einiger Zeit die Bazillen zugrunde gehen und die histologischen Spezifika des Granulationsgewebes mehr und mehr schwinden und wie im Tierversuch einem unspezifischen fibrösen Gewebe Platz machen können. Damit darf der von Stoerk für die Meerschweinchenleber festgestellte Satz auch auf die menschliche Leber ausgedehnt werden.

In den späteren Stadien einer tuberkulösen Leberzirrhose kann demnach die tuberkulöse Ätiologie nur sehr schwer, vielleicht sogar überhaupt nicht mehr zu diagnostizieren sein. Indes ist anzunehmen, wie es schon vorher im Anschluß an den zuletzt beschriebenen Leberfall kurz erwähnt wurde, daß eine derartige Leberzirrhose, die als Resultat einer inzwischen ausgeheilten tuberkulösen granulierenden Entzündung entstanden ist, sich dadurch auszeichnet, daß das zirrhotische Gewebe durchweg den Charakter völlig ausgereifter, zellarmer, narbig-fibröser Züge zeigt; denn nach dem Fortfall der ursächlichen Noxe besteht theoretisch durchaus kein Anlaß für ein Weiterbestehen und Fortschreiten der bis dahin noch immer in Gang befindlichen Entzündung und erst recht nicht für ein Neuaufflackern derselben. Sobald also das Mikroskop noch irgendwo frisch entzündliche Stellen erkennen läßt, ohne daß histologisch und bakteriologisch trotz eifrigen Suchens der Nachweis ihrer tuberkulösen Genese erbracht werden kann, wird eine andersartige Ätiologie als weitaus wahrscheinlicher zu erachten sein. Als Übergangsformen zu diesen Spätstadien wären vielleicht diejenigen der Schönbergschen Fälle zu bezeichnen, bei denen er „erst im 40. Schnitt" einen einzelnen Tuberkel fand. Hier hätten dann wiederum die vorhandenen oder fehlenden histologischen Beziehungen dieser Tuberkel mit dem Granulationsgewebe die Entscheidung darüber zu liefern, ob ein kausaler Zusammenhang oder lediglich eine zufällige Komplikation besteht. Je jugendlicher das Stadium ist, in dem die tuberkulöse Leberzirrhose zur Beobachtung gelangt, um so leichter ist ihre Erkennung.

Als sichere Zirrhosen in diesem Sinne vermag ich von den vielen in der Literatur niedergelegten Fällen nur die von Fraenkel und von Isaac anzuerkennen. Hierzu kommen anscheinend noch der oben zitierte Fall von Kern und Göld, vielleicht die beiden besprochenen Fälle von Lorentz, sowie zweifellos noch einige Fälle aus dem reichen Beobachtungsmaterial von Schönberg, doch ist eine sichere Entscheidung darüber nicht möglich, da Schönberg auf die histologischen Zusammenhänge von Tuberkulose und Zirrhose gar nicht näher eingeht. Die Möglichkeit, daß eine echte tuberkulöse Leberzirrhose vorliegt, muß für die schon vorher erwähnten 18 Fälle Schönbergs (Nr. 1, 5, 10, 12, 13, 21, 23, 24, 25, 27, 35, 36, 37, 59, 62, 65[1]), 67, 68) zugegeben werden, indes trifft in Wirklichkeit auch wohl nur bei einem Teil davon diese Diagnose zu.

Alle übrigen Leberzirrhosen der verschiedensten Autoren dürften kaum die

---

[1]) identisch mit dem Fall Isaac.

Bezeichnung „tuberkulöse Leberzirrhose" verdienen. Ob es sich bei diesen Fällen stets nur um eine zufällige Kombination zweier selbständiger Erkrankungen handelt, oder ob doch eine irgendwo im Körper lokalisierte Tuberkulose zu einer an sich unspezifischen Leberzirrhose führen kann, wie dies Jagić [37] und andere Kliniker annehmen, mag dahingestellt bleiben; letztere Ansicht ist jedenfalls durchaus nicht erwiesen.

Bezüglich des schließlichen Ausgangs der tuberkulösen Leberzirrhose hatte Stoerk die Ansicht, daß das bei Meerschweinchen beobachtete, durch gewucherte Gallengangskomplexe charakterisierte Endstadium beim Menschen gar nicht zur Ausbildung komme. Seines Erachtens werden in der menschlichen Leber die beim Tier festgestellten Gallengangsadenome niemals beobachtet. Demgegenüber ist zu betonen, daß Gallengangsadenome bei Sektionen gar nicht so ganz selten gefunden werden, daß schon 1891, also lange vor Stoerks Arbeit, v. Hippel [40] einen derartigen Fall beschrieb, und daß sie insbesondere auch in hochgradigen Leberzirrhosen hin und wieder festzustellen sind. Als Beispiel sei nur einer der Fälle Schönberg (Nr. 47) erwähnt, bei dem es sich um eine ausgesprochene atrophische Leberzirrhose (ohne irgendwelche Tuberkulose) handelt; hier war die Gallengangswucherung teils diffus, teils bildete sie „umschriebene Adenomknoten". Wenn auch derartige Bildungen sicherlich ungleich seltener als beim Meerschweinchen anzutreffen sind, so geht immerhin aus dem Gesagten hervor, daß auch das Endstadium des Tierversuches sein Analogon beim Menschen findet, wiederum ein Beweis für die Berechtigung des Vergleiches zwischen tierischer und menschlicher Zirrhose.

Für den Kliniker ergibt sich aus alledem, daß er entgegen der vorher zitierten Warnung von Lorentz, doch an die Möglichkeit einer Leberzirrhose auf tuberkulöser Basis glauben muß. Bei der Seltenheit ihres Vorkommens wird sie aber in praxi wohl kaum eine große Rolle spielen, um so mehr, als nach dem pathologisch-anatomischen Bild eine besondere Symptomatologie zur Unterscheidung von andersartigen Leberzirrhosen nicht zu erwarten ist. Jagić [58] gibt als besonderes Charakteristikum das Fehlen cholangitischer Symptome (Schmerzen in der Lebergegend und Ikterus) an. Dieses Unterscheidungsmerkmal kann aber keine praktische Bedeutung für sich beanspruchen, da auch nur ein ganz geringer Bruchteil der andersartigen Zirrhosen die genannten Symptome aufweist. Umgekehrt ist nicht recht einzusehen, warum eine der allerdings besonders seltenen hypertrophischen Formen tuberkulöser Leberzirrhose nicht auch mit Ikterus und schmerzhafter Leberschwellung einhergehen soll; der Fall Isaac liefert denn auch den direkten Beweis dafür.

Dagegen scheint mir ein anderes Symptom ganz besonderer Beachtung wert zu sein, nämlich das Verhalten der Milz. Bekanntlich findet man bei einer gewöhnlichen Leberzirrhose als fast konstante Begleiterscheinung einen mehr oder minder hochgradigen chronischen Milztumor. Da diese Milzschwellung über das sonstige Maß der durch Stauung bedingten Vergrößerung hinausgeht und gewöhnlich auch viel bindegewebsreicher und blutärmer ist, so nimmt man heute allgemein an, daß es sich dabei um einen der Leberzirrhose koordinierten, durch die gemeinsame Noxe veranlaßten Prozeß handelt. Man hat sich das wohl so zu denken, daß durch Autointoxikationen, meist vom Darm ausgehend und auffallend häufig durch chronischen Alkoholismus ausgelöst, beide Organe gleichzeitig geschädigt und zur Bindegewebswucherung angeregt werden. Ganz anders ist dies nun aber bei der tuberk lösen Leberzirrhose. Hier spielen keine im Blutkreislauf befindlichen, Leber und Milz gleichzeitig angreifenden autotoxischen Substanzen eine Rolle, sondern hier handelt es sich um ein lediglich an Ort und Stelle wirksames Virus, das in der Leber seine Tätigkeit entfaltet, ohne sich irgendwie um die Milz oder die übrigen Organe zu kümmern oder sich davon beeinflussen zu lassen. Damit hängt es ja auch zusammen, daß in der Leber bei tuberkulöser Zirrhose das Primäre in der interstitiellen Wucherung zu sehen ist, die erst sekundär zu Parenchymveränderungen führt, während umgekehrt bei der andersartigen, gewöhnlichen Zirrhose primär das Parenchym geschädigt wird und erst sekundär oder allenfalls gleichzeitig damit das Interstitium entzündlich wuchert. Es besteht demnach durchaus kein Anlaß dafür, daß auch bei der tuberkulösen Leberzirrhose der gleiche Milztumor wie bei sonstiger Zirrhoseätiologie sich entwickelt. Zum mindesten könnte hierbei eine etwaige Milzschwellung unmöglich als etwas Koordiniertes aufgefaßt werden, sie müßte dann eine Folge chronischer Stauung sein oder sich durch anderweitige Zufallsmomente, so durch die bei der tuberkulösen Leberzirrhose oft gleichzeitig vorhandene kavernöse Phthise, erklären lassen.

Betrachten wir daraufhin unseren Fall, so fällt uns sofort auf, daß wir hier tatsächlich jegliche Milzvergrößerung vermissen. In dem sicher als tuberkulöse atrophische Leberzirrhose zu deutenden Falle Fraenkels war die Milz „etwas vergrößert und ziemlich derb". In der hypertrophischen Zirrhose von Isaac war die Milz allerdings „sehr groß, 28 : 15 : 7 cm, von normaler Konsistenz", indes ist die Vergrößerung sicherlich in der Hauptsache auf die vorhandene starke Pfortaderstauung zu beziehen. Dagegen sprechen die 17 möglicherweise als tuberkulöse Leberzirrhose zu bezeichnenden Fälle Schönbergs — der 18. Fall ist, wie schon erwähnt, mit dem Fall Isaac identisch — sehr zugunsten unserer Überlegung. In 12 dieser Fälle (Nr. 1, 5, 10, 13, 21, 24, 25, 35, 36, 37, 59, 62) fehlt nämlich jegliche Milzvergrößerung; von den übrigen 5 Fällen bestand in dreien (Nr. 23, 27, 68) ein akuter Milztumor und je einmal ein subakuter (Nr. 12) und ein chronischer (Nr. 67). Dieses Resultat ist doch sehr auffällig, wenn man beispielsweise die 12 Fälle der V. Gruppe Schönbergs damit vergleicht, in der nur Zirrhosen anderer Ätiologie sich finden; hier wird lediglich in einem einzigen Fall (Nr. 55) der Milztumor vermißt. Auch bei den zahlreichen oben erwähnten Leberzirrhosen tuberkulöser Kinder fehlt fast durchweg die Milzschwellung; entweder werden keinerlei Angaben über Milzvergrößerung gemacht oder diese wird ausdrücklich in Abrede gestellt. Nur in je einem Falle von Gordon [37], Hutton [54] und Baginsky [5] bestand ein Milztumor, sowie in den Fällen von Steffen [106] außer einem, bei dem „auffälligerweise die Milz nicht vergrößert" war. Wieweit es sich bei all diesen kindlichen Zirrhosen tatsächlich um wirkliche tuberkulöse Leberzirrhosen handelt, entzieht sich der sicheren Beurteilung. Zudem besteht immer noch die Möglichkeit, daß die bei tuberkulöser Leberzirrhose gefundene Milzschwellung, falls es nicht eine einfache Stauungsmilz ist, durch irgendwelche sonstigen Momente bedingt sein kann und so lediglich eine zufällige Kombination darstellt. Jedenfalls glaube ich nach diesen Ausführungen zu dem Satze berechtigt zu sein: Eine auch nur geringgradige Milzschwellung gehört nicht zum reinen Bilde der tuberkulösen Leberzirrhose.

Schon v. Jagič[59] hat darauf hingewiesen, daß der Milzutmor bei tuberkulöser Leberzirrhose sich wesentlich von dem sonstigen Milztumor unterscheide; indessen äußert er sich nicht näher darüber. Die sonstigen von mir daraufhin geprüften Arbeiten enthalten keinerlei Angaben über ein besonderes Verhalten der Milz bei Zirrhosen tuberkulöser Ätiologie. Demnach scheint dieses klinisch wichtige und pathologisch-anatomisch interessante Symptom bisher noch gänzlich unbekannt zu sein.

Die hier beschriebene granulierende tuberkulöse Entzündung der Leber, die schließlich zum Bilde der Zirrhose führt, ist nun durchaus nicht etwa eine Eigentümlichkeit, die nur diesem Organ zukommt. Vielmehr finden wir die gleiche granulierende tuberkulöse Entzündung mit ganz analogen Folgeerscheinungen auch in der Niere. Auf diese Weise entstehen, wie ich im folgenden zeigen zu können hoffe, gewisse Formen von tuberkulösen Schrumpfnieren, die ja in den letzten Jahren mehrfach beobachtet und studiert worden sind.

Nachdem schon eine Reihe von Autoren[1]) auf mehr oder weniger ausgesprochene Veränderungen am Parenchym und Interstitium der Nieren tuberkulöser Individuen hingewiesen hatte, zeigte Schönberg[102], dessen ausführliche Arbeit über „Leberzirrhose und Tuberkulose" vorher näher besprochen wurde, 1913 an der Hand einiger Fälle, daß es auf dem Boden einer Tuberkulose zu einer Schrumpfniere kommen kann, welche klinisch und pathologisch-anatomisch sich in ihren Folgen von andern Schrumpfnieren nicht zu unterscheiden braucht. Diese kann nach seinen Beobachtungen in zweifacher Form auftreten: einmal in kleineren oder größeren infarktähnlichen Herden, die durch eine tuberkulöse Erkrankung der Gefäße hervorgerufen werden, und dann in Form einer mit starker interstitieller Wucherung und mit Parenchymuntergang kombinierten chronischen Tuberkulose.' Besonders markant geht dies aus einem eingehend mitgeteilten Falle Schönbergs hervor, der eine 28jährige Frau mit typischen klinischen Schrumpfnierensymptomen betrifft. Die Sektion förderte eine eigentümliche Schrumpfniere zutage, die makroskopisch das Aussehen einer Kombination von arterio-

---

1) Näheres siehe in den Arbeiten von S. Schönberg (102 und 103).

sklerotischer und genuiner Schrumpfniere bot und reichlich Tuberkel enthielt, während die übrige Sektion in keinem andern Organ eine tuberkulöse Erkrankung zeigte. Mikroskopisch ließen sich zwei Schrumpfungsarten unterscheiden: an den mittleren Nierenpartien herrschte besonders eine ausgedehnte hyaline Umwandlung der Glomeruli bei gleichzeitiger Atrophie der Harnkanälchen vor; an den Nierenpolen, die makroskopisch weniger Zeichen von Schrumpfung boten, war die hyaline Umwandlung gering, es trat besonders eine starke interstitielle Wucherung hervor, in der ein ausgedehntes tuberkulöses Gewebe mit positivem Bazillenbefund vorhanden war.

Einen ganz ähnlichen Fall beobachtete W. Ceelen[23]. Es handelte sich um eine atypische Schrumpfniere mit Urämie auf tuberkulöser Basis bei einer 25jährigen Frau. Unabhängig von Schönberg fand Ceelen nahezu die gleichen histologischen Bilder, so vor allem den zweifachen Schrumpfungstyp: einerseits infarktartige Herde mit hyaliner Degeneration der Glomeruli analog den arteriosklerotischen Schrumpfungen, hier jedoch als Folge tuberkulöser Gefäßobliteration, und andrerseits diffuse oder fleckweise interstitielle Entzündung mit eingelagerten tuberkulösen Herden und mit Parenchymuntergang, aber mit mehr oder weniger erhaltenen Glomeruli. Außer dieser hämatogenen Form der Nierentuberkulose sah Ceelen auch 2 Fälle einer aszendierenden urinogenen Nierenschrumpfung tuberkulöser Natur, bei der sich ganz ähnliche Verhältnisse wie bei der hydronephrotischen Schrumpfung fanden.

In einer weiteren Publikation berichtet Schönberg[103] über neue einschlägige Fälle, die alle dafür sprechen, daß unter die für das Zustandekommen einer Schrumpfniere bekannten ätiologischen Momente auch die Tuberkulose einzureihen ist. Über die Art und Weise, wie eine solche tuberkulöse Schrumpfniere entsteht, äußert sich Schönberg in seinen Schlußbetrachtungen folgendermaßen: „Die Tuberkulose kann auf verschiedene Arten in der Niere eine Schrumpfung hervorrufen. Einmal durch eine besonders starke Mitbeteiligung des Interstitiums im Sinne einer Wucherung und eines sekundären Parenchymunterganges. Diese interstitielle Wucherung kann entweder Teilerscheinung der Tuberkulose sein oder sie ist die Folge der Tuberkulose und ist dann als Heilungsprozeß anzusehen, der seinerseits die pathologischen Zustände einer Schrumpfniere bedingt. Neben der interstitiellen Wucherung kann es durch die Tuberkulose zu einer Schrumpfniere kommen durch starkes Befallensein und durch Obturation der Arterien, wodurch Schrumpfungen vom Typus der arteriosklerotischen Niere ausgelöst werden. Häufig sind beide Formen kombiniert. Histologisch unterscheiden sich diese Formen durch das Mitbeteiligtsein der Glomeruli. Bei der durch Gefäßtuberkulose verursachten Erkrankung haben wir das Bild einer Infarktnarbe mit ausgesprochen hyaliner Umwandlung der Glomeruli, während bei der interstitiellen Form die Glomeruli meist weniger beteiligt sind, während die Harnkanälchen hochgradig degenerieren und das Stroma stark von Lymphozyten durchsetzt ist. Ähnliche Bilder erhalten wir auch bei Gefäßtuberkulose, wenn das Lumen nicht vollends verlegt ist, es also nicht zur Infarktbildung kommt. Neben dieser spezifischen Form von tuberkulöser Schrumpfniere sehen wir aber, daß durch Tuberkulose auch Schrumpfnieren erzeugt werden können, ohne das typische histologische Bild für Tuberkulose zu bieten. Es besteht auf tuberkulöser Basis eine rein interstitielle Wucherung und Entzündung, die zu Parenchymuntergang, Narbenbildung und Schrumpfung des Organs führen kann."

Diese Angaben Schönbergs haben wir in unserem Institut, wo schon seit Jahren den Nierenveränderungen tuberkulöser Individuen besonderes Augenmerk geschenkt wird, an einer Reihe von Fällen bestätigen können, soweit es sich um die durch tuberkulösen Arterienverschluß veranlaßte infarktartige Schrumpfung handelt, wie sie namentlich von Orth und seinen Schülern beschrieben ist und ziemlich häufig beobachtet wird. Im Rahmen der vorliegenden Arbeit interessiert uns weniger diese Entwicklungsmöglichkeit der tuberkulösen Nierenschrumpfung als vielmehr die seltenere interstitielle Wucherung auf tuberkulöser Basis mit sekundärer narbiger Schrumpfung. Diese ist es, welche zweifellos ein Analogon der oben beschriebenen tuberkulösen Leberzirrhose bildet.

Wie aus der Schilderung Ceelens und noch mehr derjenigen Schönbergs hervorgeht, enthalten in solchen Fällen die interstitiell entzündlichen Nierenherde kleinere oder größere Tuberkel und Käseherde, welche gegen das umgebende zellreiche Granulationsgewebe nur unscharf abgegrenzt sind und sich oft kaum von ihm abtrennen lassen. Schon daraus ergibt sich der enge histologische und somit wohl auch kausale Zusammenhang dieser Veränderungen untereinander.

Zwei in unserem Institut beobachtete Nephritisfälle in jüngeren Stadien sind nun geeignet, diese engen Beziehungen noch deutlicher darzutun und so das Wesen solcher Schrumpfnierenformen zu klären und den Vergleich mit der granulierenden tuberkulösen Hepatitis berechtigt erscheinen zu lassen. Ich lasse die makroskopischen und mikroskopischen Untersuchungsbefunde, soweit sie von Interesse sind, kurz folgen.

Fall 1. Inst.-Sekt. Nr. 148, 30. 6. 1914, Obduzent: Prof. M. B. Schmidt. Maria D., 3 Jahre alt.

Klinische Diagnose: Allgemeine Miliartuberkulose.

Anatomische Diagnose: Käsige Lymphadenitis mediastinalis links. Akute Miliartuberkulose der Organe, ziemlich jung und gering. Tuberkulöse Leptomeningitis. Flache, tuberkulöse Darmgeschwüre.

Rechte Niere: Die Oberfläche glatt, läßt zwei etwas prominierende miliare Herde erkennen, die nicht käsig erscheinen. Außerdem befinden sich hier einige verwaschene, graurötliche Fleckchen. Auf der Schnittfläche werden namentlich an der Grenze nach dem Mark zu einige verwaschene Flecken mit mehr oder weniger breitem, unregelmäßig geformtem, rötlichem Hof von unscharfer Grenze bis zu Erbsengröße sichtbar. Sonst ist die Nierenzeichnung gut erhalten. Schleimhaut des Nierenbeckens frei von Veränderungen.

Linke Niere: Mit ganz glatter Oberfläche ohne prominente Knötchen, im übrigen wie die rechte, auch mit den gleichen verwaschenen Flecken und leicht geröteten Herden.

Mikroskopisch zeigt die Niere reichlich tuberkulöse Veränderungen, die sich indes von dem gewöhnlichen Bilde der Miliartuberkulose wesentlich unterscheiden. Man sieht ziemlich viele Knötchen vom typischen Bau, mit Langhansschen Riesenzellen und positivem Bazillenbefund, stellenweise schon mit geringer Verkäsung; was diese Knötchen aber auszeichnet, ist die unscharfe Begrenzung und diffuse Ausstrahlung in die Umgebung. Dadurch erscheinen alle Tuberkel weit größer · ls sonst. Ein Teil der Knötchen wird sogar von einer breiten Zone eines sehr zellreichen und an faserigen Elementen noch armen Granulationsgewebes umgeben, das sich allmählich peripherwärts verläuft. So erblickt man im Schnittpräparat überall kleinere und selbst größere Bezirke von jugendlichem, gefäßhaltigem Granulationsgewebe mit eingelagerten, von der Umgebung kaum abtrennbaren spezifischen Knötchen. Zytologisch handelt es sich hier durchweg um kleine Rundzellen, untermischt mit einigen Plasmazellen, mit polymorphen, uncharakteristischen und

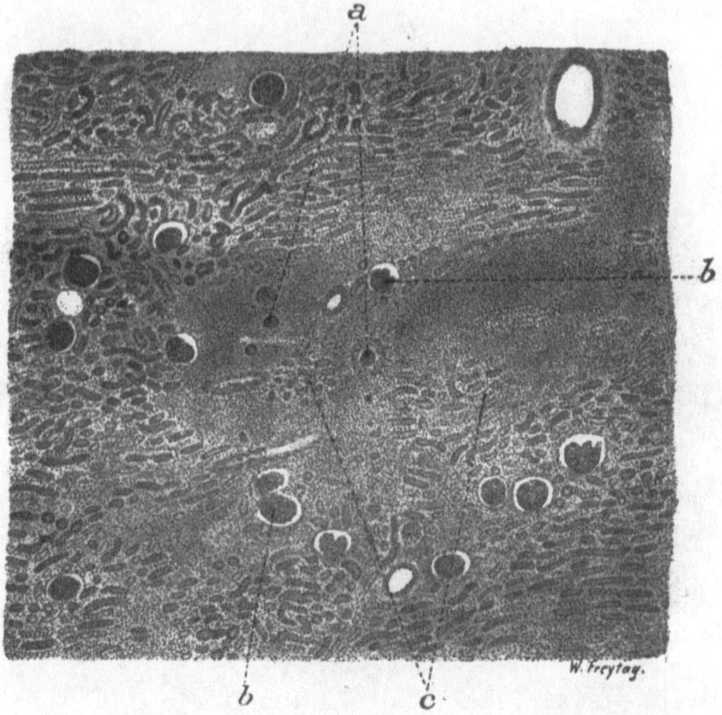

Fig. 4. Granulierende tuberkulöse Nephritis. Vergr. 40/1. a = Langhanssche Riesenzellen, b = noch erhaltene Glomeruli im Entzündungsbereich, c = atrophierende Harnkanälchen.

oval gestreckten Zellgebilden und stellenweise ziemlich reichlichen Epitheloidzellen. Außer den ausgesprochenen Tuberkeln erkennt man an zahlreichen Stellen zwischen den sonstigen Zellformen und feinen Bindegewebselementen auch Anhäufungen von Epitheloid- und Riesenzellen und selbst kleine nekrotische Stellen, ohne erkennbare Knötchenform. Hier besteht in allem das Bild eines jungen diffusen tuberkulösen Granulationsgewebes, wie es die Abbildungen 4 und 5 zeigen. In diesem spezifischen Granulationsgewebe werden ebenso wie in den Knötchen ziemlich viele Tuberkelbazillen (im Schnittpräparat) nachgewiesen. Die Granulationsherde reichen zum Teil bis an die Oberfläche heran, sind aber niemals ausgesprochen keilförmig, vielmehr überall ganz regellos geformt. Zur Bindegewebsbildung ist es erst hier und da und nur auf ganz kurze Strecken hin gekommen; derartiges in Entwicklung bereits fortschreitendes Granulationsgewebe findet sich immer in Anlehnung an etwas ältere und größere tuberkulöse Herde. Die umschlossenen Harnkanälchen zeigen fast durchweg starke Atrophie und Nekrobiose, sie sind vielfach schon zu kleinsten, indifferenten Gebilden verkümmert (siehe Textfig. 4 c und 5 e). Dagegen sind die im gleichen Bereich liegenden Glomeruli meist noch auffallend gut erhalten (Textfig. 4 b und 5 d); allenfalls erscheinen sie etwas verkleinert und zellärmer, aber nirgends hyalin verödet. Gegen das Gesunde hin wächst das Granulationsgewebe offenbar sehr lebhaft weiter; man sieht deutlich, wie überall feine Rundzellenausläufer sich zwischen die benachbarten Tubuli vorschieben und die Tendenz zeigen, mit den nächstgelegenen Granulationsherden in Verbindung zu treten. Selbst die jüngsten Tuberkel sind schon von derartigem Granulationsgewebe in entsprechend geringerem Umfange umgeben. Tuberkulös verengte oder gar obliterierte Gefäße sind nicht nachweisbar.

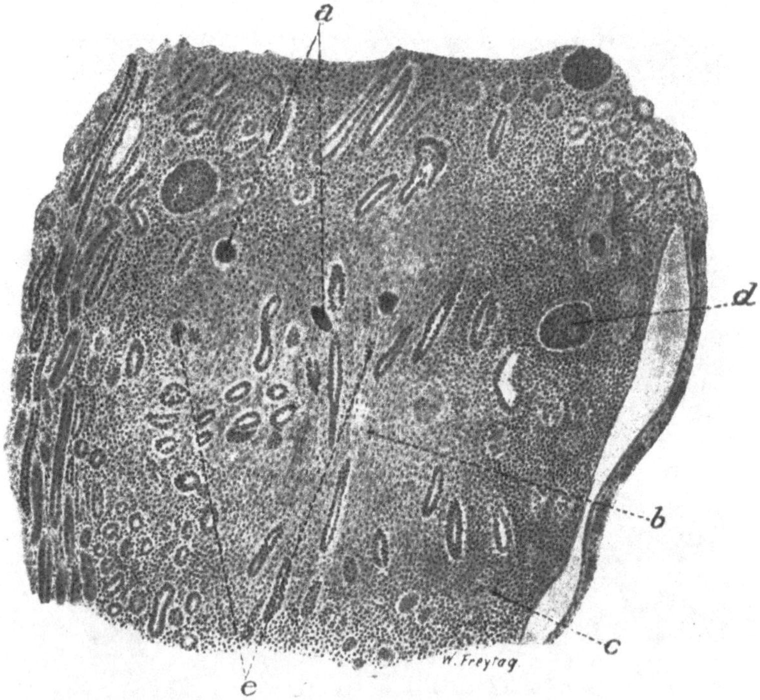

Fig. 5. Granulierende tuberkulöse Nephritis. Vergr. 70/1.
a = Langhanssche Riesenzellen, b = vorwiegend Epitheloidzellen, c = Lymphocyten, d = noch erhaltener Glomerulus, e = atrophierende Harnkanälchen.

Alle diese Veränderungen betreffen zwar nur die Rinde, jedoch haben sich auch im Markbereich einzelne Tuberkel nachweisen lassen, die entsprechend dem Verlauf der geraden Harnkanälchen längsoval erscheinen; auch sie sind von sehr unscharfer Umgrenzung, namentlich an den beiden Polen, indes ist es zur Bildung einer größeren Granulationsgewebszone nicht gekommen.

Besonders bemerkenswert ist noch der histologische Befund der zugehörigen Leber. Hier finden sich nämlich reichliche bis miliare Tuberkel, die nur zum kleinen Teil rund und scharf umschrieben erscheinen, größtenteils aber Rundzellenausläufer in die Umgebung entsenden. Diese schieben sich häufig zwischen die einzelnen Balken und Zellen ein Stück weit vor, noch mehr aber verlaufen sie zwischen den Azini. Am größten und fortgeschrittensten sind diese Ausläufer bei solchen Tuberkeln, die im Bereich der Glissonschen Kapsel liegen. Hier kann man sogar von einer eben beginnenden Zirrhose sprechen, die bereits relativ viel neugebildete Gallengänge aufweist. Dagegen ist die Glissonsche Kapsel überall da, wo zufällig noch keine Tuberkel entstanden sind, so gut wie unverändert. Die sonst so regelmäßige Azinusstruktur und Balkenstrahlung ist etwas verwischt und namentlich in der unmittelbaren Umgebung der Tuberkelausläufer, wo sich auch schon atrophierende Zellen finden, bereits deutlich zerstört — ein Beweis des beginnenden Leberumbaus.

Auch für die Milz gewinnt man den Eindruck, daß die vielen hier vorhandenen submiliaren Tuberkel sich von dem Milzgewebe kaum abheben, vielmehr in dieses überzufließen scheinen, was allerdings bei dem großen Reichtum der Milz an gleichartigen Zellen sich schwer entscheiden läßt. Die Lungentuberkel dagegen sind fast sämtlich scharf umschrieben und abgerundet; nur einige von ihnen zeigen wieder verwischte Grenzen und einwandfreie, zum Teil recht dicke, in die Septen ausstrahlende Rundzellenausläufer.

Auch Myokard und Pankreas wurden auf derartige Veränderungen hin geprüft, indes ließen sich in den durchsuchten Schnitten keinerlei tuberkulöse oder sonstige Veränderungen feststellen.

Ganz ähnlich ist der Fall 2. Hiervon standen mir nur fertige histologische Präparate von Herrn Geheimrat M. B. Schmidt zur Verfügung; die übrigen mikroskopischen Organbefunde muß ich daher außer acht lassen. Der Nierenbefund gleicht im wesentlichen dem des 1. Falles, so daß ich ihn noch kürzer erledigen kann.

Es handelt sich wiederum um ein kindliches Individuum, um die dreijährige Anna M. (Friedh. Sekt. Nr. 95, 17. 5. 1913).

Es fand sich hier eine ausgedehnte und starke Drüsentuberkulose und eine frische bronchogene Aussaat in den Lungen.

Mikroskopisch imponiert die Niere auf den ersten Blick als akute interstitielle Nephritis. Es bestehen nämlich in der Rinde sehr reichliche und dichtstehende Infiltrate verschiedener Größe, deren Hauptmasse von Rundzellen gebildet wird. Bei genauer Untersuchung lassen sich aber neben den Rundzellen wiederum die mannigfachsten Zellgebilde feststellen, wie sie sich in einem jugendlichen Granulationsgewebe finden. Vor allem aber sind die Infiltrate dadurch ausgezeichnet, daß sich in ihnen vielfach wiederum unscharf begrenzte Tuberkel und spezifische Herde ohne Knötchenform nachweisen lassen, mit denen das diffuse Granulationsgewebe die engsten histologischen Zusammenhänge erkennen läßt. Auch hier sind im Bereich der vielen Granulationsherde die gewundenen Harnkanälchen in Atrophierung begriffen, die Glomeruli aber noch intakt. In Reifung begriffenes Bindegewebe ist hier noch nicht vorhanden; der Prozeß ist trotz seiner größeren Ausdehnung offenbar noch jünger als der im ersten Falle. Eine Bazillenfärbung wurde nicht ausgeführt.

In den beiden beschriebenen Fällen handelt es sich demnach um eigentümliche interstitielle Entzündungserscheinungen in den Nieren tuberkulöser Kinder. Es ist keineswegs das typische Bild der akuten interstitiellen Nephritis, wie sie etwa nach Diphtherie beobachtet wird. Für eine solche Form hat sich auch weder klinisch noch pathologisch-anatomisch eine veranlassende Noxe feststellen lassen. Vielmehr ist die interstitielle Entzündung scheinbar ganz regellos in mehr oder minder großen, unregelmäßigen Herden über das Organ verteilt. Diese imponieren als ganz jugendliches zellreiches Granulationsgewebe, das durch eingelagerte Tuberkel und durch flächenhafte tuberkulöse Herde ohne erkennbare Knötchenform spezifischen Charakter erhält. Auch sind in dem einen daraufhin untersuchten Falle Tuberkelbazillen innerhalb der Entzündungsherde nachgewiesen worden. Nach der obigen Beschreibung weist das mikroskopische Bild deutlich darauf hin, daß ein inniger Zusammenhang zwischen den histologisch einwandfrei tuberkulösen Partien einerseits und den umliegenden, scheinbar unspezifischen Partien des im

Nierenparenchym eingelagerten Granulationsgewebes andrerseits besteht. Beide müssen unbedingt auf ein und dieselbe Noxe zurückgehen, wobei möglicherweise der Prozeß mit den spezifischen Veränderungen begonnen hat, denen sich die weitere, indifferent erscheinende Granulationsgewebsbildung unmittelbar angeschlossen hat. Wir haben also in beiden Fällen eine frische tuberkulös-granulierende Nephritis vor uns.

Es ist nun ohne weiteres anzunehmen, daß mit dem Fortbestehen einer derartigen granulierenden Entzündung auch eine allmähliche Ausreifung des Granulationsgewebes Hand in Hand geht, und daß es dabei zu reichlicher Bindegewebsbildung und somit zu narbiger Schrumpfung kommen muß. Dadurch werden solche multiplen Schrumpfungen schließlich zu dem Bilde der tuberkulösen Schrumpfniere führen, wie sie von Ceelen und Schönberg beschrieben und weiter oben bereits besprochen wurde. Diese spezielle Form der tuberkulösen Schrumpfniere in der Einteilung Schönbergs ist demnach das Resultat einer granulierenden tuberkulösen Nephritis.

Ich konnte im Laufe der Zeit noch manche Niere mit Miliartuberkulose untersuchen und mich davon überzeugen, daß die hier vorkommenden Tuberkel sehr häufig auffallend unscharf begrenzt sind und sich stellenweise diffus in der Umgebung verlieren. Stärkere Grade von granulierender tuberkulöser Entzündung wie die beiden hier beschriebenen Fälle sind aber zweifellos selten; ihr Folgezustand, die Schrumpfniere, ist dementsprechend noch seltener.

Zur sicheren Diagnose dieser granulierenden Nephritis genügt natürlich nicht nur ihr Vorkommen bei tuberkulösen Individuen überhaupt, sondern es gehört dazu der Nachweis ihres tuberkulösen Charakters im Mikroskop. In typischen Fällen, wie in den hier geschilderten, wird man einwandfreie histologische und bakteriologische Zeichen ohne weiteres finden. Es können aber gerade die histologischen Spezifika stark in den Hintergrund treten, so daß man Mühe haben wird, sie zu suchen, wie das ja in tuberkulösem Granulationsgewebe anderer Lokalisation ebenfalls gar nicht so selten ist. Schließlich kann die Entzündung scheinbar sogar ganz unspezifisch sein, obwohl auch hierfür die tuberkulöse Genese angenommen werden muß. Hierhin gehört einer der Fälle Schönbergs. Es handelt sich dabei um eine 40jährige Frau, deren operativ entfernte Niere weder makroskopisch noch mikroskopisch direkte Anhaltspunkte für Tuberkulose außer einigen kleinen Nekrosen zeigte, und die charakterisiert war durch herdförmige, oberflächlich narbig eingezogene Partien mit hochgradiger Lymphozyteninfiltration und Zerstörung der Harnkanälchen bei nur geringem Ergriffensein der Glomeruli. Da sich jedoch in Antiforminpräparaten wiederholt Tuberkelbazillen in mittlerer Zahl fanden, andrerseits aber keinerlei anderweitige tuberkulöse Erkrankung des Organismus nachweisbar war und demnach eine bloße Bazillenausscheidung mit dem Urin wohl ohne weiteres ausgeschlossen werden konnte, so dürfte hier eine zwar anscheinend unspezifische, aber doch sicher tuberkulöse granulierende Nephritis vorliegen. Dabei mag dahingestellt bleiben, ob der Tuberkelbazillus wirklich ein histologisch völlig indifferentes Granulationsgewebe zu schaffen vermag oder ob in derartigen Fällen nicht doch etwa hier und da spezifische Veränderungen vorhanden sind, die erst nach systematischer Durchsuchung einer größeren Anzahl von Schnitten sich finden lassen.

Einen dem letztgenannten ähnlichen Fall beschreibt auch W. Fischer[31], den er bei der Nierenuntersuchung von 90 tuberkulösen Individuen beobachtete. Bei einem zweijährigen Kinde mit chronischer Lungentuberkulose und Meningitis tuberculosa (ohne Miliartuberkulose) fanden sich mikroskopisch keine typischen Nierentuberkel, dagegen in zahllosen Herden kleine, sehr dichte Zellwucherungen in der Rinde, insbesondere in der Umgebung der Glomeruli. Verkäsungen waren nicht nachzuweisen, wohl aber an sehr vielen Stellen reichliche Mitosen in den Epithelien der Harnkanälchen und vielfach auch mehrkernige Epithelzellen. Tinktoriell wurden hierbei Tuberkelbazillen einwandfrei festgestellt.

Hierhin gehören ferner 4 von A. Heyn[47] beschriebene Fälle von zahlreichen unregelmäßigen Schrumpfungsherden der Niere mit positivem Tuberkelbazillenbefund ohne spezifische histologische Zeichen bei tuberkulösen Individuen. Die Herde waren leicht gegen andere ähnliche Prozesse abzugrenzen. Eine Gefäßwandtuberkulose kam als Ursache dafür nicht in Betracht. Heyn schließt aus diesen Beobachtungen, daß ganz allgemein „in der Niere der Tuberkelbazillus Entzündungsherde hervorrufen kann, welche ihren Ausgang nicht immer in Verkäsung zu nehmen brauchen, sondern, ohne diesen Umweg einzuschlagen, durch bindegewebige Schrumpfung unter Bildung einer Narbe ausheilen können".

Alle diese beschriebenen Fälle einschließlich unserer eigenen Beobachtungen sind also charakterisiert durch herdförmiges oder schließlich auch diffus werdendes Auftreten eines Granulationsgewebes, dessen Bildung auf den Tuberkelbazillus zurückgeht und dessen tuberkulöse Natur sich mehr oder minder deutlich histologisch offenbart; im weiteren Verlauf der Granulationsgewebsreifung kommt es zu Schrumpfungserscheinungen, namentlich auf Kosten der gewundenen Harnkanälchen, und schließlich zu dem Bilde der tuberkulösen Schrumpfniere Schönbergs, Ceelens und anderer Autoren. Damit haben wir prinzipiell die gleichen Vorgänge, wie wir sie oben für die Leber eingehend besprachen. Auch dabei fanden wir ein durch den Tuberkelbazillus veranlaßtes, histologisch ebenfalls stellenweise als spezifisch erkennbares Granulationsgewebe, das mit seinem Weiterwachsen zu einem fortschreitenden Parenchymuntergang und so zur tuberkulösen Zirrhose führt. Das Wesentliche beider Prozesse ist demnach die granulierende tuberkulöse Entzündung auf Kosten des Organparenchyms. Schönberg, der beide Krankheitsbilder getrennt bearbeitete, hat auf das prinzipiell Gleichartige beider Vorgänge in keiner Weise hingewiesen[1]). Auch bei andern Autoren fand ich diesen Ver-

---

[1]) Nachtrag bei der Korrektur: Aus einer inzwischen erschienenen weiteren Arbeit Schönbergs (Korr.-Blatt f. Schweizer Ärzte 1917, Nr. 50), in der er „die Beziehungen der Tuberkulose zu Schrumpfungsprozessen in Leber und Nieren" gemeinsam bespricht, geht dies ebenfalls nicht mit genügender Deutlichkeit hervor.

gleich nirgends angedeutet. Es ist eben bisher niemals in so bestimmter Form, wie mir das zum Verständnis des Wesens beider Prozesse nötig erscheint, von einer tuberkulösen Granulationsgewebsbildung in drüsigen Organen, insbesondere von einer granulierenden Hepatitis und Nephritis gesprochen worden.

Als besondere Schwierigkeit bei der mikroskopischen Diagnostizierung der tuberkulösen Leberzirrhose hatten wir oben erörtert, daß man stets genau darauf zu achten hat, ob die tuberkulösen Veränderungen wirklich überall den erforderlichen innigen Zusammenhang mit dem interstitiell-entzündlichen Gewebe erkennen lassen, oder ob etwa die Tuberkulose lediglich eine zufällige Sekundärkomplikation einer präformierten Leberzirrhose anderer Ätiologie darstellt. Diese Frage ist bei der entsprechenden Nierenerkrankung meist etwas leichter zu beantworten. Im Gegensatz zur einfachen akuten interstitiellen Nephritis ist die tuberkulöse Nephritis mehr durch unregelmäßig geformte und verstreute Herde ohne Keilform charakterisiert, es scheinen die bei der interstitiellen Entzündung oft vorhandenen Hämorrhagien sowie das Ödem zu fehlen, dafür aber Epitheloid- und Granulationszellen in wechselnder Zahl aufzutreten. Ausschlaggebend sind aber wiederum die jeweils vorhandenen oder fehlenden engen histologischen Beziehungen zwischen Tuberkeln und dem entzündlichen Gewebe, welche zu entscheiden haben, ob die Tuberkulose die Ursache oder nur eine Komplikation der Nephritis darstellt. Eventuell wird auch eine Bazillenfärbung Aufschluß geben, obwohl man sich dabei bewußt sein muß, daß bei tuberkulösen Personen auch eine völlig gesunde Niere als Ausscheidungsorgan einzelne Tuberkelbazillen aufweisen kann; wissen wir doch längst von klinischen Untersuchungen her, daß in Blut und Urin Tuberkulöser garnicht so selten Tuberkelbazillen nachweisbar sind, auch wenn keine spezifische Affektion des uropoëtischen Apparates und keine Allgemeinerkrankung vorliegen.

Löhlein [79] hat in seiner letzthin erschienenen Arbeit über Schrumpfnieren ebenfalls die Frage ihrer etwaigen tuberkulösen Ätiologie angeschnitten, dabei aber nur deren Entstehungsmöglichkeit infolge einer Arteriitis tuberculosa obliterans besprochen. Daß es dabei zu herdförmiger Nierenschrumpfung kommen kann, gibt er ohne weiteres zu. Er erkennt auch als ausgezeichnetes Beispiel hierfür den Fall Ceelens an, hält aber den ersten Fall Schönbergs für zweifelhaft, da er „an und für sich der Feststellung ganz vereinzelter Tuberkel entscheidende Bedeutung für die Beurteilung der Pathogenese einer Narbenniere nicht beimessen“ möchte. Die zweite, später erschienene Abhandlung Schönbergs war Löhlein bei Abfassung seiner Arbeit offenbar noch unbekannt. Aus dieser aber werden außer der tuberkulösen Arteriitis auch noch andere mögliche Entstehungsweisen einer tuberkulösen Schrumpfniere ersichtlich und durch Beispiele erläutert. Zwar muß Löhlein sicher recht gegeben werden, wenn er dem Vorhandensein von Tuberkeln an sich kaum eine Bedeutung beimißt, es wurde das Gleiche ja auch von mir ausdrücklich und wiederholt betont; andrerseits aber glaube ich den Nachweis des Zusammenhangs der Tuberkel mit dem interstitiell-entzündlichen Gewebe wenigstens für die von uns beobachteten Fälle erbracht zu haben. Es muß demnach auch eine als Endresultat der granulierenden tuberkulösen Entzündung entstehende Schrumpfniere anerkannt werden.

Die für die beiden großen drüsigen Organe Leber und Niere nunmehr festgestellte Tatsache, daß auf rein tuberkulöser Basis eine echte interstitielle Entzündung und schließliche Zirrhose entstehen kann, weckte in mir die Frage, ob nicht etwa auch für die großen Speicheldrüsen, für Pankreas, Parotis, Submaxillaris und Sublingualis, in denen ja die chronische interstitielle Entzündung mit Indurierung des Organs ebenfalls ein bekanntes und gar nicht so seltenes Vorkommnis darstellt, die nämliche granulierende tuberkulöse Entzündung als mögliche Ursache dieser Prozesse nachzuweisen ist, ob es also auch echte tuberkulöse Zirrhosen der Mund- und Bauchspeicheldrüsen gibt.

Wenden wir uns, um diese Verhältnisse zu prüfen, zunächst den Mundspeicheldrüsen zu. Die bisherigen Literaturangaben über tuberkulöse Erkrankungen derselben sind noch ziemlich spärlich. Bei weitem am häufigsten wird noch die Tuberkulose der Parotis beschrieben. Hohmuth [50] konnte bis zum Jahre 1911 im ganzen 20 Fälle von Parotistuberkulose zusammenstellen und ihnen einen weiteren Fall aus eigener Beobachtung hinzufügen. Seitdem sind anscheinend keine einschlägigen Publikationen mehr erschienen.

Einige dieser Mitteilungen enthalten nun in der Tat einen mehr oder minder deutlichen Hinweis auf interstitielle Wucherungsprozesse in der Umgebung der tuberkulösen Veränderungen. So gibt schon der Italiener de Paoli [89], der zum ersten Male 1893 eine Parotistuberkulose beim Menschen beobachtete, an, daß die mit typischen, zum Teil schon verkästen Tuberkeln einhergehende Erkrankung im interlobulären Gewebe intensiver als im benachbarten Drüsenparenchym war In einem zweiten, späteren Falle sah er eine starke entzündliche Reaktion des Gewebes mit sekundärem Auftreten von Rundzellen. Borchard [17] beschreibt einen Fall von Parotistuberkulose, der durch sehr dichtstehende Epitheloidzellentuberkel nach Art der großzelligen tuberkulösen Hyperplasie der Lymphdrüsen charakterisiert war. Dazwischen fanden sich teils schmälere, teils breitere Züge von mononukleären Lymphozyten und nur mehr sehr wenig Parotisdrüsensubstanz. Das Ganze machte nach Borchardt den „Eindruck, als ob das Drüsengewebe förmlich von Lymphozyten überschwemmt und durch die umgebenden tuberkulösen Granulationswucherungen erdrückt würde". Degenerations- und Entzündungserscheinungen an den noch erhaltenen Drüsenresten fehlten hier.

Besonders instruktiv in dieser Hinsicht ist ein interessanter Fall, den Beneke von Puppel [95] in einer Dissertation bearbeiten ließ. Es handelt sich um die operativ entfernte rechte Ohrspeicheldrüse eines 26jährigen Mannes mit gleichzeitiger Fußgelenkstuberkulose. Die histologische Untersuchung der Parotis ergab das Vorhandensein eines unverkennbar chronischen tuberkulösen Prozesses mit Verkäsungen und fibröser Umwandlung der Knötchen, doch zeigte die Erkrankung noch frische Infiltrationszonen von tuberkulösem Charakter, sie war also zweifellos noch im Fortschreiten begriffen. Die zahlreichen tuberkulösen Herde lagen innerhalb des fibrösen Maschenwerks der Drüse. Ihre Außenschicht zeigte bald ein sehr zellreiches junges Granulationsgewebe, bald fibröse Abkapselung. In dem lockeren Gewebe zwischen den Parotisdrüsengängen bildete sich ein sehr zellreiches, aus lymphoiden, epitheloiden und Riesenzellen sich zusammensetzendes Granulationsgewebe aus, das oft die Drüsenschläuche umfaßte und einschloß. Die Dr¨sengänge, die normalerweise nur ein einschichtiges oder zweischichtiges Epithel haben, zeigten an diesen Stellen eine sehr lebhafte Wucherung der Drüsenepithelien nach dem Lumen zu, die manchmal fast bis zum völligen Verschluß der Drüsenschläuche führte. Beim Fortschreiten der Tuberkulose wurden die Drüsenschläuche in die Knötchenbildung mit einbezogen. Diesem Zerstörungsprozeß des ausgebildeten Parotisgewebes durch den tuberkulösen Prozeß arbeitete andrerseits ein regenerativer Vorgang entgegen. Es fanden sich nämlich zahlreiche Fettgewebsläppchen, die in hochgradiger lymphoider Umwandlung begriffen waren, analog den lymphoiden Umwandlungen des Fettknochenmarks oder auch des gewöhnlichen Fettgewebes bei übermäßiger Lymphdrüsenanlage, und in solchen lymphoid umgewandelten Bezirken war die Ausbildung eigenartiger Drüsenaussprossungen zu konstatieren. Zur Bildung richtiger Drüsenläppchen war es nirgends gekommen.

Puppel sieht in diesen letztbeschriebenen Erscheinungen auf Grund weiterer Untersuchungen ein entwicklungsgeschichtliches, die Regeneration der Speicheldrüsen bestimmendes Gesetz. Im gleichen Sinne äußert sich Benecke [12] bei Gelegenheit der Demonstration eines weiteren Falles von Parotisdrüsentuberkulose durch Danielsen [29] im ärztlichen Verein zu Marburg. Für uns ist diese Feststellung und überhaupt der ganze Fall aber nach anderer Richtung hin von wesentlicher Bedeutung. Wir sahen aus der obigen Beschreibung der histologischen Befunde, daß es sich hier um eine im Parotisdrüseninterstitium lokalisierte spezifische Entzündung handelt, die durch Bildung von echten Knötchen und diffusem tuberkulösen Granulationsgewebe charakterisiert ist. Da nun das Weiterschreiten des Prozesses auf Kosten des angrenzenden Parenchyms vor sich geht und Hand in Hand damit regenerative Vorgänge — an den Drüsen vielfach in Gestalt lebhafter Epithelproliferation nach dem Lumen zu, im entzündlich veränderten Interstitium in Form reichlicher junger Drüsenaussprossungen — zu konstatieren sind, so haben wir damit ganz analoge Erscheinungen wie die des Leberumbaus bei der tuberkulösen Leberzirrhose: in beiden Fällen tuberkulöse interstitielle Entzündung, allmählicher Untergang des angrenzenden Parenchyms, kompensatorische Wucherung anderer Parenchymabschnitte und schließlich kleine Drüsengangsaussprossungen im entzündlich gebildeten Gewebe. Ich möchte also die eigentümlichen Drüsengangsaussprossungen Puppels den neugebildeten Gallengängen an die Seite stellen. Allerdings schreibt Puppel dem der Drüsengangsneubildung vorangehenden Auftreten der Lymphozyten die ganz bestimmte physiologische Bedeutung zu, das vorhandene Fettgewebe umzuwandeln; es scheint mir jedoch ein wesentlicher Unterschied im Auftreten dieser Lymphozyten gegenüber dem der rein entzündlichen Rundzelleninfiltration bei der Leberzirrhose nicht zu bestehen, sagt doch auch Beneke ausdrücklich, daß eine derartige Mischung von Fettgewebe, Lymphoidgewebe und aussprossenden Drüsengängen, die im fötalen Leben zur Norm gehört, sich im späteren Leben bei Entzündungsvorgängen und bei Tumoren der Parotis sich wiederfindet, in besonders charakteristischer Weise aber bei der Tuberkulose. Auch ist in fast allen übrigen Mitteilungen über Parotistuberkulose der große Reichtum an Lymphozyten ausdrücklich vermerkt.

Nach allem haben wir hier zweifellos eine granulierende tuberkulöse Parotitis vor uns, welche bei weiterem Bestehen wohl zu einer tuberkulösen Parotiszirrhose geführt haben würde, die der tuberkulösen Leberzirrhose in allem entspricht.

Über eine Tuberkulose der Glandula submaxillaris habe ich nur drei Angaben in der Literatur finden können. Die erste davon stammt von Aievoli[3], der einen bei einem sonst gesunden Manne beobachteten Fall beschreibt. Er fand in der Unterkieferspeicheldrüse teils beginnende, teils typisch gebaute, teils regressive und teils fibrös vernarbte Tuberkel mit positivem Bazillenbefund. Der Ausgangspunkt der Tuberkulose war schwer festzustellen, doch waren die Veränderungen vorwiegend im periazinösen Gewebe und zwar längs der Ausführungsgänge und in den Lymphräumen lokalisiert.

Die zweite einschlägige Mitteilung ging ebenfalls von italienischer Seite aus. Arcoleo[4] beobachtete eine Tuberkulose der linksseitigen Unterkieferspeicheldrüse bei einem 27jährigen Bauer. Die total exstirpierte Drüse hatte die ungefähre Form und Größe eines Enteneis und eine ungewöhnlich derbe Konsistenz. Nur die zentralen Partien waren weich und verkäst, sie enthielten spärliche Tuberkelbazillen. Die beiden Polabschnitte zeigten dagegen eine deutliche azinöse Zeichnung mit derben Bindegewebszügen. Histologisch war hier die drüsige Struktur fast durchweg schlecht erhalten. Es fanden sich nur uncharakteristische Kanäle, vielfach mit starker Zellwucherung nach dem Lumen zu und dazwischen mehr oder minder reichliche Lymphozyteninfiltrate. An andern Stellen waren auch diese indifferenten Kanäle und damit jede Spur des ursprünglichen Parenchyms geschwunden, es herrschte dann ein Bindegewebe vor, in welchem spärliche epitheloid- und tuberkelbazillenhaltige Riesenzellen sowie auch typisch gebaute Tuberkelknötchen, oft mit mehreren Riesenzellen, eingelagert waren. Auch ließen sich verkäste Knötchen nachweisen sowie solche, die von jugendlichem Granulationsgewebe umgeben waren, während wieder andere zur fibrösen Abkapselung neigten.

Das Charakteristische dieses Falles von Arcoleo ist also die starke Sklerosierung des Organs auf dem Boden einer tuberkulösen Infektion. Die Indurierung ist, nach der Beschreibung zu urteilen, zweifellos die direkte Folge der Tuberkulose und nicht etwa eine zufällige Nebenerscheinung. Am Parenchym sind regressive Prozesse festzustellen, die zum allmählichen Schwund desselben unter gleichzeitigem Auftreten zunehmender lymphozytärer Infiltration führen. Doch auch gewisse regenerative Vorgänge sind unverkennbar, nämlich die Umwandlung des

Drüsengewebes in indifferente Schläuche und vor allem die zelligen Proliferationen ihrer Wandung nach dem Lumen zu. Demnach liegt auch hier wieder, lediglich durch eine tuberkulöse Infektion veranlaßt, eine Art Zirrhose — wenigstens in einem Teil der Unterkieferspeicheldrüse — mit umbauähnlichen Erscheinungen vor.

Arcoleo hat dann noch eine Reihe von Tierversuchen ausgeführt. Es gelang ihm leicht, auf dem Blut- und Lymphwege die Submaxillaris tuberkulös zu infizieren. Vom Ausführungsgang her war die Infektion des Organs viel schwieriger, sie glückte erst bei künstlicher Sistierung der Speichelsekretion. Seine Experimente bestätigen die klinische Beobachtung, denn auch hier trat, vom perilobulären Bindegewebe ausgehend, eine rasch zunehmende Reaktion ein, die zur Sklerosierung des ganzen Organs führte. Bei direkter Inokulation entstanden neben tuberkulösen Abszessen noch Läsionen, die ebenfalls eine Indurierung der Submaxillaris hervorriefen.

Die dritte Angabe über Submaxillaristuberkulose stammt von französischer Seite, sie ist ebenfalls tierexperimenteller Natur. Pinoy [91] suchte nämlich die Unterkieferspeicheldrüse auf dreifachem Wege tuberkulös zu infizieren: durch Injektion der Tuberkelbazillenkultur in die Karotis, zweitens in das Drüsenparenchym und drittens in den Whartonschen Gang nach vorheriger Lähmung der Sekretionsnerven, um ein allzu schnelles Hinausspülen der Bazillen zu verhindern. Während der erste Impfmodus miliare Knötchen im ganzen Parenchym ergab, traten bei intraglandulären Injektionen auffallend rasch neben verkästen Stellen derbe Bindegewebszüge auf. Diese erhebliche Narbengewebsbildung war noch auffallender bei der Impfart vom Whartonschen Gang aus. Schon nach 3 Wochen war die Drüse narbig verändert und viel kleiner und härter als die gesunde; die Drüsenelemente erwiesen sich als mehr oder weniger atrophisch und im Absterben begriffen. Da Pinoy nur sehr geringe spezifische Veränderungen in der Drüse fand, so hielt er diese für Zufallsprodukte infolge unbeabsichtigter Lädierung eines Kanälchens bei der Injektion und leugnete darum die Möglichkeit einer Infektion der Parotis mit Tuberkelbazillen durch den Drüsengang. Im Gegensatz zu dieser Auffassung erscheint mir aber auch eine andere Annahme zulässig, daß es sich hier nämlich doch um eine experimentell erzeugte Tuberkulose handelt und zwar um eine granulierende Form derselben mit reichlichem Granulationsgewebe und relativ wenigen spezifischen Merkmalen. Mit Sicherheit wage ich das natürlich nicht zu entscheiden, zumal mir die betreffende Arbeit nicht im Original zugängig war.

Diese wenigen Beobachtungen berechtigen aber doch wohl schon zu dem Schluß, daß eine Zirrhosenbildung auf rein tuberkulöser Basis auch in der Unterkieferspeicheldrüse möglich ist.

Die bisher noch spärlichen Berichte über tuberkulöse Erkrankung der Glandula submaxillaris vermag ich nun um einen weiteren Fall aus unserem Institut zu bereichern, der zudem im Rahmen der uns hier interessierenden Fragen höchst bemerkenswert ist.

Am 31. 10. 1916 wurde uns (von Herrn Privatdozent Dr. Lobenhoffer) die rechte Submaxillardrüse einer 53jährigen Patientin zur Diagnosenstellung zugeschickt. Angeblich hatte sich die Speicheldrüse vor reichlich 3 Monaten vergrößert und war nun wegen des Verdachtes einer malignen Neubildung operativ entfernt worden.

Das uns vorliegende Präparat (Prot. Nr. 351) ist über hühnereigroß, grobgranuliert und auffallend derb. Beim Einschneiden ist deutliches Knirschen wahrnehmbar. Die Schnittfläche zeigt

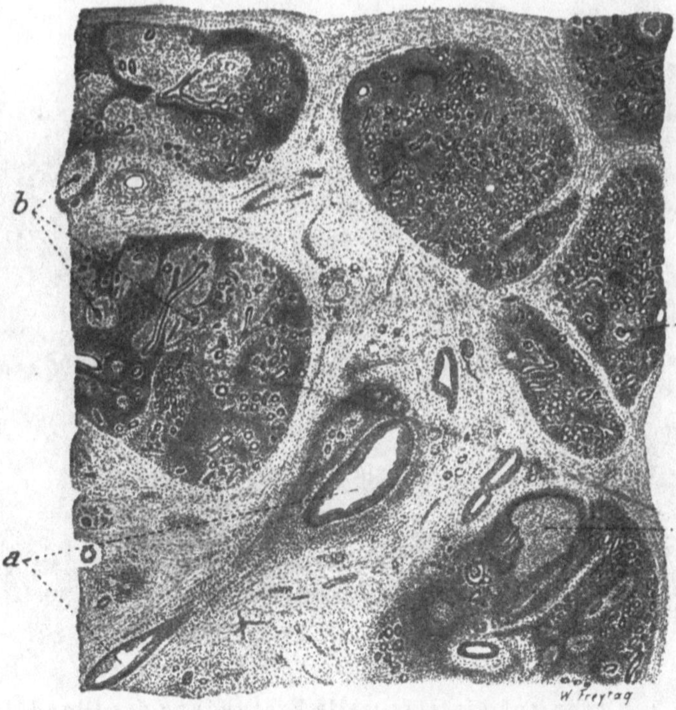

Fig. 6. Chronische interstitielle Entzündung der Glandula submaxillaris mit nachträglicher Tuberkulose. Vergr. 20/1.
a = Ausführungsgang mit Tuberkulose, b = Tuberkel mit Riesenzellen. c = Keimzentrum im lymphatischen Gewebe.

in netzförmiger Anordnung eingesunkene Züge, stellenweise bis zu 3 mm Dicke, offenbar aus derbem Bindegewebe bestehend, und dazwischen bis fast linsengroße, prominente, bräunliche Gewebsmassen, die im wesentlichen wie unverändertes Speicheldrüsengewebe aussehen. Weitere Schnittflächen weisen die gleichen Verhältnisse auf. Der Ausführungsgang erscheint leer, zum Teil kollabiert, von derben Strängen umsäumt, seine Innenwand aber recht weich. Das ganze Bild erinnert unwillkürlich an das einer Laënnecschen Leberzirrhose. An einer anhaftenden bohnengroßen Lymphdrüse sind irgendwelche Veränderungen mit freiem Auge nicht zu erkennen.

Die mikroskopische Untersuchung ergibt eine chronische interstitielle Entzündung der Submaxillardrüse und macht so das makroskopische Bild und die Ähnlichkeit mit der Laënnecschen Leberzirrhose verständlich (siehe die Textfigg. 6 und 7). Schmälere und breitere

Züge von derbem, straffem Bindegewebe, größtenteils schon hyalin degeneriert, mit nur wenigen spindeligen und mehrzipfeligen Zellen und einigen eingelagerten Rundzellen, umschnüren ringförmig die restierenden Parenchyminseln, ohne in dieses selbst dissezierend einzudringen. Nur einzelne Ausläufer, meist ebenfalls von reiferem Fasergewebe gebildet, schieben sich landzungenartig in die Läppchen hinein. Die einzelnen Läppchen bestehen aber keineswegs aus intaktem Speicheldrüsengewebe, vielmehr sind sie in der Hauptmasse zusammengesetzt aus dichtgedrängten Lymphozyten, zwischen denen meist nur ziemlich wenig von dem ursprünglichen Drüsengewebe mehr zu sehen ist. Letzteres stellt sich nahezu ausschließlich als kleine, aus uncharakteristischen Zellen aufgebaute Kanäle dar, die zum Teil serösen drüsigen Gebilden ähneln. Von den typischen

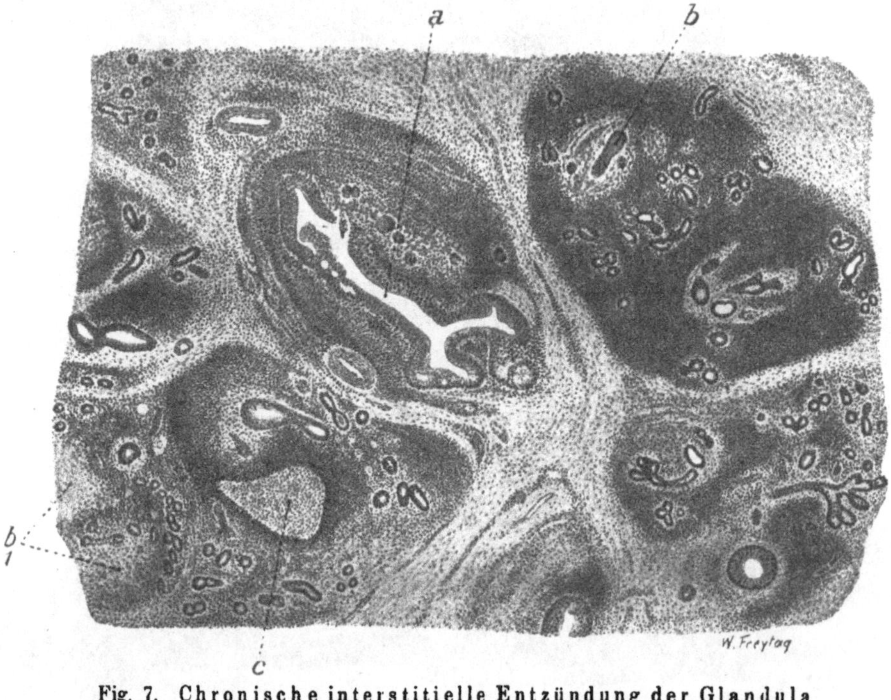

Fig. 7. Chronische interstitielle Entzündung der Glandula submaxillaris mit nachträglicher Tuberkulose. Vergr. 40/1.
a = Ausführungsgang, stark tuberkulös affiziert, b = Tuberkel mit besonders großer Riesenzelle, b_1 = solche mit Verkäsung. c = Keimzentrum im lymphatischen Gewebe.

serösen und mukösen Drüsenelementen und von Halbmonden ist so gut wie nichts mehr vorhanden. Die Zellen der schlauchförmigen, indifferenten Gebilde sind vielfach im Zustande der Atrophierung und fettigen Degeneration; zuweilen liegen sie mehrfach geschichtet übereinander bis zum völligen Verschluß des Lumens, doch sind sie in der Regel nur in einer einzigen Ringschicht anzutreffen. Auch plumpe, unregelmäßige Aussprossungen, oft ohne erkennbares Lumen, finden sich hier und da, namentlich an den Stellen stärkster lymphatischer Infiltration, wo sie stellenweise gegen die dichten Rundzellenkomplexe der Umgebung nur schwer sich abgrenzen lassen. In den Lymphozytenhaufen finden sich reichliche helle, großzellige, rundliche oder birnförmige Gebilde von scharfer Umgrenzung und submiliarer bis miliarer Größe, die zweifellos als Keimzentren anzusprechen sind (c in Textfigg. 6 und 7). Außerdem finden sich hier aber noch andere miliare Knötchen, vorwiegend aus Epitheloidzellen bestehend, vielfach mit beginnender zentraler Nekrose bis zu ausgesprochenen Verkäsung, sowie mit einzelnen, zum Teil recht großen Langhansschen Riesenzellen (b bzw. b_1 in Textfigg. 6 und 7). Diese Tuberkel, denn darum handelt es sich, sind sämtlich in den Speicheldrüsenresten und den Lymphozytenmassen lokalisiert. Sie haben alle ausgesprochen kugelige Form, sind nirgends von einer bindegewebigen Kapsel umgeben und stehen auch zu den Bindegewebszügen und deren Ausläufern in keinerlei Beziehung. Selbst da, wo sie in unmittelbarer Nähe des Bindegewebes liegen, fehlt jede Verbindung mit diesen, wie auch aus den Abbildungen gut ersichtlich ist. Im Bereich des dicken Bindegewebes fand ich nur ein einziges Knötchen; hier biegen die derben Bindegewebszüge zu beiden Seiten bogenförmig aus; von einer Ausstrahlung des Bindegewebes, das sicherlich wesentlich älter als der noch ziemlich junge Tuberkel ist, ist nicht das geringste zu sehen. Zeichen einer etwaigen abgeheilten Tuberkulose bestehen nirgends. Die Wandung des Whartonschen Ganges und seiner Hauptverzweigungen ist mit Tuberkeln reichlich durchsetzt; sie konfluieren vielfach und zeigen deutliche Verkäsung, wie dies auch aus den Textfigg. 6 (bei a) und noch besser 7 (ebenfalls bei a) ersichtlich ist; es handelt sich dabei um zwei verschiedene Ausführungsgänge. Das geschichtete hohe Zylinderepithel derselben ist stellenweise nekrotisiert, aber noch nicht abgestoßen. Eine tuberkulöse Exulzeration des Ganges hat sich nicht feststellen lassen. Das Lumen ist überall leer, es enthält auch kein Sekret. Auch die Hauptverzweigungen weisen hier und da Wandtuberkel oder dicht angrenzende Knötchen auf. Die Gefäßwände derselben sind intakt. Bei spezifischen Färbungen lassen sich einige einwandfreie Tuberkelbazillen in den Knötchen und im Innern von Riesenzellen nachweisen, nicht aber außerhalb der Tuberkel und insbesondere nicht im Bereich des Bindegewebes. Die erwähnte anhaftende Lymphdrüse besitzt ebenfalls große Keimzentren, ist jedoch frei von tuberkulösen oder sonstigen Veränderungen. Ferner findet sich an der Außenwand der Unterkieferspeicheldrüse etwas Fettgewebe, dagegen nichts davon im Innern der Drüse.

Wir haben demnach in dem hier beschriebenen Falle die Kombination einer chronisch-interstitiellen Entzündung mit einer Tuberkulose in der Glandula submaxillaris vor uns, und es erhebt sich nun die Frage, ob ein kausaler Zusammenhang analog den Verhältnissen bei der tuberkulösen Leberzirrhose besteht, wie wir dies oben im Falle Arcoleos annehmen durften, mit dem ja unser Fall eine gewisse Ähnlichkeit ohne weiteres erkennen läßt. Die Antwort ergibt sich aus dem histologischen Bilde. Die chronische Entzündung hat zweifellos ein gewisses Alter. Die große Ausdehnung des Bindegewebes, seine derbe Beschaffenheit, seine Kernarmut und seine stellenweise vorgeschrittene hyaline Entartung lassen die Angaben der Patientin, daß die Anschwellung seit 3 Monaten besteht, durchaus glaubwürdig erscheinen; die Dauer des entzündlichen Prozesses dürfte damit keineswegs als zu gering angegeben sein. Andrerseits muß nun die Tuberkulose noch als relativ jung bezeichnet werden. Zwar bestehen schon deutliche regressive Vorgänge, doch kann die Affektion erst wenige Wochen alt sein, auf alle Fälle aber ist sie jünger als der erstgenannte Prozeß.

Es könnte der Einwand erhoben werden, daß die chronisch-interstitielle Entzündung doch möglicherweise das Resultat einer alten, vielleicht sogar ausgeheilten tuberkulösen Infektion wäre, und daß die jetzt vorhandene frische Tuberkulose nur das Wiederaufflackern des Prozesses oder eine sekundäre Neuinfektion darstelle. Demgegenüber muß betont werden, daß die jetzt vorliegende Tuberkulose nicht die geringste Tendenz zur Granulationsgewebsbildung und zur bindegewebigen Vernarbung zeigt. Alle Tuberkel, auch die etwas größeren und verkästen, liegen innerhalb der Azini, sie sind scharf umgrenzt, ohne in das umgebende Gewebe irgendwo überzufließen, sie zeigen keinerlei Bestreben, mit dem vorhandenen Bindegewebe in Verbindung zu treten, selbst da nicht, wo ihnen diese Möglichkeit leicht gegeben ist. Auch haben sich keine Reste einer früheren tuberkulösen Entzündung in dem Bindegewebe auffinden lassen, desgleichen in diesem keine Tuberkelbazillen, letztere vielmehr lediglich innerhalb der Tuberkel. Damit steht unser Fall in scharfem Gegensatz zu dem oben zitierten Falle Arcoleos, bei dem die Tuberkel meist im Bindegewebe selbst lagen und zu dessen Bildung Anlaß gegeben hatten. Wir gelangen also zu dem Schlusse, daß wir es hier mit einer einfachen, unspezifischen, chronisch-interstitiellen Entzündung und rein zufälliger sekundärer frischer Tuberkulose der Unterkieferspeicheldrüse zu tun haben.

Die Ursache der chronischen interstitiellen Entzündung bleibt dabei unaufgeklärt; auch Anamnese und klinischer Befund ergeben keinen Anhaltspunkt dafür.

Die Frage nach dem Ausgangsort und dem Infektionsmodus ist für den vorliegenden Fall nicht sicher zu entscheiden, zumal eine anderweitige Körpertuberkulose nicht nachweisbar ist. Ich möchte indes vermuten, daß die Infektion auf dem Wege des Ductus Whartoni stromaufwärts vor sich gegangen ist. Hierfür sprechen die deutlich verkästen Wandtuberkel dieses Ganges und seiner Hauptäste und die Beziehungen einzelner Tuberkel zu den Verzweigungen der Ausführungsgänge. Diese Annahme erscheint auch ohne weiteres verständlich, wenn man sich vergegenwärtigt, daß die Sekretion in einer derartig stark geschädigten Submaxillardrüse vielleicht völlig sistierte, zum mindesten aber aufs schwerste beeinträchtigt war, so daß eine Infektion von der Mundhöhle her durch den leeren Gang besonders leicht ermöglicht war. Dies stände im Einklang mit den experimentellen Feststellungen Arcoleos, daß die Submaxillaris nur bei Behinderung der Speichelsekretion mit Tuberkelbazillen zu infizieren ist.

Einer kurzen Erörterung bedarf noch das Vorhandensein des lymphatischen Gewebes mit den großen Keimzentren. Daß sich überhaupt lymphatisches Gewebe in einer Mundspeicheldrüse findet, ist an sich gar nichts Besonderes; man kann es auch in gesunden Speicheldrüsen oft genug nachweisen. Borchardt [17] hat auch eine Reihe gesunder Speicheldrüsen (Parotiden) daraufhin eigens untersucht und mit Leichtigkeit lymphadenoides Gewebe inmitten der Drüsenläppchen feststellen können. Auffällig ist dagegen hier der hohe Grad der Lymphozytenansammlungen und vor allem die eingelagerten großen Follikel mit den Keimzentren. Es könnte dies eine Teilerscheinung einer allgemeinen Hyperplasie der lymphatischen Apparate sein, um so mehr, als die anhaftende Lymphdrüse die nämlichen starken Veränderungen aufweist. Es besteht indes noch eine zweite Möglichkeit, daß nämlich das Auftreten des follikelhaltigen lymphadenoiden Gewebes die Folge der vorausgegangenen interstitiellen Entzündung darstellt. Wir sehen ja eine Lymphfollikelbildung in den verschiedensten Organen auftreten, sobald diese entzündlich verändert sind, so im Uterus, in der Tube (J. Gutt [40]) usw. Für die unmittelbar neben der Submaxillaris befindliche Lymphdrüse würde dann das Gleiche gelten, da sie ebenfalls an der vorherigen Entzündung teilgenommen haben kann. Noch eine dritte Möglichkeit wäre aber denkbar; es könnte das lymphatische Gewebe der Submaxillaris erst der frischen Tuberkulose sein ausgedehntes Auftreten zu verdanken haben. Dann wäre es, wie es vielfach von verschiedenen Autoren geschehen ist, als Abwehrmaßregel und Schutz gegen die weitere Ausbreitung der Tuberkulose aufzufassen.

Über eine etwaige Tuberkulose der Glandula sublingualis habe ich nirgends Angaben in der Literatur finden können. Ich verfüge auch bisher nicht über eigene einschlägige Beobachtungen. Im wesentlichen darf aber das bei der Parotis und Submaxillaris Gesagte auch hierfür wohl seine Gültigkeit behalten.

Ganz ähnlich liegen die Verhältnisse im Pankreas. Eine tuberkulöse Affektion der Bauchspeicheldrüse gilt ja, ebenso wie die der Mundspeicheldrüsen, als äußerst selten, und nur recht wenige Literaturangaben existieren hierüber. Immerhin ist es bemerkenswert, daß Kudrewetzky [72] im Jahre 1892 bei Chiari in Prag durch systematische Pankreasuntersuchungen tuberkulöser Individuen unter 129 Fällen 13mal eine Tuberkulose desselben feststellte, also in etwa 10%. In 9 von diesen Fällen handelte es sich um miliare T berkel, in zweien um eine aus der Nachbarschaft fortgeleitete Tuberkulose; die beiden noch übrigen Fälle zeigten eine in bezug auf die Genese unklare tuberkulöse Erkrankung.

Kann nun die Tuberkulose des Pankreas ebenfalls in Form einer granulierenden Entzündung auftreten und zur Zirrhose führen? Im Lehrbuch von Schmaus-Herxheimer (11. u. 12. Aufl., 1915, S. 656) finden wir folgenden Passus: „Bei der indurierenden Entzündung des Pankreas findet man, analog wie in andern drüsigen Organen, neben einer Atrophie der drüsigen Teile eine Wucherung des interstitiellen Bindegewebes oder Fettgewebes, Prozesse, welche zur Verkleinerung und Schrumpfung des Organs führen. Ein solcher Prozeß wird auch öfter im Laufe der Tuberkulose und der Lues beobachtet.“ Eine ähnliche Notiz findet sich in dem alten Lehrbuch von Birch-Hirschfeld, während die Lehrbücher von Aschoff und von Kaufmann lediglich die große Seltenheit der Pankreastuberkulose verzeichnen.

Lohéac [80] beschreibt in seiner Arbeit über Pankreastuberkulose 2 Fälle, bei denen es sich um verkäste Tuberkel mit Sklerosierung des umgebenden Gewebes handelt. Auch Klippel [63] fand in einer Bauchspeicheldrüse verkäsende Lymphknoten mit gleichzeitiger Pankreassklerose. Ebenso beobachtete Lefas [76] 2 Bauchspeicheldrüsen, die außer einer Tuberkulose — einzelne Knötchen im Interstitium im ersten Fall, verkäste Lymphdrüsen im Pankreasinnern im zweiten — auch eine peri- und intralobuläre junge Bindegewebsentwicklung aufwiesen: ob diese etwa als Folge der Tuberkulose anzusehen ist, läßt Lefas unerörtert. Martina [83] erwähnt in seiner hauptsächlich von klinischen Gesichtspunkten aus geschriebenen Arbeit über chronische interstitielle Pankreatitis beiläufig, daß „bei allgemeiner Tuberkulose die chronische interstitielle Pankreatitis häufiger vorkommt“, ohne indes hierfür Belege aus der Literatur oder eigene Beobachtungen anzuführen.

Größere Leichenuntersuchungen über diese Frage liegen bisher nur von Gilbert und Weil[36] vor. Diese beiden Autoren unterzogen die Bauchspeicheldrüsen von 25 tuberkulösen Individuen einer eingehenden histologischen Prüfung auf feinere Läsionen und stellten die Befunde in Parallele mit den jeweiligen Leberveränderungen. Echte spezifische Knötchen mit Verkäsung fanden sie nur in 3 Fällen, und zwar zweimal bei tuberkulöser Peritonitis und einmal bei Miliartuberkulose. In einem dieser 3 Fälle war außerdem eine beträchtliche intra- und interlobuläre Sklerose des Pankreas vorhanden. Eine solche Sklerose wurde aber auch in 12 weiteren Fällen festgestellt, bei denen histologische Spezifika einer Tuberkulose fehlten; dabei handelte es sich einmal um eine tuberkulöse Peritonitis, zweimal um eine Miliartuberkulose, je einmal um eine akute und eine subakute Lungentuberkulose und 7mal um eine chronische Phthise. Ferner bestand in mehreren Fällen eine geringe oder auch deutliche parenchymatöse Pankreatitis, und nur in 6 Fällen war die Bauchspeicheldrüse völlig unverändert. Gilbert und Weil sehen daher in der Pankreaszirrhose die „réaction ordinaire de l'imprégnation tuberculeuse", während für die Leber tuberkulöser Individuen die echte Zirrhose selten sei und hier die Verfettung im Vordergrunde des Bildes stehe.

Diese an menschlichen Bauchspeicheldrüsen gemachten Beobachtungen finden ihre volle Bestätigung durch mannigfache Tierversuche. So stellten Klippel und Chabrol[64] bei experimenteller Pankreastuberkulose fest, daß die Hauptveränderungen sich im Bindegewebsgefäßapparat abspielten, gleichgültig, ob das benutzte Infektionsmaterial virulent oder abgeschwächt war, und ob dies unter die Haut oder in die Leber oder in den Pankreasausführungsgang injiziert wurde. Im Parenchym fehlten dagegen spezifische Veränderungen fast konstant. „Il existe", so schreiben sie, „toujours une réaction interstitielle le long des vaisseaux capillaires, depuis la présence de polynucléaires, de macrophages, d'éléments lympho-conjonctifs, voire même de cellules épitheloïdes, jusqu'à l'aboutissant terminal, la sclérose organisée." Über die feineren histologischen Zusammenhänge zwischen den spezifischen Knötchen und der interstitiellen Wucherung äußern sie sich nicht.

In ähnlicher Weise beobachtete auch Carnot[22] nach Verimpfung von Tuberkelbazillen in den Pankreasausführungsgang oder direkt ins Gewebe hinein am häufigsten eine Zirrhose des Organs ohne Tuberkelbildung. Salomon und Halbron[100] gelangten zu analogen Ergebnissen bei ihren Tierversuchen.

Sonstige einschlägige Befunde habe ich bei Durchsicht der Literatur nicht entdecken können. Auch die vorerwähnte beachtenswerte Arbeit von Kudrewetzky „Über Tuberkulose des Pankreas" enthält keine Angaben über derartige Veränderungen, abgesehen von der in einem Falle (Nr. 12) festgestellten „kleinzelligen Infiltration der benachbarten Drüsenläppchen" um einen fast erbsengroßen käsigen Pankreasherd herum. Eigene Beobachtungen stehen mir ebenfalls bisher nicht zur Verfügung, doch sind Untersuchungen hierüber im Gange.

Wenn ich aber jetzt bereits davon überzeugt bin, daß sich auch in der Bauchspeicheldrüse vermittelst der granulierenden tuberkulösen Entzündung eine echte Zirrhose entwickeln kann, obgleich ein tuberkulöses Granulationsgewebe im Pankreas bisher noch niemals einwandfrei beobachtet worden ist, so stützt sich diese meine Ansicht einmal auf die oben zitierten Feststellungen verschiedener Autoren, dann aber vor allem auf die bereits bewiesenen analogen Vorgänge in Leber, Niere und ganz besonders den entsprechend gebauten Mundspeicheldrüsen. Daß die Bauchspeicheldrüse unter den verschiedensten Bedingungen in gleicher Weise wie beispielsweise die Leber mit interstitiell-entzündlichen Prozessen reagiert, ist ja hinlänglich bekannt. Ich brauche nur an die bei Leberzirrhose auf alkoholischer Basis gar nicht so selten gleichzeitig bestehende Pankreasinduration zu erinnern. Ferner sind die Veränderungen bei der Lues, bei der kongenitalen sowohl wie bei der erworbenen, in beiden Organen oft ganz analog. Auch auf dem Boden einer Malaria, bei der es ja ebenfalls zur Leberzirrhose kommen kann, ist eine chronische interstitielle Pankreatitis (Martin [82], Prione [94]) beobachtet worden.

So darf man wohl auch von einer tuberkulösen Pankreaszirrhose als Resultat einer granulierenden tuberkulösen Entzündung sprechen. Aus den oben angegebenen menschlichen und tierischen Beobachtungen ergibt sich allerdings nicht, ob dabei ebenfalls ein Umbau des Organs stattfindet, doch ist dies in Analogie zu der Leber und erst recht zu den Mundspeicheldrüsen als höchst wahrscheinlich zu erachten. Auch hier würde der Umbau dann wieder die Folgeerscheinung der interstitiellen Prozesse, also den sekundären Vorgang, darstellen.

Überblicken wir nunmehr die geschilderten Vorgänge an Leber, Nieren, Pankreas und Mundspeicheldrüsen noch einmal im Zusammenhang, so haben wir gesehen: Es kommt in all diesen drüsigen Organen auf dem Boden einer tuberkulösen Infektion derselben zur Bildung eines spezifischen Granulationsgewebes, das auf Kosten des Parenchyms weiter wuchert, wobei meist bestimmte, durch den Bau des betreffenden Organs jeweils bedingte Bahnen bevorzugt werden, und das dann in weiterem Verlauf seiner Reifung einer Schrumpfung anheimfällt und so schließlich das Bild einer chronisch-interstitiellen Organentzündung, einer Zirrhose, hervorruft. Das gemeinsame Charakteristikum dieser tuberkulösen Zirrhose der Leber, des Pankreas und der Mundspeicheldrüsen sowie der hier besprochenen Form der tuberkulösen Schrumpfniere ist also die spezifische Granulationsgewebsbildung, die „granulierende tuberkulöse Organentzündung". Diese Auffassung in so praeziser Form habe ich bei keinem der vielen Autoren, die sich mit einschlägigen Studien befaßt haben, gefunden, aber unsere obigen Überlegungen an der Hand der beweiskräftigen histologischen Bilder scheinen mir mit völliger Sicherheit zugunsten dieser Ansicht gedeutet werden zu können. Man wird daher in Zukunft bei systematischer Besprechung der genannten drüsigen Organe der disseminierten akuten und chronischen Miliartuberkulose einerseits und den großen käsigen Konglomerattuberkeln andrerseits noch die Bildung eines spezifischen Granulationsgewebes, die granulierende tuberkulöse Entzündung, als dritte Erscheinungsform gegenüberzustellen haben.

Was die Erreger dieser prinzipiell gleichartigen Prozesse anbetrifft, so darf wohl auch für Niere, Pankreas und Mundspeicheldrüse alles das Geltung haben, was oben bereits bei der Leber hervorgehoben wurde, d. h. es liegt wohl in allen Fällen eine besonders abgeschwächte Tuberkelbazillenart vor, eventuell auch eine ausnahmsweise starke Resistenz des Trägers. Es besteht aber noch die Möglichkeit, daß die Tuberkelbazillen zwar ihre volle Virulenz besitzen, dafür aber in entsprechend viel geringerer Menge vorhanden sind. Diese Vorstellung stützt sich auf folgende Überlegung: Wenn in einem Organ, etwa der Leber, eine granulierende tuberkulöse Entzündung auftritt, so ist doch anzunehmen, daß die dabei wirksamen Tuberkelbazillen, falls diesen eine erheblich abgeschwächte Virulenz zukommt, in andern drüsigen Organen ebenfalls nur abgeschwächt tätig sind und so auch hier eine gleiche granulierende Entzündung veranlassen müßten. Wenn dagegen an Stelle der veränderten Virulenz eine verringerte Anzahl der Kochschen Bazillen eine ursächliche Rolle spielt, so würde es ohne weiteres verständlich erscheinen, warum immer nur in einem einzelnen Organ eine solche Zirrhose beobachtet wurde, sodaß bisher überhaupt niemand den Gedanken einer Wesensgleichheit all dieser Prozesse ausgesprochen hat. Ich bin indes doch der Meinung, daß in erster Linie eine Virulenzabschwächung von wesentlicher Bedeutung ist, um so mehr, als der erste der beiden von uns beobachteten Fälle von granulierender Nephritis zeigt, daß tatsächlich in allen möglichen Organen eine, wenn auch geringe, so doch unverkennbare Tendenz zur Granulationsgewebsbildung bestand. In der Leber konnte ja sogar stellenweise eine beginnende Leberzirrhose als Folge der tuberkulösen Leberinfektion festgestellt werden. Wahrscheinlich ist hierfür doch eine allgemeine Virulenzveränderung und weniger eine reduzierte Bazillenzahl verantwortlich zu machen.

Somit gibt es eine, allerdings verhältnismäßig seltene, Tuberkuloseform parenchymatöser Organe, die mit gewissen, weitaus häufigeren und geläufigeren Bildern der subakuten bzw. chronischen Tuberkulose der serösen Häute weitgehendste Analogien bietet. Wir wissen, daß bei tuberkulöser Pleuritis, Peritonitis und Perikarditis außer den Knötchen und der mehr oder minder ausgesprochenen exsudativen Entzündung auch ein spezifisches jugendliches Granulationsgewebe sich entwickelt, das um so deutlicher hervortritt, je mehr das akute Stadium dem chronischen sich nähert. Der histologische Bau dieses Granulationsgewebes und seine engen Beziehungen zu den in ihm eingebetteten Knötchen entsprechen in allem den obigen Befunden bei granulierender tuberkulöser Organentzündung. Wie bei dieser, so haben wir auch bei der tuberkulösen Pleuritis, Peritonitis und Perikarditis das Überfließen der Tuberkel in das umgebende Granulationsgewebe und im Falle längerer Dauer, vorausgesetzt daß es nicht zu ausgedehnter Verkäsung kommt, die bekannten Vorgänge der Verbreiterung und Verdichtung des Granulationsgewebes, das allmähliche Schwinden der zelligen Elemente, den zunehmenden Reichtum an faserigen Gebilden, das Zurücktreten der spezifischen Veränderungen und schließlich die narbige Schrumpfung.

Noch markanter treten diese Verhältnisse bei der tuberkulösen Meningitis hervor. Im allgemeinen finden wir ja hierbei allerdings nur ein entzündliches Exsudat mit eingestreuten miliaren Knötchen, da es fast immer bereits in diesem frühen Stadium zu dem tödlichen Ausgang kommt. Es gibt aber zweifellos auch mehr chronischere, schleichend verlaufende Formen, und diese sind es, welche mit ganz diffuser Granulationsgewebsbildung einhergehen, analog den bisher besprochenen Bildern andersartiger Lokalisation. Auch in die Lehrbücher ist diese Tatsache aufgenommen worden. So lesen wir im Schmaus-Herxheimer (11. u. 12. Aufl., S. 773): „Sicher ist, daß die Erkrankung einen mehr chronischen oder doch subakuten Verlauf nehmen kann, wobei auch die Exsudation eine geringere ist und sich statt ihrer mehr produktiv-fibröse Prozesse in der Umgebung der Tuberkel ausbilden."

Einen besonders hochgradigen und lehrreichen Fall dieser Art beschreibt Busse[21]. Es handelt sich dabei um eine chronische, zur Bildung narbiger Schwielen führende Entzündung der weichen Hirnhäute eines weiblichen Individuums mittleren Alters. Auf der Konvexität beiderseits befanden sich mehr unregelmäßig gestaltete, verschieden große, teils rundliche, teils zackige, graurote, flache Erhebungen von derber Konsistenz. Auf dem Durchschnitt sahen die Herde graurot bis grauweiß aus. Der dickste von ihnen war etwa 1,5 cm dick, die übrigen ihrer geringeren Größe entsprechend dünner. Alle waren nur auf die Pia mater beschränkt und setzten sich mit scharfer Grenze gegen das darunterliegende Rindengrau des Gehirns ab, ließen sich aber nicht ohne Substanzverlust davon trennen. Die mikroskopische Untersuchung ergab zum größten Teil ein festes derbes Bindegewebe, in welchem sich dichtere und dünnere Faserbündel in sehr verschiedener Weise durchflochten und durchkreuzten. Zwischen diesen kernarmen Feldern lagen vielfach Haufen verschiedener Größe und Gestalt, aus kleinen, intensiv färbbaren Kernen bestehend. Einzelne dieser Zellhaufen stellten kleine, ungefähr kugelige, zirkumskripte Knoten dar, andere wieder waren mehr um die längs getroffenen Blutgefäße herum angeordnet und bildeten demnach auch länglich gestaltete Gruppen. An einigen Stellen sieht man auch nur eine oder mehrere Reihen solcher Kerne im Verlaufe der größeren Bindegewebsspalten. Die Form der einzelnen Zellen war in der Mitte der Komplexe meistens ausgesprochen rund, nach der Peripherie zu modifizierte sich die Gestalt allmählich zu Spindel- und Sternzellen. Die Kerne in dem angrenzenden Fasergewebe waren deutlich spindelförmig. Viele dieser Zellanhäufungen, jedoch nicht alle, schlossen eine Riesenzelle vom Langhansschen Typ ein. Diese Zellenhaufen lagen in gleicher Weise durch die ganzen Platten hin verstreut, ohne daß sich Unterschiede für die verschiedenen Zonen, etwa zwischen Ober- und Unterfläche der Pia. auffinden ließen. Regressive

Prozesse, wie Verkäsung oder Fettmetamorphose, waren nirgends feststellbar. Durch spezifische Färbung wurden sowohl innerhalb der Riesenzellen wie auch verstreut in dem Gewebe der Knötchen einzeln oder in Gruppen liegende Tuberkelbazillen nachgewiesen. Neben diesen älteren Herden fanden sich noch an der Hirnbasis, speziell im Bereich der Sylvischen Gruben, kleine, frischere Tuberkel. Mikroskopisch erwies sich aber auch hier die Pia diffus mit kleinen Rundzellen infiltriert, ohne daß eine besondere Anordnung zu Knoten ersichtlich gewesen wäre.

Wir haben also in diesem Falle ein spezifisches Granulationsgewebe von beträchtlicher Ausdehnung und Dicke vor uns, das bei der Chronizität seines Bestehens eine ausgesprochene Tendenz zum Übergang in den fibrösen Zustand, zur Vernarbung, bekundet, deren Produkt die schwartigen und schwieligen Verdickungen der Pia bilden. Die so geschaffenen Veränderungen ähneln zwar denen der Syphilis, doch ist der positive Bazillenbefund für die tuberkulöse Ätiologie beweisend. Ganz analog, aber weniger hochgradig sind die tuberkulösen Veränderungen in einem Falle von Seitz[104], den auch Busse vergleichsweise zitiert. Hier fanden sich am inneren Rande der Großhirnhemisphäre, ungefähr in der Mitte, zahlreiche Knötchen und daneben eine ziemlich ausgedehnte, sehnige, plattenartige Verdickung der weichen Hirnhäute. Eine genauere Beschreibung wird in diesem Falle indes nicht gegeben.

Wenn auch derartige ausgesprochen chronische Fälle bei dem rasch tödlichen Verlauf der Krankheit nur ausnahmsweise beobachtet werden können, so sind doch Andeutungen davon, d. h. subakute bzw. subchronische Formen der tuberkulösen Hirnhautentzündungen, gar nicht so selten. Bei diesen findet sich zwischen den Knötchen bereits eine diffuse Rundzelleninfiltration, zuweilen so ausgedehnt, daß die einzelnen Tuberkel in diese überzufließen scheinen, und daß man nicht immer entscheiden kann, ob man es mit echten Tuberkeln oder lediglich kleinen entzündlichen Infiltraten zu tun hat. So war es ja auch an der Hirnbasis in dem besprochenen Falle von Busse, wo die Affektion noch eine frischere war. Ähnliche Angaben finden sich in der Schilderung der mikroskopischen Befunde in einigen der Fälle, die W. Biber[14] unter M. B. Schmidt dem Studium der „Hämorrhagien und Gefäßveränderungen bei tuberkulöser Meningitis" zugrunde legt. Biber gibt hier mehrfach die mehr oder weniger starke zellige Infiltration in der Umgebung der Knötchen und zwischen denselben an und zwar sowohl mit Bezug auf die in den weichen Häuten lokalisierten als auch die in die Hirnrinde vorgeschobenen Tuberkel. Auch die von ihm festgestellten Gefäßveränderungen, die diffuse kleinzellige Infiltration der Arterien- und Venenwände, bilden vielleicht nur Teilerscheinungen der beginnenden Entwicklung eines diffusen Granulationsgewebes. Ganz besonders gilt dies wohl für die Intimaveränderungen der Arterien, von denen Biber sagt: „Diese Zellen bilden ein Granulationsgewebe, dessen endgültiges Schicksal einerseits bindegewebige Veränderung, andrerseits Nekrose sein kann; Tuberkelbazillen und echte Langhanssche Riesenzellen sowie Knötchenbildung kommen darin nicht vor."

Schließlich können wir die granulierende tuberkulöse Organentzündung sogar mit der unter Bildung eines **Fungus** einhergehenden tuberkulösen Gelenksentzündung vergleichen. Bei dem Fungus handelt es sich ja um graurote, schwammige Massen tuberkulösen Granulationsgewebes, das nur sehr spärliche Knötchen und sonstige spezifische Elemente in sich birgt, meist auch auffallend wenig zur Verkäsung neigt und auf Kosten der normalen Synovialis lebhaft weiter wuchert. Mit dem Älterwerden des Prozesses macht sich eine fibröse Umwandlung des Granulationsgewebes bemerkbar, wobei histologisch der tuberkulöse Charakter noch mehr in den Hintergrund tritt als vorher. Hier haben wir also prinzipiell das Gleiche wie bei der tuberkulösen Hepatitis, Nephritis usw., vielleicht nur in noch gesteigertem Maße. Bemerkenswert ist, daß man im Fungus nur ganz außerordentlich wenig Tuberkelbazillen, oft erst nach sorgfältigstem Suchen, zu finden pflegt. Man kann hierin eine neue Stütze der oben ausgesprochenen Ansicht ersehen, daß solche granulierende Entzündungen auf eine geringere Intensität der wirksamen Tuberkelbazillen zurückzuführen sind, mag diese nun, wie bei dem Fungus, auf einer verminderten Quantität oder, was ich für wahrscheinlicher halte, auf einer reduzierten Qualität, also auf einer Abschwächung der Virulenz, beruhen. Auch der bei Knochentuberkulose auftretende Fungus, die sogenannte Caries carnosa, bildet in Aussehen und Entwicklung ein gewisses Analogon zur granulierenden tuberkulösen Organentzündung, während das gegenteilige Extrem, die käsige Ostitis, wieder mehr dem käsigen Konglomerattuberkel, etwa der Leber oder der Niere, entspricht.

Die Ergebnisse der vorliegenden Arbeit lassen sich folgendermaßen zusammenfassen:

1. Es steht außer Zweifel, daß auf rein tuberkulöser Basis, ohne Mitwirkung sonstiger ursächlicher Momente, beim Menschen eine echte Leberzirrhose entstehen kann. Dies geschieht durch Bildung eines tuberkulösen Granulationsgewebes, das, meist hämatogen auf dem Pfortaderwege, in multiplen Herden auftritt, dann durch Konfluenz derselben sich rasch diffus ausbreitet und dabei ausreift, und dessen Entwicklung entweder vorwiegend interazinös-annulär (atrophische Form) oder seltener intraazinös-dissezierend (hypertrophische Form) vor sich geht. Nach diesen Feststellungen, die durch die vielfach gemachten Beobachtungen spontaner und experimenteller Leberzirrhose tuberkulöser Ätiologie bei verschiedenen Tierarten im wesentlichen bestätigt werden, halten nur einige wenige der vielen als menschliche tuberkulöse Leberzirrhose bisher beschriebenen Fälle einer Kritik stand.

2. Der interstitielle Prozeß ist bei der tuberkulösen Leberzirrhose, wohl im Gegensatz zu andersartiger Ätiologie der Zirrhose,

stets als der primäre, der Umbau als der sekundäre Vorgang zu erachten. Das Endresultat kann trotz des unterschiedlichen Entstehungsmodus sich völlig gleichen.

3. Ein Milztumor, selbst noch so geringen Grades, gehört nicht zum reinen Bilde der tuberkulösen Leberzirrhose.

4. Ähnlich wie in der Leber kann es auch in den Nieren zur Entwicklung eines herdweise auftretenden und diffus sich verbreitenden tuberkulösen Granulationsgewebes mit nachträglicher Ausreifung und Vernarbung kommen. Auf diese Weise entsteht ein Teil der als tuberkulöse Schrumpfnieren zu bezeichnenden Fälle.

5. Auch in den drei großen Mundspeicheldrüsen sowie im Pankreas kann durch Entwicklung eines tuberkulösen Granulationsgewebes auf Kosten des Parenchyms das Bild einer chronisch-interstitiellen Entzündung entstehen. Dieser Prozeß scheint ebenfalls mit einem Organumbau einherzugehen und in allem der Leberzirrhose zu entsprechen.

6. Das Gemeinsame aller dieser Prozesse ist die granulierende tuberkulöse Entzündung drüsiger Organe, die bisher noch kaum Beachtung seitens der Pathologen gefunden hat und der subakuten bzw. chronischen tuberkulösen Entzündung seröser Häute (Pleura, Peritoneum, Perikard und Meningen) völlig entspricht und letzten Endes dem Fungus der Gelenke ähnelt. Man hat daher in Zukunft bei systematischer Besprechung der Tuberkulose drüsiger Organe der disseminierten akuten und chronischen Miliartuberkulose einerseits und den großen käsigen Konglomerattuberkeln andrerseits noch die Bildung eines spezifischen Granulationsgewebes, die granulierende tuberkulöse Entzündung, als dritte Erscheinungsform gegenüberzustellen.

7. Die Diagnose dieser Erkrankungen ist mit Sicherheit nur im Mikroskop zu stellen. Die jeweils vorhandenen oder fehlenden histologischen Zusammenhänge der Tuberkel einerseits und des interstitiell-entzündlichen Gewebes andrerseits haben die Entscheidung zu liefern, ob ein kausaler Zusammenhang zwischen beiden Prozessen oder nur eine zufällige Kombination besteht.

8. Als Erreger der genannten Prozesse kommen Tuberkelbazillen von abgeschwächter Virulenz in Betracht; eventuell spielen eine relativ geringe Anzahl der Bazillen sowie eine besonders gesteigerte Resistenz des Trägers dabei noch eine Rolle.

Literatur.

1. Ackermann, Die Histogenese und Histologie der Leberzirrhose. Virch. Arch. Bd. 115, 1889, S. 216. — 2. Aievoli, Tubercolosi delle ghiandola sottomascellare. Journ. internaz. delle sc. med. XX, 1898. — 3. Alquier, Cirrhose de Laënnec et tuberculose hépatique. Compt. rend. de la soc. de biologie 1910, S. 266, nach Ztlbl. f. Pathol. Bd. 21, S. 648. — 4. Arcoleo, Eugenio, Contributo clinico e sperimentale allo studio della tubercolosi delle glandula sottomascellare. Il Morgagni, Bd. 42, 1900, I. Teil, S. 593. — 5. Baginsky, A., Fall von Leberzirrhose. Sitzungsb. d. Ver. f. innere Med. u. Kinderhlkd. v. 8. 11. 1909, Münch. med. Wschr. 1909, Nr. 46, S. 2397. — 6. Baur, Erwin, Über komplizierende Bauchfelltuberkulose bei Leberzirrhose. Inaug.-Diss. Kiel 1900. — 7. Bartel, Julius, Zur Tuberkulosefrage. Wien. klin. Wschr. 1906, Nr. 16, S. 463. — 8. Bäumler, Verhandlungen des X. internat. Kongresses. Diskussionsbemerkung, Bd. 2, 5. Abt., S. 208, 1891. — 9. Derselbe, Über die Diagnose und Behandlung der Leberzirrhose. Deutsche med. Wschr. 1912, Nr. 5, S. 201 und Nr. 6, S. 249. — 10. Belgardt, Über Regenerationserscheinungen in der Leber des tuberkulösen Meerschweinchens. Inaug.-Diss. Berlin 1905. — 11. Bellangé, G., Etude sur la cirrhose graisseuse. Thèse de Paris, 1884. — 12. Beneke, Diskussionsbemerkung zur Demonstration von Danielsen (siehe Nr. 29). — 13. Bezançon und Griffon, V., Bull et. et mém. de la soc. méd. des hôp. de Paris, 1903, p. 588, zit. nach O. Stoerk. — 14. Biber, Werner, Über Hämorrhagien und Gefäßveränderungen bei tuberkulöser Meningitis. Frankf. Ztschr. f. Path. Bd. 6, 1911, S. 262. — 15. Blondin, T., Le rôle de bacille de Koch dans la genèse des certaines cirrhoses du foie „dites alcooliques". Thèse de Paris 1905. — 16. Bock, Wilhelm, Über das Zusammentreffen von Leberzirrhose mit Tuberkulose. Inaug.-Diss. Freiburg i. Br. 1901. 17. Borchardt, Ludwig, Die Tuberkulose der Parotis. Inaug.-Diss. Freiburg i. Br. 1903. — 18. Brandts, C. E., Über Wechselbeziehungen von Lymphosarkomatose und Tuberkulose; gleichzeitig ein Beitrag zur experimentellen Leberzirrhose. Münch. med. Wschr. 1908, Nr. 14, S. 735. — 19. Braun, Karl, Über 50 Fälle von Leberzirrhose. Inaug.-Diss. Halle 1908. — 20. Brieger, Ludwig, Beiträge zur Lehre von der fibrösen Hepatitis. Virch. Arch. Bd. 75, 1879, S. 85. — 21. Busse, Otto, Über eine ungewöhnliche Form der Meningitis tuberculosa. Virch. Arch. Bd. 145, 1896, S. 107. — 22. Carnot, zit. nach Klippel und Chabrol. — 23. Ceelen, W., Über tuberkulöse Schrumpfnieren. Virch. Arch. Bd. 219, 1915, S. 68. — 24. Claude, Cirrhose expérimentale. Soc. méd. des hôp. 5. 6. 1903, La sem. méd. 1903, zit. nach Schönberg. — 25. Costantini, G., und Bottero, G., Sulla tubercolosi sperimentale del fegato. Gazz. intern. di med. e chir. 1912, Nr. 36, nach einem Referat im Ztlbl. f. Bakt. Ref. 56, S. 618. — 26. Cyr, Contribution à l'étude de la cirrhose hépatique. Gaz. hebd. 1881, zit. nach Lauth. — 27. Derselbe, Traité pratique des maladies du foie, 1887, zit. nach Lauth. — 28. Dalessandro, F., Contributo alla conoscenza delle cirrosi di origine tubercolare. Morgagni Archivo 1913, Nr. 9, nach einem Ref. im Ztlbl. f. Path. Bd. 25, S. 322. — 29. Danielsen, Demonstration einer Parotistuberkulose im ärztl. Ver. zu Marburg a. d. L., 21. 2. 1907. Bericht der Münchn. med. Wschr. 1907, Nr. 14, S. 698. — 30. Deguy, M., Péritonite granuleuse et cirrhose atrophique. Archives générales de méd. 1898, Juin, vol. I, VIIIe série, t. IX, p. 670. — 31. Fischer, Walther, Über Nierenveränderungen bei Tuberkulose. Zieglers Beitr. Bd. 47, 1910, S. 372. — 32. Foerster, G., Die Leberzirrhose nach pathologisch-anatomischen Erfahrungen. Inaug.-Diss. Berlin, 1868. — 33. Fraenkel, A., Klinische Mitteilungen über Lebertuberkulose. Ztschr. f. klin. Med., 13. Bd., 1888, S. 174. — 34. Gaulier, Michel, Une variété de cirrhose tuberculeuse, la cirrhose hypoplasique. Thèse de Paris, 1910. — 35. Gilbert und Castaigne, De la cirrhose hypertrophique diffuse. Soc. méd. des hôp. 1901, La sem. méd. 1901, zit. nach Schönberg. — 36. Gilbert und Weil, Étude anatomo-pathologique comparative de tuberculose du foie et du pancréas. Arch. de méd. expérimentale t. 14, 1902, p. 729. — 37. Gordon, Dublin Quart. Journal XVII, 1854, zit. nach Lewerenz. — 38. Gougerot, Henri, Bacillose non-folliculaire. Étude historique, analytique, synthétique, clinique et expérimentale des réactions non-folliculaires des tissus au bacille de Koch. Thèse de Paris 1908. — 39. Derselbe, Reproduction expérimentale des cirrhoses tuberculeuses du foie. Revue de méd., 29. Jg., 1908, S. 81. — 40. Gutt, Jan, Über Lymphfollikelbildung in der menschlichen Tube. Inaug.-Diss. Basel, 1914. — 41. Hagen, Rich., Zur Kenntnis der chronischen interstitiellen Hepatitis. Inaug.-Diss. Freiburg i. Br., 1893. — 42. Hanot, V., und Gilbert, Sur les formes de la tuberculose hépatique. Arch. génér. de méd. 1889, S. 515. — 43. Dieselben, Société de biologie, Paris, Sitzung vom 30. Jan. 1892; nach einem Ref. im Ztlbl. f. Path. Bd. 3, S. 475. — 44. Hébrard, G., De la cirrhose du fois chez les enfants. Thèse de Lyon, 1886. — 45. Hérard und Cornil, La phthisie pulmonaire. 1867, zit. nach Lauth. — 46. Hertz, Richard, Zur Frage der Leberzirrhose tuberkulösen Ursprungs. D. med. Wschr. 1912, Nr. 36, S. 1692. — 47. Heyn, Arthur, Über disseminierte Nephritis bacillaris Tuberkulöser ohne Nierentuberkel. Virch. Arch. Bd. 165, 1901, S. 42. — 48. Hillier, Transact. of the clinic soc. London I, zit. nach Lewerenz. — 49. v. Hippel, E., Ein Fall von mul-

tiplen Zystadenomen der Gallengänge mit Durchbruch ins Gefäßsystem. Virch. Arch. 123, 1891, S. 473. — 50. Homuth, Otto, Parotistuberkulose. Beiträge zur klin. Chir. 74. Bd., S. 52. — 51. Huguenin, Bericht über die XVI. Tagung der D. Pathol. Ges. in Marburg a. d. L. vom 31. 3. bis 2. 4. 1913. Ztlbl. f. Path. Bd. 24, 1913, S. 406. — 53. Hutinel, Bull. méd. 1889, zit. nach Schönberg. — 54. Hutton, British med. journ. 1883, zit. nach Lewerenz. — 55. Isaac, S., Zur Frage der tuberkulösen Leberzirrhose. Frankf. Ztschr. f. Path. 2. Bd., 1908, H. 1, S. 125. — 56. Joannovics, G., Über experimentelle Leberzirrhose. Wien. klin. Wschr. 1904, S. 767. — 57. Jagić, N., Klinische Beiträge zur Ätiologie und Pathogenese der Leberzirrhosen. Wien. klin. Wschr. 1906, Nr. 35, S. 1058. — 58. Derselbe, Über tuberkulöse Leberzirrhose. Wien. klin. Wschr. 1907, Nr. 28, S. 849. — 59. Derselbe, Beitrag zur Pathogenese und Klinik der tuberkulösen Leberzirrhose. Wien. med. Wschr. Bd. 60, 1910, S. 2602. — 60. Jores, Über das Vorkommen von Gewebsatrophien und -hypertrophien in der Leber bei Tuberkulösen. Med. Klin. 1908, Nr. 38, S. 1446. — 61. Jousset, Soc. méd. des hôp., 1. 5. 1903. Ztlbl. f. Path Bd. 15, 1904, S. 462. — 62. Kern, W., und Gold, E., Über die Beziehung von Leberzirrhose zur Tuberkulose. Virch. Arch. Bd. 222, 1916, S. 78. — 63. Klippel, Le pancréas infectieux. Arch. génér. de méd. Nov. 1897. — 64. Klippel, M., und Chabrol, E., Sur la tuberculose expérimentale du pancréas. Comptes rendus de la soc. de biol. 1910, 2, 69, p. 347. — 65. Klopstock, Felix, Alkoholismus und Leberzirrhose. Virch. Arch. Bd. 184, 1906, S. 304. — 66. Derselbe, Über Milztumor, Ikterus und Aszites bei Leberzirrhose. Virch. Arch. Bd. 187, 1907. — 67. Derselbe, Zur Lehre von der Leberzirrhose. Berl. klin. Wschr. 1910, Nr. 33, S. 1532 u. Nr. 34, S. 1574. — 68. Kockel, R., Beitrag zur Histogenese des miliaren Tuberkels. Virch. Arch. Bd. 143, 1896, S. 574. — 69. Kretz, R, Über Leberzirrhose. Wien. klin. Wschr. H. 12, 1900. — 70. Derselbe, Verhdl d. D. Pathol. Ges. Breslau 1904. — 71. Krompecher, E., Recherches sur le traitement des animaux tuberculeux par le méthode de Landerer et sur la virulence des Bacilles tuberculeux. Annales de l'Institut Pasteur 1900, Nro. 11, p. 723, zit. nach O. Pertik, Pathologie der Tuberkulose, Lubarsch-Ostertag, 8. Jg. II, 1902 (S. 141). — 72. Kudrewetzky, Über Tuberkulose des Pankreas. Ztschr. f. Heilk. Bd. 13, 1892 S. 101. — 73. Laure und Honorat, Etude sur la cirrhose infantile. Rev. mens. des mal. de l'enfance 1887, zit. nach Lauth. — 74. Lauth, G., Essai sur la cirrhose tuberculeuse. Thèse de Paris 1888. — 75. Lebert, Traité clinique et pratique de la phthisie pulmonaire et des maladies tuberculeuses des divers organes. 1879, zit. nach Lauth. — 76. Lefas, E., Étude anatomique de la tuberculose du pancréas. Arch. gén. de méd. vol. 186, nouvelle série IV, 1900, p. 312. — 77. Legg, Barthelemys Hosp. reports XIX, 1877, zit. nach Lewerenz. — 78. Lewerenz, Arthur, Leberzirrhose im Kindesalter. Inaug.-Diss. Freiburg i. Br., 1895. — 79. Löhlein, M., Über Schrumpfnieren. Zieglers Beitr. Bd. 63, 1917, H. 2, S. 570. — 80. Lohéac, J., Tuberculose du pancréas. Thèse de Paris 1892, zit. nach Lefas. — 81. Lorentz, Friedrich H., Die Leber in ihrem Verhalten zur Tuberkulose und Zirrhose. Ztschr. f. Tuberkulose Bd. 20, 1913, S. 232. — 82. Martin, zit. nach Martina. — 83. Martina, A., Über chronische interstitielle Pankreatitis. D. Ztschr. f. Chir. Bd. 87, 1907, S. 499. — 84. Mauthner, Journ. f. Kinderkrankh. 26, zit. nach Schönberg. — 85. Meyer, Friedrich G. A., Beiträge zur pathol. Anatomie der Leber. Virch. Arch. Bd. 194, 1908, S. 212. — 86. Milian, Cirrhose atrophique tuberculeuse. Bul. soc. anat. 1900, zit. nach Gaulier. — 87. Moore, Cirrhosis of liver in a child. The med. Times 1881. — 88. Moroux, Des rapports de la cirrhose du foie avec la péritonite tuberculeuse. Thèse de Paris 1883 — 89. De Paoli, Tubercolosi delle ghiandole salivari. Perugia 1904, zit. nach R. Puppel. — 90 Pilliet, Alex. Henri, Étude d'histologie pathologique sur la tuberculose expérimentale et spontanée du foie. Thèse de Paris 1891. — 91. Pinoy, P. E., La glande sousmaxillaire et la tuberculose. Paris, Th. méd. 1899—1900, Nr. 141, zit. nach Puppel. — 92. Pitt, Two cases of cirrhotic liver in children in association with tuberculosis. The med. Times 1885. — 93. Pollag, Sigmund, Primäre Schilddrüsentuberkulose. Ztlbl. f. Path. 1917, 28. Bd., H. 9, S. 215. — 94. Prione, Wien. med. Wschr. 1903, zit. nach Martina. — 95. Puppel, Richard, Die Tuberkulose der Parotis, Inaug.-Diss. Königsberg, 1905. — 96. Rilliet und Barthez, Traité clinique et pratique des maladies des enfants, 1843, t. III, zit. nach Lauth. — 97. Rothschild, Maximilian, Über Leberzirrhose im Kindesalter. Inaug.-Diss. Würzburg, 1898. — 98. Rouyé, E., Contribution à l'étude de la scléro-tuberculose du foie. Thèse de Paris 1906. — 99. Sabourin, Sur une variété de cirrhose hypertrophique du foie. Arch. phys. norm. et path. 1881, zit. nach Lauth. — 100. Salomon und Halbron, Étude comparée des réactions des îlots de Langerhans pancréatiques et des organes lymphoides dans la tuberculose expérimentale. Rev. de méd. 1910, p. 449, zit. nach Arnstein, Alfr., Chronische Pankreatitis, Ztlbl. f. d. Grenzgebiete der Med. u. Chir. Bd. 15, 1912, S. 90. — 101. Schönberg, S., Leberzirrhose und Tuberkulose. Zieglers Beitr. Bd. 59, 1914, S. 601. — 102. Derselbe, Über tuberkulöse Schrumpfnieren. Ztschr. f. klin. Med. Bd. 78, H. 5 u. 6, 1913. — 103. Derselbe, Über tuberkulöse Schrumpfnieren. Virch. Arch. Bd. 220, 1915, S. 285. — 104. Seitz, Die Meningitis tuberculosa der Erwachsenen. Berlin 1874 (Fall 50, S. 193), zit. nach Busse. — 105. Simmonds, M., Über chronische interstitielle Erkrankungen der Leber. D. Arch. f. klin. Med. Bd 27, 1880, S. 73. — 106. Steffen, A., Über chronische interstitielle Hepatitis. Jahrb. f. Kinderhlk., neue Folge, Bd. 41, 1896, S. 160. — 107. Stoerk, Oskar, Über experimentelle Leberzirrhose auf tuberkulöser Basis. Wien. klin. Wschr. 1907, Nr. 28, S. 847; Nr. 34, S. 1011; Nr. 35, S. 1048. — 108. Thiesen, Mathias, Über atrophische (Laënnecsche) Leberzirrhose. Inaug.-Diss. Straßburg i. E., 1912. —109. Triboulet, Cirrhose, alcoolisme et tuberculose. La semaine méd. 1903. — 110. Ullom, The liver in tuberculosis. Amer. journ. of med. sc. 1909, zit. nach Thiesen. — 111. Vierordt, Osw., Über die Tuberkulose der serösen Häute. Ztschr. f. klin. Med. Bd. 13, 1888, S. 174. — 112. Vix, Beitrag zur Kenntnis der Leberzirrhose im Kindesalter. Virch. Arch. Bd. 192, 1908, S. 266. — 113. Wagner, E., Beiträge zur Pathologie und pathologischen Anatomie der Leber. D. Arch. f. klin. Med. Bd. 34, 1884, S. 520. — 114. Weigert, C., Die Wege des Tuberkelgiftes zu den serösen Häuten. D. med. Wschr. 1883, Nr. 31, S. 453 u. Nr. 32, S. 471. — 115. Widal und Bezançon, Cirrhose tuberculeuse expérimentale. Soc. de biol. 29. 12. 1894, zit. nach Stoerk. — 116. Zoa, P., Tubercolosi del fegato di origine splenica e splenomegalia tubercolare di origine epatica. La Tubercolosi Bd. 1, 1908, H. 1, S. 9.

XI.

Über das Spongioblastom und das Gliom.

Von

Prof. Dr. Hugo Ribbert

in Bonn.

(Hierzu 15 Textfiguren.)

Der Umstand, daß die Geschwulst, die wir Gliom nennen, nicht nur in der Form auftritt, in der sie diese Bezeichnung mit Recht führt, in der sie sich also aus Gliazellen aufbaut, sondern daß sie zugleich oder allein aus Zellen zusammengesetzt sein kann, die in der Entwicklung des Zentralnervensystems weiter zurückliegen und dann als Spongioblasten bezeichnet werden, gibt mir Veranlassung, einer Besprechung dieser variablen Geschwulstart einige allgemeine Bemerkungen über die Ableitung der Tumoren vorauszuschicken.

Die Geschwülste nehmen ihren Ursprung von bestimmten Zell- und Gewebearten, und zwar zu einem großen Teil schon während des Embryonallebens. Nach ihren Beziehungen zur Gewebsentwicklung lassen sich zwei Gruppen unterscheiden. Die Geschwülste der einen gehen zurück auf Zellen, die den Keimzellen nahestehen. Ihre Anlage vollzieht sich in den ersten Zeiten der Entwicklung. Es sind Neubildungen, die sich entweder von abgesprengten Blastomeren ableiten wie die Epignathi und die Steißteratome oder von den Urkeimzellen der Keimdrüsen, die den Furchungskugeln noch gleichwertig sind. Sie liefern die Embryome. In die andere Gruppe gehören (vielleicht mit wenigen zu erwähnenden Ausnahmen) alle übrigen Tumoren. Sie bilden sich während der späteren embryonalen oder auch während der extrauterinen Entwicklung oder auch erst bei Erwachsenen. Sie entstehen aus den einzelnen Zellarten, die als solche schon deutlich erkennbar oder mehr oder weniger weitgehend, nicht aber bis zur vollen (anatomischen und funktionellen) Ausbildung vorgeschritten sind. Aus den ganz bis zu Ende entwickelten Zellen, aus sezernierenden Drüsenzellen, aus typischen Muskelzellen, aus Ganglienzellen usw. gehen keine Geschwülste mehr hervor. Was insbesondere die erst bei Erwachsenen auftretenden Karzinome angeht, so sind sie entweder von embryonalen, zum Bau des Körpers nicht verwerteten Elementen abzuleiten oder von den weniger differenzierten Zellen der Ausführungswege, der untersten Epidermisschichten usw.

Zwischen den beiden hier auseinandergehaltenen Gruppen der Geschwülste, den Teratomen einerseits, den aus den einzelnen Zellarten abzuleitenden Neubildungen andrerseits klafft eine breite Lücke. Wir kennen also zwar Neubildungen, die aus Blastomeren und Urgeschlechtszellen entstehen, aber keine, die aus den Zellen derjenigen Entwicklungsstadien hervorgingen, die der Morula oder der Blastula der niederen Wirbeltiere entsprechen, und ebensowenig solche, die von den Zellen der zweikeimblättrigen Anlage abgeleitet werden könnten. Etwas anders verhält es sich vielleicht mit der dreikeimblättrigen Entwicklungsstufe. Geschwülste freilich, die allein aus den noch nicht weiter differenzierten Zellen des äußeren oder inneren Keimblattes hervorgingen, kennen wir nicht. Sie sind ja auch insofern kaum möglich, als diese Zellen ohne ein gefäßhaltiges Bindegewebe eine Geschwulst nicht zu erzeugen vermöchten. Aber es könnten ja Zellen des Mesoblastes an dem Zustandekommen solcher Neubildungen mitwirken. Dann müßte in diesen die vom äußeren Keimblatt abstammenden Elemente entweder völlig undifferenziert sein, wie wir es in Geschwülsten nicht kennen, oder sie müßten, wenn sie sich in ihnen weiterentwickelt hätten, eine große Vielgestaltigkeit zeigen. Denn sie wären ja fähig, außer Epidermis und ihren Drüsen, außer Mamma und Speicheldrüsen und Haaren auch Bestandteile des Zentralnervensystems zu liefern, und wenn auch nicht in jedem Falle alle diese Produkte entstehen müßten, so würden doch die Neubildungen immerhin sehr verschiedenartige epitheliale Formationen enthalten mussen. Solche Tumoren aber gibt es nicht. Erst später, wenn das äußere Keimblatt sich weiter differenziert hat, können die einzelnen Regionen, so z. B. das Epithel der Rückenfurche für sich Geschwülsten den Ursprung geben. Ähnliche Überlegungen gelten auch für das innere Keimblatt. Etwas anders verhält es sich, so scheint es, mit dem Mesoblast. Wir kennen Neubildungen, die aus dessen Zellen abgeleitet werden, indem man voraussetzt, daß sie alle die Elemente bilden können, die auch in der normalen Entwicklung aus ihnen hervorgehen. Dahin werden die Mischgeschwülste der Niere gestellt. Ich bin aber der Meinung und habe es in meiner Geschwulstlehre (2. Aufl.) aufs neue zu begründen versucht, daß sie wegen der Vielseitigkeit ihrer Bestandteile unmöglich aus Mesoblastelementen (auch unter Zuhilfenahme von Nierengewebe) allein abgeleitet werden können. Man versteht sie aber, wenn man sie als Teratome auffaßt. Schwieriger zu deuten sind die mit quergestreiften Muskeln untermischten Sarkome des Uterus und der Vagina. Hier läßt sich in der Tat die Auffassung vertreten, daß sie aus verlagerten Mesoblastelementen entstehen.

Alle andern Geschwülste sind auf die aus dem Dreikeimblätterzustand sich differenzierenden einzelnen Zellarten zurückzuführen. Aber nur wenige von ihnen liefern unter allen Umständen eine einheitliche Tumorform. Das tun nur die Zellen, die sich von vornherein so differenzieren, daß sie bis zu ihrem definitiven Zustand keine wesentlichen Veränderungen mehr durchmachen. Die aus ihnen abzuleitenden Geschwülste werden, mögen sie früher oder später entstehen, in der Hauptsache stets das gleiche Aussehen haben.

Die übrigen Zellen aber, die sich von der Zeit ihrer ersten Anlage bis zu ihrer vollen Ausbildung teils selbst noch umgestalten, teils erst allmählich den Aufbau zum charakteristischen Gewebe vollziehen, werden verschieden beschaffenen Neubildungen ihren Ursprung geben können. Die Tumoren werden bald den früheren, bald den späteren Entwicklungsstadien der Zellen- und Gewebeart entsprechen. So kennen wir Rhabdomyome, deren Zellen die frühembryonalen Stufen der Muskulatur wiedergeben, andere mit vorwiegend spindeligen Elementen, wieder andere, in denen zwar schon durchweg Muskelfasern vorhanden sind, aber doch noch überall die fötale Röhrenform aufweisen.

Ähnlich verhält es sich mit den Geschwülsten des Bindegewebes. Auch sie sind nach dem Zeitpunkt ihrer Genese verschieden. Der typische Tumor der frühembryonalen Bindesubstanz ist das Myxom, das deren schleimgewebigen Charakter wiedergibt. Die Neubildung der späteren und zum Teil auch noch (z. B. bei den Osteosarkomen) der jüngeren postfetalen Entwicklungszustände ist das Sarkom und die Geschwulst des dem definitiven Zustande nahen Bindegewebes ist das Fibrom.

Als weiteres Beispiel diene das Adenom der Mamma. Wir kennen einerseits das dem normalen Zustande der Drüse angenäherte Adenom mit läppchenförmigem Bau und röhrenförmigen Drüsenverzweigungen mit azinusähnlichen Endanschwellungen und andrerseits den Tumor mit spaltenförmig erweiterten Gängen, das Zystadenom. Das erstere entspricht den späteren Entwicklungsstadien der Mamma, das letztere den früheren. Außerdem gibt es Übergangszustände zwischen beiden. Auch die in den einzelnen Organen wechselnden Formen von Karzinomen lassen sich wenigstens zum Teil aus den früheren oder späteren Bildungszuständen des Epithels, aus denen sie hervorgingen, verständlich machen.

Eine besonders lange und vielgestaltige Umbildung macht das Zentralnervensystem von seiner ersten Anlage in der Rückenfurche bis zum fertigen Gehirn und Rückenmark durch. Die Zellen wechseln ihre Formen, ihre Lagerung und gegenseitige Anordnung, und allen diesen Bildungsstadien können Geschwülste entsprechen, deren häufigste das Gliom, die Neubildung der fast bis zu Ende differenzierten Stützsubstanz, ist. Aus der definitiven Glia geht der Tumor freilich nicht hervor. Seine Zellen unterscheiden sich durch ihre Größe, deutliche Sichtbarkeit des Protoplasmas und Zahl von denen der normalen Glia, aber sie stehen diesen immerhin nahe. Sie verhalten sich ähnlich wie die Gliazellen der späteren embryonalen Entwicklungszustände oder der entzündlichen und regenerativen Wachstumsvorgänge. Aber auch die eigentlichen Gliome sind untereinander wieder mannigfaltig verschieden. Wir kennen solche mit deutlich ausgebildeten und gleichmäßig verteilten Spinnenzellen, andere mit großen, protoplasmareichen, ganglienzellenähnlichen Elementen, wieder andere mit reichlicher, feinfibrillärer Zwischensubstanz und kleineren, oft spindelig ausgezogenen Zellen, die den in Zügen angeordneten Fibrillen (wie in einem feinfaserigen Fibrom) parallel liegen, endlich Gliome, die fast nur aus Zellen zusammengesetzt sind, also wenig Fibrillen aufweisen und dementsprechend einen sarkomähnlichen Bau haben. Die Zellen können aber auch hier wieder mehr rund oder ausgesprochen spindelig sein. Man nennt diese Tumoren gern Gliosarkome. Das ist aber nicht richtig, die Bezeichnung Sarkom sollte den Tumoren bindegewebiger Abkunft vorbehalten bleiben. Man spricht also richtiger von einem zellreichen Gliom oder einem Glioblastom. Auch alle diese Variationen der Gliome macht man am besten dadurch verständlich, daß man sie auf frühere

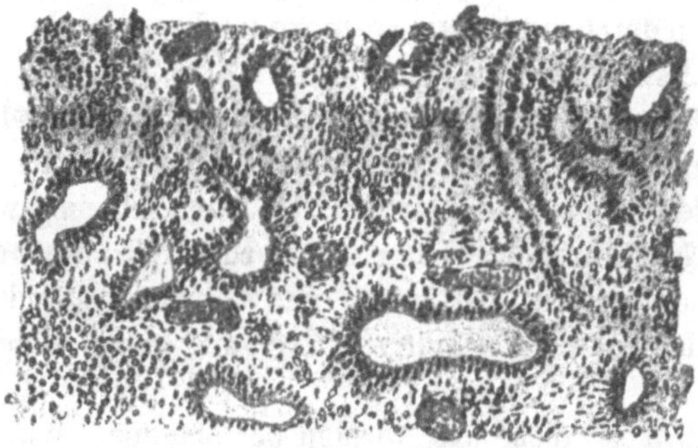

Fig. 1.

oder spätere Bildungszustände der als solcher schon in Differenzierung begriffenen Glia bezieht. Je zellreicher die Neubildung ist, um so weiter wird sie im allgemeinen in ihrer Entstehung zurückliegen, je mehr Fibrillen vorhanden sind (z. B. in den Neubildungen auf der Innenfläche der Ventrikel), um so später dürfte sie zur Entwicklung gekommen sein. Es wird sich hier ähnlich wie mit den Sarkomen und den Fibromen verhalten.

Sind nun alle diese im eigentlichen Sinne als Gliome zu bezeichnenden Tumoren ihrer Genese nach in die mittleren oder späteren Stadien der Entwicklung des Zentralnervensystems zu verlegen, gehen sie aus Gliazellen hervor, die sich dem definitiven Zustand schon annäherten und ihm bei ihrem Wachstum innerhalb der Geschwulst noch ähnlicher, wenn auch niemals gleich wurden, so gibt es andere Neubildungen, die teils in die früheren, teils in die ersten Zeiten der Entwicklung zurückreichen. Dahin rechne ich zunächst einen Tumor, der in den Beginn der Bildung des Nervensystems zu verlegen ist. Er fand sich in der linken Großhirnhemisphäre eines jüngeren Mannes, hatte die Größe eines mittleren Apfels und war rings von erweichter weißer Substanz begrenzt. Er hatte eine ziemlich feste Konsistenz, eine etwas knollige Oberfläche und eine rote, teils durch Hyperämie, teils durch Hämorrhagie bedingte Farbe. Seine im übrigen gleichmäßige Schnittfläche ließ auf seine mikroskopische Zusammensetzung keinen sicheren Schluß zu. Die Diagnose hatte auf Tumor der linken Hemisphäre gelautet, eine Lokalisation war aber nicht möglich, und ein operativer Eingriff blieb bei dem tiefen Sitz des Tumors erfolglos.

Die Geschwulst zeigte mikroskopisch einen vielseitigen Aufbau. Aber da es sich um eine durchweg weiche, zellige Struktur handelte, in der nur die Art und Anordnung der Zellen vielfach wechselte, ohne daß sich die verschiedenen Bestandteile scharf voneinander trennten, konnten die Einzelheiten für das bloße Auge nicht hervortreten.

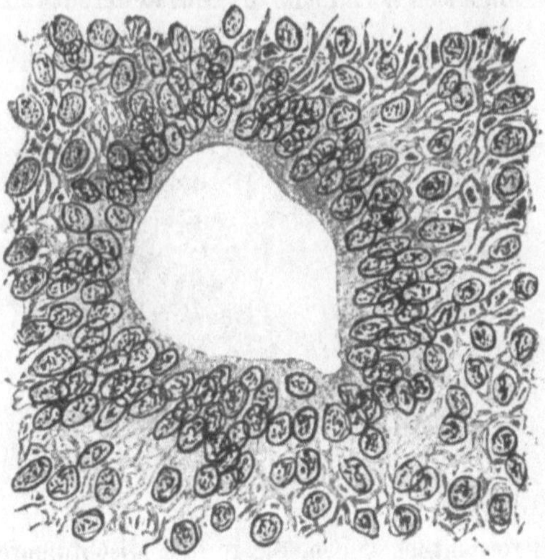

Fig. 2.

Es fanden sich zunächst einmal kleinere und größere Abschnitte weicher, embryonaler Glia, ähnlich wie wir sie in Teratomen zu sehen gewohnt sind. Sie gingen allmählich oder rasch über in andere Bezirke, in denen in der weniger reichlichen Glia allerlei runde oder ovale oder vielgestaltige und kanalförmige, meist enge Hohlräume (Textfig. 1) hervortraten, die mit einem immer scharf abgesetzten, außen in das Zwischengewebe sich verlierenden Epithel ausgekleidet waren. Dessen Zellen (Textfig. 2) waren meist geschichtet, zylindrisch, ihr Protoplasma löste sich in die feinen Fibrillen der umgebenden Glia auf. Diese Bilder sind uns aus Teratomen und Gliomen ausreichend bekannt. Sie entsprechen den Anlagen des embryonalen Zentralkanales und der Hirnventrikel, die sie auskleidenden Zellen sind als Spongioblasten die Elemente, aus denen die Glia hervorgeht.

Alle diese Hohlräume fanden sich in dem Tumor in kleineren und größeren, sich aber in die Umgebung verlierenden Feldern reichlicher miteinander vereinigt

(Textfig. 1). Sie waren bald in allen Einzelheiten sehr schön ausgeprägt, bald auch nur rudimentär entwickelt und so mannigfach untereinander gemischt. Während nun zwischen ihnen gewöhnlich eine weiche, mehr aus spongiösem Protoplasma gebildete oder eine feinfibrilläre Glia vorhanden war, die sich gern in Zugform anordnete und dann statt rundlicher längliche Kerne aufwies, fanden sich andere Bezirke mit sehr dichtgedrängten, vorwiegend runden Kernen, zwischen denen nur sehr wenig Protoplasma vorhanden war. In diesen Feldern traten hier und da Lumina auf (Textfig. 3), um die herum die Kerne sich noch dichter anordneten und so einen Kranz bildeten, der nach außen ohne Grenze in das zellreiche Stroma überging, während innen ein radiär gestreifter Saum von Protoplasma das Lumen umgab. Auch hier lagen zentralkanalähnliche Bildungen vor, nur daß die übrigen Zellen sich noch nicht zur Glia weiterentwickelt hatten. Diese

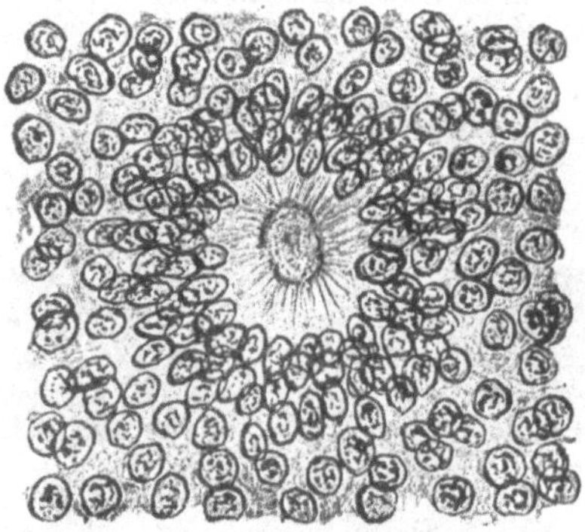

Fig. 3.

Befunde ähneln außerordentlich denen, die in den Mischtumoren der Niere vorkommen und von mir, wie erwähnt, dort auch auf nervöse Bestandteile bezogen wurden.

Solche zelligen Bezirke gingen nun einerseits über in die gliösen Abschnitte andrerseits in jene Felder mit den zahlreichen Hohlräumen und manchmal auch in Gebiete, die sich, von vielen Gefäßen abgesehen, lediglich aus runden, protoplasmareicheren Zellen zusammensetzten, so daß ein ähnlicher Aufbau wie in einem reinen Rundzellensarkom zustande kam (Textfig. 4). Auch diese Elemente sind zweifellos gliöser Natur, sie sind durch Übergänge mit der gewöhnlichen Glia wie auch mit jenen dichtgedrängten Zellmassen verbunden.

Die Glia war aber auch noch an andern Stellen des Tumors ungewöhnlich zellreich, hier aber aus vorwiegend länglichen, spindelzellenähnlich aneinandergelagerten Elementen aufgebaut, so daß die Struktur der eines sogenannten Gliosarkoms glich.

Zu allen diesen mannigfaltigen Bildern kamen nun noch viele Verschiedenheiten im Aufbau der epithelähnlich angeordneten Bestandteile. Zwischen den deutlich zentralkanalähnlichen Hohlräumen und unabhängig von ihnen fanden sich andere, in denen ein helles, einfaches, kubisches oder leicht zylindrisches Epithel die Lumina umgab und sich nach außen gegen die Glia deutlich absetzte. Solche Bildungen entsprachen dem weiter vorgeschrittenen Zustande der Hirnventrikel und ihrem einschichtigen Ependym auch insofern, als die Glia in ihrer Umgebung gewöhnlich faseriger, also weiter differenziert war und so um jene Räume konzentrisch herumzog.

Um wieder andere Öffnungen zeigte das kubische Epithel teilweise oder ausgedehnter eine meist freilich nur wenig hervortretende Schichtung. Damit war ein Übergang gegeben zu völlig soliden, in Glia unvermittelt auftretenden oder zwischen jenen Hohlräumen zerstreuten, konzentrisch angeordneten Epithelhaufen (Textfig. 5), die sich ganz wie Abkömmlinge der Epidermis ver-

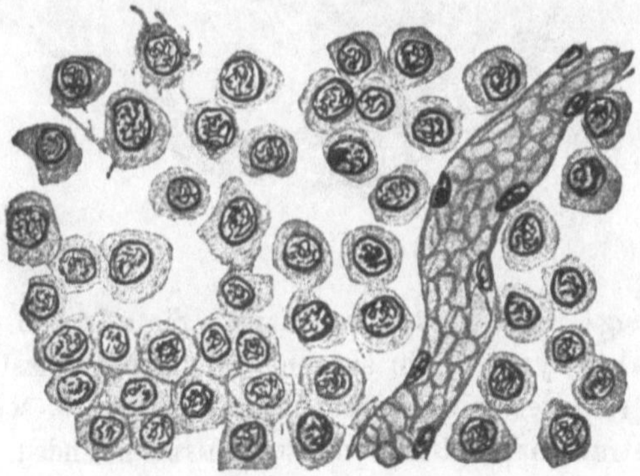

Fig. 4.

hielten. Das zeigte sich auch darin, daß die in der Mitte gelegenen Zellen oft eine mehr oder weniger weitgehende Verhornung aufwiesen. Zuweilen bestand der Zellenhaufen bis auf den äußersten Randabschnitt nur noch aus konzentrisch angeordneten Hornschuppen.

Außer allen den schon angeführten Epithelgebilden gab es nun noch zwei andere Formen. Die eine seltenere trat in kleinen, unregelmäßigen Hohlräumen auf, die in einem Abschnitt ihres Umfanges oder ringsum eine Auskleidung mit pigmentierten Zellen aufwiesen (Textfig. 6). Es handelte sich um einschichtige, regelmäßig polygonale und mosaikartig eng aneinandergelagerte, mit schwarzbraunen Farbstoffkörnchen versehene Zellen, die offenbar dem Pigmentepithel der Retina entsprachen. Wir kennen sie in dieser charakteristischen Form und Anordnung in den Augenanlagen der Teratome.

Die zweite Gruppe stellte Hohlräume dar, die ein zum Teil weiteres Lumen als die bisherigen besaßen, durchschnittlich rundlich waren und einen homogenen, manchmal leicht streifigen Inhalt besaßen (Textfig. 7). Sie waren mit einem schönen, regelmäßigen Zylinderepithel ausgekleidet, das stellenweise hügelähnlich sich so stark vorwölbte, daß die Höhe der Zellen ihre Breite um das Zehnfache und mehr übertraf. Der homogene Inhalt mußte als Sekretionsprodukt der Epithelauskleidung aufgefaßt werden.

Die Deutung dieser Zysten oder besser gesagt ihres Inhaltes macht einige Schwierigkeiten. Wir wissen allerdings, daß auch in andern Gliomzysten eine

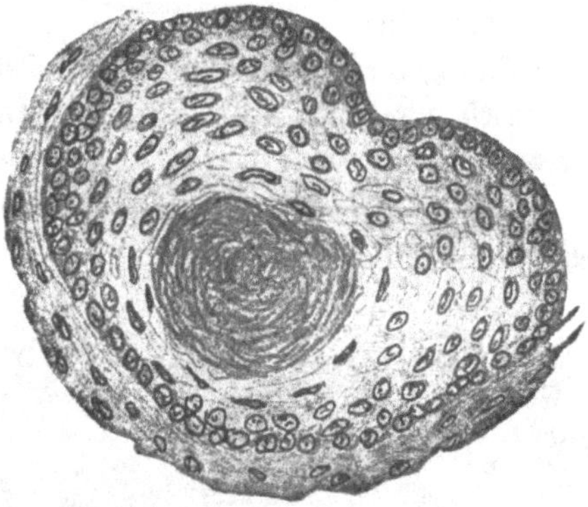

Fig. 5.

gallertige, schleimige Masse vorkommen kann. Sie war z. B. vorhanden in der großen, von Paul Prym beschriebenen, mit Spongioblasten ausgekleideten Zyste, aber man erwartet in Gliomen im allgemeinen kein schleimiges Produkt. Im normalen Zentralkanal und in den Hirnventrikeln finden wir davon nichts,

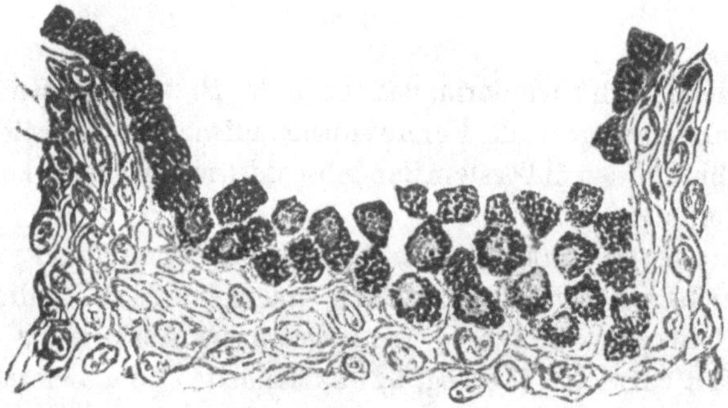

Fig. 6.

nud auch in den Zysten der Gliome liegt meist nur eine dünne Flüssigkeit. Aber wir kennen einen Ort, an dem vom Gehirn abstammende Zellen eine homogene Masse erzeugen, das ist das embryonale Auge. In ihm bildet sich der retinale Glaskörper als ein Produkt der Retinazellen, und so haben wir wahrscheinlich in jenen gallerterfüllten Räumen unseres Tumors und anderer entsprechender Neubildungen Analoga des glaskörperbildenden Retinahohlraumes zu erblicken.

Damit sind die wesentlichsten Bestandteile des Tumors geschildert. Es handelt sich bei ihnen lediglich um Derivate des äußeren Keimblattes, und zwar mit Ausnahme der im ganzen spärlichen epidermidalen Elemente nur um Bildungen des werdenden Zentralnervensystems und des von ihm abstammenden Auges, um Glia in verschiedenen Entwicklungszuständen, um hirnventrikelähnliche Hohlräume und um Retinaanlagen. Alle diese Teile werden in ähnlicher Form auch in Teratomen angetroffen, aber damit haben wir es hier nicht zu tun. Es fehlen alle andern Gewebsarten, die wir in derartigen Neubildungen voraussetzen müssen und die z. B. in dem von Saxer [1]) aus dem 3. Ventrikel beschriebenen Tumor vorhanden waren, dessen nervöse Abschnitte im übrigen

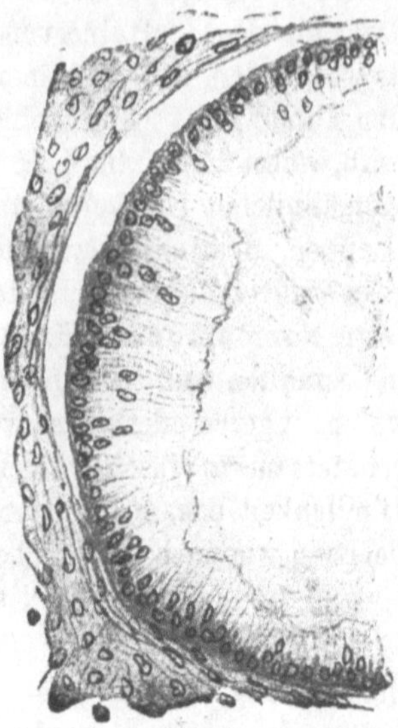

Fig. 7.

mit denen des unsrigen auffallend übereinstimmten. Es besteht also keine Veranlassung, daran zu denken, daß in unserem Falle ein Teratom vorläge, in dem durch einseitiges Wachstum nur das Nervensystem zur Ausbildung gekommen wäre. Diese Erklärung wäre gesucht, während sich die Geschwulst leicht dadurch verständlich machen läßt, daß man annimmt, sie sei aus Elementen der ersten Anlage des Nervensystems, der Rückenfurche, hervorgegangen, die zwar noch fähig waren, vereinzelte epidermidale Bildungen zu erzeugen, die aber in der Hauptsache Produkte des werdenden Nervensystems lieferten. Es fragt sich nun, wie man den Tumor nennen soll. Insofern es sich überwiegend um gliabildende Spongioblasten handelt, kann man von einem Spongioblastom sprechen, insofern aber auch, in der Anlage der Retina, Neuroblasten eine Rolle spielen, kann man die Neubildung auch als Spongio-Neuroblastom bezeichnen.

[1]) Zieglers Beitr. Bd. 20.

Dieser Geschwulst schließen sich zwanglos zunächst Neubildungen an, die ihrer Genese nach nicht ganz so weit zurückliegen und nicht so vielgestaltig sind, sondern sich nur aus Bestandteilen des schon in Bildung begriffenen Zentralnervensystems aufbauen. Sie bestehen in der Hauptsache aus jenen zentralkanal- und ventrikelähnlichen Bildungen, zwischen denen und aus denen sich eine noch wenig vorgeschrittene Glia entwickelt. Eine derartige Neubildung haben Muthmann und Sauerbeck[1]) beschrieben, bei denen sich viele weitere Literaturangaben finden. Es handelte sich um einen gelappten Tumor des 4. Ventrikels, dessen Oberfläche und dessen tief in das Innere hineinreichende Spalten und Kanäle so mit Epithel bekleidet waren, wie es bei den embryonalen Anlagen der Hirnhöhlen der Fall ist. Aus diesem Epithel ging die kompakte zellige Substanz der Geschwulst ebenso hervor wie die des Zentralnervensystems aus dem Zellbelag der Hirnhöhlen. Einen entsprechenden, aber in seinen Einzelheiten doch wieder manches Besondere zeigenden Tumor habe ich in meiner Geschwulstlehre (S. 456) kurz geschildert. Auch er saß, walnußgroß, im 4. Ventrikel und war auf seiner Oberfläche von einem ependymähnlichen Epithel überzogen. Er zeigte aber keine makroskopisch sichtbaren Lappen, Spalten oder Hohlräume, sondern nur unter dem Mikroskop als besonders charakteristische Elemente rosettenähnliche, mit kleinem Lumen versehene Formationen, die aus langgestreckten, ungleichmäßig zylindrischen Zellen bestanden und in hübscher radiärer Anordnung die kleinen, rundlichen oder ovalen, engeren oder etwas weiteren Öffnungen umgaben und so nach allen Seiten, aber stets nur in einschichtiger Lage ausstrahlten. Gerade durch diese letztere Eigentümlichkeit bekam der Tumor ein besonderes Gepräge. Denn in den bisher beschriebenen wie auch in der oben zuerst besprochenen Geschwulst war das Epithel, wo es Lumina begrenzte, so geschichtet, wie es beim Embryo in den Hirnhöhlen der Fall ist.

Die Hohlräume waren (a. a. O. Fig. 358) alle ringsum abgeschlossen, Kanäle oder von der Oberfläche ausgehende spaltförmige oder röhrenförmige Einsenkungen fanden sich nicht. Das Epithel setzte sich immer gegen die Öffnungen in scharfer Linie ab, außen löste sich das Protoplasma in weiche Fortsätze auf, die sich mit denen der zunächst angrenzenden, genetisch gleichartigen Zellen mischten und mit ihnen eine noch rudimentäre Glia bildeten. Aber diese frühembryonalen Gliazellen gingen weiter außen doch wieder in eine epithelähnliche Lagerung über, indem sie, geschichtet nebeneinander angeordnet, sich saumförmig senkrecht an die Blutgefäße anlehnten und sie mehr oder weniger regelmäßig, aber in scharfer Grenze gegen ihre Wand umgaben. So kamen Bilder zustande, wie sie in ähnlicher Weise auch von Muthmann und Sauerbeck beschrieben wurden. Geht man nun von den Blutgefäßen aus, so kann man den Bau des Tumors auch auf folgende Weise klarmachen. Die zahlreichen weiteren und engeren Gefäße wurden von radiär zu ihrer Wand gestellten, epithelähnlich vereinigten, länglichen Zellen um-

---

[1]) Zieglers Beitr. Bd. 34.

geben, die sich an der von ihnen abgewandten Seite in mehr gleichmäßig verteilte, gliabildende Elemente auflösen. Diese ihrerseits gruppierten sich vielfach wieder um kleine Lumina, indem sie sich in regelmäßiger radiärer Lagerung rosettenförmig anordneten. Sehr schön (Textfig. 8) waren alle diese Verhältnisse in einem andern mir nur in einigen mikroskopischen Präparaten zur Verfügung stehenden Tumor zu erkennen. Die radiäre Stellung geschichteter zylindrischer Zellen um die Blutgefäße trat außerordentlich klar hervor und wurde dadurch noch deutlicher, daß die Zellreihen sich von der Gefäßwand vielfach abgelöst hatten, so daß ein Spaltraum zustande gekommen war. Das übrige Gewebe zwischen den epithelumsäumten Gefäßen wies sehr viel zahlreichere Rosetten auf, als der eben beschriebene Tumor. An manchen Stellen lag eine solche Rosette neben der andern, kaum daß sich dazwischen einige Gliazellen einschoben. Die radiär um die kleinen Öffnungen gestellten Zellen hatten den Kern durchweg an der Außenseite, so daß um das

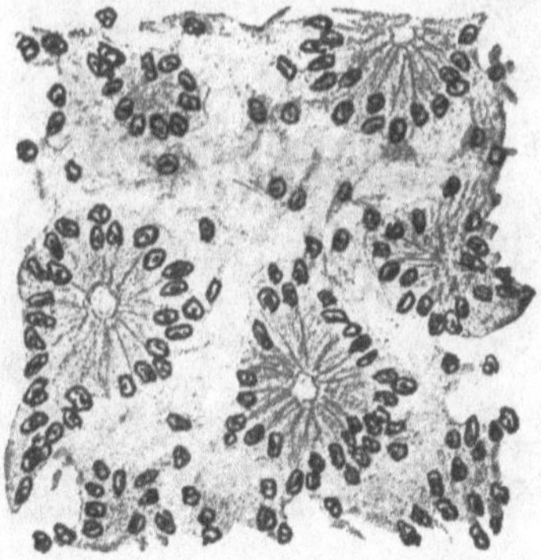

Fig. 8.

Lumen jedesmal ein kernfreier, radiär in die einzelnen Zellen gesonderter Saum herumging, der bei schwacher Vergrößerung hell erschien und die Rosetten als helle Fleckchen auffallend hervortreten ließ.

Jene enge Beziehung zu den Gefäßen läßt sich in den hierher gehörenden und verwandten Tumoren auch sonst oft nachweisen, so besonders deutlich in dem von P. Prym[1]) beobachteten Sakraltumor, in dem die radiär ausstrahlenden Zellen völlige Mäntel um die Blutgefäße bildeten. In den voll entwickelten Gliomen ist ein solches Verhalten manchmal noch daraus zu entnehmen, daß die Gliafibrillen sich in sehr dichter Lagerung an die Gefäßwände ansetzen und dann erst allmählich in das lockere Gefüge der übrigen Glia übergehen. Ein dementsprechendes früheres Stadium sah ich in einem Gliom der Medulla, in dem im ganzen noch eine weiche zellige, embryonale Glia ohne Hohlräume vorhanden war, in dem sie aber um die Gefäße herum schon eine hell erscheinende Zone feinster, nach allen Seiten abgehender Fibrillen erzeugt hatte.

[1]) D. med. Wschr. 1913, S. 141.

In allen solchen Geschwülsten sind die Zellen, aus denen sich das Gewebe entwickelt und aufbaut, als Spongioblasten zu bezeichnen und die Neubildungen dementsprechend als Spongioblastome. Auch der von P. Prym beobachtete Tumor gehört hierher.

Wieder späteren Entwicklungszuständen entsprechen die Geschwülste, in denen eine schon deutlich ausgeprägte Glia das Feld beherrscht, in denen aber außerdem einzelne oder viele mikroskopisch kleine oder zu makroskopischen Zysten erweiterte Hohlräume mit einschichtiger epithelialer Auskleidung zu finden sind. Das Epithel dieser Lumina verhält sich ganz so wie das Ependym der Ventrikel des ausgebildeten Gehirns, es ist innen scharf abgegrenzt, außen verliert es sich in die gliöse Grundsubstanz. Derartige Geschwülste wurden mehrfach beschrieben. Ich selbst habe über ein erbsengroßes Gliom berichtet [1]), das in

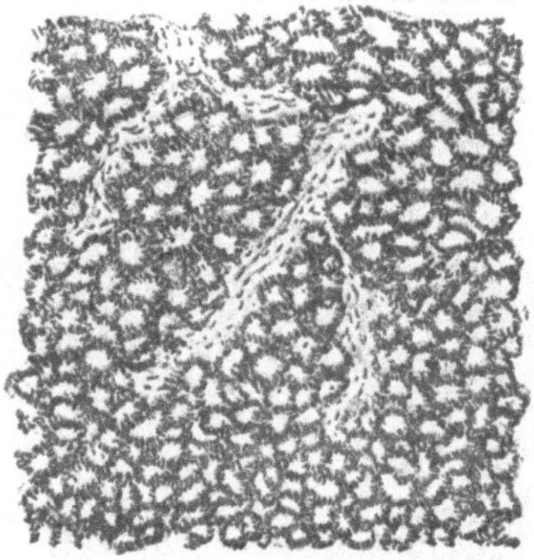

Fig. 9.

der weißen Substanz des linken Großhirns eines Erwachsenen saß und in den durch die Mitte gehenden Schnitten über 30 zerstreut liegende Hohlräume erkennen ließ (s. die Abbildung a. a. O. und die Geschwulstlehre Fig. 361).

An alle diese mit ventrikelähnlichen Hohlräumen versehenen Tumoren lassen sich andere anreihen, die durchweg ein dichtes Gefüge haben, aber in der Anordnung ihrer Zellen hier oder dort in größerer oder geringerer Ausdehnung an eine epitheliale Anordnung erinnern (Textfig. 9 u. 10). In besonders auffallender Weise zeigt das eine Neubildung, die ich bei einem Erwachsenen am vorderen Umfange des 3. Ventrikels auffand, ohne eine genetische Beziehung zu bestimmten normalen Bestandteilen feststellen zu können. Das Gewebe zeigte in dem größten Teil der Geschwulst ein höchst eigenartiges Aussehen. Bei schwacher Vergrößerung (Textfigur 9) sah man gleichmäßig verteilte kleine, im ganzen rundliche, doch auch ovale, eckige und unregelmäßiger geformte Felder, die durch zellige Septa so voneinander getrennt wurden, daß ein zierliches, dunkles Netzwerk entstand. Einzelne

[1]) Ztlbl. f. path. Anat. Bd. 21.

schmale, leicht faserige, kernarme Züge mit Gefäßen zogen durch das Ganze hindurch.

Bei starker Vergrößerung (Textfig. 10) erwiesen sich die hellen Felder aus einer äußerst feinfibrillären Masse zusammengesetzt, die sich nur sehr wenig färbte und am Rande der hellen Bezirke zwischen die hier befindlichen Kerne bzw. in das zwischen diesen vorhandene spärliche Protoplasma der ringsum angeordneten Zellen verlor. Diese ließen sich nicht gegeneinander abgrenzen, man sah zwischen den Kernen, die eng aneinander und übereinander lagen, nur das helle, geringfügige Protoplasma. Die Kerne lagen nicht völlig regelmäßig, doch im ganzen so, daß sie sich radiär um die feinfibrillären Felder herumstellten. Die so entstehenden Septa waren seltener nur von einer Kernreihe, meist von zweien oder mehreren

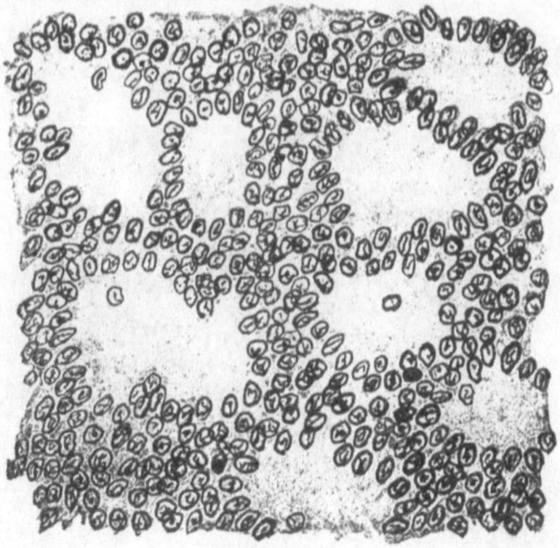

Fig. 10.

gebildet, und im Innern der breiteren Abschnitte lagen die Kerne mehr unregelmäßig durcheinander. Einzelne befanden sich auch zwischen jenen feinen Fibrillen.

Die Bilder erinnern durchaus an die Befunde in den seltenen Geschwülsten der Nebenniere, deren ersten H. Küster[1]) auf meine Veranlassung beschrieben hat. Man vergleiche die Textfiguren 9 und 10 mit den Abbildungen 343 und 344 meiner Geschwulstlehre. Ich hatte diese Geschwülste anfänglich auch als Gliome gedeutet, aber es ist durch die neueren Untersuchungen besonders von Herxheimer[2]) wahrscheinlicher geworden, daß es sich bei den Fibrillen der Nebennierentumoren um Ausläufer von Neuroblasten handelt, und daß die Tumoren deshalb Neuroblastome genannt werden müssen. In dem hier besprochenen Falle sind die Fibrillen als Gliabestandteile anzusehen. Das ergibt sich aus dem

[1]) Virch. Archiv Bd. 180.
[2]) Zieglers Beitr. Bd. 57.

Verhalten der übrigen Geschwulstabschnitte. In ihnen nämlich wird jene zierliche, felderförmige Anordnung immer undeutlicher, die hellen Fleckchen werden kleiner, manchmal lang ausgezogen und verschwinden schließlich in einer zelligen Substanz, die sich so aufbaut wie ein zellreiches Gliom, dessen Zellen noch das embryonale, weiche, nicht fibrilläre Protoplasma zeigen. Es sind vorwiegend die Randabschnitte, die diese Umgestaltung erkennen lassen und zugleich die Art des Wachstums der Neubildung verraten. Die Zellen des Glioms verlieren sich in schmaler Zone infiltrierend in die anstoßende Gehirnsubstanz.

Wir haben es also mit einem Gliom zu tun, in dem die Zellen keine Lumina mehr bilden, sich aber noch epithelähnlich zusammenlagern. Sie sind schon alle nur nach einer Richtung, nur als Gliazellen differenziert, Neuroblasten lassen sich nicht unterscheiden. Immerhin sind Glia und Neuroblasten genetisch in letzter

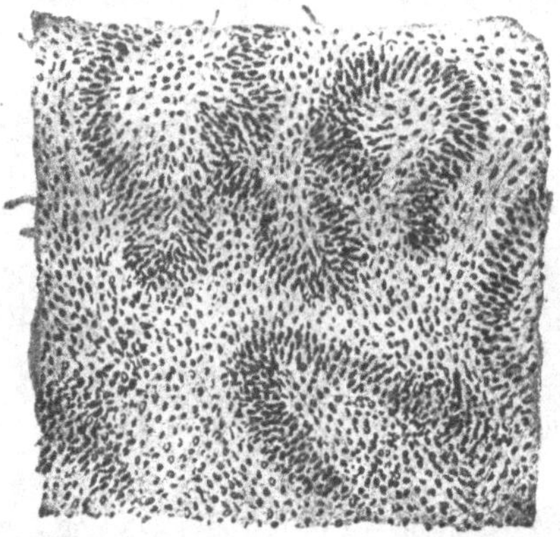

Fig. 11.

Linie identisch, und ihre fibrillären Ausläufer werden sich in frühen Entwicklungsstadien auch in Geschwulsten kaum voneinander trennen lassen. Eine Unterscheidung solcher Tumoren in Glio- und Neuroblastome wird sich daher nicht immer durchführen lassen. Daher kann man sich vorstellen, daß es Geschwülste gibt, bei denen es in das Belieben des einzelnen gestellt ist, ob er sie mit dem einen oder dem andern Namen belegen will. Die gemeinsame Bezeichnung könnte auch hier wieder Spongioblastom sein und um so mehr der Benennung Gliom Platz machen, je reichlicher und dichter die Fibrillen ausgebildet sind.

Einen so auffallend gebauten Tumor wie den eben beschriebenen habe ich nicht wieder gesehen Aber in einem sehr dichtzelligen, sarkomähnlichen Gliom fand ich in kleineren Abschnitten Verhältnisse. die an jene Fibrillenfelder erinnerten. Nur waren diese kleiner, so daß sie bei schwacher Vergrößerung nur eben als Fleckchen erschienen, aber sie waren sehr zahlreich und oft reihenweise so angeordnet, daß man den Eindruck eines wellenförmigen Aufbaues des Gewebes bekam.

Auch sonst sieht man gelegentlich in Gliomen eine epithelähnliche Lagerungsweise. So gibt die Textfig. 11 einen zellreichen Tumor mit weicher, noch wenig fibrillärer Glia wieder, in dem in bandförmigen, gebogenen, verschlungenen Figuren die Zellen parallel nebeneinander geschichtet sind, und zwar so, daß ihre Längsachse und die ihrer Kerne quer zum Verlauf der Bänder steht, die wegen ihrer

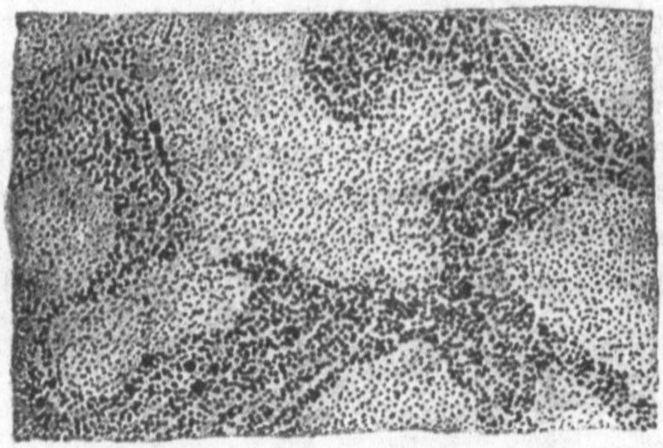

Fig. 12.

Dichtigkeit dunkel hervortreten. Beiderseits gehen sie in die noch rudimentäre Glia uber. Irgendwelche Hohlräume sind in dem Tumor nicht zu finden, auch tritt eine Beziehung der Zellbänder zu den Gefäßen nicht hervor. Es handelt sich also nur darum, daß in der noch frühen embryonalen Stadien entsprechenden Glia die Zellen zweierlei Entwicklungszustände darbieten, einerseits die etwas weiter

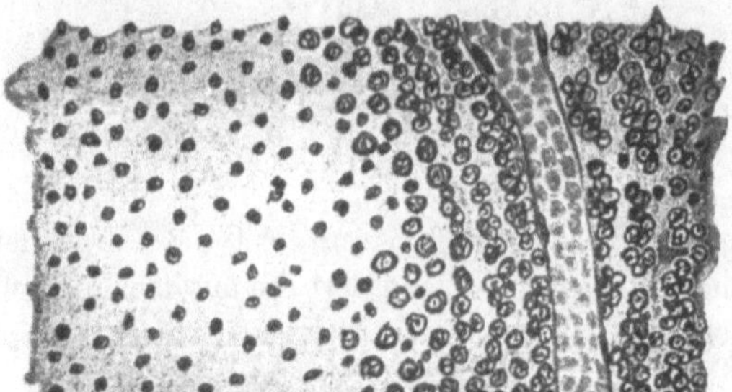

Fig. 13.

zurückliegende epithelähnliche Anordnung und andrerseits die zwar schon etwas weiter vorgeschrittene, aber doch noch wenig ausgeprägte Glia.

Wieder etwas späteren Entwicklungsstadien dürfte der Tumor zugerechnet werden, dem die Textfiguren 12 und 13 entnommen sind. Auch hier finden sich zweierlei Strukturverhältnisse. Bei schwacher Vergrößerung treten dunklere, in breiteren und schmaleren, sich netzförmig verbindenden Zügen aufgebaute Zellenmassen hervor, die in sich wieder in kleineren Feldern gruppiert sind und die Gefäße umgeben. Die Zellen sind hier voneinander nicht abgegrenzt, ihre Kerne liegen haufen- und reihenweise näher zusammen. Sie sind wesentlich größer als in den übrigen Teilen des Tumors, die sich durch hellere Beschaffenheit von den dunkleren Zügen deutlich abheben. Hier liegen in einer kaum angedeutet fibrillären, gemeinsamen, protoplasmatischen Substanz kleinere Kerne in weiteren Abständen gleichmäßig verteilt. Die helleren Bezirke gehen in die dunkleren dadurch über, daß sich die beiderseitigen Kerne bzw. Zellen miteinander mischen. In diesem Tumor haben wir also die Glia in einem zwar noch primitiven Entwicklungszustande vor uns, aber von einer eigentlichen epithelialen Anordnung ist doch nicht mehr die Rede. Immerhin erinnert die perivaskuläre Lagerung der dunkleren Elemente und ihre gruppen- und reihenweise Kernstellung an die Spongioblastome mit ihrer um die Gefäße radiär ausstrahlenden epithelialen Struktur. Wie dort die epithelähnlich

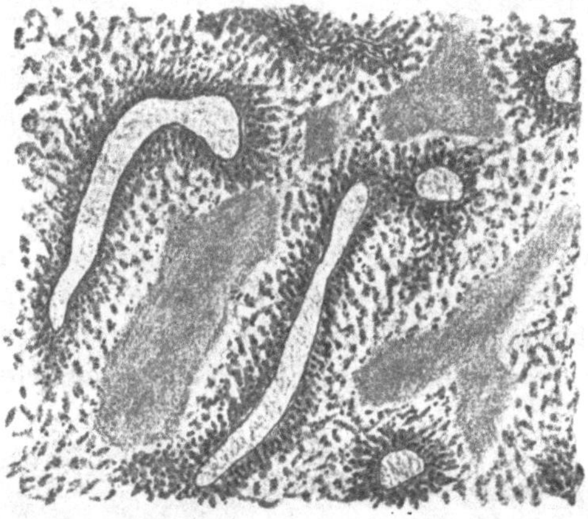

Fig. 14.

vereinigten und hier die großkernigen, um die Gefäße liegenden Zellen die entwicklungsgeschichtlich jüngeren, so sind dort die aus dem Epithel hervorgehenden, hier die kleinerkernigen, etwas weiter vorgeschrittenen Gliazellen die älteren Elemente.

Nun bleibt endlich noch ein Tumor zu besprechen, über dessen klinisches Verhalten A. Westphal[1]) schon mit der Angabe berichtet hat, daß ich über den histologischen Befund weitere Mitteilungen machen würde.

Wie die Textfig. 14 zeigt, lassen sich drei verschiedene Gebiete unterscheiden: um die Gefäße herum ein dunkler Kranz dichtgedrängter Zellen, die allmählich in hellere Abschnitte mit weiter auseinander liegenden Elementen übergehen. Diese helleren Gebiete füllen aber den Raum zwischen den zellenumhüllten Gefäßen nicht ganz aus, in ihnen finden sich vielmehr unregelmäßige, längliche, manchmal spaltförmige Lücken, die mit einer hyalinen Masse ausgefüllt sind.

[1]) D. med. Wschr. 1915, S. 1567.

Bei starker Vergrößerung (Textfig. 15) sind die perivaskulären Elemente so beschaffen wie die großen, protoplasmatischen Gliazellen, die wir in Gliomen oft antreffen und aus denen diese Geschwülste manchmal vorwiegend bestehen. In den hellen Bezirken gehen sie über in ausgesprochene Spongioblasten, d. h. in ein protoplasmatisches Netzwerk, dessen zellige Knotenpunkte einen oder mehrere Kerne enthalten. Daran schließt sich die homogene Substanz in der Weise an, daß sie zunächst zwischen den Spongioblasten in schmalen Streifen auftritt, um dann sehr rasch zu größeren Massen zusammenzufließen, in denen einzelne zerstreute Zellen verteilt bleiben. Es handelt sich also nicht, wie in den zystischen

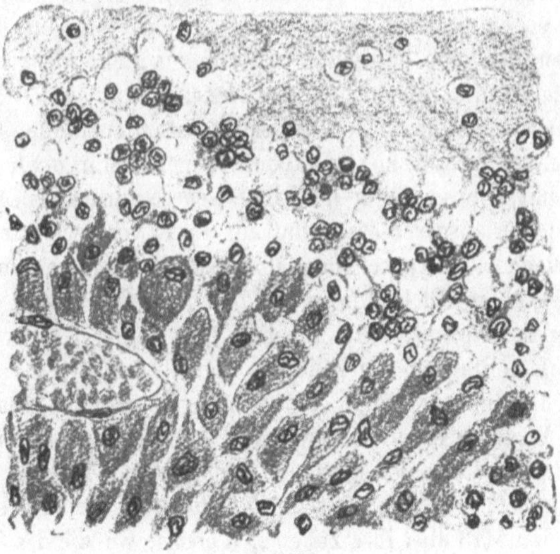

Fig. 15.

Gliomen und wie in dem zuerst beschriebenen Tumor, um epithelial ausgekleidete Räume, sondern um ein zwischen die Spongioblasten abgeschiedenes und hier unter Verdrängung der Zellen angehäuftes Produkt, das uns aber doch erst verständlich wird, nachdem wir die sekretorische Tätigkeit der Epithelzellen in jenen Räumen kennen gelernt und mit der Bildung des retinalen Glaskörpers in Parallele gesetzt haben.

Dieser letzte Tumor zeigt nun, was das Alter seiner verschiedenen Bestandteile angeht, in seinem Aufbau ein den früheren entgegengesetztes Verhalten. Dort waren die perivaskulären Zellen die jüngeren, die Spongioblasten bzw. die Gliazellen die älteren, hier sind umgekehrt die den Gefäßen anliegenden Elemente weiter vorgeschritten und schon zu Gliazellen geworden, während die übrigen noch sehr ausgesprochen den Bau der Spongioblasten zeigen. Dieses seltenere Verhalten lehrt, daß die Ausbildung der Zellen in den Tumoren nicht immer in der gleichen Weise vor sich geht.

Überblicken wir nun noch einmal die hier besprochenen Geschwülste und ziehen zum Vergleich heran, was sonst über die Gliome bekannt ist, dann kommen wir zu dem Ergebnis, daß die vielgestaltigen histologischen Verhältnisse, die uns bald von Spongioblastomen (Spongioneuroblastomen), bald von Glioblastomen oder Gliomen reden lassen, am leichtesten unter der Annahme verständlich werden, daß die Tumoren an verschiedenen Punkten des langen, von der Rückenfurche zum fertigen Zentralnervensystem führenden Weges entstanden sind. Daneben wird freilich auch der Ort, an dem sie auftreten, nicht ganz ohne Einfluß auf ihre Strukturverschiedenheiten sein. Bilden sie sich sehr früh, so werden Spongioblastome das Resultat sein, entstehen sie zu einer Zeit, in der die embryonale Glia schon reichlich entwickelt ist, so wird man auf Tumoren rechnen können, in denen sich eine epitheliale Anordnung nicht mehr oder doch nicht immer mehr findet, und kommen sie in den späteren Stadien der Hirnentwicklung oder auch in dem ausgebildeten Zentralnervensystem zustande, so werden wir es mit Gliomen im engeren Sinne zu tun haben. Je mehr embryonalen Charakter also die Neubildung hat, um so weiter muß ihre Genese zurückverlegt werden. Ich halte es wenigstens für ausgeschlossen, daß aus weiter vorgeschrittener, geschwulstbildender Glia wieder ausgesprochene embryonale Zustände hervorgehen können. Nur eine gewisse mäßige Rückbildung, die aber nie so weit geht, daß die Gewebe deutlich embryonale Beschaffenheit annehmen, ist in den Geschwülsten möglich. Es kann meines Erachtens in den Gliomen niemals wieder eine epitheliale Auskleidung von Hohlräumen, wie man es wohl angenommen hat, zustande kommen.

Eine andere Frage ist es, ob die mit ausgebildeter Glia versehenen Neubildungen unter allen Umständen in den späteren Zeiten der Entwicklung entstanden sein müssen. Man kann ja der Meinung sein, daß diese Geschwülste schon sehr frühzeitig angelegt seien, daß aber ihre Zellen sich ebenso wie die des Gehirns, dem sie angehören, fortentwickelt hätten. Diese Möglichkeit läßt sich von vornherein nicht in Abrede stellen, zumal wir wissen, daß die Furchungskugeln, aus denen die Teratome hervorgehen, eine Entwicklung durchmachen, die der des Körpers, dem diese Tumoren angehören, einigermaßen parallel geht, da wir ferner in der hier zuerst beschriebenen Neubildung zahlreiche Zellformen antrafen, die aus einer einzigen weiter zurückliegenden abgeleitet werden mußten. Ob aber auch Gewebskeime, die aus den schon in Differenzierung begriffenen einzelnen Zellarten ausgeschaltet wurden, sich ebenso wie diese zu ausgebildeten Elementen weiterentwickeln, ob also in unserem Falle geschwulstbildende Spongioblasten typische Gliome liefern können, das ist damit noch keineswegs entschieden. Keinesfalls ist ein solcher Vorgang die Regel. Sonst könnte es ja keine Geschwülste aus frühembryonalen Zellen, keine Spongioblastome geben. Zum mindesten müßtem an annehmen, daß die Tumoren teils so, teils anders wüchsen, daß sie teils embryonal blieben, teils die volle Ausbildung ihrer Gewebe erreichten. Man kann nicht sagen, daß eine derartige Vorstellung die Wahrscheinlichkeit für sich hat. Ich bin vielmehr der Meinung, daß die aus einzelnen Zellarten hervorgehenden Geschwülste im großen und ganzen den Zustand der Gewebe festhalten, den diese zur Zeit der Anlage der Neubildung besaßen. Damit sind natürlich geringere Umwandlungen im fortschreitenden Sinne nicht ausgeschlossen. Aber die Bedingungen, unter denen die Tumoren wachsen, sind einer solchen Entwicklung nicht günstig. Ihre volle Ausbildung erreichen die Zellen nur dann, wenn sie in normaler Weise in den Organismus eingefügt sind.

XII.

Zur Kenntnis der Endophlebitis hepatica obliterans[1]).

(Aus dem Pathologischen Institut des städtischen Krankenhauses Stettin.)

Von

Prosektor Dr. Oskar Meyer.

(Hierzu 9 Textfiguren.)

Nach der jüngsten über dieses Krankheitsbild in dem Zentralblatt f. Pathol. veröffentlichten Arbeit von Schmincke sind bisher im ganzen 30 Fälle von Endophlebitis hepatica obliterans mitgeteilt. Es handelt sich demnach um ein zweifellos sehr seltenes Leiden. Über das Wesen und die Ursache dieser Erkrankung besteht noch keine Klarheit. Schmincke[2]) und Hübschmann[3]) stimmen mit Chiari[4]) darin überein, daß es sich um eine selbständige Erkrankung der Lebervenen handelt, und zwar um eine primäre Proliferation der Intima mit sekundärer, teils parietaler, teils obturierender Thrombose, die sich gewöhnlich auf die Hauptlebervenenstämme konzentriert und zu deren mehr oder weniger vollständiger Verödung führt, in andern Fällen aber auch Veränderungen an mittleren und kleinen Lebervenenästen hervorruft.

Als die Ursache dieser Venenerkrankung wird von der Mehrzahl der Autoren (z. B. Eppinger, Lauge, Chiari, Lichtenstern, Kaufmann, Hübschmann, Schmincke) Lues angesprochen.

Andere (Frerichs, Hanski, Thran) nehmen für ihre Fälle an, daß eine primäre Entzündung der Leberkapsel auf die Lebervenenwand übergegriffen habe

[1]) Nach gemeinsamen Untersuchungen mit cand. med. Graßmann, gestorben für das Vaterland als Feldunterarzt zu Beginn des Krieges.

[2]) Ztlbl. f. Path. Bd. 25, 1914, S. 49.

[3]) Abhandlungen der K. Leop. Carol. deutschen Akad. d. Naturf., Halle a. S., Bd. 97, Nr. 16, 1912.

[4]) Zieglers Beitr. f. path. Anat. Bd. 26, S. 1. Hier sowie bei Schmincke und Hübschmann findet sich die einschlägige Literatur.

und sekundär eine Proliferation der Intima, die schließlich zur vollständigen Obliteration führte, hervorgerufen hat.

Rosenblatt sieht in einer partiellen interstitiellen Hepatitis während des intrauterinen Lebens die Ursache der Lebervenenobliteration.

Schüppel und Kretz erklären die Obliteration durch eine Veränderung der Gerinnungsfähigkeit des Blutes. Kretz zieht auch noch mechanische Momente heran. Er sieht in den Lebervenen gleichsam den Aufhängeapparat der Leber an der Vena cava, der durch äußere Einflüsse (Springen, Husten, Trauma) leicht geschädigt werden kann. Hierdurch will er vor allen Dingen die primäre Lokalisation des Prozesses an den großen Lebervenenstämmen erklären.

Schmincke dagegen gibt für die primäre Lokalisation gerade an den Hauptstämmen folgende Erklärung: An der Einmündungsstelle der Lebervenen in die untere Hohlvene muß normalerweise eine stärkere Wirbelbildung im Venenblut entstehen. Hierdurch werden die Wandungen der großen Lebervenen an den Einmündungsstellen stärker funktionell belastet als die der übrigen in der Leber verlaufenden Lebervenenäste. Addiert sich dann hierzu eine im Blut kreisende schädigende Noxe, so läge es auf der Hand, daß diese stärker in Anspruch genommenen Gefäßwandungen besonders zu infektiösen Lokalisierungen neigen.

Die Seltenheit der Erkrankung und die Unsicherheit über Ursache und Natur derselben, die, wie aus der kurzen Literaturübersicht hervorgeht, noch besteht, veranlassen mich, über zwei weitere Fälle zu berichten.

Fall 1. Im 1. Falle handelt es sich um einen 20jährigen Arbeiter, dessen Krankengeschichte kurz folgende ist:

Anamnese: 20 Jahre alter Arbeiter.

Seit Mitte Dezember 1913 allmähliches Dickerwerden des Leibes ohne wesentliche Beschwerden (leichtes Seitenstechen), arbeitsfähig bis 7. Januar. Aufnahme in das Krankenhaus. Status: Abdomen stark aufgetrieben, fühlt sich hart an. Keine Druckempfindlichkeit.

28. 1. Bauchpunktion: 4½ l (spez. Gew. 1016, Eiweiß 3%); mikroskopisch fanden sich große und kleine Lymphozyten. Urin o. B. Wassermann: negativ.

Magensaft: Frühstück gut verdaut. 30 freie Salzsäure, 42 Gesamtazidität, kein Blut.

9. 2. Laparatomie: 5 l klarer Aszites unbekannter Ursache.

18. 2. Exitus unter Erscheinungen von Peritonitis.

Klinische Diagnose: Aszites unbekannter Ursache. Peritonitis.

Die am 19. 2. vorgenommene Sektion ergab folgenden Befund (Sektionsprotokoll Nr. 93, 14):

Mäßiger Ernährungszustand. Blasse Hautfarbe. In der Mittellinie des Abdomens eine 21 cm lange, frische Laparatomiewunde, die oben und unten tamponiert und drainiert ist. in der Bauchhöhle finden sich 3 l trüber, gelblicher Flüssigkeit, mit Eiter vermischt.

Die Darmschlingen und Innenflächen des Peritoneums sind mit dicken Fibrinbelägen bedeckt.

Die Leber liegt unter dem Rippenbogen. Zwerchfellstand r. 4., l. 5. Rippe. Die r. Lunge ist verwachsen, die l. ist frei. In den Pleurahöhlen kein Inhalt. Im vorderen Mediastinum findet sich eine stark rot gefärbte, derbe Thymusdrüse.

Herzbeutel: Der Herzbeutel liegt in Handtellergröße frei. Seine Innenfläche ist spiegelnd.

Herz: von entsprechender Größe und ziemlich schlaff. Klappenapparat intakt. Intima der Aorta glatt. Koronararterien o. B. Herzmuskel von braunroter Farbe, mäßiger Konsistenz, etwas trüb.

Linke Lunge: von entsprechendem Volumen, erhöhtem Gewicht. Pleura spiegelnd. Bronchialschleimhaut etwas injiziert. Pulmonalis frei. Schnittfläche des Oberlappens hellrot, die des Unterlappens dunkelrot. Auf die Schnittfläche entleert sich ziemlich reichlich blutig-schaumige Flüssigkeit. Im Unterlappen Luftgehalt reduziert, im Oberlappen überall vorhanden.

Rechte Lunge: wie die linke.

Milz: 11 : 6 : 3 cm. Kapsel graurot, leicht fibrös verdickt, im ganzen spiegelnd. Schnittfläche braunrot. Follikel- und Trabekelzeichnung deutlich, Konsistenz etwas derb.

Leber: 30 : 18 : 8 cm, 1700 g. Kapsel von dicken Fibrinbelägen bedeckt und im ganzen etwas sehnig verdickt. Farbe grauweiß. Konsistenz zäh und derb. Auf der Schnittfläche findet sich im Bereich des l. Lappens eine sehr zierliche azinöse Zeichnung, und zwar wechseln dunkelrote Partien, die etwas eingesunken sind, und grauweiße Partien ab. Außerdem finden sich dunkelbraune Stellen mit grauweißer Punktierung. Im Bereich d. r. Lappens ist die Zeichnung gröber und unregelmäßiger. Besonders auffallend sind hier die gelblichen Partien, die etwas stärker über die Schnittfläche überquellen und die eine sehr unregelmäßige Zeichnung aufweisen. Im übrigen finden sich aber auch im r. Lappen ausgedehnte Partien, die eine ähnliche Zeichnung erkennen lassen wie der l. Lappen. Die Wand der Vena cava läßt makroskopisch keine gröberen Veränderungen erkennen. Ein in sie mündender Lebervenenstamm ist vollständig verschlossen. An der Einmündungsstelle sieht man nur kleine, unregelmäßige Erhebungen und zwei kleine, für eine Sonde noch gerade durchgängige Öffnungen. Weiter hinauf nach einem Verlauf von ungefähr 2 cm wird das Lumen dieser Vene wieder frei. Gegenüber dieser verschlossenen Einmündungsstelle der Lebervene mündet eine andere, aus dem r. Lappen kommende Lebervene, deren Lumen ebenfalls vollständig obliteriert ist; hier läßt sich von einer früheren Mündung überhaupt nichts mehr nachweisen. Die übrigen Hauptstämme der Lebervenen sind sämtlich frei. Auf Frontalschnitten durch die Leber, die parallel zueinander gelegt werden, sieht man, daß an zahlreichen mittelgroßen Lebervenen die Intima teils diffus, teils beetartig verdickt ist, doch ist das Lumen der meisten Gefäße frei, nur in einigen finden sich auf den Intimaverdickungen flache, thrombotische Auflagerungen, andere wieder zeigen ein vollkommen verschlossenes Lumen. Nach der Peripherie hin sind sämtliche Lebervenen durch thrombotische Massen verstopft. Die Pfortaderäste sind im allgemeinen frei von Thrombose, doch scheint ihre Wand etwas verdickt zu sein. Bei genauerer Besichtigung finden sich einige kleinste und einige mittelgroße Pfortaderäste, teils durch frische, teils durch organisierte Thromben verschlossen.

Gallenblase: o. B.

Schleimhaut des Magens von graugelblicher Farbe. Die Falten treten sehr deutlich hervor.

Duodenum: o. B.

Pankreas: o. B.

Nebennieren: Rinde schmal, graugelblich. Marksubstanz nicht deutlich sichtbar. Konsistenz ziemlich derb.

Linke Niere: Fettkapsel spärlich, fibröse leicht löslich. Oberfläche der Niere glatt. Rinde von graugelblicher Farbe, mäßiger Konsistenz, etwas trübe, wenig von den Pyramiden abgesetzt. Nierenbecken o. B.

Rechte Niere: wie die linke.

Beckenorgane, Hoden o. B.

In den Venen der Bauchhöhle überall flüssiges und geronnenes Blut.

Anatomische Diagnose: Endophlebitis hepatica obliterans. Aszites. Diffuse, eitrig-fibrinöse Peritonitis. Hypostasen in beiden Lungenunterlappen. Schiefrige Pigmentation der Darmfollikel.

Zur mikroskopischen Untersuchung werden eingelegt Stücke aus möglichst verschiedenen Bezirken der Leber, mit besonderer Berücksichtigung der Lebervenen. Es wurden die Einmündungsstellen der obliterierten Lebervenen in die Vena cava, außerdem die Lebervenenäste, die beetartige Verdickungen der Intima, thrombotische Auflagerungen oder vollständig verschlossenes Lumen zeigten, untersucht.

Angewandt wurden außer den gewöhnlichen Färbemethoden (Hämalaun-Eosin, van Gieson, Sudan 3) die Elastika- und die Gitterfaserfärbung, ferner die Berlinerblau-Reaktion.

Von den übrigen Organen wurden untersucht: Niere, Nebenniere, Milz, Thymus, Magen und Darm.

Mikroskopischer Befund: Leber: Einzelne Leberläppchen sind deutlich durch Bindegewebe gegeneinander abgegrenzt. Im allgemeinen sind sie jedoch durch Stauungsstraßen zerrissen, so daß die pseudoazinöse Zeichnung bei weitem die vorherrschende ist. Im Zentrum dieser Pseudoazini liegt jedesmal ein Pfortaderast. Die Wand der Vena centralis ist verdickt, die Vene selbst erweitert und mit Blut gefüllt. Von der Wand der Zentralvene strahlen feine, durch die Gitterfaserfärbung sichtbar gemachte Bindegewebsfasern in die Leberzellbalken aus. In dem Gebiet der groben Stauung sind die Gitterfasern vermehrt und verdickt. Im Zentrum der Läppchen sind die Kapillaren weit und mit Blut strotzend gefüllt. Hier sind in zahlreichen Läppchen Leberzellen überhaupt nicht mehr zu erkennen, in andern sind sie schmal und atrophisch. Nach der Peripherie hin werden die Zellen größer und erreichen vielfach ihre normale Gestalt wieder. Die Kapillaren sind peripherisch nur wenig erweitert. In den erhaltenen Zellen ist das Protoplasma fein granuliert. Die Kerne lassen sich überall gut färben. Sie sind sehr verschieden groß. Einzelne zeigen im zentralen Gebiet der Läppchen Einschnürungen. Fett findet sich nur in sehr geringer Menge, auch läßt es sich nicht bestimmt lokalisieren. Im Stauungsgebiet liegt eisenhaltiges Pigment in den Zellen. In den Kupferschen Sternzellen findet sich vielfach Gallenpigment.

Die Untersuchung eines über die Leberoberfläche prominierenden Leberparenchymbezirks, der makroskopisch eine weißgelbe Farbe zeigte, ergab folgendes:

Es handelt sich um ein kreisrundes Knötchen, das fast überall gegen das übrige Lebergewebe durch einen schmalen, nach van Gieson sich leuchtend rot färbenden Streifen abgegrenzt wird. Dieser Streifen besteht in der Hauptsache aus Bindegewebe, das schmale, atrophische Leberzellen in sich einschließt. Im Zentrum des Knötchens sieht man einen Bindegewebsherd, der von zahlreichen kleinen Gefäßen durchzogen wird. Von hier strahlen Bindegewebszüge nach der Peripherie aus. Dazwischen liegen sehr große, teils unregelmäßig gelagerte, teils ein drüsenartiges Lumen bildende Leberzellen. In verschiedenen Lumina liegt Gallenfarbstoff. Die Bindegewebszüge zeigen starke Rundzelleninfiltration. Es handelt sich demnach um eine adenomähnliche Hyperplasie des Lebergewebes.

Periportales Bindegewebe: Das periportale Bindegewebe ist nur wenig vermehrt und kleinzellig infiltriert. Besonders in der Nähe der Kapsel finden sich Bindegewebszüge und Inseln.

Sublobulärvenen, Pfortader, Aa. hepaticae: Die Sublobulärvenen sind weit. Einzelne haben ein freies Lumen, andere sind mit geronnenen Blutmassen, in denen sich oft in Reihen angeordnet Fibroblasten finden, gefüllt. Einzelne zeigen auch Wandverdickung.

Die kleinen Pfortaderäste zeigen ganz ähnliches Verhalten wie die Sublobulärvenen. Auch an ihnen findet sich Blut und frische Organisationsprozesse. In einzelnen etwas größeren Pfortaderästen sieht man flache, der Wand anhaftende, thrombotische Auflagerungen, in denen die Organisation schon weit vorgeschritten ist. Die Fibroblasten liegen dicht beieinander, parallel zur Intima. Dazwischen verlaufen kleine Kapillaren.

Die Aa. hepaticae, insbesondere die mit größeren Pfortaderästen verlaufenden, haben mitunter ein durch organisierte Thromben vollständig verschlossenes Lumen.

Vena cava: Unterhalb der Einmündungsstelle der Lebervenen ist die Intima überall gleichmäßig schmal. Die Media ist gut entwickelt, zeigt ebenfalls keine nennenswerten Veränderungen. An der Grenze von Media und Adventitia finden sich Blutungen, in der Adventitia selbst eine unregelmäßige Rundzelleninfiltration. Die Vasa vasorum sind erweitert und mit Blut gefüllt.

Wesentlich anders gestaltet sich das Bild im Gebiet der Einmündungsstelle einer obliterierten Lebervene. Hier ist die Intima der unteren Hohlvene unregelmäßig verdickt. In den verdickten Intimabezirken finden sich Fibroblasten und schmale, mit Endothel ausgekleidete und mit Blut gefüllte Hohlräume. Außerdem sieht man eine etwas stärkere Rundzelleninfiltration, die schon

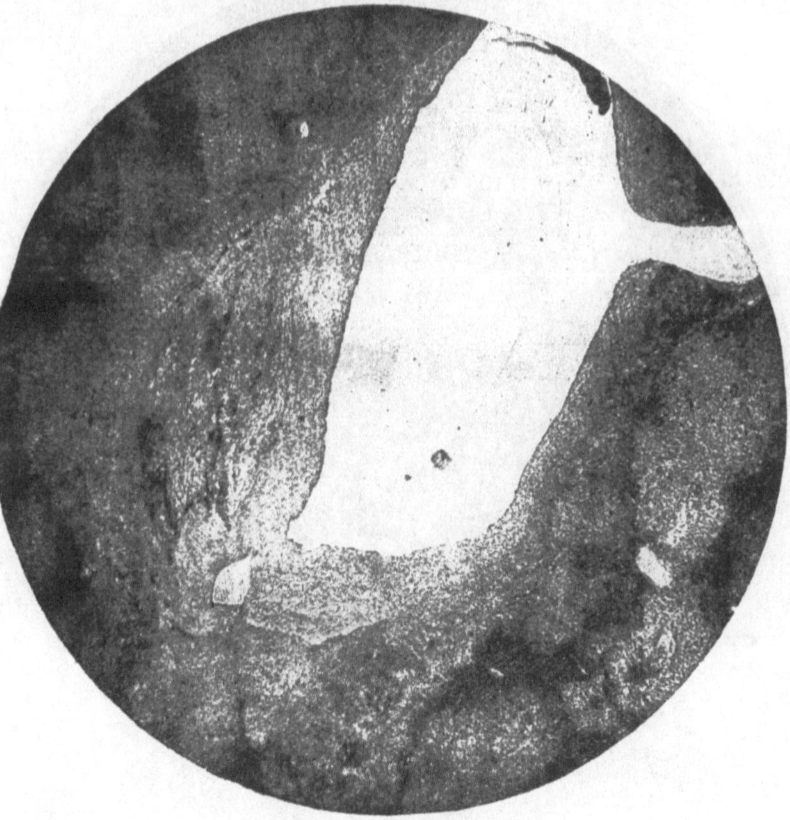

Fig. 1. Natürliche Größe.
Mikrophotogramm von Fall 1. Einmündung einer Lebervene in Vena cava.

bei schwacher Vergrößerung auffällt. Die Rundzellen liegen bald dicht gedrängt in Streifen, bald mehr diffus verteilt in den verdickten Intimaabschnitten. Auch die elastischen Elemente sind deutlich vermehrt. Die übrigen Wandabschnitte, Media und Adventitia zeigen ebenfalls Rundzelleninfiltration, und zwar sind hier die Rundzellen fast ausnahmslos um kleine Gefäßchen (vasa vasor.) gruppiert (vgl. Textfig. 1).

Einmündung der obliterierten Lebervene: In einem Winkel des im Präparat spaltförmigen Lumens der Vena cava inf. mündet ein breiter, bindegewebiger Strang. Durch die Elastikafärbung wird es klar, daß es sich um ein obliteriertes Gefäß handelt, das der Länge nach getroffen ist. Man sieht in der Mitte des Gefäßes eine das frühere Lumen ausfüllende Bindegewebsmasse, die sehr reichlich elastische Fasern und zahlreiche mit Blut gefüllte, kleine Gefäße enthält und nach oben und unten von je einer Membrana elastica interna begrenzt wird. Nach außen von diesen elastischen Lamellen sieht man die Media und Adventitia, beide viel weniger reich an elastischen Fasern.

Über die Einzelheiten gibt die Hämalaun- und van Gieson-Färbung Aufschluß.

Nach dem einmündenden Gefäß hin verdickt sich die Intima der einen Wandseite der Vena

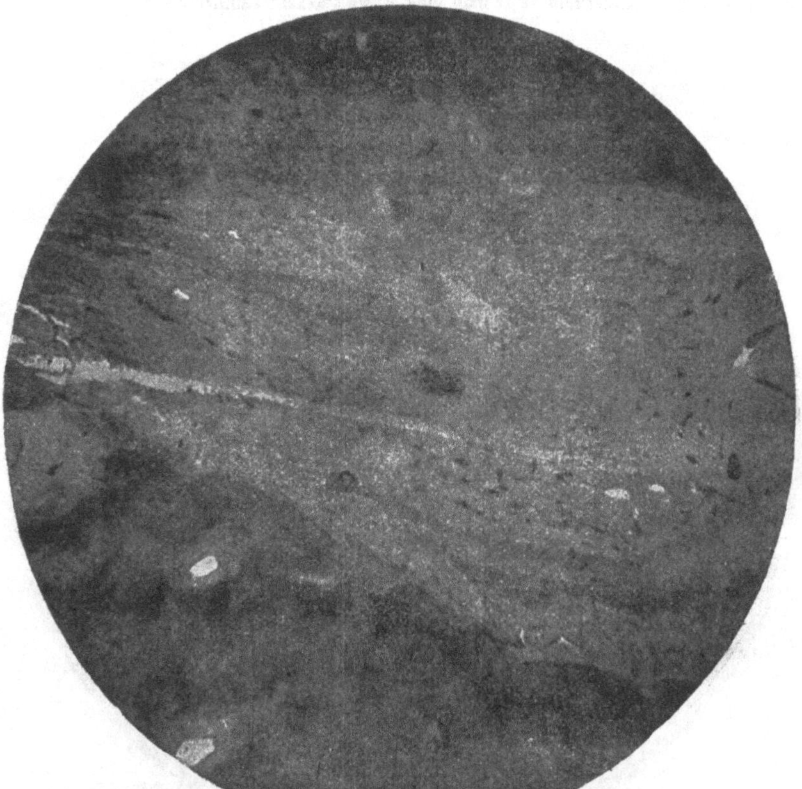

Fig. 2. Natürliche Größe.
Mikrophotogramm von Fall 1. Obliterierte Lebervene.

cava keilförmig und geht unter Bildung eines Winkels von ungefähr 60° in die auch stark, aber unregelmäßig verdickte Intima der andern Wandseite über. Der Winkel entspricht der früheren Lebervenenmündung. Hier geht die Intima der Vena cava direkt in die der Lebervenen über.

Die Intima besteht aus langen, spindeligen Zellen, die parallel zur Elastica interna gelagert sind und besonders in der Nähe des Lumens der Vena cava sehr stark mit elastischen Fasern durchmischt sind. Außerdem finden sich hier wieder sehr schmale, mit Endothel ausgekleidete und mit Blut gefüllte Hohlräume, die auch fast alle in der Richtung der Elastica interna verlaufen. In ihrer Umgebung zeigt sich vielfach eine stärkere Infiltration mit Rundzellen. Weiter peripherisch vom Lumen der Vena cava zeigen die Verschlußmassen der Lebervene ganz dasselbe Bild, nur ist die

Rundzelleninfiltration um die kleinen Gefäße herum viel geringer ausgeprägt. Die Media zeigt keine Besonderheiten. Die Adventitia durchziehen wieder sehr zahlreiche kleine, mit Blut gefüllte Gefäße, in deren Umgebung sich mäßige Rundzelleninfiltration findet. Die Bindegewebsfibrillen sind hyalin verdickt (vgl. Textfig. 2).

Mittelgroßer Lebervenenast: Ein mittelgroßer Lebervenenast mit beetartiger Intimaverdickung zeigt folgenden histologischen Befund:

Die Wand ist stellenweise um das Vier- bis Fünffache verdickt. Den Hauptanteil an der

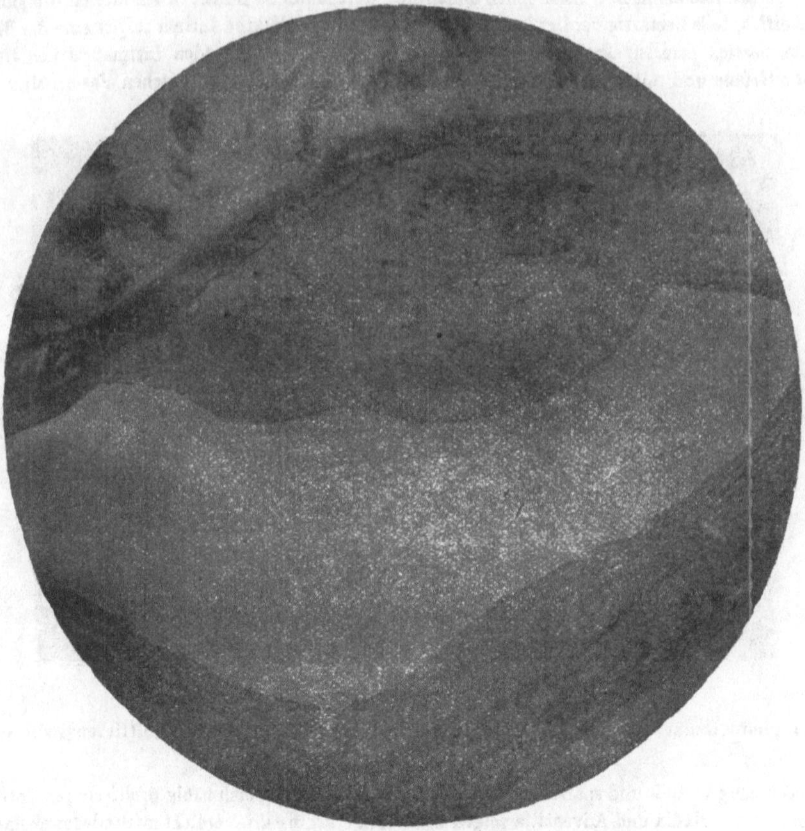

Fig. 3. Natürliche Größe.
Mikrophotogramm von Fall 1. Beetartige Intimaverdickung in einer Lebervene.

Wandverdickung hat die Intima, welche verschiedentlich $^4/_5$ des Gesamtdurchmessers der Venenwand liefert. In der Adventitia finden sich keine oder nur ganz vereinzelte Rundzellen. Die Vasa vasorum sind stark mit Blut gefüllt. Auffällig ist die hyaline Verdickung des Bindegewebes, dazwischen liegen ganz vereinzelt quergetroffene Muskelfasern und elastische Fasern. Die Media zeigt keine Veränderungen. Die Intima ist sehr stark und unregelmäßig gewuchert. Anfangs ist die Verdickung eine ziemlich regelmäßige. An einem Schnitt weiter peripherisch von diesem springt sie plötzlich buckelförmig vor, um sich ebenso rasch wieder zu verlaufen. Die Intima ist überall gut durch eine dichte Lage von elastischen Fasern (Membrana elastica int.) gegen die Media abgegrenzt. Sie besteht aus langen, spindeligen Zellen, die gute Kernfärbung zeigen und ziemlich locker gefügt sind. Dazwischen liegen zahlreiche elastische Fäserchen und vereinzelt auch Zellen mit mehr rundem oder ovalem Kern und deutlich mattrot gefärbtem Protoplasmaleib (Endothelzellen?). In der oben erwähnten buckelförmigen Intimaerhebung finden sich nur in den äußersten, d. h. den dem Lumen am nächsten gelegenen Schichten elastische Fasern. Die inneren Partien bestehen aus sehr locker gefügten Bindegewebszellen (Fibroblasten), die zum Teil mit Eisenpigment überladen sind. Elastische Fasern sind nur spärlich vorhanden. Ganz vereinzelt sieht man auch kleine, spaltförmige Gefäße (vgl. Textfig. 3).

In zahlreichen andern Lebervenen finden sich ganz ähnliche Bilder. Auch hier ist die Intima teils diffus, teils beetartig verdickt. Die Zellelemente der verdickten Intima zeigen eine der Membrana elastica parallele Lagerung. In den am stärksten vorspringenden Intimabezirken liegen kleine Gefäße und mit Eisenpigment überladene Fibroblasten. Die elastischen Fasern sind hier

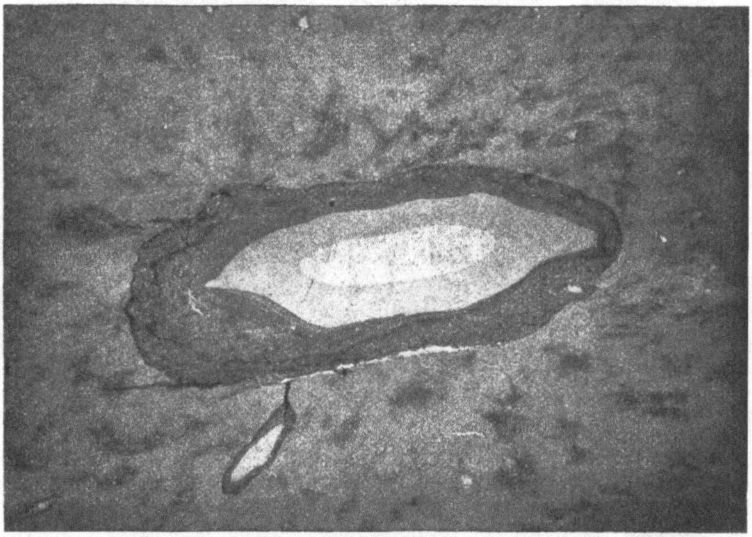

Fig. 4. Natürliche Größe.
Mikrophotogramm von Fall 1. Sklerotische Intimaverdickung in einer mittleren Lebervene.

unregelmäßig verteilt und spärlicher vorhanden als in den mehr gleichmäßig proliferierten Intimaabschnitten. Media und Adventitia zeigen außer den stark hyalin verdickten Bindegewebsfasern keine Veränderungen (vgl. Textfig. 4).

Ferner fanden sich Lebervenen mit thrombotischen Auflagerungen auf den verdickten Intimabezirken. Die Thromben waren zusammengesetzt aus Leukozyten, mehr oder weniger gut erhaltenen roten Blutkörperchen, Plättchen und Fibrin. Organisationsprozesse waren nirgends zu sehen.

In allen diesen Venen handelt es sich offenbar um eine selbständige Intimaverdickung mit besonderer Beteiligung der elastischen und der Bindegewebsfasern.

Zwei andere mittelgroße Lebervenen hatten ein vollständig bindegewebig verschlossenes Lumen. Es läßt sich hier nicht wie bei den andern Venen eine Parallellagerung der gewucherten Zellen zur Elastica interna erkennen, vielmehr liegen die Zellen unregelmäßig durcheinander, häufig Züge bildend, die von der Peripherie zur Mitte des verschlossenen Lumens ziehen. Dazwischen verlaufen zahllose, bald quer, bald längs getroffene, mit Endothel ausgekleidete und mit Blut gefüllte Gefäßchen. Ungefähr in der Mitte dieser Bindegewebswucherung findet sich ein kleiner Herd, von dicken, hyalinen Bindegewebsfasern umgeben, der sich aus dicht gelagerten, mit Eisenpigment überladenen spindeligen Zellen zusammensetzt. Auch sonst sieht man überall unregelmäßig verteilt Hämosiderin in den Zellen liegen. Zwischen den Bindegewebszellen finden sich sehr reichlich elastische Elemente.

Die regellose Lagerung der Gefäße und des Pigments, der unregelmäßige Verlauf der Bindegewebszüge spricht dafür, daß es sich hier um eine alte, organisierte Thrombose handelt. Wahrscheinlich ist eine Intimaproliferation vorausgegangen, doch läßt sie sich nicht mehr mit Sicherheit nachweisen.

Was die kleineren Lebervenen anbetrifft, so sei hervorgehoben, daß auch diese zum größten Teil eine verdickte, teils hyaline, teils faserige, zellarme Intima aufweisen. Naturgemäß erreicht die Verdickung hier aber nicht so beträchtliche Grade wie in den gröberen Lebervenen, und beetartige Erhebungen sind hier nicht vorhanden, was bei der Kleinheit der Verhältnisse auch nicht zu erwarten ist.

Magen, Darm: Bei der mikroskopischen Untersuchung von Darm und Magen fand sich folgendes:

Die Gefäße der sehr faltenreichen Submukosa waren weit und mit Blut gefüllt. Die Scheimhaut war atrophisch, im Magen mit Zysten durchsetzt, im Darm entzündlich infiltriert.

Nieren: In den Nieren fand sich in den Glomerulischlingen, den Kapillaren und den Aa. interlobulares viel Blut. Die mittleren und größeren Gefäße waren frei. Das Parenchym zeigte überall gute Kernfärbung. Fett fand sich nur in den Henleschen Schleifen, hier jedoch sehr reichlich. Das interstitielle Bindegewebe war nicht vermehrt.

Nebennieren: Das Mark ist gut entwickelt. In der Rinde findet sich kaum Fett.

Fall 2. 44 Jahre alte Frau. Tag der Aufnahme 10. 2. 12. Tag der Entlassung 21. 2. 12.

Krankengeschichte. 44 Jahre alte Frau. Früher nie krank gewesen, hat mit 37 Jahren unregelmäßige Blutungen, die seit 2 Jahren vollkommen verschwunden und seit Dezember letzten Jahres wieder schwach aufgetreten sind.

Am r. Oberschenkel hat sie Krampfadern, die sehr stark hervortreten und oft Beschwerden machen. 8 Tage vor ihrer Aufnahme in das Krankenhaus erkrankt sie mit Schmerzen im Leib auf der r. Seite unter dem Rippenbogen, während die Schmerzen, die von den Krampfadern ausgelöst werden, zunehmen und der Leibesumfang stärker wird.

Status bei der Aufnahme am 10. 2. 12: Ikterisch aussehende Frau. Im Abdomen freier Aszites. Am Unterschenkel entzündliche Krampfadern. Die Leber überragt den Rippenbogen rechts um 2 Querfinger, Resistenzen sind im Leibe nicht fühlbar, auch sonst ist durch Palpation und Perkussion kein abnormer Befund im Abdomen zu erheben.

Vorläufige Therapie: Schienenlagerung und Einpackung des Oberschenkels. Infolge mangelhafter Flüssigkeitsausscheidung und mangelhafter Herztätigkeit Darreichung von Digitalis.

17. 2. Durch Bauchpunktion werden ca. 3—4 l Aszitesflüssigkeit entleert. Im weichen Leib auch jetzt nichts zu fühlen.

19. 2. Zunahme der Schwellung des r. Beines, Thrombose der Femoralis, Zunahme der Herzschwäche. 20. 2. Klagt über Bauchschmerzen. Trommelbauch, Aszites-Zunahme.

21. 2. Exitus letalis.

Die am 21. 2. vorgenommene Sektion ergibt folgenden Befund (Prot. Nr. 84, 1912): Weibliche Leiche in gutem Ernährungszustand. Haut blaß, im Gesicht leicht gelblich verfärbt. Die r. Unterextremität ist stark geschwollen. Im Abdomen ca. 600 ccm blutige Flüssigkeit. Die oberen Dünndarmschlingen sind stark gebläht, die unteren kollabiert. Ein großes Konvolut des Mesenteriums mit dem dazugehörigen Dünndarm ist schwarzrot verfärbt. Zwerchfellstand r. 5., l. 6. Rippe. Nach Eröffnung des Thorax sinken die Lungen zurück, sie sind mit der Spitze leicht verwachsen. In den Pleurahöhlen kein fremder Inhalt. Der Herzbeutel liegt in Handtellergröße frei. Seine Innenfläche ist spiegelnd.

Herz: entsprechend groß, schlaff. Klappenapparat intakt. Der Herzmuskel ist von blaßbrauner Farbe, etwas trüb, ziemlich weich. Intima der Aorta glatt. Koronararterien o. B.

Linke Lunge: von entsprechendem Volumen und leicht erhöhtem Gewicht. Pleura spiegelnd. Unter der Pleura des Unterlappens zahlreiche Ekchymosen. Lungengewebe überall nachgiebig und knisternd bis auf die Randpartien des Unterlappens. Schnittfläche des Oberlappens etwas dunkler, Randpartien schwarzrot gefärbt.

Rechte Lunge: wie die linke.

Die Präparation des Mesenteriums ergibt: wandständigen Thrombus in der Pfortader, der sich unten bis in den Anfangsteil der Vena meseraica fortsetzt. Im Zentrum ist der Thrombus erweicht. Nach Entfernung desselben bleibt ein flacher, etwas schmutzig-grauroter Belag an der Venenwand haften. Nach dem Gebiet der hämorrhagischen Darmschlingen hin liegen in den Venen nur frische, graurote Thromben. Die Innenwand der Venen ist hier nach Entfernung der Thromben glatt. Im unteren Teil der Vena cava findet sich ein frischer Thrombus, der ziemlich weich ist, graurot verfärbt ist und sich kontinuierlich in einen Thrombus fortsetzt, der den Stammteil der Vena iliaca bis herunter zu der Einmündungsstelle der Vena saphena magna in die Vena femoralis ausfüllt.

Milz: von entsprechender Größe. Kapsel gespannt. Schnittfläche dunkelrot, von deutlicher Trabekel- und Follikelzeichnung. Konsistenz derb.

Leber: 23 : 19 : 10 cm. Kapsel leicht fibrös verdickt. Unter der Kapsel erkennt man schon an der Konvexität des r. Lappens mehrere bohnen- bis kirschgroße, gelbliche Knoten. Auf dem Durchschnitt zeigt sich, daß diese Knoten alle ziemlich scharf gegen das umliegende Gewebe abgegrenzt sind. Diese Knoten zeigen ein homogenes Aussehen. Ihre Farbe ist gelb, Zeichnung nicht zu erkennen. Die übrige Schnittfläche der Leber läßt überall in den Durchschnitten der Pfortaderäste Thromben erkennen. Ihre Farbe ist im ganzen dunkelrot und gelb gefleckt. Die Schnittfläche ist braungelb und weist im übrigen eine ausgesprochene pseudoazinöse Zeichnung auf. Bei genauer Besichtigung findet man auf der Schnittfläche aber noch scharf abgegrenzte, grauglasige Knötchen und Stränge, die in ihrer Lage den Sublobularvenen bzw. den Lebervenen entsprechen. Die Einmündungsstellen der Lebervenen in die Vena cava sind frei. Die Konsistenz der Leber ist sehr derb.

Anatomische Diagnose: Thrombose der Pfortader. Frische Thrombose der V. cava und der V. iliaca. Ödem des rechten Beines. Hämorrhagische Infarzierung eines großen Teiles der Dünndarmschlingen. Stauungsatrophie der Leber mit bindegewebiger Obliteration von Lebervenenästen. Stauungsmilz. Nephrolithiasis.

Mikroskopischer Befund: Leberparenchym: Das Lebergewebe bietet bei der mikroskopischen Untersuchung ein sehr buntes Bild. Es finden sich Bezirke, in denen das Leberparenchym schon makroskopisch keine groben Veränderungen vermuten läßt. Die Venae centrales sind nur wenig erweitert, die Leberzellbalken im Zentrum etwas schmal, die Kapillaren etwas erweitert. Blut findet sich weder in den Zentralvenen noch in den Kapillaren, noch in größeren Gefäßen. Die Leberzellen zeigen überall gute Kernfärbung. Das Protoplasma ist fein granuliert. Nahe der Vena centralis findet sich wenig gelbbraunes Pigment in den Leberzellen. Das periproktale Bindegewebe ist nicht vermehrt. Der Lipoidgehalt der Zellen in diesen Bezirken ist relativ gering.

Unmittelbar an diese Gebiete grenzen andere, die durch Stauung in schwerster Weise geschädigt sind. Alle kleinen Gefäße sind erweitert und prall mit Blut gefüllt. Die größeren sind entweder ganz oder teilweise durch Intimaproliferationen und Thrombose verschlossen. In der Nähe der Gefäße finden sich ausgedehnte Blutungen, die Straßen bilden, miteinander konfluieren und so eine pseudoazinöse Zeichnung hervorrufen. In der Mitte dieser Läppchen findet sich jedesmal ein Pfortaderast. Die Vena centralis läßt sich in den Stauungsherden oftmals nur durch die

Elastikafärbung nachweisen. Ihre Wand ist an andern Stellen wieder hyalin verdickt. Leberzellbalken sind im Zentrum überhaupt nicht mehr zu erkennen, es finden sich nur noch vereinzelte Zellkerne zwischen den Blutmassen. Nach der Peripherie hin treten die Leberzellbaken wieder deutlicher hervor und erreichen nahe dem periportalen Bindegewebe ihre normale Größe. Oft läßt sich die Azinuszeichnung in den gestauten Bezirken überhaupt nicht mehr erkennen.

An andern Stellen findet sich um die Zentralvene herum kein frisches Blut mehr. Man sieht hier ein Netz, das aus verdickten hyalinen Kapillarwänden besteht. Dazwischen liegen vereinzelte fettig degenerierte Leberzelltrümmer. Außerdem finden sich zahlreiche Knötchen von weißgelber Farbe, die deutlich über die Schnittfläche prominieren.

Die Untersuchung eines solchen Knötchens ergab folgendes:

Im Zentrum ein Bindegewebsherd, der reichlich mit Rundzellen infiltriert ist und von Blutgefäßen und Gallengängen durchzogen ist. In seiner Umgebung liegen sehr große Leberzellen,

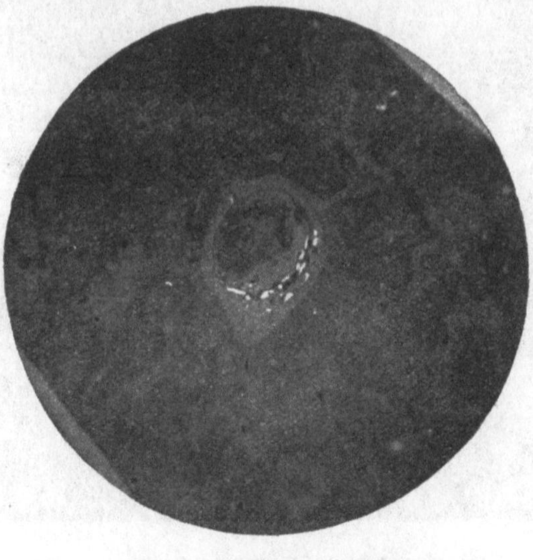

Fig. 5. Natürliche Größe.
Mikrophotogramm von Fall 1. Organisierter Thrombus in einer kleinen Lebervene mit gleichzeitiger Intimaproliferation.

die oft ein drüsenförmiges Lumen bilden. Weiterhin lassen sich deutlich Leberzellbalken erkennen, die nach der Peripherie hin ausstrahlen. Gegen die Umgebung ist das Knötchen durch einen schmalen Kranz von atrophischen Leberzellen abgegrenzt. Es handelt sich also um eine umschriebene Hyperplasie des Lebergewebes, die ihren selbständigen Charakter durch die Verdrängung des benachbarten Lebergewebes zu erkennen gibt. Außer in diesen hyperplastischen Bildungen finden sich fast überall mit Vorliebe in der Nähe der Blutungen miliare und submiliare Granulome. An diesen Herdchen läßt sich meistens deutlich ein helleres Zentrum und eine dunkler gefärbte Peripherie erkennen. Zusammengesetzt sind sie in der Hauptsache aus Rundzellen, daneben finden sich spindelige Zellen mit hellem Kern. Riesenzellen sind ebenfalls vereinzelt nachweisbar. Die Knötchen liegen im allgemeinen in den peripherischen Bezirken der Leberläppchen, eine Beziehung derselben zu den Gefäßen, insbesondere den Lebervenen, ist nicht nachweisbar. Tuberkelbazillen sind in den Knötchen nicht darstellbar.

Gefäße: Die Venae centrales sind erweitert und im Stauungsgebiet prall mit Blut gefüllt. Die Sublobularvenen zeigen dasselbe Verhalten, doch finden sich in ihnen vielfach Fibrinfäden, die sich durch die Blutmassen ziehen, und Organisationsprozesse. Andere Venen von derselben Größe sind durch Intimaproliferation bis auf einen kleinen Spalt, in dem sich thrombotische Massen finden, vollständig verschlossen (vgl. Textfig. 5).

Auffallend ist auch eine relativ starke hyaline Verdickung der Intima, die viele kleine Pfortaderäste aufweisen. Sie sind übrigens, einschließlich auch der größeren Äste, bis auf wenige mit geronnenen Blutmassen gefüllt und zeigen vereinzelt auch beginnende Organisationsprozesse. Doch läßt sich überall mit Sicherheit erweisen, daß die Thromben in den Pfortaderästen relativ frisch sind und die an denselben nachweisbaren Organisationsprozesse nur in den ersten Stadien sich befinden, ganz in Gegensatz zu vielen Lebervenenästen, die zu einem derben, fibrösen Bindegewebsstrang umgewandelt sind.

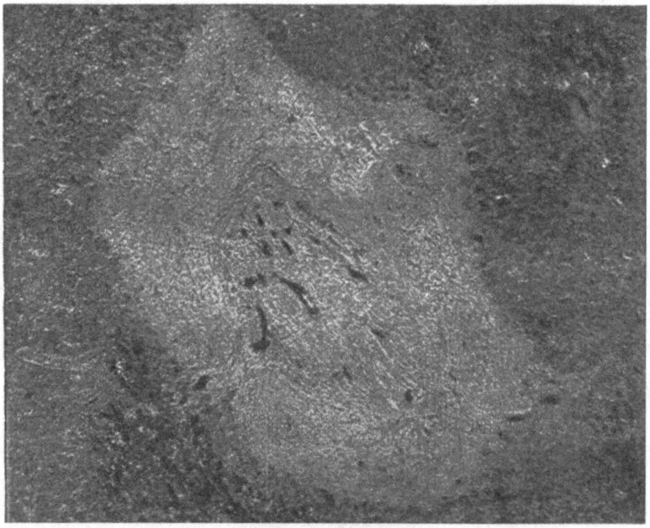

Fig. 6. Natürliche Größe.
Mikrophotogramm von Fall 2. Obliterierte und zum Teil rekanalisierte Lebervene.

Große Lebervenen: Dieselben sind zum Teil vollständig verschlossen bzw. umgewandelt in einen derben, festen Bindegewebestrang, an dem sich jedoch noch deutlich die Schichten der Wand nachweisen lassen. Sie präsentieren sich folgendermaßen: Außen liegt eine dünne Schicht hyalinen Gewebes, von reichlichen zarten, elastischen Fasern durchsetzt. Darauf folgt eine dicke, muskulär-elastische Schicht: Bündel quergetroffener, glatter Muskelfasern, umgeben von reichlich elastischen Fasern, die weiter nach innen zu auch vielfach eine dickere, isolierte Schicht bilden und dann ohne scharfe Grenze in eine bedeutend dünnere Schicht übergehen, diese besteht ebenfalls in der Hauptsache aus elastischen Fasern, läßt aber auch einzelne spindelige Bindegewebsfasern erkennen. Hierauf folgt ein an elastischen Fasern armer Kern, der das Zentrum ausfüllt. Dieser Kern ist zum Teil sehr scharf von der zuletzt erwähnten, als Intima anzusprechenden Schicht abgesetzt, zum Teil geht er jedoch allmählich in dieselbe über. Er besteht aus einem lockeren, mit zahlreichen spindeligen Zellen und dünneren Bindegewebsfasern versehenen Gewebe, in dem man vereinzelt auch Gruppen von fibroblastenähnlichen, mit Blutpigment beladenen Zellen findet. Ferner finden sich hier kleinere und größere Lumina von Gefäßen, die nur von einer Endothelschicht begrenzt, sonst wandungslos sind, zum Teil leer, zum Teil mit roten Blutkörperchen gefüllt sind (vgl. Textfig. 6 u. 7).

Es handelt sich hier zweifellos um organisierte und zum Teil rekanalisierte Thromben. Immerhin ist die Verdickung der Wand, speziell der Intima, so erheblich und allgemein, daß dieselbe nicht als sekundäre Folge des Organisationsprozesses aufgefaßt werden kann.

Daneben finden sich Venen, die, abgesehen von einer geringfügigen, gleichmäßigen Verdickung der Intima, keinen pathologischen Befund aufweisen (vgl. Textfig. 8).

Andere größere und kleinere Lebervenen dagegen weisen jedoch eine stärkere Intimaverdickung auf, wenn dieselbe auch nur an wenigen Stellen zu beetartigen Erhebungen — wie im Fall 1 — führt (vgl. Textfig. 9).

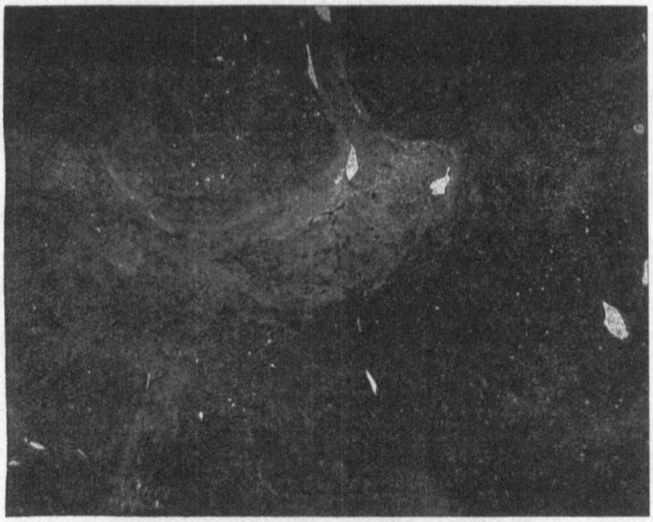

Fig. 7. Natürliche Größe.
Mikrophotogramm von Fall 2. Obliterierte und zum Teil rekanalisierte Lebervene, Schräg- und Längsschnitt.

Wichtig ist jedoch, daß sich an einzelnen größeren Venen Übergänge von derartigen beetartigen Verdickungen bis zu fast völligem Verschlusse der Venen finden, ohne daß an diesen Stellen sich ältere Thromben nachweisen lassen.

Hervorzuheben ist ferner, daß sich zuweilen in den äußersten Schichten zwischen den Bindegewebszellen kleine Haufen von Rund- und Plasmazellen finden.

An der Vena cava ist kein besonderer Befund zu ersehen; allerdings stand nur ein Teil der Wand der unterhalb der Leber gelegenen Vene zur Verfügung.

Die Einmündungsstelle der Lebervene in die Vena cava selbst war leider an den konservierten Leberscheiden nicht erhalten.

Der gleiche Befund, wie oben geschildert, findet sich auch an vielen Sublobularvenen (vgl. auch Textfig. 8 und 9).

Die Zentralvenen sind entweder, wie bereits erwähnt, ganz unverändert oder sie sind hochgradig erweitert und mit roten Blutkörperchen prall gefüllt.

Die Pfortadervenen zeigen zum Teil eine ganz geringfügige Verdickung der Intima, zum

Teil sind sie mit frischen Thromben ausgefüllt. Stärkere Wandverdickungen oder ältere Organisationsprozesse finden sich in denselben nicht.

Der Stammteil der Pfortader stand leider zur Untersuchung ebenfalls nicht mehr zur Verfügung.

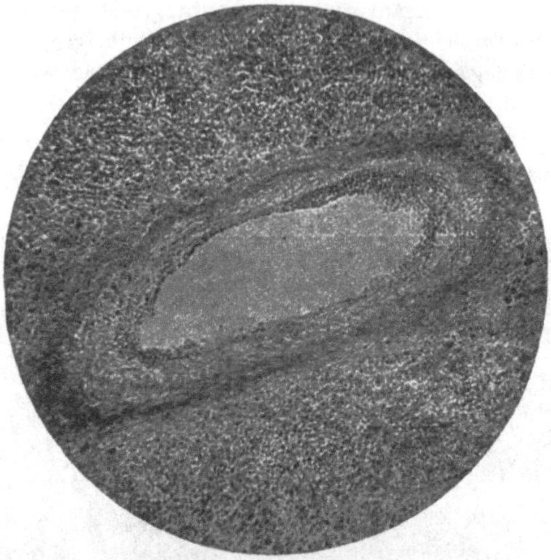

Fig. 8. Natürliche Größe.
Mikrophotogramm von Fall 2. Sklerotische diffuse Intimaverdickung in einer mittleren Lebervene.

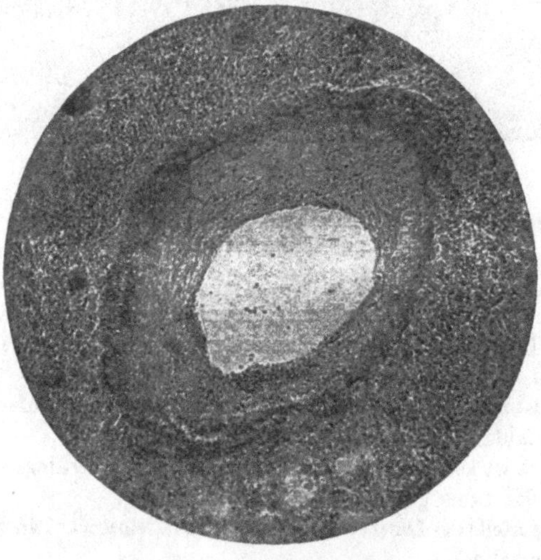

Fig. 9. Natürliche Größe.
Dasselbe wie Fig. 8. Intima noch stärker verdickt.

Es kann nach dem geschilderten Befund keinem Zweifel mehr unterliegen, daß die älteren Veränderungen sich an den Lebervenen finden, und daß der an der Pfortader erhobene Befund jüngeren, wenn nicht jüngsten Datums ist.

Überblicken wir den Krankheitsverlauf und den anatomischen Befund der beiden Fälle, so gelangen wir zu folgendem Ergebnis:

Im Falle 1 fand sich als hervorstechendstes Ergebnis der Sektion eine Stauungsleber. Dieselbe hatte erst einen halben Monat vor dem Tode Erscheinungen gemacht. Daß die Stauung auch tatsächlich noch nicht sehr lange bestanden haben kann, geht daraus hervor, daß die Bindegewebsvermehrung gering ist, und daß sich nur vereinzelt hypertrophische adenomatöse Neubildungen des Lebergewebes finden. Als Ursache der Stauung muß eine zum Teil vollständige Obliteration der großen Lebervenenstämme angesprochen werden, und zwar sind zwei der Hauptstämme an ihrer Einmündungsstelle in die Vena cava inf. vollständig bindegewebig obliteriert, während die Einmündungen der andern Lebervenen frei sind. Als besonders auffallender Befund ergibt sich jedoch ferner eine beetartige Intimaverdickung in den mittelgroßen Lebervenenästen mit zum Teil parietalen, zum Teil obturierenden Thromben, die nur vereinzelt Organisation zeigen. Viele kleinere Lebervenen zeigen ein durch vaskularisierte Bindegewebsherde vollkommen verschlossenes Lumen. An den ganz kleinen Ästen der Lebervenen und an den Sublobularvenen finden sich ebenfalls hyaline und faserige Intimaverdickungen, ebenso vereinzelt an den Pfortaderästen, dagegen sind beetartige Erhebungen der Intima hier nicht vorhanden. Ferner wird verschiedentlich in kleineren Venen Organisation parietaler Thromben gefunden.

Wie der mikroskopische Befund gezeigt hat, haben wir es in den Hauptstämmen mit Intimaproliferationen zu tun, die gegenüber der Thrombenbildung als primärer Vorgang aufgefaßt werden müssen. Dieser Schluß ergibt sich mit zwingender Notwendigkeit aus der Tatsache, daß in vielen Venen deutliche, diffuse oder beetartige Intimaverdickung mit ausgesprochener Aufsplitterung der elastischen Häute ohne thrombotische Auflagerungen gefunden wurde.

Neben diesem Befunde geht der Befund von wandständigen Thromben einher, die teils frische, teils — wie z. B. in den vollständig obliterierten Venen und in vielen gröberen, beetartigen Erhebungen mit reichlicher Pigmentablagerung — abgeschlossene Organisationsprozesse aufweisen.

Daß sich dabei die frischeren Thromben nur in kleineren und kleinsten Venen finden, beweist, daß eine durch Intimaverdickung bedingte stärkere Einengung des Lumens und Verschluß desselben zunächst auf die größeren Lebervenenäste beschränkt geblieben ist, und daß die Thrombosierung der kleinen Gefäße eine Folge der Veränderungen in den großen Gefäßen ist. Der Umstand, daß akute Krankheitserscheinungen erst einige Wochen vor dem Tode aufgetreten sind, zwingt zu der Annahme, daß die Thrombosierung der kleinen und mittleren Lebervenenäste akut eingesetzt und sehr schnell um sich gegriffen hat, und daß dadurch erst der Zusammenbruch der Funktion der Leber ausgelöst ist, während bis dahin noch eine genügende Kompensation bestand.

Für den Ausgangspunkt des eigentlichen Krankheitsprozesses der Endophlebitis kann jedoch die Tatsache, daß die frischeren Thromben sich beim Tode hauptsächlich in kleineren Lebervenen fanden und in den größeren und Hauptästen durchschnittlich ein abgeschlossener Prozeß gefunden wurde, keinen sicheren Anhaltspunkt gewähren. Vielmehr halte ich es wegen des Befundes der gleichzeitigen Intimaverdickungen an kleineren und mittleren Gefäßen für unmöglich, aus dem vorliegenden anatomischen Befund einen sicheren Rückschluß auf den mußmaßlichen Ausgangspunkt der Erkrankung, worauf von früheren Autoren das Hauptgewicht gelegt worden ist, zu machen.

Im Fall 2, der eine 44 Jahre alte Frau betrifft, hat die eigentliche Erkrankung nur 18 Tage gedauert und mit akuten stürmischen Erscheinungen begonnen. Dieser schnelle Verlauf wird erklärt durch eine Pfortaderthrombose, deren Alter, wie aus dem makroskopischen und mikroskopischen Befund hervorgeht, zweifellos sehr jungen Datums ist.

Übereinstimmend mit dem Fall 1 fand sich auch in diesem Falle eine ausgedehnte Wandverdickung und Obliteration von großen und mittleren Lebervenenästen, die zur Bildung einer atrophischen Stauungsleber geführt haben.

Nach dem anatomischen Befund müssen wir auch in diesem Falle annehmen, daß die Veränderungen in den Lebervenen erheblich älter sind als die Krankheitssymptome. Während es jedoch nach dem mikroskopischen Untersuchungsbefund keinem Zweifel unterliegen kann, daß die hyperplastische Intimaproliferation der Lebervenen die Ursache der Erkrankung ist, und daß zum Teil mit zunehmender Einengung des Gefäßlumens hier erst sekundär eine Thrombose mit Ausgang in Organisation hinzugekommen ist, bereitet die Deutung des anatomischen Befundes im Fall 2 größere Schwierigkeiten. Es finden sich hier nämlich nur ausnahmsweise beetartige Verdickungen der Intima ohne Thrombose, und Übergangsbilder von relativ geringfügiger Intimaverdickung ohne Thrombenbildung zu solcher mit wandständiger Thrombose bis zu vollständiger Obliteration der Vene sind nur an einzelnen Stellen im Bereich einzelner größerer Lebervenenäste nachweisbar. In der Hauptsache finden sich dagegen entweder vollständig obliterierte Venen, bei denen der Prozeß der Thrombenorganisation bzw. Obliteration im Vordergrunde steht oder Venen mit relativ geringfügiger ringförmiger Intimaverdickung. Trotzdem kann es keinem Zweifel unterliegen, daß diese Intimaverdickung, besonders mit Rücksicht auf den obenerwähnten Befund im Bereich einzelner größerer Lebervenen als der primäre Prozeß anzusprechen ist, der erst die Thrombosierung mit ihren Folgeerscheinungen ausgelöst hat. Der Unterschied gegenüber dem Fall 1 ist unseres Erachtens nur darin zu suchen, daß hier der endophlebitische Krankheitsprozeß nur in einzelnen größeren Lebervenenästen zu beetartigen Intimaerhebungen geführt hat, im übrigen aber auf eine relativ gleichmäßige ringförmige Intimaverdickung sich beschränkt hat, und daß trotzdem relativ frühzeitig Thrombose in einzelnen Lebervenenabschnitten hinzugekommen ist, die einen mehr oder weniger vollständigen Verschluß dieser Venen verursacht hat.

Hinsichtlich des Ausgangspunktes der Erkrankung gilt dasselbe, was über den Fall 1 gesagt worden ist, d. h. derselbe kann nach dem anatomischen Befunde sowohl in das Gebiet der kleineren wie auch der gröberen Lebervenenäste verlegt werden, auch gleichzeitig in beiden Gebieten zu suchen sein.

Auf die Frage nach der Ätiologie gibt die Anamnese, der klinische und Sektionsbefund beider Fälle keine Antwort. Von einiger Bedeutung ist in dieser Hinsicht jedoch der durch die mikroskopische Untersuchung erhobene Befund der kleinen Granulome in der Leber des Falles 2. Da für dieselben Tuberkulose als Ursache nicht in Betracht kommt — denn der Sektionsbefund hat das Fehlen von tuberkulösen Veränderungen in allen andern Organen ergeben, und die bakterioskopische Untersuchung auf Tuberkelbazillen ist negativ ausgefallen —, so liegt natürlich der Verdacht nahe, daß die Granulome luetischer Natur sind. Dieser Verdacht wird noch genährt durch den Umstand, daß eine ganz gleichartige Beobachtung von Hübschmann vorliegt bei einem Falle von Lebervenenobliteration, in dem der positive Ausfall der Wassermann-Reaktion, glatte Atrophie des Zungengrundes und ein verdächtiger Herd in der Vagina die luetische Natur der fraglichen Leberknötchen als ziemlich gesichert erscheinen läßt, und daß auch in dem Falle von Umbreit, der allerdings als primäre Thrombose angesprochen wird, ganz ähnliche kleine Granulome gefunden wurden.

Wenn wir demnach hinsichtlich der Ätiologie in dem Fall 1 zu einem non liquet gelangen, so erscheint im Fall 2 der Verdacht auf Lues berechtigt. Diese Ansicht von der luetischen Natur der vorliegenden Venenerkrankung wird übrigens auch in den neuesten Bearbeitungen dieses Gebietes von Schmincke und Hübschmann vertreten und ist auch von Chiari als die begründetste und naheliegendste Erklärung der eigenartigen Venenveränderungen in der Leber angesprochen. Wenn man den von den genannten Autoren ins Feld geführten Gründen für ihre Anschauung nachgeht, so wird man ohne weiteres zugeben müssen, daß, insbesondere bei dem Mangel jeglicher Anhaltspunkte für eine andersartige Entstehungsursache, der Natur der vorliegenden Venenerkrankung und der positiven luetischen Stigmata, die einige der beschriebenen Fälle aufgewiesen haben, in der Tat die Ansicht von dem luetischen Charakter der vorliegenden Erkrankung die größte Wahrscheinlichkeit für sich hat. Andrerseits darf jedoch nicht verkannt werden, daß der sichere Beweis, daß Lues die oder wenigstens die einzige Ursache der vorliegenden Erkrankung darstellt, bisher nicht erbracht ist, und daß noch weiteres Material gesammelt werden muß, um diese Frage endgültig zu lösen.

Auf die verschiedenen anderweitigen Erklärungen für die Entstehung des vorliegenden Leidens, die oben erwähnt sind, gehe ich nicht ein und verweise diesbezüglich auf die Arbeiten von Hübschmann, Schmincke und Chiari. Ich möchte mich hier auf folgende Bemerkungen beschränken: Auf Grund meiner Untersuchungen und der Literaturdurchsicht stimme ich mit den obengenannten Autoren darin überein, daß die Endophlebitis obliterans der Lebervenen in der Mehrzahl der Fälle ein Krankheitsbild darstellt, das in der mehr oder weniger vollständigen Obliteration der größeren Lebervenen nahe der Einmündung seinen hervorstechendsten anatomischen und auch klinischen Ausdruck findet.

Ein Blick auf die in der Literatur bekannten Fälle (vgl. z. B. die Tabelle von Heß[1])) beweist die Richtigkeit dieser Ansicht. Dagegen scheint mir durch das bisher vorliegende Material die Frage noch nicht genügend geklärt zu sein, in welchem Maße die kleineren und mittleren Venen an der Erkrankung beteiligt sind und in welchem zeitlichen Zusammenhang die Erkrankung derselben mit der der Hauptvenenstämme steht, d. h. ob, wie von den meisten Autoren angenommen wird, die Erkrankung stets ihren Ausgang nimmt von den größeren Lebervenenstämmen und sich erst von hier aus, wenn überhaupt, auf die Äste minderer Ordnung ausbreitet. Allerdings scheinen die bisherigen Beobachtungen darzutun, daß unregelmäßige beetartige Verdickungen der Intima an den kleinen und mittleren Venen nicht vorkommen. Andrerseits muß festgestellt werden, daß, abgesehen von meinen Fällen, noch in einer Reihe anderer Fälle, z. B. in den Fällen Chiaris, ringförmige Intimaverdickungen an den kleinen Venen, zum Teil auch noch an den Pfortadervenen, gefunden worden sind.

Berücksichtigt man ferner, daß die luetische Erkrankung kleiner Gefäße sich auch in andern Organen in Form konzentrischer Verdickung äußert,

daß beetartige Verdickungen auf luetischer Basis in der vorliegenden Form auch sonst nur an größeren Gefäßen, z. B. Aorta, vorkommen,

daß in den meisten gröberen, beetartigen Verdickungen meiner Fälle Blutpigmentablagerungen gefunden sind; ein Beweis dafür, daß Thrombenbildung einen Anteil an der Bildung derselben hatte,

daß eine Intimawucherung der Lebervenenstämme bis zur vollständigen Obliteration bei dem sehr beträchtlichen Durchmesser derselben und ihrer relativen Starre schwer denkbar ist und durch das histologische Bild der bisher beobachteten Fälle nicht bewiesen ist, da stets nur ein mehr oder weniger abgeschlossener Prozeß gefunden worden ist,

daß schließlich in meinen Fällen auch für die Obliteration der Gefäße eine starke Beteiligung durch Organisation von Thromben nachgewiesen ist,

so kann man meiner Ansicht nach nur zu dem Schluß gelangen, daß zwar gewisse qualitative Unterschiede hinsichtlich der Erkrankung der kleineren und größeren Lebervenen in fast allen Fällen beobachtet wurden, daß jedoch absolut kein zwingender Grund für die Annahme besteht, daß die Erkrankung in jedem Falle ihren Ausgang von den Hauptstämmen der Venen nimmt und sich von hier aus erst sekundär auf die kleinen Lebervenen ausbreitet. Die Erklärung dafür, warum der Prozeß sich in der Wand der großen Venen etwas anders äußert wie in kleinen Venen, kann meines Erachtens keine Schwierigkeiten bereiten. Ich verweise nur darauf, daß der Aufbau der Wand in beiden Gefäßkategorien erhebliche Differenzen aufweist, und daß auch die mechanischen Bedingungen innerhalb derselben ganz verschiedene sind.

Um nicht mißverstanden zu werden, möchte ich jedoch ausdrücklich betonen,

---

[1]) Americain journ. of med. sciences Bd. 2, 1915.

daß ich nicht etwa leugnen möchte, daß ein großer Teil der beetartigen Intimaverdickungen in den großen Lebervenen ebenso wie die konzentrischen Verdickungen der kleineren Venen als Produkt einer primären Endophlebitis bzw. Sklerose aufzufassen sind. Vielmehr kommt es mir nur darauf an, festzustellen, daß für viele der gröberen, polsterartigen Verdickungen in den großen Lebervenen und insbesondere für die Obliteration der Venen eine Beteiligung durch Organisationen von Thromben in meinen Fällen sichergestellt ist.

Mit einigen Worten muß in diesem Zusammenhang noch auf die Natur der Venenerkrankung eingegangen werden. Wie Simmonds[1]) bereits für seine Fälle von Pfortadersklerose, die er ebenfalls auf Lues zurückführt, angeführt hat — ich komme auf diese Fälle noch unten kurz zu sprechen —, so erhebt sich auch für unsere Fälle mit Rücksicht auf ihren wahrscheinlichen luetischen Charakter die Frage: Handelt es sich um eine primäre Phlebosklerose auf luetischer Basis oder um eine aus einer luetischen Entzündung der Wand hervorgegangene Sklerose? Die Frage ist nicht so leicht zu entscheiden, da einmal die degenerativen Prozesse, die die primäre Sklerose kennzeichnen, hier nicht so ausgesprochen sind wie z. B. in einzelnen Fällen der von Simmonds beschriebenen Pfortadersklerose, insbesondere nirgends Verfettungen und Verkalkungen nachzuweisen sind, andrerseits wenigstens in unserem Fall 1 und auch in einigen der früher beschriebenen Fälle, z. B. in dem einen von Chiari veröffentlichten Falle, Rundzelleninfiltrate in der Wand nachgewiesen worden sind. Was meinen Fall 1 anbetrifft, so kann ich den Rundzelleninfiltraten, die sich nur dort fanden, wo Organisationsprozesse noch im Gange waren, keine größere Bedeutung zuerkennen. Von Wichtigkeit erscheint mir ferner der Umstand, daß in meinem Fall 2, dessen luetische Natur durch den Befund der kleinen Granulome noch besonders begründet ist, entzündliche Infiltrate ganz in den Vordergrund treten. Berücksichtigt man dazu, daß die Angaben in der Literatur über diesen Punkt sehr schwankend und vielfach durchaus nicht eindeutig sind, so dürfte die Annahme berechtigt sein, daß ähnlich wie bei der Pfortadersklerose auch bei der „Endophlebitis hepatica" in vielen Fällen wenigstens eine primäre Sklerose im Vordergrunde steht. Dabei muß allerdings die Frage offen bleiben, warum trotz des sicher ziemlich vorgeschrittenen Stadiums der Sklerose ausgesprochen degenerative Veränderungen nicht zustande gekommen sind. Jedoch mag darauf hingewiesen sein, daß auch Simmonds für einzelne seiner Fälle von Pfortadersklerose nichts von Verfettungen und Verkalkungen erwähnt, daß dieselben also wohl nicht als unbedingtes Attribut der primären Sklerose angesehen werden müssen.

Wenn nun von verschiedenen Autoren die Frage aufgeworfen und diskutiert wird, warum der sogenannte endophlebitische Prozeß sich gerade am Mündungsgebiet der Lebervenen lokalisiert, so muß ich dieser Frage auf Grund meiner Untersuchungen vielmehr die Fassung geben, warum an dieser Stelle im Gegensatz zu

[1]) Virch. Arch. Bd. 207, 1912, S. 360.

dem übrigen Lebervenensystem die sekundären thrombotischen Veränderungen im Vordergrunde stehen, bzw. warum gerade hier die Disposition zur Thrombenbildung so stark prävaliert.

Die Erklärung dafür scheint mir die Tatsache zu geben, daß gerade an dieser Stelle so beträchtliche Schwankungen des Blutdrucks und der Strömungsgeschwindigkeit vorhanden sind wie kaum an einer andern Stelle des Venensystems im Körper. Aus den Untersuchungen von Tigerstedt, Ledderhose[1]) und andern wissen wir, daß sowohl die Druckschwankungen im Thorax wie in der Bauchhöhle während der Respiration einen sehr wesentlichen Einfluß auf die Blutströmung in den Venen der Bauchhöhle ausüben, und wir müssen annehmen, daß Schwankungen des Blutdruckes und der Strömungsgeschwindigkeit besonders bei angestrengter oder erschwerter Respiration in den großen Venen, die wie die Vena cava inferior und die größeren Lebervenenäste gerade an der Grenze von Brust- und Bauchhöhle gelegen sind, ganz bedeutende Grade erreichen. Dadurch ist aber die Disposition zu Thrombenbildung bei Gefäßwanderkrankungen gerade an dieser Stelle meines Erachtens genügend erklärt. Mit dieser Auffassung fallen selbstverständlich alle die Erklärungen in sich zusammen, die ausgehen von der Annahme, daß der primäre Sitz der Venenerkrankung selbst in dem Mündungsgebiet der Lebervenen gesucht werden muß, wie z. B. die anfangs bereits kurz zitierte Theorie von Kretz und von Schmincke. Was die Ansicht des ersteren anbetrifft, so mag der Hinweis gestattet sein, daß eine rein mechanische Erklärung, Zerrung und Dehnung an den Lebervenen als dem Aufhängeapparat, bei der Natur der Intimaveränderungen der vorliegenden Erkrankung nicht in Betracht kommen kann, wie bereits zutreffend von Schmincke und Hübschmann ausgeführt ist.

Gegenüber den Schminckeschen Ausführungen, die darin gipfeln, daß durch das Zusammentreffen ungleich starker Blutströme und der Gelegenheit zu Wirbelbildung im Mündungsgebiet der Lebervenen die Disposition für die Lokalisation der im Blut kreisenden luetischen Noxe gerade an dieser Stelle geschaffen werde, sei nur folgendes bemerkt:

1. Ähnliche Verhältnisse, wie sie von Schmincke für das Gebiet der Lebervenen in den Vordergrund gerückt werden, finden sich an vielen Stellen des Körpers, ohne daß hier ein gehäuftes Vorkommen von Venenwanderkrankungen bisher beobachtet wurde.

2. Die Voraussetzung, daß der Beginn der Erkrankung in dem Mündungsgebiet der Lebervenen zu suchen ist, ist, wie oben ausgeführt wurde, durchaus nicht erwiesen.

Will man durchaus nach Ursachen für die besondere Lokalisation der luetischen Gefäßerkrankung in den vorliegenden Fällen suchen — ein für sehr viele Fragen der Pathologie bekanntlich äußerst schwieriges Unterfangen —, so muß man meines Erachtens den Ausgangspunkt der luetischen Giftwirkung in der Leber

---

[1]) Mitteil. a. d. Grenzgeb. d. Med. u. Chir. Bd. 15, 1905, S. 355.

suchen, da ja nach unserer Ansicht nicht nur die großen Gefäße, sondern auch die kleinen erkrankt sind, und die Obliteration der großen Venen sich auf andere Weise erklärt. Für diese Annahme ließe sich auch die Tatsache ins Feld führen, daß die Leber das hauptsächliche giftspeichernde Organ des Körpers ist, und die Tatsache, daß in mehreren Fällen, so z. B. in meinem Fall 2 und in den Fällen von Hübschmann, Veränderungen in der Leber gefunden worden sind, die mehrfach erwähnten Granulome, die mit großer Wahrscheinlichkeit als direkter Ausdruck einer luetischen Erkrankung anzusprechen sind.

Diese Betrachtungsweise würde übrigens zugleich noch den Vorzug haben, daß damit die Frage nach dem Wesen und der Lokalisation der vorliegenden Erkrankung auf eine breitere Basis gestellt wird, d. h. daß wir das durch die Obliteration der großen Lebervenen hervorgerufene Krankheitsbild nicht mehr als eine kaum erklärbare und definierbare Kuriosität anzusehen brauchen, daß dasselbe vielmehr höchstwahrscheinlich nur eine allerdings an und für sich seltene Komplikation einer luetischen, im Bereich des Lebervenensystems lokalisierten Gefäßerkrankung darstellt. Ja, es scheint mir unter diesem Gesichtspunkt auch nicht unwahrscheinlich, daß geringere Veränderungen im Bereich des Lebervenensystems bei Lues vielleicht gar nicht so selten sind, als wir bisher annahmen, und daß eine darauf gerichtete spezielle Untersuchung bei Luetikern häufiger ein positives Ergebnis zeitigen wird. Ferner liegt der Gedanke nahe, daß bei der gemeinsamen Ätiologie der beiden Erkrankungsformen und ihrer Topographie nahe verwandtschaftliche Beziehungen zwischen der sogenannten Endophlebitis hepatica und der Pfortadersklerose, für die ja durch Simmonds die Lues als Ursache mindestens sehr wahrscheinlich gemacht worden ist, bestehen. Jedenfalls wird es eine Aufgabe zukünftiger Forschung sein, festzustellen, inwieweit die beiden Erkrankungensarten Berührungspunkte miteinander haben, und ob nicht häufiger Kombinationen beider, besonders in den Anfangsstadien der Erkrankung, vorkommen, wofür mir schon jetzt Befunde von gleichzeitiger Erkrankung der Pfortaderäste bei Endophlebitis hepatica, z. B. in meinem Fall 2 und in den Fällen von Chiari, zu sprechen scheinen.

Ich komme demnach zu folgendem Ergebnis:

1. Die sogenannte Endophlebitis hepatica obliterans ist wahrscheinlich in vielen Fällen eine primäre Sklerose der Venenwand, die sich über ein mehr oder weniger großes Gebiet der Lebervenen ausbreitet und fast stets auch die kleineren Lebervenenäste, nicht selten wahrscheinlich auch die Pfortaderäste, mit betrifft.

2. Der Übergang der Erkrankung auf die Lebervenenmündung hat fast stets eine sekundäre Thrombose dieser Gebiete zur Folge, die zu einer mehr oder weniger vollständigen Obliteration der Hauptvenenstämme führt.

3. Nach erfolgter Obliteration dieses Gebietes beherrscht dieselbe den klinischen und anatomischen Symptomenkomplex, ja in

der Regel stellt sich eine Krankheit, ein Pathos, überhaupt erst ein, wenn die Verengerung bzw. die Obliteration der Lebervenen im Bereich ihres Mündungsgebietes einen mehr oder weniger beträchtlichen Grad erreicht hat.

4. Die besondere Disposition des Lebervenenmündungsgebietes zur Thrombose ist darauf zurückzuführen, daß Blutdruckschwankungen und Schwankungen der Strömungsgeschwindigkeit in den großen, an der Grenze von Brust- und Bauchhöhle gelegenen Venen so intensiv sind wie wahrscheinlich an keiner andern Stelle des Venensystems.

5. Als Ursache der Gefäßerkrankung muß Lues angenommen werden. Für die Frage nach der Lokalisation des luetischen Giftes gerade im Bereich der Lebervenen ist der Nachdruck auf eine Speicherung des Giftes in der Leber, deren luetische Erkrankung in einigen Fällen durch den Nachweis von miliaren Granulomen (Gummata?) wahrscheinlich gemacht ist, zu legen.

6. Es ist anzunehmen, daß zwischen der Pfortadersklerose, die nach Simmonds ebenfalls durch eine luetische Infektion verursacht ist, und der sogenannten Endophlebitis hepatica obliterans nahe Beziehungen bestehen, und daß Übergänge zwischen den beiden Erkrankungen und auch Kombinationen beider vorkommen.

XIII.

Untersuchungen über Inanitionsödeme.

Ein Beitrag zur Pathologie des Ödems.

Von

Dr. Walter Hülse,

Assistent am Pathologischen Institut der Universität Breslau,
zurzeit Oberarzt d. Res. am Kriegsgefangenen-Lazarett Neuhammer a. Queis.

Kaum ein anderes Gebiet der allgemeinen Pathologie hat die klinische sowohl wie die pathologisch-anatomische Forschertätigkeit in solchem Umfange ausgelöst, wie das Problem der Ödembildung. Schon aus der großen Fülle von Arbeiten ergeben sich die Schwierigkeiten dieses Problems und die Unzulänglichkeit unseres Wissens. Wir sind wohl — namentlich durch die neueren Untersuchungen über Nierenpathologie — mit mancherlei Einzelmomenten bekannt gemacht, die zweifellos bei dem Prozeß der Wassersuchtbildung mit im Spiele sind. Dieselben treten jedoch in den verschiedenen Fällen so unregelmäßig und in so verschiedener Kombination auf, daß sich bisher eine allgemeine Gesetzmäßigkeit in ihrer Wirkung nicht hat erkennen lassen. Bei allen unsern Erklärungsversuchen gelangen wir schließlich an eine bestimmte Grenze, deren Überwindung die Zuhilfenahme hypothetischer Kräfte oder Veränderungen notwendig macht: entweder vitale Sekretionskräfte (Heidenhain) oder, nach dem Vorgange Cohnheims, ausgebreitete vaskuläre Alterationen. Die letztere Annahme, die an Stelle vitalistischer Vorstellungen konkrete Veränderungen zu setzen versucht, erhebt sich aber gleichfalls nicht über das Stadium einer vagen Hypothese, solange jene Veränderungen morphologisch und funktionell nicht näher definierbar oder wenigstens durch experimentell erwiesene Tatsachen als positive Erkenntnis zu betrachten sind. Im Laufe unserer Ausführungen werden wir noch häufiger die heute gangbaren Theorien der Ödempathogenese einer kurzen, kritischen Betrachtung unterziehen.

Die bisherigen Kenntnisse über die Ursachen der Wassersucht sind fast ausschließlich am renalen oder seltener am kardialen Hydrops gewonnen. In Anbetracht dessen, daß es sich hierbei um Krankheiten solcher Organe handelt, die mit der Ausscheidung oder Fortbewegung des Wassers im Körper in Beziehung stehen, hat man sich bis in die neueste Zeit nicht von dem Vorurteil gänzlich befreien können, daß primäre Störungen im mechanischen Ausgleich des Wassergleichgewichts des Körpers bei der zum Hydrops führenden Wasserretention wesentlich mitbeteiligt sind. Daß aber weder primäre renale Wasserretention noch Blutstauung notwendig sind, damit sich Wassersucht ausbildet, zeigen jene Ödeme, die ohne Intervention der Nieren und ohne Stauungserscheinungen von seiten des Herzens zustande kommen, wie z. B. ein großer Teil der Inanitions- oder kachektischen Ödeme. Diese Ödeme scheinen in klinischen Untersuchungen bisher völlig beiseite gelassen, obwohl zu erwarten ist, daß sich gerade bei diesen viele der störenden und das Bild komplizierenden Momente ausschließen und die für die Entstehung der Wassersucht notwendigen Störungen am leichtesten isolieren und erkennen lassen.

Das große Krankenmaterial, das uns hier in den an sogenannter Ödemkrankheit leidenden Kriegsgefangenen zur Verfügung stand, schien mir zu speziellen Untersuchungen über die Pathogenese der Inanitionsödeme besonders geeignet.

Wie an anderer Stelle[1]) ausgeführt ist, handelt es sich bei dieser „Ödemkrankheit in den Gefangenenlagern" um Inanitionszustände mit Hydrämie und starkem allgemeinem Hydrops, die durch die verschiedensten ungünstigen Einflüsse des Gefangenenlebens verursacht werden. Pathologische Harnbestandteile, die auf eine Schädigung der Nieren hindeuten könnten, sind während der sich auf 3—9 Monate erstreckenden Beobachtungszeit in keinem Falle vorgefunden. Am Herzen war klinisch eine oft hochgradige Verlangsamung der Actio cordis, ana-

[1]) Münch. med. Wschr. 1917. Nr. 28 und Wiener kl. Wschr. 1918. Nr. 1.

tomisch eine Herzatrophie charakteristisch. Dem entsprachen ein kleiner, weicher Puls und niedriger Blutdruck. Doch waren sowohl klinisch wie pathologisch-anatomisch stets die Organveränderungen vollständig zu vermissen, wie sie durch Blutstauungen hervorgerufen werden.

Indem wir verschiedene Maßnahmen, die sich durch eine Beeinflussung dieser Ödeme auszeichneten, studierten, haben wir versucht, ein allgemein gesetzmäßiges Verhalten derselben in der Art ihrer Einwirkung abzuleiten, um daraus vielleicht einen Einblick in die Ursachen der Ödembildung zu gewinnen.

Schon frühere Autoren (Rumpel, Lewy) heben hervor, daß die hydropischen Schwellungen der an Ödemkrankheit leidenden Gefangenen bei Bettruhe sehr schnell zurückgehen, um, sobald die Kranken das Bett verlassen, sofort wieder, wenn auch meist in leichterer Form, zu erscheinen. Nach diesen auch von uns stets festgestellten Beobachtungen ist es augenscheinlich, daß Herz und Blutzirkulation, besonders in Anbetracht des objektiven Herzbefundes, in Zusammenhang mit den Ödemen stehen. Bestärkt wird man in dieser Annahme dadurch, daß auch nach Digitalis- oder Strophantus-Darreichung häufig eine deutliche Abnahme der Ödeme festzustellen ist. Sicher ist aber, daß der Einfluß der geschädigten Herzleistung auf die Ödementstehung nicht im Sinne steigender dynamischer Differenzen zwischen Kapillardruck und Gewebespannung zu suchen ist, weil sich sonst nirgendwo die deutlich erkennbaren Zeichen erlahmender Herzkraft bemerkbar machen: Herzdilatation, Dyspnoe, Zyanose, Leberschwellung fehlen nach dem klinischen Untersuchungsbefund ebenso wie Blutstauungen am Sektionstisch vermißt werden.

Ebenso wie bei andern Ödemformen gehen auch hier das Wachsen und der Rückgang der Ödeme gewöhnlich in dem Maße vor sich, wie die Urinmenge abnimmt oder steigt. Es kann daher nicht wundernehmen, daß früher viele Forscher eine mangelhafte H_2O-Ausscheidung durch die Nieren als ausschlaggebend für die Ödementstehung angesehen haben. Hier wollen wir nun anführen, daß es sich bei dieser Ansicht um eine völlige Verwechslung von Ursache und Wirkung handelt.

Gaben wir frisch eingelieferten Kranken abgemessene, sehr reichliche Flüssigkeitsmengen, wie sie dem starken Durstgefühl entsprachen — im Durchschnitt 3—4 l täglich —, so erschien fast ausnahmslos die gleiche Menge als Urin wieder. Wenn bei noch stärkerer H_2O-Zufuhr die Urinmenge hinter der H_2O-Einnahme zurückblieb, nahm trotzdem das Körpergewicht nicht zu. Die extrarenale H_2O-Ausscheidung tritt hier offenbar vikariierend in fast unbegrenzter Höhe ein, wenn die renale allein nicht ausreicht, das H_2O-Gleichgewicht zu erhalten. Schon hieraus ist zu ersehen, daß Störungen in der renalen H_2O-Sekretion allein kaum H_2O-Retention und Wassersucht auslösen können. Wurde aber den Kranken die gleiche Flüssigkeitsmenge zugeführt, nachdem sie einige Tage mit Trockendiät behandelt waren, wobei gewöhnlich Ödeme und Hydrämie abfielen, so blieb zunächst die Harnmenge in der Regel stark hinter der dargereichten Wassermenge zurück unter gleichzeitiger Zunahme des Körpergewichts und der Ödeme, um erst nach einigen Tagen wieder ein annähernd kongruentes Verhalten zu zeigen. Bei dieser Anordnung fehlt also auch die gegenseitige Ergänzung von renaler und extrarenaler Ausscheidung (s. Tab. I).

Tabelle I.

	H_2O = Einnahme in ccm	Harnvolum ccm	Körpergewicht kg	Gewichtszunahme kg
1. Tag	4000	3550	58,2	—
2. Tag	4000	3480	58,3	+ 0,1
3. Tag	6000	4730	58,4	+ 0,2
4. Tag	6000	4810	58,3	+ 0,1
7. Tag	3. Tag der Trockenkost	1250	55,9	— 2,3
8. Tag	4000	2100	57,3	— 0,9
9. Tag	4000	2820	57,6	— 0,6
10. Tag	4000	3430	57,85	— 0,35
11. Tag	4000	3350	57,9	— 0,3

Es scheint also bei unsern Kranken das H_2O-Gleichgewicht des Körpers auf ein abnorm hohes Niveau eingestellt. In den ersteren Fällen, wo den Kranken im Lager jede beliebige Flüssigkeitsmenge zur Verfügung stand, befindet sich der Körper im Zustande des H_2O-Gleichgewichts, und die darüber hinaus zugeführte H_2O-Menge wird vollkommen renal + extrarenal eliminiert. In den letzteren Fällen jedoch ist durch die mehrtägige Trockendiät der H_2O-Gehalt des Körpers gewaltsam heruntergedrückt, und von der dann zugeführten reichlichen H_2O-Menge wird zunächst ein gewisser Anteil retiniert, bis der H_2O-Gehalt des Körpers das gegebene Niveau wieder erreicht. H_2O-Retention und Wassersucht bei unsern Kranken entstehen also nicht dadurch, daß die H_2O-Ausscheidung, insbesondere das Harnvolum, der Flüssigkeitszufuhr sich nicht anpaßt, sondern weil ein erhöhtes H_2O-Bedürfnis des Körpers besteht. Zwischen H_2O-Retention und H_2O-Ausscheidung herrschen demnach gerade die umgekehrten Beziehungen: die letztere geht zurück, weil infolge der Hydropsbildung H_2O der Ausscheidung entzogen wird. Demgemäß haben auch Diuretin und Theophillin gar keinen Einfluß auf Harnvolum und H_2O-Retention.

Nachstehende Kurve stellt das Verhalten des Harnvolums als vorzüglichen Maßstab für die Reaktion der Ödeme auf verschiedene Maßnahmen dar. H_2O-Zufuhr täglich 2500 ccm (s. Tab. II).

Wenn wir nun nach den Ursachen des krankhaft erhöhten H_2O-Bedürfnisses des Körpers forschen, so gewinnen wir hierfür einen Anhalt durch jene Versuche, in denen sich durch willkürliche Verordnungen eine Verstärkung des Hydrops, d. h. eine weitere künstliche Steigerung der H_2O-Bindung im Körper, erzielen läßt.

Tabelle II.

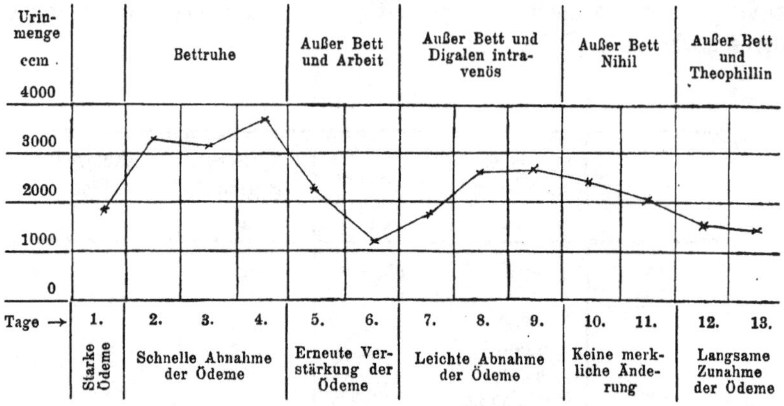

In Verfolg unserer Ansicht, daß eine unspezifische Inanition unserer Ödemkrankheit zugrunde liegt, wurde anfangs in einer sehr reichlichen Ernährung der hauptsächlichste Heilfaktor erblickt. Es war nun eine auffallende Erscheinung, daß bei sehr vielen Kranken, bei denen infolge Bettruhe die Ödeme im Schwinden begriffen waren, dieselben wieder in verstärktem Maße auftraten, als eine sehr reichliche Kost mit hohem Eiweißgehalt einsetzte. Kranke, die eine solche Kost sofort nach der Lazarettaufnahme erhielten, verloren auch bei Bettruhe ihre Ödeme sehr viel langsamer. In einigen Fällen, wo ein Ödem noch nicht sichtbar, wo aber nach der H_2O-Bilanz ein sogenanntes Präödem vorhanden war, gelang es wiederholt durch mehrtägige hochwertige Eiweißkost äußerlich erkennbare Ödeme hervorzurufen. Die sichtbare Ansammlung von H_2O im Unterhautzellgewebe war ja allerdings meist gering. Niemals haben sich starke Ödeme hierdurch erzeugen lassen. Besonders bemerkbar machte sich die H_2O-Retention aber durch Gewichtszunahme und Abnahme des Harnvolums. Um ein Bild nicht nur von der H_2O-Retention, sondern auch von der Beeinflussung der Ödeme zu geben, führe ich in allen Tabellen außer dem Körpergewicht den Umfang der Unterschenkel an, an denen sich die quantitativen Schwankungen der Ödeme gewöhnlich am deutlichsten kundgeben.

Tabelle III.

	Gewöhnliche Lazarettkost. Ges. Kal. 1900			Nach 8tägiger eiweißreicher Kost. Eiweiß 185 g. Ges. Kal. 2860			Nach 3tägiger kohlehydratreicher Kost. Eiweiß 26 g. Ges. Kal. 2910		
	Körpergewicht	Umfang der Unterschenkel cm		Körpergewicht	Umfang der Unterschenkel cm		Körpergewicht	Umfang der Unterschenkel cm	
	kg	rechts	links	kg	rechts	links	kg	rechts	links
Fall 1	56,5	23,1	23,2	58,3	24,5	24,3	57,1	23,4	23,5
Fall 2	49,8	21	20,7	50,8	21,8	21,8	50,0	21	21
Fall 3	53,3	21,5	21,2	55,6	23	22,7	53,2	21,4	21,3
Fall 4	50,2	20,5	20,3	52,4	21,2	21,6	50,0	20,1	20,3
Fall 5	57,7	23,2	24	59,2	24,3	25,1	57,3	23	23,5

Beide Kostformen in obiger Tabelle besitzen ungefähr den gleichen Gesamtkalorieengehalt. Ein Unterschied besteht nur in dem verschiedenen Gehalt von Eiweißstoffen. Auf einen gleichen Kochsalzgehalt wurde besonders geachtet. Bei den Untersuchungen wurde zwischen die beiden Kostformen eine zweitägige Periode eingeschoben, in der die gewöhnliche Lazarettkost verabfolgt wurde. Während in den drei ersten Fällen zuerst die eiweißreiche Kost gegeben wurde, übten wir bei den andern die umgekehrte Reihenfolge.

Aus der Tabelle ist zu ersehen, daß eine eiweißreiche Kost sich in ungleich stärkerem Maße bei der H_2O-Retention und der Bildung von Ödemen geltend macht, als eine gleichwertige Kohlehydratkost. Es legt dies den Gedanken nahe, daß bei dem intermediären Eiweißstoffwechsel Stoffe entstehen können, die den H_2O-Haushalt des Körpers in hervorragender Weise beeinflussen.

Wir wissen, daß die Umsetzung der Proteine — gleichgültig, ob Nahrungs- oder Körpereiweiß — in der Art vor sich geht, daß zunächst Polypeptide entstehen, nach deren Zertrümmerung die einzelnen Aminosäuren frei werden. Die letzteren werden dann unter Bildung von Ammoniak — das bekanntlich in der Leber zu Harnstoff umgewandelt wird — und organischen Oxysäuren desamidiert. Der größte Teil der letzteren wird wahrscheinlich zu Dextrose umgesetzt und als solches verbrannt. Für die Ödementstehung kann von Wichtigkeit sein, daß die unter pathologischen Umständen im Körper gebildete Milchsäure vermutlich aus dem letzteren, stickstofffreien Rest hervorgeht. Zum großen Teil verlieren aber die Zersetzungsprodukte des Eiweißes, soweit sie die stickstofffreien Reste betreffen, nach der Desamidierung ihre Spezifizität. Man wird daher in erster Linie die stickstoffhaltigen Produkte des Eiweißstoffwechsels in Betracht zu ziehen haben als diejenigen, welche die H_2O-Retention beeinflussen.

Eine Stickstoffretention, wie man sie hiernach erwarten müßte, ist bei den Ödemkranken, besonders bei solchen, die reichliche Eiweißkost erhalten haben, tatsächlich häufig nachzuweisen. Direkte Bestimmungen des Reststickstoffs im Blute ließen sich leider nicht ausführen. Aber mit Einsetzen der Diurese trat oft bei gleichbleibender, genau festgesetzter Kost eine erheblich vermehrte Stickstoffausscheidung ein, die dann so lange anhielt, als eine vermehrte Diurese bestand. Einige Beispiele führe ich zur Erläuterung an. Aminosäuren- und Ammoniakstickstoffbestimmung erfolgte durch Formoltitration nach Henriques — Frey — Gigon (Tab. IV).

Man ersieht, daß die Stickstoffretention, besonders im Fall 1, eine relativ erhebliche ist. Die Stickstoffausscheidung steigt hier auf fast das Doppelte der ursprünglichen Zahl. Ein sehr großer Teil des Stickstoffs wird in Form von Aminosäuren und Ammoniak ausgeschieden. Es geht hieraus hervor, daß die Desamidierung der Aminosäuren gestört ist und, wie auch die häufigen Milchsäurespuren im Urin zeigen, erstrecken sich diese Abbauhemmungen nicht nur auf die Desamidierung, sondesn sie sind ein Ausdruck allgemein verbreiteter Störungen im regulären Ablauf des intermediären Stoffwechsels. Wenn die Aminosäuren-

Tabelle IV.

	Tag nach der Aufnahme	Verordnung	N-Gehalt der Kost	Harnvolum	N-Ausscheidung durch den Harn g: Gesamt-N	Amino-säuren-N	Ammoniak-N	N-Retention g	NaCl-Ausscheidung Harn g	Verhalten der Ödeme
Fall 1	1.	Außer Bett	4,5	810	3,702	0,402	0,707	—	11,948	Starke Ödeme
„	2.	Bettruhe u. Digalen intravenös	4,5	2520	6,598	0,616	0.879	+2,896	21,341	Schnelle Abnahme der Ödeme
„	3.		4,5	2150	5,985	—	—	+2,283	20,371	
Fall 2	1.	Außer Bett	6,0	1450	6,296	—	—	—	14,93	Mäßige Ödeme
„	2.	Bettruhe u. Digalen	5,8	2310	7,375	—	—	+1,079	23,782	Abnahme
Fall 3	1.	Außer Bett	5,5	1820	6,197	0,878	0,381	—	15,34	Sehr starke Ödeme
„	2.	Bettruhe u. Digalen	5,5	4130	8,285	0,246	0,802	+2,088	26,145	Abnahme

ausscheidung mit der Gesamtstickstoffausscheidung bei Eintritt der Diurese nicht im gleichen Verhältnis wächst, so ist dies kein Beweis dafür, daß die Stickstoffretention nicht zum großen Teil in Form von Aminosäuren bestehen kann. Im Fall 3 sieht man, daß die Aminosäurenausscheidung sogar zur Zeit der Ödemrückbildung beträchtlich abfällt, während die Ammoniakausscheidung entsprechend steigt. Dieselben Momente offenbar, die eine erhöhte Diurese und Ödemabnahme verursachen, begünstigen gleichzeitig den normalen Abbau der Aminosäuren zu Ammoniak und Harnstoff.

In welcher Form sonst noch der Stickstoff retiniert wird, und ob gerade die Aminosäuren oder andere Produkte des Eiweißstoffwechsels für die Ausbildung der Wassersucht von Bedeutung sind, ist schwer zu entscheiden. Es ist sehr wohl möglich, daß unbekannte oder aus pathologischen Stoffumsetzungen resultierende Stoffe die Hauptrolle spielen. Es kommen hier auch nicht stickstoffhaltige Produkte, wie Milchsäure, in Betracht, um so mehr, als die N-Retention im Verhältnis für H_2O-Retention doch eine recht geringfügige ist.

Nach den bisher vorliegenden Untersuchungen wird man jedenfalls dem Harnstoff keine erhebliche Bedeutung zuschreiben können. Nur Achard und Paisseau[1]) ist es gelungen, bei einem Nephritiker durch Zufuhr von 180 g Harnstoff in 9 Tagen eine Gewichtszunahme von 1 kg zu erzielen. Überhaupt hat sich bei nephrogenem Hydrops, wo es sich im allgemeinen um Retention normaler Stoffwechselprodukte handelt, durch starke Eiweißzufuhr eine deutliche Beeinflussung der H_2O-Retention niemals zu erkennen gegeben. Dies macht es wahrscheinlicher, daß nicht die normalen Endprodukte des Proteinstoffwechsels, sondern pathologisch gebildete oder normalerweise nur intermediär auftretende Stoffe bei unsern Fällen mit der H_2O-Retention in Beziehung stehen.

[1]) Semaine med. 1904.

Sollen sich diese Stoffe aber in einer zu Wassersucht führenden Weise im Körper ansammeln, so genügt nicht die Stoffwechselstörung allein, da der normale Körper die Fähigkeit besitzt, sich von überschüssigen Stoffen in kürzester Zeit zu befreien. Es müssen vielmehr gleichzeitig die Kräfte gestört sein, die den Abtransport dieser Stoffe aus den Geweben und ihre Elimination durch die Nieren bewirken.

Schon nach diesen Untersuchungen war zu vermuten, daß diese kachektischen Ödeme, gleich den nephritischen, von Molekülretentionen abhängig sind. Ob die notwendigen anatomischen und physiologischen Voraussetzungen für eine Molekülretention gegeben sind, werden wir später erörtern und nun zunächst untersuchen, ob sich auch bei Zufuhr anderweitiger Moleküle, insbesondere von Salzen, ein Zusammenhang von Molekülzufuhr und Wassersucht feststellen läßt.

Nach den verdienstvollen Arbeiten von Strauß[1]), Achard[2]), Widal[3]) u. a. hat man der NaCl-Retention für die Ausbildung des nephritischen Hydrops besondere Bedeutung zuerkannt. In einer langen Reihe von Untersuchungen hat sich gezeigt, daß in allen Fällen von Nephritis, in denen sich die NaCl-Ausscheidung der Zufuhr nicht anpaßt, durch verstärkte NaCl-Gaben Ödeme mit großer Regelmäßigkeit experimentell zu erzeugen oder zu verstärken sind. Merklen, Achard und Widal konnten auch den kardialen Hydrops durch Salzzusätze zur Kost steigern.

Auch unsere Ödemkranken reagierten prompt auf Zuführung größerer Kochsalzmengen von dem Augenblick an, wo die Ausscheidung quantitativ hinter der Zufuhr zurückblieb. Unter starker Verminderung der Urinmenge trat bei Kranken, die ihre Ödeme bereits fast ganz verloren hatten, eine starke Zunahme derselben von neuem auf. Kranke, die sich bei der Lazarettaufnahme im Zustande des H_2O-Gleichgewichts befanden und demgemäß sämtliche zugeführte Flüssigkeit ausschieden, retinierten weitere beträchtliche H_2O-Mengen, sobald gleichzeitig NaCl in größeren Dosen verabfolgt wurde. Während diese künstlich gesteigerten Ödeme außer Bett hauptsächlich auf die unteren Extremitäten lokalisiert blieben, deren Umfang dann bis um 7 cm in den entsprechenden Fällen variierte, sammelte sich bei Bettruhe die Flüssigkeit in mehr gleichmäßiger Weise, besonders an abhängigen Partien, an. Bei Bettruhe waren in der Regel größere NaCl-Dosen notwendig, um deutlich merkbare H_2O-Retention und Verstärkung der Ödeme zu erzielen.

Die Insuffizienz der Ausscheidung trat in den einzelnen Fällen bei sehr verschiedener Höhe der Salzzufuhr auf. Ich bin aber bei den umfangreichen Untersuchungen auf keinen Fall gestoßen, bei dem sich nicht bei einer bestimmten Größe des NaCl-Zusatzes zur Kost eine Zunahme des Hydrops, wenigstens durch Wägungen, feststellen ließ.

Im allgemeinen führte bei unsern Kranken in den ersten Tagen eine Zufuhr

[1]) Ztschr. f. klin. Med. Bd. 47, S. 337. Therapie d. Gegenw. Okt. 1902.
[2]) Presse méd. 1901.
[3]) Soc. méd. d. hôp. 1903, 3 sept.

von 10—15 g NaCl bereits zu einer Insuffizienz der Ausscheidung. Trotzdem die NaCl-Ausfuhr an und für sich eine recht bedeutende ist, so kommt es bei stärkerer Zufuhr doch zu einer NaCl-Retention, weil die Salzausscheidung nicht den nach oben zu erfolgenden Schwankungen der Zufuhr über jene Zahlen hinaus gehörig zu folgen vermag. Die Bedingungen zu einer NaCl-Retention sind daher bei unsern Kranken dadurch gegeben, daß eben die NaCl-Einnahme in Truppenküchen — nicht nur bei Kriegsgefangenen —, wo sie ganz in das Belieben der Mannschaften gestellt ist, jenes Quantum meist beträchtlich übersteigt. Überließ ich die Salzeinnahme meinen Kranken selbst, so betrug dieselbe 25—30 g.

Derartige Salzzufuhren müssen nun allmählich zu ganz gewaltigen Kochsalzaufspeicherungen im Körper führen. Nachdem z. B. in einem Falle das Gleichgewicht zwischen zugeführtem und ausgeschiedenem NaCl mit 12,4 g bestimmt war, vermehrte sich bei einer Mehrzufuhr von ca. 20 g die Ausscheidung nur um 3,2 g, die bei weiterer gleicher Zufuhr allmählich etwas anstieg. Doch wurden im Laufe von 5 Tagen 66, 4 g NaCl retiniert. Die Urinausscheidung sank im Verhältnis zur H_2O-Aufnahme entsprechend der gleichzeitig eintretenden H_2O-Retention sehr ab. Der NaCl-Retention von 66,4 g entsprach eine Gewichtszunahme von 7,1 kg, d. h. auf 100 ccm H_2O fielen 0,93 g NaCl. Bei weiteren ähnlichen Untersuchungen entsprachen H_2O-Retention von 100 ccm NaCl-Retentionen von 0,62—0,99 g. Die Gewichtsbestimmungen erfolgten dabei unter Berücksichtigung der eingeführten Nahrung und des entleerten Harnes und Stuhls. Róth-Schulz und Kövesi[1]) haben früher jenes Verhältnis bei Nephritis mit 100 : 0,35 bis 0,96 angegeben. Daraus, daß NaCl und H_2O nicht immer in äquivalenten Mengen retiniert werden, hat man geglaubt, schließen zu müssen, daß, wenn auch ein gewisser Zusammenhang von NaCl- und H_2O-Retentionin vielen Fällen nicht zu verkennen ist, doch zwischen beiden keine festen Beziehungen bestehen, sondern daß beide mehr oder weniger ihre eigenen Wege gehen. Wir werden später diese Frage weiter erörtern.

Daß eine NaCl-Retention nicht nur für die experimentellen Ödeme, sondern überhaupt wohl allgemein für die Ödembildung von ursächlicher Bedeutung sein kann, erhellt daraus, daß bei der Resorption aller Ödeme eine stark vermehrte NaCl-Ausscheidung eintritt, d. h. daß Ödembildung stets mit NaCl-Retention einhergeht.

Gegenüber dem Kochsalz treten die andern Elektrolyte des Blutserums der Menge nach vollkommen zurück. Sie haben daher geringeres Interesse erregt. Während sie in klinischen Untersuchungen bis jetzt anscheinend völlig beiseite gelassen sind, hat Richter[2]) wenigstens in Tierversuchen — Kaninchen mit Urannephritis — den Einfluß einzelner weiterer Salze geprüft. Eine erhebliche Beeinflussung der Hydropsbildung scheint in jenen Versuchen durch keines der

[1]) Path. u. Ther. d. Niereninsuffizienz 1904.
[2]) Berl. klin. Wschr. 1905, Nr. 14. Ther. d. Gegenw. Dez. 1904.

verwendeten Salze erzielt zu sein. Bei Natriumphosphat war der Ausschlag des Hydrops, gemessen nach der Menge der Höhlenflüssigkeit, noch am stärksten.

Nächst dem Kochsalz steht das Natriumkarbonat der Menge und der biologischen Bedeutung nach an erster Stelle unter den Elektrolyten des Blutes.

Die Reaktion der Ödemkranken auf Zufuhr größerer Mengen Natriumkarbonat oder -bikarbonat war in der Mehrzahl der Fälle ebenso stark, gelegentlich noch stärker als beim NaCl. Gaben von 20—30 g pro die bewirkten fast regelmäßig in kurzer Zeit eine ganz auffallende Zunahme der hydropischen Erscheinungen. Nur ganz vereinzelt wurden bei jenen Verordnungen Versager beobachtet. Der Urin wurde naturgemäß stark alkalisch. Doch konnte nach Titration des quantitativ bestimmten Urins ausgesagt werden, daß in jenen Fällen nicht alles zugeführte $NaHCO_3$ ausgeschieden wurde. Wenn ja auch durch eine solche titrimetrische Bestimmung nicht sicher alles ausgeschiedene $NaHCO_3$ erfaßt werden kann, so sind die Fehlerquellen doch nicht derart, daß sich die großen Unterschiede zwischen zugeführtem Alkali und Alkaleszenzgrad des Harnes erklären können, besonders in Anbetracht der fast stets neutralen Reaktion vor Anstellung der Versuche. Ebenso wie bei Kochsalz nimmt die Alkaliausscheidung mit steigender Retention kontinuierlich etwas zu. Die $NaHCO_3$ Sekretion wurde durch die starke Zufuhr von $NaHCO_3$ häufiger im Sinne einer geringen Abnahme beeinflußt. Wenn sich auch ein streng gesetzmäßiges Verhalten nicht feststellen ließ, so hatte es doch den Anschein, als ob die NaCl-Sekretion um so mehr absank, je weniger Alkali ausgeschieden wurde, d. h. je mehr $NaHCO_3$ retiniert wurde. Die hierdurch bedingte NaCl-Retention hielt sich aber allemal in sehr bescheidenen Grenzen — 1 bis 2,4 g —, dem gegenüber eine H_2O-Retention bestand, wie sie sich nach unseren früheren Untersuchungen durch die geringe NaCl-Retention nicht erklären ließ. Für dieses Plus an H_2O-Retention mußte daher das gleichzeitig retinierte $NaHCO_3$ verantwortlich gemacht werden. Bei allen diesen Versuchen wurden Herz- und Nierentätigkeit sorgfältig kontrolliert, um eine eventuelle schädliche Beeinflussung dieser Organe als Ursache der vermehrten H_2O-Retention ausschließen zu können (siehe Tabelle V).

Tabelle V.

25 g $NaHCO_3$ pro die

	vor dem Versuch			nach 24 Stunden			nach 48 Stunden			nach 72 Stunden		
	Körpergewicht	Umfang der Unterschenkel cm		Körpergewicht	Umfang der Unterschenkel cm		Körpergewicht	Umfang der Unterschenkel cm		Körpergewicht	Umfang der Unterschenkel cm	
	kg	rechts	links	kg	rechts	links	kg	rechts	links	kg	rechts	links
1. Fall	51,3	23,5	24,1	52,6	24,0	24,9	54,1	24,7	25,8	55,8	25,6	26,3
2. „	46,8	22,5	22,7	48,0	22,3	23,5	49,5	24,0	24,3	50,1	24,7	25,2
3. „	49,7	24,3	23,7	50,8	25,0	24,5	52,6	25,7	25,3	53,5	26,3	26,0
4. „	55,5	28,2	27,9	56,2	28,5	28,3	58,1	29,4	29,0	59,6	31,0	30,5
5. „	50,8	24,5	24,7	51,5	25,0	25,1	52,6	25,5	25,7	54	26,0	26,1

Ebenso wie in den Tierversuchen haben sich auch in unsern klinischen Untersuchungen mit andern Salzen sichere, eindeutige Resultate nicht ergeben. In vielen Fällen war ihre Verabfolgung ohne jeden Einfluß auf die Wassersucht. Doch ließ sich bei dem Vergleich größerer Versuchsreihen in einer Anzahl von Fällen eine gewisse Gleichmäßigkeit der Wirkung nicht verkennen. Nachstehende Tabelle gibt einige Resultate an (Tab. VI).

Tabelle VI.

Veränderungen des Körpergewichts in kg nach 4 tägiger Zufuhr von											
$NaNO_3$	$NaHPO_4$	Na_2SO_4	Na-Salizylat	KNO_3	K_2SO_4	K-Azetat	$MgCl_2$	$MgSO_4$	$CaCl_2$	Ca-Phosphat	Ca-Laktat
+ 1,05	+ 0,4	+ 0,5	— 0,7	+ 0,8	+ 0,2	— 0,65	— 0,55	— 0,7	— 2,1	— 1,1	— 1,4
+ 0,8	+ 0,2	— 0,3	— 0,8	+ 0,75	— 0,4	— 0,5	— 0,3	— 0,5	— 1,9	— 0,9	— 1,3
—	— 0,2	0	—	+ 0,3	—	— 0,45	—	— 0,5	— 1,4	—	— 0.9
—	— 0,3	—	—	—	—	—	—	—	— 1,3	—	— 1.0

Auch bei diesen Gewichtsbestimmungen wurden Kost und Exkrete sorgfältig berücksichtigt. Die angeführten Zahlen scheinen zu beweisen, daß die Na- und K-Salze, mit Ausnahme des organischen Azetat und Salizylat, die Wassersucht etwas steigern können, während bei den Salzen der Alkalierdmetalle Mg und Ca ein derartiger Einfluß nicht besteht. Mit Kalksalzen — besonders $CaCl_2$ in größeren Dosen — haben wir oft sogar eine sehr auffallende, günstige Beeinflussung des Hydrops erzielt.

Voraussetzung für die H_2O retinierende Wirkung jeder Molekülzufuhr ist eine reichliche H_2O-Aufnahme, da die H_2O-Retention natürlich nicht über das Maß des zur Verfügung stehenden H_2O hinausgehen kann. Eine der Molekülretention entsprechende H_2O-Einnahme glaubten wir am besten dadurch garantiert, daß wir die Kranken die Menge der Flüssigkeitszufuhr selbst nach Maßgabe des Durstgefühls bestimmen ließen. Sie betrug in allen diesen Versuchen 3—4 l täglich.

Fassen wir die Ergebnisse dieser Untersuchungen kurz zusammen, so läßt sich sagen, daß bei unsern Ödemkranken eine Neigung zur Retention organischer und anorganischer Moleküle besteht, und daß durch eine willkürliche Vermehrung einzelner derselben der Wassergehalt des Körpers fast nach Belieben verändert werden kann, sofern eine genügende H_2O-Menge zur Verfügung steht. Daß die Zufuhr der gleichen oder noch höherer Wassermengen allein ohne erhöhte Molekülzufuhr in dem Grade der H_2O-Retention gar nicht zum Ausdruck kommt, weist mit aller Deutlichkeit darauf hin, daß die H_2O-Retention nicht primärer Natur ist, sondern ausschließlich sekundär als Folge der Molekülretention auftritt. Innerhalb der Moleküle macht sich ein großer Unterschied nicht nur zwischen den verschiedenen Arten, von dem stärkst wirkenden NaCl bis zu den ausgesprochen negativ wirkenden Kalksalzen, bemerkbar, sondern auch bei der gleichen Molekülart bestehen in den verschiedenen Fällen durchaus ungleiche Beziehungen zwischen der Menge der retinierten Moleküle und der des retinierten Wassers.

Ehe wir uns dem Zusammenhang dieser Erscheinungen zuwenden, wollen wir versuchen, kurz den hier in Kraft tretenden Mechanismus der Molekülretention zu analysieren.

Bei Nierenerkrankungen entsteht die Molekülretention gewöhnlich infolge primärer Funktionsuntüchtigkeit der Exkretionsorgane selbst, eine Entstehung, wie sie nach dem klinischen und pathologisch-anatomischen Befunde bei unsern Ödemkranken nicht in Frage kommt. Die Beschaffenheit des Urins ist aber nicht nur allein abhängig von dem Zustande der Nieren, sondern auch von demjenigen des Blutes und der Blutströmung. Nimmt der Gehalt des Blutes an exkretionsfähigen Stoffen oder der Blutdruck und die Geschwindigkeit des Blutstromes in den Nieren ab, so sinkt die Menge der an den Nierenepithelien vorbeiströmenden Substanzen und demgemäß auch die Sekretmenge, trotz normaler Funktion der einzelnen Nierenelemente.

Die Retentionserscheinungen bei unsern Ödemkranken könnten demnach auch durch eine Abnahme der Herzkraft erklärt werden, wenn nicht sonst die gewöhnlichen Anzeichen einer Insufficientia cordis zu vermissen wären. Daß trotzdem eine gewisse Schädigung der Herzleistung besteht, ist nach dem klinischen Befunde ganz augenscheinlich. Nun stellen aber Herzkraft und Blutdruck keine solch absoluten Größen dar, daß man bei dem Sinken unter ein bestimmtes Niveau von Herzschwäche sprechen kann. Bei Inanitionen und Kachexien nimmt das Herz an der allgemeinen Atrophie des Körpers teil, und die Herzkraft sinkt proportional mit den an sie gestellten Ansprüchen. Man könnte hier von absoluter Herzschwäche sprechen. Aber erst die relative Herzschwäche ist dasjenige Moment, welches das ganze Heer der Symptome einer Herzinsuffizienz bedingt.

Man hat sich im allgemeinen gewöhnt, den Grad der Blutstauung als Maßstab einer Herzinsuffizienz anzusehen. In Anbetracht des Umstandes jedoch, daß der biologische Zweck der Herzarbeit in der hinreichenden Zufuhr und Abfuhr der Stoffe nach den Geweben besteht, ergibt sich, daß man den exaktesten Ausdruck einer Herzinsuffizienz in event. Störungen des Gewebestoffwechsels zu suchen hat. Obwohl ein dynamisch geregelter Blutkreislauf die notwendige Vorbedingung für den geordneten Ablauf der Gewebeernährung ist, so besteht andrerseits doch die Möglichkeit, daß in gewissen Fällen das Herz die von den Geweben geforderte Leistung nicht aufzubringen imstande ist, ohne daß eine Blutstauung damit einhergeht. So besteht eine relative Herzinsuffizienz bei hoch fieberhaften Krankheiten und vielen Vergiftungen, wo sich fast stets auch ohne Kreislaufstörungen eine Anhäufung von großenteils mangelhaft zersetzten Stoffwechselschlacken vorfindet. Wenn diese hier aus einseitiger enormer Steigerung der Stoffumsetzungen hervorgeht, der auch ein normales Herz nicht voll zu genügen vermag, so entsteht dieselbe bei den Ödemkranken dadurch, daß das Herz nur auf einen stark beschränkten

Stoffumsatz eingestellt ist. Hält sich derselbe auf einem diesem Zustande entsprechenden niedrigen Niveau, so ist das Herz wohl imstande, die gestellten Forderungen zu befriedigen. Paßt sich jedoch die Molekülproduktion den reduzierten Bedingungen des kachektischen Organismus nicht an, und erreicht sie auch nur den normalen Umfang, z. B. durch Arbeit, Fieber u. a., so tritt eine Herzinsuffizienz ein, die sich gleichfalls nicht in Blutstauungen, sondern allein in Störungen des Stoffumsatzes und Anhäufung von Stoffwechselprodukten kundgibt. Als Ausdruck dessen finden sich Stickstoffretention und vermehrte Ausscheidung von Aminosäuren und Spuren von Milchsäure im Harn. Da die Gewebe gegen chronische Veränderungen des Kreislaufs äußerst empfindlich sind, werden sich schließlich auch Schädigungen der Gewebezellen einstellen, die sich ihrerseits gleichfalls durch Abnahme der Zertrümmerungs- und Oxydationskraft an den Hemmungen des Stoffabbaues beteiligen. Die häufige fettige Degeneration der parenchymatösen Organe stellt den sichtbaren Ausdruck solcher Vorgänge dar.

Die Ursache aller dieser Veränderungen liegt unseres Erachtens nach also darin, daß Blutdruck und Geschwindigkeit des Blutstromes infolge geschwächter Herzkraft auch den geringsten steigenden Anforderungen nicht folgen können. Durch den mangelhaften Blutzustrom zu den Geweben entsteht eine Hemmung im regulären Ablauf der Stoffumsetzungen und andrerseits eine Aufspeicherung der vermehrt gebildeten Moleküle im Blute und in den Geweben, da auch die Molekülsekretion der Nieren nur in dem Maße der Konzentrationszunahme des Blutes steigen kann, wenn der Blutstrom nicht entsprechend ansteigt.

Den gleichen oder einen noch stärkeren Effekt, den eine erhöhte Molekülbildung in den Geweben auf den Molekülgehalt des Körpers ausübt, wird eine willkürlich gesteigerte Molekülzufuhr durch die Kost bewirken. Hierbei fällt noch mehr oder weniger — wenigstens soweit Salze in Frage kommen — die reflektorische Regulierung von Herztätigkeit und Blutdruck fort, wie sie bei Temperaturerhöhung und Arbeit in Erscheinung treten. Wohl steigt mit einer vermehrten Salzzufuhr die Salzausscheidung etwas an, da der Salzgehalt des Blutes zunimmt und damit die in einer gewissen Zeiteinheit die Nieren passierende Molekülanzahl. Während durch den normalen Blutdruck eine derartig hohe Salzausfuhr garantiert wird, daß selbst bei abnorm hoher Salzeinnahme während der Intervalle eine Rückkehr der Körpersäfte zu dem ursprünglichen Salzgehalt möglich ist, läßt sich ein solcher Ausgleich bei dauernd stark herabgesetztem Blutdruck nicht erzielen. Hier vermag sich die die Nieren durchströmende Blutmenge den Bedürfnissen, wie sie von der Menge der im Blute zirkulierenden eliminationsfähigen Stoffe gefordert wird, nicht anzupassen. Die Salzausscheidung ist daher auf ein abnorm tiefes Niveau eingestellt, und es wird sehr frühzeitig eine Grenze erreicht, oberhalb welcher die im Körper restierende Salzmenge im Intervall bis zur nächstfolgenden Salzeinnahme durch die Nieren nicht bewältigt werden kann. Auf diese Weise kann es, auch wenn die jedesmalige Residualmenge noch so geringfügig ist, durch Summation allmählich zu ganz gewaltigen Salzretentionen kommen. Dieselben entstehen natürlich besonders leicht, wenn die Salzeinnahme eine so übermäßig hohe ist, wie sie in den Truppenküchen fast allgemein geübt wird. Selbst bei völlig gesunden Leuten können durch solche Zufuhren krankhafte Erscheinungen ausgelöst werden. Ich habe hier vielfach bei Soldaten Polyurien gesehen, die bei Trockendiät in 4—7 Tagen abklangen, und die bei der Truppe meist unter der Bezeichnung Blasenschwäche oder — wenn Urinmessungen vorgenommen waren — Diabetes insipidus geführt wurden. In allen diesen Fällen konnte ich als Ursache dieser Polyurien beträchtliche NaCl-Retentionen und damit zusammenhängende H_2O-Retentionen feststellen. Funktionelle Störungen bestanden weder von seiten des Herzens noch der Nieren, so daß sie nur auf ganz abnorm große NaCl-Einnahmen zurückgeführt werden können, denen gegenüber selbst normal funktionierende Ausscheidungsmechanismen versagen.

Es ergibt sich somit aus unsern Ausführungen, daß auch den Inanitionsödemen letzten Endes eine kardiale Ätiologie zugrunde liegt. Diese Erkenntnis ist insofern von allgemeiner Bedeutung, als sie uns zeigt, daß schwere Funktionsstörungen von seiten des Herzens und der Nieren bestehen können, ohne daß die klinischen Symptome vorhanden sind, die man als die notwendige Folge solcher Krankheiten anzusehen gewohnt ist: Blutstauung und eiweißhaltiger Urin.

Kurz anführen wollen wir hier noch einige Beobachtungen, die im Lichte vorstehender Ausführungen eine einfache Erklärung finden. Daß Bettruhe und Herztonika den Hydrops in günstigem Sinne beeinflussen können, bedarf keiner besonderen Erklärung mehr. Anders verhält es sich mit dem Einfluß, den körperliche Arbeit und Fieber ausüben. Hierbei wurde mitunter eine Verstärkung, mitunter eine bedeutende Besserung erzielt. Das erstere Verhalten zeigte sich bei allen frisch eingelieferten Fällen, bei denen die Herztätigkeit noch sehr darniederlag, das letztere bei solchen Kranken, die trotz guter allgemeiner Kräftigung bei monatelanger Lazarettbehandlung mit Bettruhe, Diät und Digitalis ihre Ödeme nicht vollständig verloren. So schwanden z. B. bei einem Kranken mit monatelang bestehenden Schwellungen dieselben vollkommen in den ersten Tagen einer fieberhaften Angina. Wir haben dann diese Beobachtungen mit gutem Erfolge therapeutisch verwertet damit, daß wir durch heiße Bäder künstliche Temperatursteigerungen bewirkten. Denselben Einfluß hat später leichte körperliche Arbeit. Alle diese Momente verursachen eine starke Anregung der Herztätigkeit. Während bei den frischen Fällen dem vermehrten Stoffzerfall die Herzkraft nicht zu genügen vermag und infolgedessen die Ödeme nur in verstärktem Maße auftreten, hat sich in den letzteren Fällen das Herz bereits soweit erholt, daß es jetzt auf diese Reize gut reagiert. Offenbar üben diese Momente einen viel intensiveren Reiz auf ein leistungsfähiges Herz aus, als er sich durch Herztonika erreichen läßt. Man kann sagen, daß das Herz aus seiner Lethargie durch den lebhafteren Stoffwechsel erst zu voller Leistungsfähigkeit aufgerüttelt wird.

Im allgemeinen hat man sich die H_2O-Retention, wie sie sich als Folge einer Molekülretention im Körper bemerkbar macht, als eine Art Konzentrationsregulierung vorgestellt, ohne daß man die physikalisch-chemischen Kräfte, die diese Regulierung bewirken, näher zu analysieren versucht hat. v. Koranyi[1]) betrachtet sie als die Folge einer abnorm reichlichen, durch Elektrolytretention ausgelösten Wasserzufuhr, und die Möglichkeit einer Vermehrung der im Körper kreisenden H_2O-Menge soll dadurch gegeben werden, daß dieNieren das Volum ihres Sekrets nicht entsprechend vermehren können. Diese Theorie nähert sich also insofern der alten Bartelsschen[2]), als auch sie eine renale H_2O-Retention als Ursache der Wassersucht annimmt.

Nun kommen aber für die H_2O-Ausscheidung nicht nur die Nieren allein in Betracht. Gerade wenn die Nieren ihre Anpassungsfähigkeit verloren haben, tritt die extrarenale H_2O-Ausfuhr vikariierend ein und paßt dadurch trotzdem die Gesamtausfuhr den Bedürfnissen des normalen H_2O-Gleichgewichts an, so daß aus einer unzureichenden renalen H_2O-Sekretion nicht eine H_2O-Retention und eine Störung des H_2O-Gleichgewichts zu folgen braucht. Gerade unsere Ödemkranken boten hierfür ein sehr instruktives Bild. Gaben wir den Kranken sehr reichlich H_2O, so trat eine Gewichtszunahme nicht auf, obwohl bisweilen nach den Urinvolumina beträchtliche H_2O-Mengen im Körper zurückblieben. Es ist hier offenbar die Perspiratio insensibilis erhöht in Funktion getreten. Erhielten die Kranken jedoch gleichzeitig Salz, so nahm nicht nur die renale, sondern, soweit nach genauen Urinmessungen und Gewichtsbestimmungen zu schließen ist, auch extrarenale H_2O-Ausscheidung ab. Auch bei Nephritis sind Tatsachen bekannt, welche mit Sicherheit zur Zeit der H_2O-Retention neben einer mangelhaften renalen Ausscheidung auch auf eine Abnahme der extrarenalen H_2O-Ausfuhr schließen lassen.

In welch hohem Maße gerade die extrarenale H_2O-Ausscheidung in Tätigkeit treten kann, sieht man vielfach bei der Resorption nephrogener Ödeme. So beobachtete ich z. B. — Päßler[3]) u. a. haben ähnliche Fälle beschrieben — bei einem Fall von akuter Nephritis mit schwerstem Hydrops bei einer Gewichtsabnahme von 16 kg in 6 Tagen ein völliges Schwinden des Hydrops. Die höchste Urinmenge in 24 Stunden betrug dabei 1460 ccm bei einer Einfuhr von 1600 ccm. Es bestand hier also noch zur Zeit der Resorption eine renale H_2O-Retention. Solche Beobachtungen zeigen doch mit aller Deutlichkeit, daß eine einseitige renale H_2O-Retention niemals zu wirklicher H_2O-Retention führen kann, wenn nicht auch die extrarenalen Ausscheidungswege behindert sind. Weiterhin würde eine solche mechanische H_2O-Retention gar nicht identisch mit Wassersucht sein. Bekannt und viel zitiert sind die Versuche von Cohnheim und Lichtheim[4]), die trotz enormer künstlicher Plethora nur geringe Höhlenwassersucht, aber keinen echten allgemeinen Hydrops erzeugen konnten. Andrerseits sind auch Tierversuche be-

[1]) A. v. Koranyi u. P. F. Richter, Physikal. Chemie u. Med. Leipzig 1908. II. Bd.
[2]) Krankheiten des Harnapparates. Leipzig 1875.
[3]) D. Arch. f. klin. Med. 1906, Bd. 87.
[4]) Virch. Arch. Bd. 69.

kannt (Bence[1])), wo geringe Ergüsse in Pleura und Peritonäum bei H_2O-Verlust zustande kamen. Eine primäre H_2O-Retention kann demnach unmöglich das Wesen der Wassersucht ausmachen. Nicht nur der H_2O-Gehalt des Körpers allein, sondern auch die Art und Weise, wie sich das Wasser zwischen Blut und Geweben verteilt, ist für die Ödementstehung von Wichtigkeit. Bei einer primären H_2O-Retention fehlen offenbar diejenigen Momente, welche die Verteilung des H_2O im Körper zugunsten der Gewebe bewirken, wie sie für das Zustandekommen der Wassersucht notwendig ist. Doch spielt natürlich die H_2O-Retention bei der Ödembildung eine Rolle insofern, als eine Ablagerung von H_2O in die Gewebe von der Menge des vorhandenen Wassers abhängig ist und nicht über dieses Maß hinausgehen kann.

Welche morphologischen Elemente für jene Verschiebung in der H_2O-Verteilung verantwortlich sind — ob die Gefäßwände ihre Durchlässigkeit ändern, oder ob die Gewebe eine stärkere H_2O-anziehende Kraft, sogenannte Ödemtendenz, gewinnen, werden wir später erörtern. Ausgelöst kann jene Verteilung jedenfalls werden durch eine Molekülanreicherung im Körper. Denn in unsern Versuchen konnten wir durch dieselbe nicht nur den H_2O-Gehalt des Körpers willkürlich erhöhen, sondern auch den Prozeß der Wassersuchtbildung sichtbar beeinflussen.

Das Problem des H_2O-Haushalts des Organismus wird man demnach nicht als selbständiges Problem behandeln können. Die Retention und die Verteilung des Wassers im Körper regelt sich offenbar ausschließlich oder hauptsächlich nach Maßgabe der Retention und Verteilung der in den Körperflüssigkeiten echt gelösten Moleküle. Nur indem wir die letzteren in ihrem Verhalten studieren, können wir erwarten, befriedigende Aufschlüsse über den normalen und krankhaften H_2O-Haushalt des Körpers zu gewinnen.

Es kann jetzt nicht unsere Aufgabe sein, das uns hier interessierende Gebiet, das sich zur Hauptsache auf Lymphbildung, Resorption und Permeabilität der Gefäßwände erstreckt, in erschöpfender Weise wiederzugeben. Im Zusammenhang mit unsern Ausführungen interessiert uns hier hauptsächlich die Verteilung pathologisch-retinierter Moleküle zwischen Blut und Geweben, wenn man will, die Permeabilität der Gefäßwände, wie sie beim Morbus Brightii schon vielfach den Gegenstand klinischer, mehr aber experimenteller Studien dargestellt hat.

Da die Molekülanhäufung darauf beruht, daß der Molekülüberschuß nicht in gehöriger Weise durch die Nieren ausgeschieden werden kann, findet die primäre Molekülretention im Blute statt. Demzufolge muß bei Retentionen eine starke Zunahme des Blutes an echt gelösten Stoffen erwartet werden. Direkte Bestimmungen zeigen jedoch, daß bei unsern Kranken eine auffällige Erhöhung der molekularen Konzentration des Blutserums nicht vorhanden ist. Bei einem Falle mit schwersten Anasarka wurde z. B. die Gefrierpunktsdepression mit — 0,58°, bei einem andern sogar mit — 0,55° bestimmt. Zieht man jedoch in Betracht, daß ausnahmslos

[1]) Berl. klin. Wschr. 1907, Nr. 27.

gleichzeitig eine starke Hydroplasmie besteht — spez. Gew. des Serums in jenen Fällen 1,017 und 1,019 —, so ergibt sich, daß die gelösten Moleküle absolut an Zahl vermehrt sind. Das Serum ist nur durch die gleichzeitige Verwässerung auf annähernd normale Konzentrationen diluiert worden.

Der NaCl-Gehalt des Serums zeigte in unsern Fällen recht beträchtliche Unterschiede. Er schwankte bei 15 untersuchten Fällen zwischen 0,52%—0,605%.

Die bekannten Untersuchungsresultate bei Nephritis wollen wir hier nur kurz dahin zusammenfassen, daß in der Regel die molekulare Konzentration des Blutes beträchtlich erhöht ist durch organische Stoffe, während die Elektrolytkonzentration nach Messungen der elektrischen Leitfähigkeit annähernd innerhalb normaler Grenzen bleibt.

Was Ödemflüssigkeit anbelangt, so variieren die Werte für den NaCl-Gehalt bei unsern Ödemkranken zwischen 0,63% und 0,81%, so daß also die Differenz zwischen NaCl-Konzentration der Ödemflüssigkeit und der des Blutes im Durchschnitt + 0,15% beträgt. Die Ödemflüssigkeit ist also beträchtlich NaCl-reicher als das Blutserum. Da außerdem die Gesamtmenge des Ödemwassers in schwereren Fällen ein Vielfaches der Blutmenge darstellt, folgt, daß die retinierten NaCl-Moleküle zum weitaus größten Teil in die Gewebe deponiert werden. Runeberg und Strauß[1]) haben denselben Befund auch bei nephritischen und andern nicht entzündlichen Ödemen festgestellt. Die Gesamtkonzentration des Ödemwassers wurde bei dem einen untersuchten Falle, gemessen nach der Gefrierpunktsdepression, mit —0,79° bestimmt. Fügen wir hierzu die Beobachtungen von Richter bei Urannephrose und von G. Galeotti, so kann mit Sicherheit gesagt werden, daß die molekulare Konzentration ödematöser Transsudate dem Blutserum gegenüber wesentlich erhöht ist. Während Richter als höchste Gefrierpunktsdepression des Blutserums bei an Urannephrose erkrankten Kaninchen — 0,77° fand, schwankte der Gefrierpunkt der serösen Ergüsse zwischen — 0,76° bis — 1,17°. G. Galeotti bestimmte den Gefrierpunkt menschlicher, nicht entzündlicher ödematöser Transsudate mit — 0,79 bis — 0,81° gegenüber einem normalen Blutwert von — 0,56°. Dieser hohe Molekülgehalt beruht größtenteils, wie der hohe NaCl-Gehalt vermuten läßt, im Gegensatze zum Blute auf einer Zunahme der Elektrolyte. Direkte Bestimmungen der elektrischen Leitfähigkeit menschlicher Transsudate habe ich nicht in der Literatur vorgefunden. Iscovesco[2]) hat die Peritonealflüssigkeit des Pferdes untersucht und die Leitfähigkeit mit $K_{22}{}^0 = 129 \times 10^{-4}$ bestimmt gegenüber $K_{18}{}^0 = 102{,}7 - 105{,}3 \times 10^{-4}$ des Blutserums.

Ödematöse Transsudate sind demnach dem Blutserum gegenüber sowohl an Gesamtmolekülgehalt wie an Elektrolytgehalt als hypertonisch anzusehen.

Über die Verteilung frisch zugeführter NaCl-Moleküle geben folgende Daten einen Anhalt (s. Tab. VII):

[1]) Ther. d. Gegenw. 1902.

[2]) Compt. rend. Soc. de Biol. Paris, Massou, 1906, S. 42.

Tabelle VII.

Vor dem Versuch				Nach starker NaCl-Zufuhr in 48 Stunden		
1. Fall	2. Fall	3. Fall		1. Fall	2. Fall	3. Fall
11,89 g	14,37 g	13,65 g	NaCl-Einnahme	55,163 g	58,677 g	58,233 g
12,243 g	14,291 g	13,865 g	NaCl-Ausfuhr	30,225 g	38,851 g	32,643 g
2890 ccm	3125 ccm	3060 ccm	Harnvolum	2110 ccm	2635	1956 ccm
51,5 kg	53,8 kg	48,3 kg	Körpergewicht	53,8 kg	56,6 kg	51,5 kg
0,536 %	0,568 %	0,605 %	NaCl-Gehalt d. Serums	0,543 %	0,577 %	0,610 %
1,023	1,021	1,019	Spezif. Gew. d. Serums	1,022	1,0205	1,019
4,022 Mill.	3,895 Mill.	3,569 Mill.	Zahl der roten Blutkörperchen	3,983 Mill.	3,799 Mill.	3,554 Mill.
0,6667 %	0,783 %	0,756 %	NaCl-Gehalt der Ödemflüssigkeit	0,688 %	0,805 %	0,786 %
1,006	1,009	1,007	Spezif. Gew. der Ödemflüssigkeit	1,005	1,007	1,004

Bei allen 3 Fällen trat mit der verstärkten NaCl-Zufuhr eine deutlich erkennbare Zunahme der Anasarka auf. Wie sich die genaue quantitative Verteilung der retinierten NaCl-Moleküle zwischen Blut und Geweben gestaltet, läßt sich nach diesen Zahlen natürlich nicht angeben, wenn nicht die jedesmalige Gesamtblutmenge bekannt ist. In Anbetracht des Umstandes jedoch, daß sich in allen Fällen nach NaCl-Darreichung der NaCl-Gehalt des Blutserums bei kaum merklich herabgesetztem spezifischem Gewicht nur unbeträchtlich erhöht, ist zu schließen, daß trotz der ungleichen Ausgangskonzentrationen nur ein geringer Teil der NaCl-Moleküle im Blute verbleibt, während der weitaus größere Anteil durch die Kapillarwände in die mit konzentrierterer Flüssigkeit angefüllten Gewebe übertritt. Diese Transsudation tritt vielfach schon dadurch in Erscheinung — besonders wenn, wie hier, die Flüssigkeitszufuhr beschränkt wird —, daß trotz deutlicher Verdünnung der Ödemflüssigkeit der NaCl-Gehalt zunimmt. Es ist aber zu bedenken, daß eine vermehrte Ansammlung bestimmter Moleküle in den Geweben bereits vorhanden ist, wenn sich die betreffende Molekülkonzentration der Ödemflüssigkeit bei der Verstärkung der Anasarka, wie sie sich eben als Folge der Molekülzufuhr geltend macht, auf derselben Höhe erhält.

Bei starker Zufuhr von $NaHCO_3$ tritt, wie wir gesehen, eine Verzögerung der Ausscheidung ein, die man meist auch durch Bestimmung des Mineralalkalis der Ödemflüssigkeit und des Blutserums direkt nachweisen kann. Die Flüssigkeitszufuhr wurde bei diesen Untersuchungen stark beschränkt, um durch Verhinderung eines völligen Ausgleichs infolge verstärkter Hydropsbildung einen stärkeren Ausschlag in der Reaktion zu erzielen. Gewöhnlich nimmt der Alkaleszenzgehalt der Ödemflüssigkeit stärker zu als der des Blutserums (Tab. VIII).

Tabelle VIII.

	Vor dem Versuch						Nach Zufuhr von 50 g $NaHCO_3$ in 48 Stunden					
	Mineralalkaleszenz in mg NaOH %		NaCl-Gehalt g %		Spez. Gew.		Mineralalkaleszenz in mg NaOH %		NaCl-Gehalt in g %		Spez. Gew.	
	Serum	Ödemflüssigkeit	Serum	Ödemflüssigkeit	Serum	Ödemflüssigkeit	Serum	Ödemflüssigkeit	Serum	Ödemflüssigkeit	Serum	Ödemflüssigkeit
1. Fall	58,3	67,1	0,601	0,644	1,021	1,010	62,1	71,6	0,591	0,645	1,020	1,009
2. Fall	61,4	70,6	0,567	0,749	1,022	1,008	63,7	73,3	0,554	0,749	1,021	1,006
3. Fall	59,2	69,1	0,585	0,764	1,020	1,008	63,4	74,5	0,568	0,768	1,0185	1,007

Somit transsudiert auch der größere Teil der retinierten $NaHCO_3$-Moleküle aus dem Blute in die Gewebe. Gleichzeitig nimmt oft der NaCl-Gehalt der Ödemflüssigkeit etwas zu auf Kosten des Blutes. In diesen Fällen tritt dann auch eine deutliche Herabsetzung dei NaCl-Sekretion durch die Nieren ein. Der geringe, im Blute verbleibende Teil der $NaHCO_3$ tritt demnach nicht zu der vollen Anzahl der vorher vorhandenen gelösten Moleküle hinzu, sondern stellt sich anscheinend an die Stelle einer gewissen NaCl-Menge, die aus dem Blute in die Gewebe verdrängt wird. Die Wirkung der $NaHCO_3$-Zufuhr äußert sich also in den Körpersäften dadurch, daß sie die Alkaleszenz derselben erhöht und eine Verschiebung des NaCl-Gehaltes zugunsten der Gewebe verursacht.

Bei den umfangreichen Untersuchungen dieser Art fanden wir unsere Vermutung bestätigt, daß, ebenso wie die H_2O-Retention der Retention gewisser Moleküle folgt, sich weiter auch die H_2O-Verteilung allemal nach Maßgabe der NaCl- und $NaHCO_3$-Verteilung regelt. Je mehr dieser Moleküle aus dem Blute übertreten, desto stärker ist im allgemeinen auch die Flüssigkeitsansammlung in den Geweben. Die Ödemforschung hätte sich demnach in der Folge damit zu befassen, wie jeneVerteilung der retinierten Moleküle entsteht, und in welcher Weise die in die Gewebe deponierten Moleküle das Wasser nach sich ziehen.

Trotz der Hypertonie der serösen Ergüsse beim Ödem treten die dem Blute weiterhin zugeführten Moleküle offenbar zum Teil ganz unabhängig von den Konzentrationsverhältnissen durch die Kapillarwand hindurch in die Gewebe und verstärken noch weiterhin die Konzentrationsunterschiede. Daß eine solche Stoffverteilung nicht nur bei den pathologischen Zuständen der ödembedingenden Krankheiten vor sich geht, sondern von allgemeiner biologischer Gültigkeit ist, haben u. a. die Versuche von Magnus [1]) gezeigt, der die Verteilung verschieden konzentrierter NaCl-Lösungen im normalen Tierkörper studierte. Aus jenen Versuchen geht als grundlegende Tatsache hervor, daß auch bei Injektion hypo- und isotonischer Lösungen der größte Teil der injizierten NaCl-Menge in die Gewebe übertritt, obwohl durch jene Injektionen die Blutkonzentration gegenüber der Gewebeflüssigkeit noch stärker hypotonisch gemacht wird. Da die Richtung der Diffusionsströme von der Summe der osmotischen Partialdrucke der einzelnen ge-

[1]) Arch. f. exp. Path. u. Pharm. 44, 246.

lösten diffusiblen Stoffe abhängig ist, so folgt in Anbetracht des Umstandes, daß im Gewebe nicht nur eine höhere Gesamtkonzentration von osmotisch wirksamen Stoffen, sondern sogar eine höhere Konzentration einzelner, trotzdem diffundierender Stoffe — wie z. B. von NaCl — besteht als im Blute, daß für diese Verteilung gelöster Moleküle im Körper nicht ausschließlich osmotische Kräfte wirksam sein können. Die Ausbreitung der Moleküle vollzieht sich vielmehr direkt in einem den Gesetzen vom osmotischen Druck entgegengesetzten Sinne, indem sie von den Orten niedrigerer zu solchen höherer Konzentration sich bewegen. Auch eine sich gegenseitig ergänzende Kombination von Osmose und Diffusion mit Filtration — Transsudation im Sinne Cohnsteins — kann einer derartigen Molekülbewegung als Erklärung nicht genügen.

Man kann gegen die Ansicht einwenden, daß wir dem Vergleich der Konzentrationen von Blut und Gewebeflüssigkeit das Ödemwasser und die zum Abfluß fertige Lymphe zugrunde gelegt haben. Bei dem Durchtritt durch die Gewebe muß aber das primäre Transsudat durch die Vorgänge des metabolischen Stoffwechsels durchgreifende Änderungen erfahren haben, ehe es als Ödemwasser oder Lymphe gewonnen werden kann, so daß sich hiernach keine Vorstellung über die Zusammensetzung des die Kapillarwand von der Gewebeseite bespülenden Gewebewassers bilden läßt. Und diese kann ja nur allein maßgebend sein für die durch die Kapillarwände event. vor sich gehende Diffusion. Meines Erachtens nach ist es jedoch kaum angängig, die rein theoretisch nach morphologisch-topographischen Gesichtspunkten vorgenommene Trennung der extravaskulären Flüssigkeit in Ernährungstranssudat, Gewebesaft und eigentliche Lymphe aufrechtzuerhalten in dem Sinne, daß ein großer Unterschied in der molekularen Konzentration der einzelnen besteht, oder daß sogar ein Anstieg des Molekülgehalts erfolgt. Da die Produkte des Stoffabbaues großenteils durch Rücktranssudation aus den Geweben abgeführt werden, besteht die hypothetische perivaskuläre Flüssigkeitsschicht durchaus nicht allein aus „transsudierten" Stoffen, sondern auch aus solchen, die zur Abfuhr bestimmt sind. Man wird demnach kaum fehlgehen mit der Annahme, daß in der unmittelbaren Umgebung der Blutkapillaren, wo ein dauernder Zustrom von Molekülen sowohl vom Blute wie von den Geweben aus vor sich geht, die Lymphe eine höhere Konzentration besitzen wird als in den Lymphgefäßen selbst. Der Begriff „Ernährungstranssudat" ist ein rein theoretischer. In reiner Form ist dasselbe im Körper nirgendwo vorhanden. Sowohl in der Kapillarwand selbst wie in deren Umgebung ist es stets vermischt mit den Stoffen des Gewebeabbaues.

Wie überall dort, wo in tierischen Organismus eine Konzentrationsarbeit verrichtet wird, hat man auch in der Lymphbildung einen Sekretionsvorgang erblicken wollen (Heidenhain[1]), Hamburger[2])), dessen Ursprung in die Endo-

[1]) Arch. f. d. ges. Physiol. 1896, 49.

[2]) Zieglers Beitr. z. path. Anat. u. allg. Pathol. Bd. 14. Osmot. Druck u. Ionenlehre. Wiesbaden 1902.

thelien der Blutgefäßkapillaren verlegt wurde. Bei den zu Ödem führenden Krankheiten sollten dann lymphtreibende Stoffe, sogenannte Lymphagoga, gebildet werden, die die in den Kapillarendothelien vorhandenen sekretorischen Triebkräfte in erhöhtem Maße auslösen. Auf diese Weise dachte man sich z. B. bei Niereninsuffizienz die retinierten Stoffe zusammen mit einer entsprechenden Wassermenge durch eine „Secretion supplementaire" (Loeper) in die Gewebe befördert. Starling [1]) und Kast [2]) haben in der Tat lymphagoge Stoffe im Blute von Nierenkranken nachgewiesen. Da der Sekretionsbegriff aber bisher eigentlich nur die Konstatierung einer Konzentrations- oder einer Verdünnungsarbeit bedeutet und als solcher eine reine biologische Begriffsbestimmung darstellt, dessen physikalisch-chemische Zergliederung noch aussteht, ist mit einer solchen Erklärung ein Gewinn für unsere Erkenntnis nicht erzielt.

Einen wesentlichen Fortschritt hat meines Erachtens nach auch die moderne Alterationstheorie nicht gebracht, der zufolge Schädigungen der Gefäßwände zur Entstehung von Ödemen notwendig sind. Solange diese Theorie mit solch allgemeinen Begriffen wie vaskuläre Alterationen arbeitet, deren exakte Definition sowohl morphologisch wie funktionell vor der Hand nicht möglich ist, kann man in ihr kaum mehr als eine vage Vermutung erblicken.

Wenn wir nun sehen, was diese Theorie für das Ödemproblem leistet, so wird nicht geleugnet werden können, daß sie allein nicht ausreicht, unsere in klinischen und experimentellen Untersuchungen gewonnenen Kenntnisse über die Ödempathogenese auf einheitlicher Grundlage unserem Verständnis näherzubringen. Vor allem findet der enge Zusammenhang von Molekül- und H_2O-Retention und Verteilung nicht die entsprechende Würdigung. Für die Molekülverteilung, die nach unsern Versuchen ganz augenscheinlich die zum Hydrops führende H_2O-Verteilung großenteils mitbedingt, kann sie überhaupt eine Erklärung nicht geben, weil durch irgendwelche Veränderungen in der Durchlässigkeit der Kapillarwände, gleichviel ob man sie als diosmotische Membran oder als Filter auffaßt, niemals eine Bewegung der gelösten Moleküle von Orten niederen zu solchen höheren osmotischen Druckes möglich werden. Den Prozeß der Ödembildung müßte man hiernach aus dem Zusammenwirken verschiedener Faktoren hervorgehend betrachten; Gefäßschädigungen und Molekülretention würden koordiniert, unabhängig nebeneinander wirksam sein. Es wird also durch die Annahme vaskulärer Alterationen keine Erklärung der bekannten experimentellen Tatsachen gegeben, sondern diesen nur ein weiteres erklärungsbedürftiges Moment hinzugefügt und das Problem der Ödementstehung noch weiter kompliziert. Verschiedentlich hat man den nicht zu verkennenden fördernden Einfluß der Retention gewisser Moleküle auf die Ödembildung in den Änderungen der Membranfunktion der Kapillarwände vermutet in dem Sinne, daß sie dieselben für Wasser durchgängiger macht.

[1]) Lancet 1896, I, 1267.
[2]) D. Arch. f. klin. Med. 1904, 73.

Über die Art dieser Änderungen ist jedoch eine befriedigende Vorstellung nicht zu gewinnen. Cohnheim[1]), der die vaskuläre Alteration als Ursache der entzündlichen Ödeme mit allem Vorbehalt zuerst angenommen hat, versteht darunter eine „Änderung des Filters, das die Wand der Kapillaren darstellt". Die theoretischen Bedenken, die gegen eine derartige Abhängigkeit der normalen Gewebeernährung von der Kapillarwand zu erheben wären, seien hier beiseite gelassen. Es kann aber nach den Resultaten weiterer Untersuchungen (Tigerstedt und Santesson[2]) Klemensiewicz[3])) gesagt werden, daß lebende tierische Membranen, unter den Druckverhältnissen, wie sie im Organismus vorhanden sind, keinerlei Filtrationspermeabilität besitzen, daß eine solche erst eintritt, wenn die Wandelemente abgestorben sind und sie ihre biologische Energie verloren haben. Mit dem allmählichen „Absterben" nähert sich eine solche Membran in ihrer Durchlässigkeit immer mehr einem gewöhnlichen Filter und wird immer mehr für alle Arten von Molekülen durchgängig, bis schließlich — gleichviel, was für Lösungen genommen werden — das Filtrat dem Filtrans chemisch gleich zusammengesetzt ist. Fassen wir die vaskuläre Alteration dergestalt auf, daß die Kapillarwände mehr oder weniger von ihren „vitalen" Funktionen einbüßen — morphologisch wäre an Nekrose und Auseinanderweichen der einzelnen Zellelemente zu denken —, so wäre damit ausgesagt, daß sich mit dem zunehmenden Grade der Schädigung das Transsudat, d. h. die Ödemflüssigkeit, in seiner chemischen Zusammensetzung dem Blutplasma nähern muß. Die Wandung müßte immer mehr für alle im Blute gelösten Moleküle, auch für die großen Eiweißmoleküle, permeabel werden, so daß ein gewisser Parallelismus zwischen dem Grade der Ödeme und dem Eiweißgehalt der Ödemflüssigkeit zu erwarten wäre. Mit Recht hat C. Schmidt[4]) schon in der Mitte des vorigen Jahrhunderts in dem Eiweißgehalt der Transsudate einen Maßstab für die Durchlässigkeit seröser Membranen erblicken wollen. Zum mindesten wäre zu verlangen, daß die Ödemflüssigkeit eiweißreicher ist als gewöhnliche Lymphe.

Derartige Erscheinungen lassen sich nun keineswegs beobachten. Gerade die Ödeme, die auf einer solchen Gefäßwandläsion in erster Linie beruhen sollen, zeichnen sich durch ihren geringen Eiweißgehalt aus — bis zu 0,1% fanden wir in unsern Fällen —, der fast stets niedriger ist als bei normaler Lymphe. Nur die entzündlichen Transsudate sind durch ihren hohen Eiweißgehalt gekennzeichnet, und diese dürften die einzigen sein, bei denen eine Alteration der Gefäßwandung mit einigem Recht angenommen werden kann, ohne daß wir aber damit sagen wollen, daß die entzündlichen Ödeme durch die Gefäßschädigungen verursacht werden. Die Ähnlichkeit der entzündlichen Ergüsse mit dem Blutserum erstreckt sich häufig nicht nur auf den der Schädigung genau parallel verlaufenden Eiweiß-

[1]) Vorles. über Pathol. Berlin 1882.
[2]) Mitteil. d. phys. Labor. d. Carol. med.-chir. Inst. Stockholm, 1885, II. 4.
[3]) In Krehl u. March, Handb. d. allg. Pathol. Bd. 2, 1. Abt.
[4]) Zur Charakt. d. epidem. Cholera. Leipzig u. Mitau 1850.

gehalt, sondern auch auf die korpuskulären Elemente insofern, als bei schwerer Läsion selbst rote Blutkörperchen durch die Wände hindurchtreten.

Die entzündlichen Ödeme belehren uns demnach sehr klar über den Charakter jener Extravasate, bei denen Gefäßwandschädigungen mitspielen, und es zeigt sich, daß diese ganz anderer Art sind, als wir sie bei nicht entzündlichen Ödemen mit großer Regelmäßigkeit zu sehen gewohnt sind.

Andrerseits gibt es Krankheitszustände, bei denen sichere Gefäßwandschädigungen vorliegen, ohne daß die geringsten Ödeme merkbar werden. Ich führe hier nur die hämorrhagischen Diathesen, die Anämien, viele Vergiftungen und Infektionen, z. B. Flecktyphus, an. Diese Erfahrungen müssen es doch von vornherein sehr zweifelhaft erscheinen lassen, daß Gefäßwandläsionen im Sinne einer erhöhten Durchlässigkeit bei der Entstehung von Ödemen ätiologisch in erheblichem Maße mitbeteiligt sind. Oder aber man müßte bei den zu Ödem führenden Krankheiten ganz besondere, merkwürdige Veränderungen annehmen, über deren Art wir uns vor der Hand keinerlei konkrete Vorstellungen bilden können. Und solange dies nicht möglich ist, kann in der Annahme vaskulärer Alterationen nicht mehr als eine Umschreibung und eine andere Bezeichnungsweise für die alte Heidenhainsche Sekretionstheorie erblickt werden.

Wenn somit schon die prinzipiell so verschiedene chemische Zusammensetzung von Ödemwasser und Blutserum der Alterationstheorie kaum überwindliche Schwierigkeiten darbietet, so erhöhen sich dieselben noch weiter, wenn wir das anatomische Bild der universellen Ödeme durch einen einfachen vermehrten Austritt von Blutflüssigkeit erklären wollen. Das Ödem würde nach dieser Theorie aufgefaßt werden als das Resultat einer Inkongruenz von Lymphbildung und Lymphabfluß, d. h. als eine mechanische Lymphstauung in den Lymphspalten.

Bei der Betrachtung der pathologisch-anatomischen Merkmale einer ödematösen Schwellung zeigt sich jedoch neben einer Erweiterung der Lymph- und Gewebespalten eine bisweilen enorme Quellung der zelligen und faserigen Elemente der Gewebe. Die Gewebeflüssigkeit wird also beim Ödem weniger in den dem Lymphstrom dienenden Räumen retiniert, als vielmehr in den Zellen und Zellderivaten selbst. Eine vermehrte passive Ansammlung von Lymphflüssigkeit in den Lymphräumen bedingt nun nicht ohne weiteres eine Aufquellung der Gewebeelemente. Denn der H_2O-Haushalt der Zellen kann sich unmöglich nach der zufällig vorhandenen H_2O-Menge regeln, sondern nur nach den jeweiligen Bedürfnissen. Er stellt für jede gegebene Beschaffenheit der Zellen und der Gewebeflüssigkeit eine bestimmte Größe dar, die durch Einflüsse wie Menge und hydrodynamischer Druck des umgebenden Mediums unbeeinflußt bleibt. Absorbiert eine Zelle eine abnorm große H_2O-Menge, so kann dies nur auf stofflichen Änderungen des Zellaufbaues oder der Gewebeflüssigkeit beruhen.

Die Bedingungen zu einer vermehrten H_2O-Bindung könnten gegeben sein, wenn beim Ödem hauptsächlich nur das Blutwasser transsudierte und wenn dadurch eine Verdünnung der Lymphe und eine Verschiebung der osmotischen Druckverhältnisse zwischen der umspülenden Gewebeflüssigkeit und dem Zellinhalt zugunsten des letzteren bewirkt würde. Wie jedoch gezeigt, wird beim Ödem sogar eine beträchtlich erhöhte Konzentrierungsarbeit geleistet, derzufolge nach den osmotischen Verhältnissen eher die Bedingungen zu einer Zellschrumpfung gegeben wären.

Die Beteiligung der Gewebe an einer hydropischen Schwellung ist eine sehr verschiedenartige, je nachdem das Ödem mit einer anatomischen Behinderung des Säfteabflusses, d. h. mit wirklicher Lymphstauung, einhergeht oder nicht. Es kommt wohl auch in den ersteren Fällen zu einer teilweisen Aufquellung der Zellen, denn jede Behinderung des Säfteverkehrs führt schließlich zu den bestimmten tiefgreifenden Änderungen des Gewebechemismus, die wir als die ödemauslösenden ansehen. Mit der Zeit machen sich aber bei den Ödemen, die durch passive Lymphstauung entstehen, ganz charakteristische, irreparable Veränderungen an den Geweben nur als mechanische Folgeerscheinung der Stauung bemerkbar, wie man sie bei den gewöhnlichen Ödemen stets vermißt, obwohl der mechanische Effekt auf die Gewebe bei Lymphstauung stets derselbe sein muß, gleichgültig, ob sie passiv durch Behinderung des Abflusses oder aktiv durch übermäßige Produktion zustande kommt: das sind Atrophie der Gewebeelemente durch den dauernden Druck der erweiterten Lymphkapillaren, reparatorische Bindegewebswucherung und ausgesprochene Lymphangiektasie. Es ist dies das Bild einer sich entwickelnden Elephantiasis, wie man sie häufig nach Exstirpation und Verödung großer Drüsenpakete oder nach ausgedehnter Verödung von Lymphgefäßen infolge häufiger Entzündungen sich entwickeln sieht. Die zirrhotische Veränderung drüsiger Organe, wie sie sich als Folge längerer Blutstauungen bemerkbar macht, stellt ein völliges Analogon dieser Vorgänge dar. Fehlt dies passiv stauende Moment, so werden auch die sekundären Folgeerscheinungen jeder Lymphstauung in größerem Ausmaße an den Geweben vermißt, auch bei längster Dauer des Ödems; es tritt nur mehr eine starke Volumenszunahme und ein Auseinanderweichen der einzelnen Zellelemente durch H_2O-Aufnahme ein, die jederzeit nach Fortfall des ödemverursachenden Momentes zur Norm zurückkehren können: das typische anatomische Bild aller universellen Ödeme.

So scheint sich unseres Erachtens nach gerade auch mit Rücksicht auf dieses verschiedene pathologisch-anatomische Verhalten der beiden Ödemformen die Forderung mit Notwendigkeit zu ergeben, daß die universellen Ödeme keine Lymphstauung durch übermäßige Produktion, sondern Folge bestimmter Änderungen in den Geweben oder Gewebssäften sind, welche das H_2O-Bindungsvermögen der Gewebeelemente steigern, d h. denselben eine sogenannte Ödemtendenz verleihen. Daß daneben auch eine erhöhte Transsudation von Wichtigkeit ist, ergibt sich schon daraus, daß beim Ödem regelmäßig eine starke Retention von H_2O besteht, wenn seine Aufnahme in entsprechender Höhe gewährt wird, das größtenteils durch vermehrte Transsudation in die Gewebe gelangt. Doch kann auch bei normaler oder herabgesetzter Lymphproduktion ein höherer H_2O-Gehalt der Gewebe zustande kommen dadurch, daß infolge der Ödemtendenz der Gewebe der entsprechende Lymphabfluß verhindert wird. Daß bei den ödembedingenden Krankheiten ein solch mangelhafter Abfluß besteht, ohne daß eine mechanische Behinderung vorliegt, haben z. B. die Versuche von Reichel[1]) gezeigt, der fand, daß die durch Injektion von physiologischer NaCl-Lösung erzeugte subkutane Geschwulst bei Nierenkranken viel langsamer resorbiert wird als bei Nierengesunden. Wenn also auch das Quellungsbestreben der Gewebe allein genügt, durch eine allmähliche Verschiebung in der Verteilung der im Körper vorhandenen normalen oder sogar subnormalen H_2O-Menge einen erhöhten H_2O-Gehalt der Gewebe hervorzubringen, so werden doch im Zusammenwirken beider Momente am leichtesten und intensivsten jene hydropischen Schwellungen entstehen, und die Erklärung wird man als die befriedigendste bezeichnen müssen, die in Berücksichtigung und in Übereinstimmung mit den experimentellen Ergebnissen beides, vermehrte Transsudation und erhöhte H_2O-Bindung der Gewebe, als einen einheitlichen Prozeß, auf gleichen Gesetzen beruhend, erscheinen läßt.

Schon bei der Betrachtung der normalen Lymphbildung will mir die mehr aus Überlegungen der physikalischen Chemie als aus den Forderungen der gegebenen biologischen Verhältnisse hervorgegangene Annahme wenig befriedigend erscheinen, daß ein für den geordneten Ablauf des Lebens so eminent wichtiger Vorgang, wie ihn die Transsudatbildung vorstellt, von dem grob anatomischen Bau und einer von Zufälligkeiten abhängigen, selbständigen Permeabilität der Kapillarwände beherrscht sein soll, da sich ein solcher Saftstrom unmöglich den unendlich fein abgestuften und komplizierten Vorgängen in den Geweben anzupassen vermag. Ein den jeweiligen funktionellen Bedürfnissen in Quantität und Qualität genau entsprechender Lymphstrom ist theoretisch am ehesten denkbar, wenn nach der Rosenbachschen Protoplasmatheorie[2]) in dem Protoplasma der Gewebe- und Organzellen die Energiequelle für den gesamten „Lösungsstrom" gesucht wird. Die Gewebe ziehen nach dieser Ansicht die notwendigen Stoffe aus dem Blute an sich und erzeugen dergestalt die Transsudation. Die Kapillarwand spielt hierbei eine rein passive Rolle, indem ihre Permeabilität durch die anziehende bzw. abstoßende Kraft der Gewebe bedingt wird.

Die H_2O-Retention, die vermehrte Transsudation und die erhöhte Wasserbindung der Gewebe beim Ödem würde sich hiernach als eine krankhafte Steigerung normaler physiologischer Funktionen darstellen. Sie entständen dadurch, daß unter dem Einfluß irgendwelcher Veränderungen das H_2O-Bedürfnis der Gewebeelemente über die Norm hinaus gesteigert wird, wodurch eine starke H_2O-anziehende Kraft von den Geweben ausginge, die zu verstärkter Transsudation und zu Gewebequellung führen würde. Das auf diese Weise gebundene H_2O würde der Ausscheidung entzogen und retiniert werden.

---

[1]) Ztlbl. f. inn. Med. 1898.

[2]) In Nothnagel, Spez. Pathol. u. Ther. Bd. 14, I. T., S. 91.

In den früheren Ausführungen haben wir versucht, darzutun. daß die gesamten Erscheinungen eines echten Hydrops durch Retention bestimmter Moleküle ausgelöst werden können. Besteht die hier kurz angedeutete Anschauung zu recht, so liegt es nahe, anzunehmen, daß jene retinierten Moleküle, vielleicht infolge ihrer charakteristischen Verteilung, den H_2O-Bedarf der Gewebe in der zum Hydrops führenden, krankhaften Weise erhöhen.

Daß die bekannten Gesetze über Diffusion und Osmose nicht zur Erklärung solcher Erscheinungen ausreichen, ja daß die Stoffverteilung, einschließlich die des H_2O, vielfach in direktem Gegensatze mit denselben steht, haben wir erwähnt und an unsern Ödemkranken demonstriert. Alle andern Theorien über die Permeabilität protoplasmatischer Produkte, die sich zur Hauptsache auf Modifikationen der Diffusionsströme durch Annahme eigenartiger — wie z. B. lipoider — Membranen als Zellumgrenzungen erstrecken, entfernen sich alle von dem Boden einer exakten Begründung und können als hinreichende Erklärung, insbesondere auch der wechselnden H_2O-Bindung der Gewebe, nicht gelten.

Die Kolloidchemie mit ihren eigenen Gesetzen ist geeignet, uns eine neue, vollkommenere Auffassung über die Natur der normalen und krankhaften H_2O-Bindung des Körperprotoplasmas zu geben.

Es ist zweifellos das Verdienst M. H. Fischers [1], als erster versucht zu haben, die besonderen Eigenschaften der Kolloide für das Ödemproblem nutzbar zu machen. Da jedoch seine Beobachtungen lückenhaft waren, und ihre Anwendung in einer auffallenden, den klinischen Tatsachen vielfach direkt widersprechenden Einseitigkeit erfolgte, haben dieselben einen wesentlichen Einfluß auf unsere physiologischen Erklärungsversuche bisher nicht gewonnen.

Es kann hier nicht unsere Aufgabe sein, die Eigenschaften der Kolloide systematisch zu entwickeln. In dem Zusammenhang mit unsern Ausführungen interessiert uns hier hauptsächlich die Reversibilität der hydrophilen Kolloide, indem diese jederzeit aus dem Zustande des Gels in Hydrosole überführbar sind. Diese Eigenschaften der hydrophilen Kolloide finden in den Quellungserscheinungen ihren leicht bestimmbaren Ausdruck.

Zu den eigenen Quellungsversuchen benutzte ich aus äußeren Gründen in erster Linie neutrale Gelatine und Fibrin (von Dr. Grübler), habe jedoch mit Rücksicht darauf, daß in früheren Versuchen (Hofmeister [2]), Pauli [3]), M. H. Fischer) die verschiedenen Kolloide und Kolloidgemische geringe Unterschiede aufwiesen, die Gültigkeit der grundlegendsten Ergebnisse an Muskelsubstanz, d. h. Protoplasma, nachgeprüft.

Die hydrophilen Kolloide üben bekanntlich im Zustande des Gels eine beträchtliche H_2O-anziehende Kraft aus. Eine H_2O-freie Gelatinescheibe, in H_2O

---

1) M. H. Fischer, Das Ödem 1910.

2) Arch. f. exp. Pathol. u. Pharm. Bd. 24 S. 247, Bd. 25 S. 69, Bd. 27 S. 395, Bd. 28 S. 210.

3) Hofmeisters Beitr. z. phys. u. pathol. Chemie Bd. 2 S. 1 1902, Bd. 3 S. 225, Bd. 4 S. 233, Bd. 7 S. 531, Bd. 10 S. 53. Biochem. Ztschr. Bd. 18 S. 340, Bd. 24 S. 239.

eingelegt, nimmt H_2O in sich auf, sie quillt, bis sie schließlich bei einer gewissen Größe der Quellung in kolloidale Lösung übergeht. Durch Zusatz verschiedener Stoffe kann diese Quellung positiv oder negativ beeinflußt werden; jedoch scheint hierbei die quellungfördernde Wirkung nicht immer mit dem Einfluß parallel zu gehen, den der betreffende Stoff auf das Bestreben der Kolloidmoleküle, in Lösung überzugehen, ausübt. Wir sahen oft bei völlig bedingungsgleichen Versuchen, daß in Lösungen mancher solcher Stoffe, die die Quellung sehr stark begünstigen, die Gelatinescheibe oder das Fibrin später und erst bei viel höheren Quellungsgraden in Lösung übergehen als in reinem H_2O. Umgekehrt gibt es auch Stoffe, welche die Quellung hemmen und trotzdem die Löslichkeit fördern. Die quellende Wirkung der Salze ist demnach nicht identisch mit ihrer fällenden bzw. lösenden Kraft.

Wie uns unsere weiteren Versuche zeigten, können auch Kolloide, die sich bereits im Zustande des Sols befinden, das Bestreben zeigen, H_2O anzusaugen, sobald sie in Beziehung mit verschiedenen Lösungen gebracht werden, d. h. auch flüssige Kolloide — Hydrosole — können quellen.

Was zunächst die Elektrolyte anbelangt, so ist ihre Einwirkung auf die Quellungsgröße der Kolloide offenbar eine additive Eigenschaft der Ionen der einzelnen Salze. Und zwar finden sich, gleichviel, welche Kolloide genommen werden, ganz bestimmte Reihen in der Wirkung der An- und Kationen.

Die Reihe der Anionen ist nach unsern Versuchen in steigender Wirksamkeit geordnet:

Fl < Oxalat < Tartrat < Zitrat < Laktat < SO_4 < PO_4 < Azetat
Formiat < J < NO_3 < Br < Cl.

Die Kationenreihe ist:

Ba < Ca < Mg.< Na < K.

Die Reihenfolgen stimmen bei den einzelnen Versuchen nicht immer ganz genau überein, besonders bei den Kationen. Doch tritt stets eine ganz augenfällige Scheidung in einzelne Gruppen in Erscheinung. So sind die K- und Na-Ionen in ihrer Wirksamkeit wenig verschieden, ebenso die Mg- und Ca-Ionen. Während die ersteren jedoch mit den am unteren Ende der Anionenreihe befindlichen Anionen stark quellungbefördernde Salze bilden, sind alle Mg- und namentlich alle Ca-Salze vom Chlorid an wirkungslos, zum Teil sogar stark quellunghemmend. Etwa vom Laktat aufwärts ist auch bei den Alkalisalzen eine deutliche Beförderung der Kolloidquellung bei den gebräuchlichen Konzentrationen nicht mehr zu erkennen. Mit den höheren Gliedern der Anionenreihe — Fl, Oxalat, Tartrat — macht sich auch bei den Na- und K-Salzen in stärkeren Konzentrationen eine deutliche Hemmung der H_2O-Aufnahme geltend.

Wenn wir die Alkalisalze betrachten, soweit sie die Quellung begünstigen, so ist der Einfluß von der Lösungskonzentration abhängig. Bis zu einem bestimmten Grade nimmt die Quellung mit steigender Konzentration zu, um, nachdem eine gewisse Konzentration überschritten ist, allmählich abzusinken. Das Maximum der Kolloidquellung wird nicht stets bei demselben Konzentrationsgrad eines Salzes erreicht. Es ist z. B. etwas abhängig von dem Verhältnis der Kolloidmenge zu der Menge der Salzlösung. Bei unsern Versuchen mit Gelatine, in denen wir stets 100 ccm der Lösung zu 0,6—0,7 g schweren, gleich dicken Gelatinescheiben verwandten, schwankte bei maximaler Quellung des Kolloids die NaCl-Konzentration um $\frac{m}{3}$.

In den angegebenen Ionenreihen ist eine gewisse Übereinstimmung von Quellungsbeeinflussung und Diffusionsgeschwindigkeit nicht zu verkennen. Beurteilen wir die Diffusionsgeschwindigkeit nach dem Dissoziationsgrade und der Wanderungsgeschwindigkeit der Ionen, so ergibt sich bei den anorganischen Salzen etwa folgende Anionenreihe:

$$PO_4, SO_4 < Fl < NO_3 < J, Cl, Br$$

und die Kationenreihe:

$$Mg < Ca < Ba < Na < K.$$

Bei den organischen Salzen lassen sich wegen Mangels an genau bestimmten Diffusionskonstanten genaue Reihen schwer aufstellen. Man weiß, daß die Azetate und Formiate schneller diffundieren als die entsprechenden Sulfate, und diese wieder schneller als die höheren Glieder der fettsauren Salze. Es scheinen sich also auch die organischen Salze recht gut in dem Sinne der Quellungsbeeinflussung in die Anionenreihe für die Diffusionsgeschwindigkeit einzuordnen.

Immerhin zeigen sich bei dem Vergleich der Reihen doch solch erhebliche Differenzen, daß die Diffusibilität der Salze nicht allein maßgebend für die Einwirkung auf die Quellungsgröße der Kolloide sein kann. Die Chloride, Bromide, Jodide sind in ihrer Diffusion gleich, jedoch sehr verschieden in ihrer Wirkung auf die H_2O-Aufnahme der Kolloide, und zwar steigt ihre Wirksamkeit im umgekehrten Sinne wie die Atomgewichte. Ebenso steht das Ba mit seinem hohen Atomgewicht am Ende der Kationenreihe. Außer dem Dissoziationsgrad scheinen demnach das Atomgewicht und die Komplexität der Ionen bei der Quellungsbeeinflussung noch deutlicher hervorzutreten als bei der Diffusion, wo die Ionengröße und demgemäß die Wanderungsgeschwindigkeit der Ionen durch H_2O-Anlagerung vielfach mehr oder weniger ausgeglichen wird.

Bringt man feste Gelatine oder ein anderes hydrophiles Kolloid in eine stark verdünnte NaCl-Lösung, so schwindet das NaCl aus der Lösung um so vollkommener, je geringer die Konzentration der Lösung ist. Es ist leicht nachzuweisen, daß hierbei das NaCl von dem Kolloid aufgenommen wird. Bugarszki[1]) und Liebermann haben durch Bestimmung der Ionenmengen in der Lösung für HCl bewiesen, daß das Eiweiß sowohl Anionen wie Kationen bindet. Der Verteilungs-

---

[1]) Ztschr. f. anorgan. Chemie Bd. 14, S. 145.

koeffizient, d. h. das Verhältnis der Konzentration des gelösten Stoffes in H_2O zu der Konzentration des an das Kolloid gebundenen Anteils desselben, der genau dem Absorptionskoeffizienten entspricht, sowohl wie die außerordentlich ausgeprägte Reversibilität der Kolloidbindung scheinen darauf hinzudeuten, daß es sich bei dieser Bindung nicht um chemische, sondern mehr um physikalische Prozesse handelt, die man wohl als adsorptive auffassen muß.

Der Verteilungskoeffizient ist analog den Adsorptionskoeffizienten für irgendein Kolloid durchaus keine konstante Größe. Je geringer die Konzentration des gelösten Körpers, desto kleiner wird der Koeffizient, d. h. das Kolloid adsorbiert so viel, daß sich der gelöste Stoff innerhalb des Kolloides schließlich in konzentrierterer Form befindet, als in dem umgebenden H_2O, wenn wir hier mit Konzentration das Verhältnis von Molekülzahl zu gleichen Mengen Wassers und Kolloides bezeichnen. Mit steigender Konzentration der Stammlösung nähert sich der Koeffizient der Zahl 1, und er übersteigt diese Zahl, sobald die Konzentration eine für jedes Salz und für jedes Kolloid bestimmte Grenze überschreitet. In den letzteren Fällen wird auch bei längster Dauer der Einwirkung von dem Kolloid nicht so viel adsorbiert, daß die Konzentration im Kolloid der freien Konzentration im H_2O gleichkommt.

In diesen Adsorptionserscheinungen ist eine Erklärung der Salzwirkung auf die Quellung der Kolloide gegeben, die man als allgemeingültig für die hydrophilen Kolloide bezeichnen kann. Die Quellung der Kolloide nach Salzzusatz ist offenbar als eine osmotische Folgeerscheinung der Molekül- und Ionenadsorption aufzufassen. Infolge dieser Adsorption gewinnen die Kolloide in ansteigender Weise ein Plus an osmotisch wirksamen Stoffen auf Kosten der Stammlösung, die in entsprechender Weise an solchen Substanzen verarmt. Die stärkste Quellung wird bei der Konzentration erreicht werden, bei der die größte osmotische Druckdifferenz zugunsten des Kolloides zustande kommt. Es erklärt sich ohne weiteres, daß die Quellung bis zu einem jeweilig bestimmten Konzentrationsgrad zunehmen muß, daß sie aber, sobald dieser überschritten wird, absinken muß, in demselben Verhältnis, in welchem der Verteilungskoeffizient ansteigt, da hiermit immer mehr eine Verschiebung der Druckdifferenz zugunsten der wäßrigen Lösung eintritt.

Die Quellung wäre also nur ein Ausdruck für den Ausgleich der durch die Adsorption hervorgerufenen osmotischen Differenz. Ob solche osmotischen Kräfte in der Tat allein ausreichen, die Quellungserscheinungen ganz zu erklären, wollen wir mit Sicherheit nicht behaupten, da nur spezielle Untersuchungen, die mit hinreichender Genauigkeit hier nicht auszuführen waren, einen eindeutigen Beweis liefern können.

Die so verschiedene Quellungsbeeinflussung durch die einzelnen Stoffe erklärt sich aus ihrer verschiedenen Adsorbierbarkeit. Ohne näher auf die Erklärung der Adsorptionserscheinungen hier eingehen zu wollen, muß doch so viel gesagt werden, daß die elektrochemische Theorie, die besonders bei den Suspensionskolloiden mit großem Nutzen angewendet ist, für die Quellung der hydrophilen Kolloide schon deshalb kaum von allgemeiner Geltung sein kann, weil die quellende Wirkung nicht nur den Elektrolyten, sondern in gewissem Umfange auch einigen Nonelektrolyten zukommt. Die Inkongruenz der Salzwirkung auf Quellung und Lösung der hydrophilen Kolloide läßt darauf schließen, daß es sich um zwei verschiedene Prozesse handelt. Die erstere wird sowohl von Elektrolyten wie Nichtelektrolyten, die letztere nur von Elektrolyten beeinflußt. Während für die Eiweißfällung die elektrischen und chemischen Kräfte durchaus maßgebend zu sein scheinen, spielt bei der Kolloidquellung offenbar die mechanische Oberflächenadsorption die Hauptrolle. Um die Oberflächenspannung herabzusetzen, findet eine Anlagerung gelöster Moleküle und Ionen an die Oberfläche der Kolloidmoleküle statt, ohne daß sie in der Regel in nähere chemische Verbindung mit dem Kolloid eintreten.

Wenn wir unter diesen kurz angedeuteten Gesichtspunkten die Quellungsbeeinflussung verschiedener Eiweißkörper durch Zusatz verschiedener Stoffe betrachten, so ergibt sich, daß bei der Kombination von Protein und Salz die größte Quellung erreicht werden muß, bei der die größte Menge osmotisch wirksamer Stoffe an Kolloidoberflächen gebunden werden kann. Die Quellung müßte also einerseits abhängig sein von der Größe der Kolloidmoleküle in dem Sinne, daß Kolloide von niederem Molekulargewicht stärker quellen als solche von höherem, und andrerseits von der Größe der adsorbierten Moleküle. Denn je kleiner dieselben sind, desto mehr Moleküle finden an der Kolloidoberfläche Platz, und desto größer wird der Gehalt des Kolloides an osmotisch tätigen Substanzen. Was das erstere anbelangt, so scheinen unsere Versuche jene Voraussage zu bestätigen. Die Bedeutung des letzteren geht aus den Ionenreihen hervor, wie wir sie früher angeführt haben. Da jedes Ion denselben osmotischen Druck ausübt wie das ganze unzerfallene Molekül, müssen stärker dissoziierte Salze eine stärkere Quellung bewirken als schwach dissoziierte. Daher quellen Kolloide in den stark dissoziierten Lösungen der Alkalisalze stärker als in den schwach dissoziierten der Alkalierdsalze, ebenso in den Alkalihalogenen stärker als in den entsprechenden Sulfaten und Phosphaten. Bei den gleich dissoziierenden Halogenen macht sich naturgemäß ein Unterschied bemerkbar in dem Sinne, daß das Chlorid mit seinem niedrigsten Atomgewicht eine größere Quellung hervorruft als das Jodid. Möglich ist, daß noch eine gewisse elektive Adsorption infolge besonderer Affinitäten einzelner Kolloide zu bestimmten Stoffen eine Rolle spielen.

Die Größe der Kolloidmoleküle und vielleicht besondere Affinitäten derselben einerseits, Dissoziationsgrad und Größe der Moleküle und Ionen des gelösten Stoffes andrerseits bestimmen demnach den Quellungsgrad.

Säuren und Alkalien erhöhen die Quellung in sehr hohem Maße, und zwar treten diese Erscheinungen bereits bei solch geringen Konzentrationen auf, daß es zweifelhaft erscheinen kann, ob durch die Annahme osmotischer Druckunterschiede jene Quellungen befriedigend erklärt werden können. Infolge der Kleinheit der H- und OH-Ionen und des hohen Dissoziationsgrades der meisten Säuren und Alkalien sind die Bedingungen für die Quellungsbeeinflussung durch diese Stoffe ungleich günstiger als bei andern Elektrolyten. Ihr Einfluß ist in den Versuchen nicht abhängig von der Stärke, sondern von dem Dissoziationsgrade, so daß HCl, KOH die Quellung sehr stark, H_2SO_4, CH_3 COOH, NH_4OH sehr wenig befördern. Dies macht es doch sehr wahrscheinlich, daß auch bei der azidogenen und alkalinogenen Quellung dieselben Kräfte tätig sind wie bei der salinogenen.

Bei Nonelektrolyten ist der Einfluß auf die Quellung weniger ausgesprochen. Dies kann uns nicht wundernehmen, wenn wir berücksichtigen, daß es sich hier um außerordentlich komplexe, ganze Moleküle handelt, die von den Kolloiden angelagert werden, daß daher das Kolloid nur einen sehr geringen Gehalt von solchen Stoffen gewinnt, die einen osmotischen Druck entfalten können. Nur bei ganz geringer Konzentration wäre die Entstehung osmotischer Druckverhältnisse denkbar, die eine Förderung der Quellung möglich machen. Unsere Versuche haben uns tatsächlich gezeigt, daß Harnstoff und Rohrzucker die Quellung oft etwas begünstigen, sofern man diese Stoffe nur in entsprechenden Verdünnungen anwendet. Pauli und Rona fanden bei ihren Untersuchungen, daß Harnstoff und Rohrzucker den Schmelzpunkt der Gelatine bald herabsetzen, d. h. quellend wirken, bald erhöhen.

Erwähnt soll werden, daß die Gesamtprodukte, wie man sie bei Trypsinverdauung von Gelatine und Hühneralbumin erhält, die Gelatine- und Fibrinquellung auffallend stark begünstigen, stärker, als es dem Aminosäurengehalt entsprechen würde. Noch ausgeprägter ist dieser Einfluß bei Fäulnisprodukten des Eiweißes. Da wir uns hier über die chemischen Verhältnisse nicht genau orientieren konnten, wollen wir über die Art dieser Wirkung kein Urteil fällen.

Es ist bereits erwähnt, daß Hydrosole, in Beziehung mit Lösungen kristalloider Stoffe gebracht, ebenfalls eine starke, H_2O-anziehende Kraft entwickeln. Auch diese beruht auf der Adsorption der gelösten Moleküle und Ionen. Es besteht hierbei genau dieselbe Gesetzmäßigkeit in der Verteilung, wie sie bei den Kolloiden im Gelzustande kurz erörtert wurde. Haben wir ein System, das aus einer NaCl-Lösung und aus flüssiger Gelatine besteht, die durch eine feste Gelatinewand voneinander getrennt sind, so besteht nicht eine einfache Diffusion durch die Gelatinemembran hindurch. Je nach der Konzentration der verwandten NaCl-Lösung kann so viel NaCl durch die Membran „transsudieren", daß der Verteilungskoeffizient größer oder auch kleiner wie 1 wird. Ändert man das Kolloid, so ändert sich auch die Permeabilität der Gelatinemembran nach Maßgabe der Molekülgröße und der spezifischen Affinität des neuen Kolloides.

Auch normales menschliches Blutserum zeigt hierbei die Eigenschaften eines Hydrosols, nur daß die Adsorptions- und Quellungserscheinungen infolge des Elektrolytgehalts des Serums in komplizierter Weise ablaufen. Da die Versuchsanordnung eine sehr kleine Berührungsfläche des Kolloides mit der Salzlösung darbietet und die gelösten Moleküle zum großen Teil einen sehr weiten Weg zurückzulegen haben, ehe sie das adsorbierende Kolloidmolekül erreichen, geht die Molekül-adsorption bei diesen Versuchen sehr langsam vor sich.

Die Kolloidquellungen sind reversibel. Nach Überführung einer in irgendwelcher Lösung gequollenen Gelatinescheibe in destilliertes H_2O tritt eine starke Schrumpfung der Scheibe ein, bis ungefähr der Quellungsgrad erreicht wird, den die Scheibe angenommen haben würde, wenn man sie von vornherein in eine Lösung gebracht hätte, die der Lösung der an das Kolloid gebundenen Stoffmenge in dem zugesetzten H_2O entspricht. Ebenso tritt eine Schrumpfung ein, wenn man das Kolloid aus einer stark wirkenden Lösung — z. B. NaCl — in eine schwach wirkende — z. B. $CaCl_2$ — überführt. Hier entspricht der eingenommene Quellungsgrad der Wirkung des $CaCl_2$ + des an das Kolloid gebundenen NaCl.

Besonderes biologisches Interesse bieten die Quellungserscheinungen wie sie durch kombiniertes Einwirken mehrerer Stoffe zustande kommen. Bringt man ein Kolloid in eine NaCl + $CaCl_2$-Lösung, so ist die Quellung geringer, als sie in der NaCl-Lösung, und stärker, als sie in der $CaCl_2$-Lösung allein sein würde. Setzt man einer bereits eingewirkten NaCl-Lösung nachträglich $CaCl_2$ zu, so geht die Quellung so weit zurück, bis sie annähernd dem Gesamtgehalt der Lösung entspricht. Es läßt sich in dem letzteren Falle nachweisen, daß NaCl aus der Kolloidbindung durch $CaCl_2$ verdrängt wird. Die Deutung dieser Quellungserscheinungen bietet keine Schwierigkeiten. Abgesehen davon, daß bei Zusatz von $CaCl_2$ zu NaCl wegen der Gleichheit der Anionen der Dissoziationsgrad beider Salze absinkt, muß die Quellung zurückgehen, weil einerseits durch den Eintritt undissoziierter $CaCl_2$-Moleküle an Stelle von Na- und Cl-Ionen und NaCl-Molekülen die Menge der kolloidgebundenen, osmotisch wirksamen Stoffe abnimmt und andrerseits durch die Verdrängung des NaCl aus der Kolloidbindung NaCl-Moleküle und Ionen in die wäßrige Lösung zurücktreten und deren osmotischen Druck in demselben Maße erhöhen, als der des Kolloides abnimmt. Es ergibt sich hieraus, daß bei Zusatz von Stoffen niederer Quellungsvalenz zu solchen höherer die Quellungsbeeinflussung der letzteren gehemmt wird. Jedoch spielen hierbei die Konzentrationen noch eine wichtige Rolle Setzt man z. B. einer ganz schwachen, nur wenig wirksamen Säure- oder Laugenlösung so viel NaCl zu, daß der Gehalt an letzterem die größtmögliche salinogene Quellung bewirken würde, so ist die eingenommene Quellung größer, als sie in der Säure oder Lauge allein sein würde. M. H. Fischer ist zu seiner irrtümlichen Auffassung, daß jeder Salzzusatz jede Säure- oder Laugenquellung hemmt, deshalb gekommen, weil er nur mit solch hohen Säure- und Laugenkonzentrationen gearbeitet hat, in denen Kolloidquellungen eintreten, wie sie durch keine Salzlösung zu erreichen sind. Denn es ist nach unsern Ausführungen klar, daß Förderung der Säure- oder Laugenquellungen durch Salzzusatz nur eintreten kann, wenn die Quellung, die die zugesetzte Salzmenge allein hervorrufen würde, stärker ist als die, welche durch die jeweilig gegebene Azidität oder Alkaleszenz der Lösung bedingt wird. Da die erreichbare Quellung in den von M. H. Fischer verwendeten Säuren und Laugen größer ist als in irgendeiner Salzlösung, so muß oberhalb einer bestimmten Konzentration jede Salzzufuhr auf die Säurequellung hemmend wirken. Und zwar muß dasjenige Salz am wenigsten hindern, das selbst allein am stärksten quellend wirkt. Unsere Reihen stimmen demnach vollkommen mit den Versuchen von M. H. Fischer überein, denen zufolge die Hinderung der Säuren- und Laugenquellung steigt in der Anionenreihenfolge: Cl $<$ Br $<$ NO_3 $<$ CNS $<$ J $<$ Azetat $<$ SO_4 $<$ PO_4 $<$ Tartrat $<$ Zitrat und in der Kationenreihenfolge: K $<$ Na $<$ Ca, Mg, Ba.

Wir haben in diesen Ausführungen die Ergebnisse unserer Quellungsversuche kurz zusammengefaßt und von einer detaillierten Angabe unserer zahlenmäßigen Unterlagen abgesehen an einer Stelle, wo es uns hauptsächlich um die Kenntnis, weniger um den Beweis bestimmter kolloid-chemischer Tatsachen ankommt, die für das Problem der Ödempathogenese unseres Erachtens nach von der allergrößten Bedeutung sind.

In den Anschauungen, die man sich bisher über den Mechanismus des Stoffaustausches zwischen Blut und Geweben und überhaupt über die Permeabilität protoplastischer Gebilde gemacht hat, ist zu wenig berücksichtigt worden, daß sich der Organismus größtenteils aus hydrophilen, meist im Gelzustande befindlichen Kolloiden zusammensetzt. In dem Bestreben, die im lebenden Organismus vor sich gehenden Stoffbewegungen mit Experimenten der exakten physikalischen Chemie zu vergleichen, hat man versucht, die biologischen Verhältnisse des Stoffaustausches zwischen Blut und Geweben einem osmotischen System von zwei durch eine diosmotische Membran — das sind die Kapillarwände — voneinander getrennten Flüssigkeiten gleichzusetzen Wenn sich nun Vorgänge fanden, die sich mit den Gesetzen über Diffusion und Osmose nicht in Einklang bringen ließen, so war es naheliegend, die scheidende Kapillarwand als verantwortlich für alle diese Modifikationen zu machen, indem man ihr einen Wechsel ihrer besonderen physikalischen Eigenschaften zuschrieb und sie sich event. mit den vitalen Kräften der Sekretion ausgestattet vorstellte. Der Stoffaustausch vollzieht sich nach dieser Auffassung nicht direkt zwischen Blut und Gewebeelementen, sondern zwischen Blut und freier Gewebeflüssigkeit, die perikapillär und interzellulär in dauerndem Strome die Gewebeelemente berieselt und diesen dabei die Aufnahme der notwendigen Nährstoffe ermöglicht.

Diese Theorie hatte morphologisch ihre Berechtigung, solange unsere Kenntnisse über den anatomischen Bau der Gewebe die Annahme eines eigenen präformierten Saftkanalsystems gestattete, das Lymphkapillaren mit den perivaskulären Räumen direkt verband. Neuere Untersuchungen haben jedoch gezeigt, daß ein solches Saftkanalsystem, in dem ein freier Saftstrom sich zwischen Blut und Lymphkapillaren entwickeln könnte, nicht vorhanden ist, daß vielmehr die blind endenden Lymphkapillaren von den Blutkapillaren durch eine solide Schicht von festen Gewebeelementen getrennt sind. Was uns als Gewebespalten imponiert, sind entweder durch die Methoden der Darstellung (Silberimprägnation) vorgetäuschte Hohlräume (MacCallum[1])) oder Gewebelücken, in die temporär bei Überladung der Gewebe ein Teil der Gewebeflüssigkeit abgelagert wird. Auch diese letzteren haben also mit Lymphbahnen nichts zu tun. Der hauptsächlichste Transport des Saftstromes findet vielmehr in den Zellen und Zellderivaten selbst statt, die die Blut- und Lymphkapillaren fest umscheiden.

Wenn wir von diesen morphologisch-topographischen Verhältnissen ausgehen, so ist ersichtlich, daß es kaum angängig ist, hier von einem osmotischen System von der Art des oben erwähnten zu sprechen. Es handelt sich vielmehr bei der Beziehung von Blut zu Geweben um ein System, das aus einer flüssigen — Blut — und einer festen, kolloidalen Komponente — Geweben — zusammengesetzt ist. Daß der flüssige Betsandteil, das Blut, gleichermaßen eine kolloidale Lösung ist, die unter den Adsorptionsgesetzen der Kolloide steht (W. Pauli und H. Handowski und eigene Versuche) und trotzdem bis zu einem gewissen Grade die Eigenschaften einer echten Lösung besitzt, ist für den geordneten Ablauf des Stoffaustausches von grundlegender Wichtigkeit. Die Kapillarwandungen bilden in dem System nur die gleichmäßige oberste Schicht der festen kolloidalen Gewebe an der Stelle, wo beide Komponenten des Systems unmittelbar miteinander in Berührung treten. Wenn auch die Kapillarwandungen, was morphologische Struktur und kolloidalen Aufbau anbelangt, nicht überall gleich zusammengesetzt sein werden, so ändert dies jedoch nichts an der Auffassung, daß sie einfache kolloidale Membranen darstellen, die sich in dieser Weise von den Geweben nicht unterscheiden. Sie entsprechen etwa der festen Gelatinescheibe, die wir in einzelnen unserer Quellungsversuche zwischen Kolloid und Lösung einschoben. Im Groben geben jene Versuche einen guten Vergleich mit den Vorgängen ab, wie sie sich zwischen Blut und Geweben abspielen werden. Während dort jedoch die Berührungsfläche sehr klein ist, und demnach die Adsorption der gelösten Stoffe sehr langsam vor sich geht, ist im Organismus die Berührung der beiden Komponenten eine sehr ausgedehnte und innige, da die Gewebe von dem Röhrensystem der Kapillaren sehr dicht durchzogen werden. Infolgedessen ist auch der Weg, den die Moleküle und Ionen zurückzulegen haben, überall ein außerordentlich kurzer; die Adsorption der gelösten Stoffe wird daher eine sehr schnelle und vollkommene sein.

Mit der Annahme kolloid-chemischer Adsorptionskräfte kann man die Triebkraft für die Bildung eines bestimmten Anteils des Lymphstromes in das Protoplasma der Gewebe und Organzellen selbst verlegen, die man sich aus einem Gemisch der verschiedensten Kolloide zusammengesetzt vorstellen muß. Aus der die Gewebe umspülenden Blutflüssigkeit reißen die Gewebekolloide nach Maßgabe ihres Adsorptionsvermögens die im Serum gelösten Stoffe an sich, die auf diese Weise in die Zellsubstanz eindringen. Diese Permeabilität der Zellen wird, solange die stoffliche Zusammensetzung unverändert bleibt, qualitativ die gleiche bleiben.

---

[1]) Arch. f. Anat. u. Physiol. 1903.

Die quantitative Permeabilität jedoch ist außerordentlich variabel. Sie wird bestimmt durch die Spannungsdifferenz zwischen der Kolloidaffinität der Gewebe und der des Blutes, wobei wir hier unter Affinität das Bestreben der Kolloide, gelöste Stoffe an sich zu ziehen, bezeichnen wollen. Dadurch, daß einerseits die dem Körper neu zugeführten Moleküle aus dem Darme vom Blute aufgenommen werden und andrerseits in den Geweben durch die chemischen Vorgänge der Stoffzersetzung ein Stoffverbrauch stattfindet, wird eine konstante Spannungsdifferenz in dem Sinne aufrechterhalten, daß sich das Blut dem Zustand einer gesättigten Lösung nähert, während die Gewebe an wirksamen Stoffen verarmen. Die Stoffzersetzung kann in kolloid-chemischem Sinne derart aufgefaßt werden, daß durch die spezifischen, durch Hormone beeinflußbaren, intrazellulären Fermente die adsorbierten, aktiven Stoffe in eine Form überführt werden, für die eine geringere Affinität des Zellprotoplasmas besteht. Über die Art dieser Überführung können wir allerdings keine klare Vorstellung gewinnen, solange nicht die chemischen Umsetzungen des metabolischen Stoffwechsels näher erforscht sind. Nur bei den Stoffen, die zur Anlagerung neuen Körpermaterials verwandt werden, sind jene Vorgänge deutlich zu erkennen.

Die Intensität der Stoffwanderung aus dem Blut nach den Geweben i t demnach in erster Linie abhängig von dem Grade der Gewebetätigkeit. Je stärker dieselbe ist, desto mehr „Affinitäten" werden zur Anlagerung neuer, aktiver Moleküle und Ionen frei, und desto stärker wirkt die molekülanziehende Kraft der Gewebe.

Den gleichen Einfluß übt eine Vermehrung der Moleküle im Blut auf den Saftstrom aus. Auch hierdurch wächst die Spannungsdifferenz, die einen vermehrten Übertritt der gelösten Stoffe in die Gewebe bewirkt. Während unter pathologischen Bedingungen dieser letztere Faktor der ausschlaggebende werden kann, ist er unter normalen Verhältnissen von unerheblichem Einfluß. Denn es ist eine der wichtigsten biologischen Funktionen des normalen Organismus, seinen Gehalt an gelösten Molekülen auf einem annähernd konstanten Niveau zu erhalten. Und zwar entspricht dieses Niveau nicht demjenigen, in welchem eine volle Sättigung der Körperkolloide erreicht wird. In pathologischen Fällen sehen wir die Gewebe eine fast unbegrenzt große Menge gelöster Stoffe binden, ebenso wie das normale Blutplasma stets das Bestreben zeigt, seinen Molekülgehalt zu vermehren. Sowohl nach den Versuchen von Oker-Blom[1]) als auch nach unseren eigenen entzieht das Blutserum auch hypotonischen NaCl-Lösungen stets NaCl-Moleküle.

Die normalen Körperkräfte sind demnach auf ein ganz bestimmtes, submaximales Molekülgleichgewicht eingestellt. Die darüber hinaus zugeführten und gebildeten Moleküle verlassen den Körper, soweit sie nicht noch in bestimmten Depots in kolloidaler Form aufgespeichert werden, hauptsächlich auf dem Wege durch die Nieren, deren spezialisierte Funktion in erster Linie jenen Ausgleich hervorruft.

---

[1]) Pflügers Arch. Bd. 59.

Wenn wir die von einigen Autoren (M. H. Fischer, L. Lichtwitz[1])) auch mit dem Prozeß der Nierensekretion in Beziehung gebrachten Kolloideigenschaften der Nierenelemente als Ursache dieses Ausgleichs heranziehen wollen, so hätte man anzunehmen, daß bei einem bestimmten, dem als normal zu bezeichnenden Molekülgehalt des Körpers, möglicherweise unter Vermittlung verschiedener Faktoren, ein Gleichgewicht zwischen der Affinität der Nieren einerseits und der des Blutes andrerseits besteht. Eine Erhöhung des Molekülgehalts des Körpers hat eine erhöhte Affinität der Nieren zur Folge, die in einer vermehrten Sekretion ihren Ausdruck findet. Dadurch sinkt der Gehalt des Blutes, so daß ein Gefälle aus den Geweben nach dem Blute konstant etabliert bleibt, solange, bis diese Regulation bei der Rückkehr der Körpersäfte zu dem normalen Molekülgehalt ihren Abschluß findet.

Es ergibt sich ohne weiteres, daß die Gewebearbeit einen Lymphstrom erzeugt, der den jeweiligen Bedürfnissen in Quantität und Qualität genau angepaßt ist, daß eine Molekülanhäufung im Blute infolge relativer oder absoluter Insuffizienz jenes Ausgleichs ganz unabhängig von den tatsächlichen Bedürfnissen eine Überschwemmung der Gewebe je nach dem Grade der Retention verursacht, die sich schließlich bei abundanter, krankhafter Steigerung in dem Symptomenkomplex der Wassersucht äußert.

Die Verteilung der Moleküle und Ionen zwischen Blut und Geweben wird sich in ähnlicher Weise vollziehen, wie wir sie in unseren Versuchen studiert haben. Es hat sich dort gezeigt, daß die verschiedenen Eiweißkörper in zumindest quantitativer Hinsicht nicht die gleiche Affinität gegenüber den verschiedenen Stoffen besitzen. Es ist daher nicht zu erwarten, daß jene Verteilung nach einer gleichmäßigen Ausbreitung der gelösten Moleküle in den verschiedenen Kolloiden des Körpers strebt. Die Verteilung wird sich vielmehr genau nach Maßgabe der Einzelaffinitäten regeln. Außer auf die Art wird es hierbei auch auf die Konzentration ankommen, in der sich die Kolloide im Körper vorfinden. Über die Adsorptionsfähigkeit der einzelnen Gewebekolloide läßt sich vor der Hand nichts Näheres aussagen. In Anbetracht dessen jedoch, daß die Kolloide des Blutes der Menge nach wesentlich hinter den der Gewebe zurückstehen, und daß die Blutkolloide in Form verdünnter Hydrosole die Gewebekolloide größtenteils im Gelzustande sich vorfinden, folgt, daß der Verteilungsquotient zwischen Blut und Geweben nicht nur absolut, sondern auch relativ, d. h. auf gleiche Mengen beider bezogen kleiner wie 1 sein muß. Damit ist ausgesagt, daß die dem Blute zugeführten Moleküle nur zum kleineren Teil und in geringerer Konzentration im Blute verbleiben, zum größten Teil und in konzentrierterer Form in die Gewebe übertreten. Mit Konzentration ist hier das Verhältnis der Molekülanzahl zu gleichen Teilen normalen Blutes und Gewebes bezeichnet. Eine solche Stoffverteilung löst naturgemäß eine Wanderung von H_2O-Molekülen nach den Geweben aus, welche Be-

[1]) Arch. f. exp. Pathol. u. Pharm. Bd. 65, S. 128.

wegung erst dann aufhört, wenn die entsprechenden osmotischen Gleichgewichtsbedingungen erfüllt sind. Aber diese Konzentrationsregulierung durch H_2O-Verschiebung ist erst eine sekundäre Erscheinung, welche der Moleküladsorption folgt. Diese selbst findet in der angegebenen Weise in jedem Falle statt, unabhängig davon, ob das H_2O den Stoffbewegungen genau folgt und sofort den völligen osmotischen Konzentrationsausgleich herbeiführt oder nicht, so daß infolge der verschiedenen Kolloidkonzentrationen von Blut und Geweben hier die physikalisch-chemischen Bedingungen gegeben sind, die auch entgegen den Gesetzen über Diffusion eine Molekülbewegung von Orten niederer — Blut — zu solchen höherer Konzentration — Geweben — möglich machen, durch die, mit andern Worten, eine Konzentrationsarbeit verrichtet werden kann.

Nach den oben angeführten Untersuchungen von Magnus[1]) lassen sich durch Umrechnung direkte Zahlen für den Verteilungsquotienten bei Hunden gewinnen. In den meisten Fällen schwankt derselbe dort zwischen 0,2—0,4. Doch haben diese Zahlen nur einen sehr bedingten Wert, da es sich hierbei ausschließlich um die Verteilung solcher Moleküle handelt, die über das normale Gleichgewicht hinaus zugeführt worden sind, eine Verteilung, die durch die in jenen Versuchen nicht ausgeschaltete Nierenfunktion in unübersehbarer Weise beeinflußt wird. In den Versuchen von S. Weber[2]), der die „Permeabilität" der Kapillarwände bei Kaninchen nach Ausschaltung der Nieren studierte, hatten von den injizierten 2,5 g NaCl + 1,2 g Na_2SO_4 nach 4 Minuten bereits 1,3 g NaCl und 0,5 g Na_2SO_4 die Blutbahn verlassen. Die Adsorption durch die Gewebe scheint demnach außerordentlich schnell vor sich zu gehen.

Es liegt mir fern, anzunehmen, daß durch die Adsorption der hydrophilen Kolloide der komplizierte Vorgang der Lymphbildung vollständig erklärt werden könnte. Zweifellos gehört aber diese mit zu den Partialvorgängen, in welche der Prozeß der Lymphbildung aufgelöst werden muß. Wenn wir bisher nur den Proteïnanteil des Protoplasmas berücksichtigt haben, so geschah es deshalb, weil wir gerade diesem für den Teil des Transsudationsstromes, der für die Ödembildung besonders wichtig ist, den Hauptanteil zumessen. Für die Permeabilität und den gesamten Stoffaustausch spielen die Lipoide und Karbohydrate des Protoplasmas zweifellos eine gleich wichtige Rolle. Machen wir nur die Proteïne allein verantwortlich für jene Erscheinungen, so würde die Aufnahme organischer Stoffe gegenüber den Elektrolyten vollständig zurücktreten. Nimmt man andrerseits die Ansicht von Overton an, daß das Maß der Lipoidlöslichkeit ausschließlich die Permeabilität bestimmen soll, so bleibt das Eindringen von Wasser, Salzen, Säuren und Laugen, die ja größtenteils in fettähnlichen Substanzen unlöslich sind, unerklärlich. Dadurch, daß die verschiedenen Zellarten ein verschiedenes Gemisch dieser 3 Bestandteile bilden, entsteht ihre verschiedene qualitative Permeabilität.

---

[1]) S. 27.

[2]) Arch. f. exp. Pathol. u. Pharm. Bd. 65, S. 389.

Sie wird eben bestimmt von der jeweiligen Art und Größe der Affinität, welch letzterer Begriff bei den Lipoiden durch die Gesetze der Lösung und Verteilung auf voll genügende physikalisch-chemische Grundlagen gestellt ist.

Mit ein paar Worten müssen wir noch auf die Bedeutung der Kapillarwand eingehen und sehen, ob und in welchem Umfange sie den Stoffaustausch zwischen Blut und Geweben beeinflussen kann.

Alle Substanzen, die aus dem Blute in die Gewebe übertreten, müssen zunächst die Kapillarwand passieren. Stofflich stellt sie, wie jedes protoplasmatische Gebilde, zur Hauptsache ein Gemisch der verschiedensten Proteïne, Lipoide und Karbohydrate dar. Was wir früher für die Permeabilität der Gewebeelemente gesagt haben, hat daher auch für die Permeabilität der Kapillarwand Geltung. Es sind nur sensu strictori nicht direkt die Gewebekolloide, die die Nährsubstanzen aus dem Blute an sich ziehen, sondern die Kapillarendothelien. Menge und Art der aufgenommenen Substanzen sind jedoch durchaus abhängig von der Stoffmenge, die wieder von ihr an die Gewebe weiter abgegeben werden kann, so daß letzten Endes die Affinität der Gewebe für die Permeabilität der Kapillarwand maßgebend ist. Ist in den Geweben z. B. nur ein geringer Verbrauch lipoidlöslicher Stoffe und ein völliger Ausgleich in dem lipoiden Anteil des Systems gemäß dem Verteilungssatz eingetreten, so wird die Kapillarwand in diesem Augenblick undurchgängig für lipoidlösliche Stoffe, d. h. also, die Kapillarwand kann ihre Permeabilität ändern, nur tut sie dies nicht aktiv, sondern passiv. Man betrachtet demnach am besten Gewebe und Kapillarwände als einheitlichen Abschnitt, den man in biologischer und physikalisch-chemischer Hinsicht als festen, kolloidalen Teil den flüssigen Blutkolloiden gegenüberstellt.

Merkwürdigerweise hat man in dem heterogenen anatomischen Bau der Kapillarwand, wie er durch die Zusammensetzung aus einzelnen Zellen entsteht, die Ursache für die wechselnde Durchlässigkeit erblickt. Die interzellulären Kittsubstanzen sollen bei erhöhter Durchlässigkeit nicht genügend abgedichtet sein. Da es sich aber bei diesen „Kittsubstanzen" ebenfalls nur um protoplasmatische Produkte handeln kann, deren Permeabilität sich, wie oben erörtert, regeln wird, ergibt sich daraus keine Änderung in der Auffassung der Kapillarwand als einer geschlossenen kolloidalen Membran. Beruht die mangelhafte „Abdichtung" in einer Schrumpfung jener Substanzen und in einem Auseinanderweichen der einzelnen Endothelzellen, so würde ein vermehrter Austritt von Blutflüssigkeit noch immer nicht erklärt sein, ganz abgesehen davon, daß auch dann kein Ödem entstehen würde. Denn der Blutdruck in den Kapillaren wird weniger von den Wänden selbst, als vielmehr von den sie umscheidenden Geweben getragen, die ohne weiteres einen mechanischen Schluß jener Lücken bewirken müßten. Es muß also, wie bei der Entzündung, noch eine „Schädigung" der umgebenden Gewebe hinzukommen, damit eine krankhafte Filtration von Blutflüssigkeit möglich wird. Der eigentliche „biologische Zweck" der endothelialen Kapillarwand ist wohl hauptsächlich darin zu erblicken und auch damit erschöpft, daß sie die Kontinuität des Blutstromes aufrechterhält. Überall, wo Hohlräume oder Röhren im Körper vor Obliterationen zu schützen sind, muß eine solche endotheliale oder epitheliale Zellauskleidung vorhanden sein.

Wir wollen diese kurzen, theoretischen Erörterungen über das Problem der Permeabilität nicht verlassen, ohne einige der Versuche zusammenfassend anzuführen die uns einen Beweis für die Richtigkeit unserer Anschauungen zu bringen scheinen. Es würde ja auch von vornherein gänzlich unverständlich sein, wenn jene im schematischen Experiment so charakteristischen Beziehungen zwischen kolloiden Proteïnen und gelösten Stoffen im lebenden tierischen Organismus gar nicht in Wirksamkeit treten sollten. Eine Reihe von Versuchen, die gerade die Bedeutung der Diffusion für die Vorgänge der Resorption und Lymphbildung beweisen sollten, zeigen aber sehr deutlich die große Rolle, welche die Kolloidaffinität im Körper tatsächlich spielt.

Selbstverständlich kommen hier nur jene Versuche in Betracht, die sich mit nicht lipoidlöslichen Körpern befassen, in erster Linie also mit den verschiedensten anorganischen und organischen Salzen, da sonst außer der Eiweißaffinität noch andere Momente für die Permeabilität hinzukommen, wo sich dann die Beteiligung der einzelnen Faktoren in ihrem Umfang schwer abgrenzen läßt.

Vergleicht man die Resorbierbarkeit der einzelnen Salze mit ihrer Diffusionsgeschwindigkeit, so ist ein Zusammenhang beider genau in demselben Maße zu erkennen, wie wir ihn früher zwischen Kolloidquellung und Diffusionsgeschwindigkeit konstatiert haben, d. h. also, daß Resorbierbarkeit und Kolloidquellung einander parallel verlaufen.

Nach den Versuchen von R. Höber [1]) steigt die Darmresorption isotonischer oder schwach hypertonischer Lösungen in der Anionenreihenfolge: $Fl < HPO_4 < SO_4 < NO_3 < J < Br < Cl$ und in der Kationenreihenfolge: $Ba < Ca, Mg < Na < K$.

Diese Reihen stimmen bis auf die Umstellung von NO_3 und J vollkommen mit den Quellungsreihen überein. Aber ebenso wie die Resorption von NO_3- und J-Salzen wenig voneinander abweichen, so differieren sie auch nur sehr wenig in der Quellungsbeeinflussung, und gelegentlich haben wir dort auch die Reihe $NO_3 < J$ gefunden, so daß wir in dieser Umstellung keinen prinzipiellen Unterschied erblicken können. Die auffälligen Unterschiede jedoch, die sich zwischen Resorptionsgeschwindigkeit und Diffusionsgeschwindigkeit finden — besonders die sehr ungleiche Resorbierbarkeit der gleich diffundierenden Chloride, Bromide und Jodide, und die Umstellungen von Fe und Ba stellen sich nicht mehr als „vitale" protoplasmatische Leistungen dar, sondern als physikalisch-chemische Erscheinungen, die auch „toten" kolloiden Proteïnen eigen sind.

Soweit wir Kenntnisse über die Resorbierbarkeit organischer Salze besitzen, kann gesagt werden, daß auch hier ein genauer Parallelismus zwischen Quellungs-

---

[1]) Pflügers Arch. Bd. 70 S. 624 und Bd. 74 S. 246.

beeinflussung und Resorptionsgeschwindigkeit besteht. Die Na-Salze der organischen Säuren sind nach ihrer Resorptionsgeschwindigkeit von Wallace und Cuschny[1]) in vier Gruppen geteilt worden. Die Salze einer Gruppe werden annähernd gleich schnell resorbiert. Die von uns zu Quellungsversuchen verwandten Salze ordnen sich nach jenen Autoren in ihrer Resorbierbarkeit folgendermaßen:

I. Gruppe	II. Gruppe	III. Gruppe	IV. Gruppe
Oxalat	Tartrat Zitrat	Laktat	Formiat Azetat

Die Salze der Gruppe IV werden am schnellsten, das Oxalat am langsamsten resorbiert. Vergleicht man damit die H_2O-Aufnahme der Kolloide, so zeigt sich, daß dieselbe in äquimolekularen Lösungen dieser Salze in genau derselben Reihenfolge steigt.

Bei dieser Darmresorption kann von der Darmwand eine beträchtliche Verdünnungsarbeit geleistet werden. Der Gehalt in dem Darm eingefüllter NaCl-Lösungen sinkt in der Regel wesentlich unter 0,6%, das ist die NaCl-Konzentration des Blutes. Osmose, Diffuse und Filtration können demnach den Resorptionsprozeß allein nicht zusammensetzen. Daß aber durch die Tätigkeit der Darmwand- und Blutkolloide eine solche Stoffbewegung möglich ist, ergibt sich aus unsern früheren Ausführungen und braucht im einzelnen nicht mehr erörtert zu werden.

Cohnheim[2]) hat besonders auf diese Verdünnungsarbeit des Darmes hingewiesen. Da seine diesbezüglichen Versuche als reine kolloidchemische erscheinen, seien sie hier kurz angeführt. Wenn man den Darm von Octopus im eigenen, mit Meerwasser verdünnten Blute aufhängt und mit etwas NaJ enthaltendem Meerwasser anfüllt, so verschwindet das NaJ in einiger Zeit fast vollkommen aus dem Darminhalt, während es in dem umgebenden Blut leicht nachzuweisen ist. Es müssen hier also Triebkräfte tätig gewesen sein, die das NaJ über das Diffusionsgleichgewicht hinaus in das Blut befördert haben. Es ist augenscheinlich, daß wir es hier mit einem System zu tun haben, ähnlich dem, wie es zu einzelnen Quellungsversuchen verwandt wurde: auf einer Seite eine Salzlösung, auf der andern ein flüssiges Kolloid, beide voneinander getrennt durch eine feste Kolloidmembran. Ebenso wie dort die Gelatinemembran aus der sie benetzenden Flüssigkeit die gelösten Moleküle an sich zieht und dem Hydrosol weiter übergibt, so hier die Kolloide der Darmwand, die sie nun der geltenden Verteilung gemäß weiter an das Blut abgeben. In einiger Zeit muß das NaJ daher mehr oder weniger aus der Resorptionslösung verschwinden, um so vollkommener, je geringer die Konzentration ist. Wird das Blut gleichzeitig stark mit Meerwasser verdünnt, so wird die Konzentration der übertretenden NaJ-Moleküle sofort so weit herabgesetzt, daß

[1]) Pflügers Arch. Bd. 77 S. 202 und American Journ. of physiol. Bd. 1 S. 411.

[2]) Ztschr. f. physiol. Chemie Bd. 35 S. 416.

die H_2O anziehende Kraft und demzufolge der H_2O-Übertritt aus der Resorptionslösung in das Blut außerordentlich langsam und in geringem Umfange vor sich geht. In solchen Fällen ist aber der sehr auffallende Befund zu erheben, daß das Na J aus der Lösung verschwindet, ohne daß die Gesamtmenge derselben wesentlich abnimmt.

Die große Reihe von Untersuchungen über Permeabilität und Quellung von Geweben können wir hier nicht entsprechend würdigen. Jedenfalls liegen die Verhältnisse nicht so einfach, wie man ursprünglich glaubte, daß Gewebe in hypisotonischen Lösungen quellen, in hyperisotonischen schrumpfen. Auch in letzteren sind vielfach Quellungen beobachtet worden. Ebenso bestehen zwischen den einzelnen Salzen große Unterschiede nach Art unserer Ionenreihen. Die abweichenden Resultate werden verständlicher, wenn man bedenkt, daß sich in allen Geweben und Zellen, sobald sie außerhalb der normalen Blutzirkulation stehen, abnorme organische Säuren, insbesodere Milchsäure, bilden, so daß es sich in jenen Versuchen nicht allein um die Einwirkung von Salzen, sondern von Säuren und Salzen händelt. Daß sich die Muskelquellung vollkommen analog der Fibrin- und Gelatinequellung verhält, ist besonders durch die Untersuchungen von M. H. Fischer [1]) bewiesen, so daß wir hier auf jene Darlegungen kurz verweisen können.

Was die Permeabilität einzelner Zellen anbelangt, so hat man die Lösung dieser Frage in systematischer Weise hauptsächlich nur an Blutkörperchen versucht. Doch sind die Resultate der verschiedenen Forscher, bedingt durch die Inexaktheit der Methodik, vielfach so widersprechend, daß es bisher nicht möglich ist, klare Vorstellungen über jene Verhältnisse zu gewinnen (Hamburger [2]), Hedin [3]), Koeppe [4]) u. a.). Da im Körper — wenigstens an Blutkörperchen — ein ausgedehnter Ionenaustausch stattfindet, können hier gewisse Abweichungen von unsern Quellungsreihen entstehen.

Wir sehen somit, daß die Darmresorption und auch die Permeabilität von Geweben, soweit exakte Versuche über diesen Gegenstand vorliegen, sich recht genau im Sinne unserer kolloid-chemischen Anschauung vollzieht. Damit ist wohl auch der experimentelle Beweis erbracht, daß die Kolloidaffinität tatsächlich im tierischen Organismus eine hervorragende Rolle spielt. Eine einfache Diffusion, wie sie die physikalische Chemie an semipermeablen Membranen kennt, gibt es im tierischen Organismus kaum. An ihre Stelle tritt in erster Linie die Kolloidaffinität, die uns eine weitgehende Erklärung für viele jener von den Gesetzen über Diffusion abweichenden Erscheinungen zu geben vermag.

Der H_2O-Haushalt des Körpers und die H_2O-Bewegung stellt sich nach dieser kolloid-chemischen Ansicht als eine sekundäre Erscheinung dar. Ebenso wie der Grad der Gelatinequellung z. B. sich als eine osmotische Folgeerscheinung der

---

[1]) Das Ödem. Dresden 1910.
[2]) Osmot. Druck u. Ionenlehre. Wiesbaden 1902.
[3]) Pflügers Arch. Bd. 68 S. 229 und Bd. 70 S. 525.
[4]) Physik. Chemie in d. Medizin. Wien 1900.

Molekül- und Ionenadsorption gezeigt hat, so ist der H_2O-Gehalt des Körpers allein abhängig von der Zahl und Art der vom Protoplasma aufgenommenen, gelösten Moleküle. In erster Linie sind es die stark dissoziierenden Elektrolyte, besonders das NaCl, die das H_2O-Bindungsvermögen der Gewebe durch den proteïnen Bestandteil derselben bestimmen werden, zumal die Elektrolyte in solch hohen Konzentrationen im Körper vorhanden sind, daß Nonelektrolyte als quellungssteigerndes Moment kaum in Frage kommen. Dadurch, daß der normale Organismus durch die hoch spezialisierte Funktion der Nieren auf ein ganz bestimmtes Molekülgleichgewicht eingestellt ist, dem ein ganz bestimmtes H_2O-Gleichgewicht entspricht, ergibt sich die annähernde Konstanz der H_2O-Bilanz des Körpers. Das darüber hinaus zugeführte Wasser wird renal und extrarenal eliminiert. Der H_2O-Transport durch die Gewebe stellt sich jetzt als eine rhythmische Quellung und Entquellung dar, entsprechend der Aufnahme und Abgabe der Stoffe. Der hauptsächlichste Transport der Gewebeflüssigkeit findet demnach in den geformten Gewebeelementen selbst statt, von wo aus sie unter normalen Verhältnissen direkt in das Blut zurücktritt oder in die Lymphkapillaren übergeht. Die sogenannten Saftspalten der Gewebe werden normalerweise für die Zirkulation der Lymphflüssigkeit kaum in Anspruch genommen. Nur in pathologischen Fällen kann bei Versagen der normalen mechanischen Leistung für den Abtransport ein Teil der freien, nicht mehr kolloidgebundenen Moleküle mit der entsprechenden freien H_2O-Menge zwischen die einzelnen Gewebeelemente austreten, diese auseinanderdrängend und so ein unregelmäßiges Röhren- und Höhlensystem innerhalb der Gewebe bildend.

Bei diesen Ausführungen über den normalen Stoffaustausch zwischen Blut und Geweben haben wir bereits mehrfach den pathologischen Verlauf desselben gestreift, der die Erscheinungen der Wassersucht zur Folge hat. Wir können unsere Ansicht über die Ödempathogenese jetzt genauer präzisieren, indem wir sagen, Ödeme treten immer dann auf, wenn das Aufnahmevermögen der Gewebekolloide, für H_2O unter dem Einfluß angestauter, kristalloider Stoffe über das als normal bezeichnete Maß gesteigert wird.

Wenn infolge einer Nierenerkrankung oder einer sekundären Niereninsuffizienz durch eine Debilitas cordis eine übermäßige Molekülanhäufung hervorgerufen wird, so bleibt — gemäß der geltenden Verteilung — ein Teil der retinierten Moleküle im Blute, der andere tritt infolge der Gewebeadsorption in die Gewebe über. Im Blute werden sie von den kolloidalen Bestandteilen des Blutes, im Gewebe von den Kolloiden der Zellen und Zellderivate adsorbiert. Durch diese Adsorption gewinnen alle diese Elemente ein Plus an osmotisch wirksamen Stoffen, welche das ihnen zukommende H_2O-Anziehungsvermögen entfalten müssen, d. h. es tritt, falls genügend H_2O zur Verfügung steht, eine starke Quellung aller jener adsorbierenden Körperbestandteile auf. Dadurch wird das H_2O-Gleichgewicht auf ein abnorm hohes Niveau eingestellt. Das zugeführte H_2O wrd im Körper so lange retiniert und der renalen und extrarenalen Ausscheidung entzogen, bis sich das H_2O-Gleichgewicht dem gegebenen Molekülgleichgewicht angepaßt hat.

Die Quellung der Bluteiweißkörper bedeutet Hydrämie: Verwässerung des Blutplasmas — Hydroplasmie — und event. Anschwellung der Blutkörper. Durch diese Einwirkung auf die olloide des Blutes wird der Konzentrationszunahme an echt gelösten Molekülen entgegengearbeitet. Entsprechend der steigenden Molekülanzahl wächst die H_2O-anziehende Kraft, durch welche die molekulare Konzentration in der Nähe normaler Grenzen erhalten wird. Es ergibt sich hieraus als charakteristischer Befund bei Hydrämie Abnahme der Eiweißkonzentration bei normaler oder leicht erhöhter molekularer Konzentration.

In den Geweben muß sich die Molekülretention in einer Aufquellung der Gewebeelemente äußern. Da aber der Mechanismus für den normalen Abfluß gestört ist — denn die Rückwanderung verbrauchter Moleküle in das Blut muß in demselben Maße leiden, als das Blut wegen mangelhafter Elimination durch die Nieren an dem Gehalt dieser Stoffe zunimmt —, findet gleichzeitig eine Ablagerung und Anhäufung der aus der Kolloidbindung verdrängten Moleküle mit einer entsprechenden H_2O-Menge in die interzellulären Räume statt. In einer gesteigerten Quellung der zelligen und fasrigen Bestandteile der Gewebe wie in einer vermehrten Füllung der sogenannten Saftspalten, die ein Auseinanderweichen der Gewebeelemente zur Folge hat, bestehen die pathologisch-anatomischen Merkmale des Ödems.

Hydrämie und Ödeme stellen sich demnach als äquivalente Erscheinungen dar, die beide sekundär der Molekülretention folgen. Das Ödem ist nicht der Hydrämie subordiniert, indem es durch diese bedingt wird, sondern vielmehr in allen seinen Erscheinungen koordiniert.

Ebenso wie die verschiedenen Kristalloide in den schematischen Versuchen die Quellung der Kolloide in sehr ungleicher Weise beeinflussen, wird ihre verschiedene Wertigkeit auch in dem Grade der Wassersucht zum Ausdruck kommen. Bei dem kardialen Hydrops, wie er auch bei unsern Ödemkranken vorliegt, wird die Retention sämtliche Stoffe in gleicher Weise betreffen, und man wird hier am leichtesten den verschiedenen Einfluß der einzelnen Stoffe studieren können. Bei Nierenkranken jedoch wird sich in Anbetracht des Umstandes, daß die Ausscheidung der einzelnen Stoffe mit ganz bestimmten Teilen des Nierenparenchyms in Beziehung steht, und daß die Entzündungen meist partielle sind, die nicht das ganze Nierensystem in gleicher Weise befallen, in den verschiedenen Fällen ein großer Unterschied in dem Einfluß der zugeführten Stoffe bemerkbar machen. Substanzen, die in dem einen Falle die Wassersucht stark steigern, können in andern Fällen wirkungslos bleiben und umgekehrt. Das die Urannephritis stets mit, die Chromnephritis stets ohne H_2O-Sucht einhergeht, ist vielleicht in der spezifischen Einwirkung dieser Gifte auf ganz bestimmte Nierenteile begründet. Jedenfalls läßt sich die Annahme vaskulärer Veränderungen bei Urannephritis nicht beweisen.

S. Weber[1]) hat in seinen Untersuchungen eine Änderung in der Permeabilitä der Kapillarwände bei Urannephritis nicht feststellen können.

Nach der großen Reihe von Untersuchungen kann man den Schluß ziehen, daß eine NaCl-Retention bei ödematösen Nierenkranken die Regel bildet, daß jedoch die einzelnen Fälle in den graduellen Beziehungen zwischen NaCl- und H_2O-Retention große Unterschiede aufweisen. Diese Beobachtungen berechtigen uns m. E. aber nicht, jede gesetzmäßige Beziehung zwischen dem NaCl- und H_2O-Gehalt des Körpers zu leugnen. Sie beweisen nur, daß der H_2O-Gehalt nicht ausschließlich von dem NaCl-Gehalt bestimmt wird.

Wenn man die komplizierten Verhältnisse im tierischen Organismus betrachtet, daß die einzelnen Zellen nicht nur aus einem Gemisch der verschiedensten kolloiden Proteïne, sondern auch aus Lipoiden und Karbohydraten bestehen, und daß weiterhin die Körpersäfte eine unendlich komplizierte Kombination von Lösungen ganz verschiedener Stoffe darstellen, die unter den Verhältnissen der ödembedingenden Krankheiten noch unübersehbar modifiziert wird, so ergibt sich, daß die unbegrenzte Mannigfaltigkeit der biologischen Verhältnisse sich in Versuchen kaum jemals realisieren läßt, und daß uns diese demnach kaum einen klaren Einblick in die Feinheiten und Einzelheiten jener Vorgänge gewähren können.

Es ist auch von vornherein nicht zu erwarten, daß sich der Einfluß der verschiedenen Kristalloide auf den H_2O-Gehalt genau in der Art unserer Ionenreihen äußern wird. Bei der Zuführung der Stoffe durch den Darm kann schon durch die Einwirkung der Verdauungssäfte eine Zersetzung der Stoffe stattfinden, ebenso wie ein Ionenaustausch noch im Blute und in den Geweben vor sich gehen kann, wie er z. B. zwischen K- und Na-Salzen seit langem bekannt und therapeutisch verwertet ist. Dadurch werden mannigfache Abweichungen von unsern Reihen möglich.

Die klinischen Beobachtungen stimmen mit den experimentellen Quellungsversuchen insofern gut überein, als die stark dissoziierenden Elektrolyte, unter diesen besonders das Kochsalz, fast allein ausschlaggebend für den H_2O-Gehalt des Körpers zu sein scheinen. Denn einerseits wird durch ihre Zufuhr die Hydropsbildung in ungleich stärkerer Weise positiv beeinflußt als bei schwach dissoziierenden Elektrolyten und Nonelektrolyten, und andrerseits wird durch die Hydrämie, wie sie bei Molekülretentionen auftritt, nicht die Gesamtmolekularkonzentration des Serums, sondern im allgemeinen nur die Elektrolytkonzentration zu den normalen Grenzen zurückgeführt.

Bei Erörterung der Quellungserscheinungen ist gesagt, daß bei kombinierter Einwirkung mehrerer Stoffe die Quellungsbeeinflussung stark wirkender Salze, sobald sie in genügend starker Konzentration verwandt werden, durch Zusatz von Stoffen mit niederer Quellungsvalenz gehemmt wird. Das NaCl steht mit an

[1]) Arch. f. exp. Pathol. u. Pharm. Bd. 65 S. 389.

erster Stelle unter den quellungbefördernden Salzen und bildet auch bei den stärksten Graden von Retention organischer Moleküle weitaus den Hauptbestandteil derjenigen Substanzen, welche den osmotischen Druck der Körpersäfte bestimmen. Es würde sich daraus ergeben, daß im allgemeinen eine Retention anderweitiger Moleküle, die durch das NaCl bedingte Gewebequellung nicht nur nicht erhöht, sondern sogar herabsetzt. Die verschiedenen in den Körpersäften gelösten Moleküle haben demnach nicht eine gleichsinnige Wirkung auf den H_2O-Gehalt. Der eine Teil strebt nach einer Erhöhung, der andere nach einer Erniedrigung desselben. Die Summe dieser zum Teil einander entgegenwirkenden Kräfte bedingt den Quellungszustand und die Turgeszenz der Gewebe. Betrifft eine Molekülretention beide Teile in gleicher Weise, so daß der normale, auf einen annähernd konstanten Quellungsgrad eingestellte Gleichgewichtszustand unverändert bleibt, so tritt trotz der Retention eine Änderung in dem H_2O-Bestande des Körpers nicht auf. Die einseitige oder überwiegende Vermehrung der positiven Komponente jedoch wirkt hydropisch, die der negativen antihydropisch. Die erstere wird zum weitaus überwiegenden Teil vom NaCl gebildet, und es kommen nach unsern Ausführungen weiterhin hierfür nur noch solche Stoffe in Betracht, die eine zumindest ebenso starke Quellungsvalenz wie das Kochsalz besitzen.

Von den an unsere Ödemkranken verabreichten Salzen erfüllt nur das $NaHCO_3$ diese letztere Bedingung. In Lösungen von $NaHCO_3$ quellen alle Kolloide ungefähr ebenso stark als in äquimolekularen Lösungen von NaCl. Und tatsächlich wird durch Zufuhr von $NaHCO_3$ die Ödembildung bei unsern Kranken sehr stark begünstigt. Auch bei Nierenkranken ist mehrfach bei $NaHCO_3$-Zufuhr eine Verstärkung des Hydrops beobachtet. Daß sie hier nicht mit solcher Regelmäßigkeit auftritt, ist vielleicht dadurch zu erklären, daß ein Teil des retinierten $NaHCO_3$ zur Neutralisation von Säuren verwandt und so die Alkaliwirkung des $NaHCO_3$, die zweifellos die starke Quellung mit bedingt, aufgehoben wird, und daß relativ selten eine Insuffizienz dieses speziellen Teiles der Nierenfunktion vorliegt.

Die andern Salze besitzen sämtlich eine wesentlich niedrigere Quellungsvalenz als das Kochsalz. Ihre Zufuhr müßte daher hemmend auf jede Ödembildung wirken. Bei den Kalksalzen ist die antihydropische Wirkung auch bereits seit langem empirisch festgestellt. Am verläßlichsten scheinen nach den Untersuchungen von R. Chiari und H. Januschke[1]) das Chlorid und das Laktat zu sein, während bei Nitrat, Azetat und Glyzerinphosphat die Wirkung weniger ausgesprochen ist. Es könnte wundernehmen, daß gerade das am oberen Ende der Anionenreihe befindliche Chlorid am stärksten antihydropisch wirkt. Aber abgesehen davon, daß durch einen Ionenaustausch eine Umstellung innerhalb der Reihen eintreten kann, ist das $CaCl_2$ zu einer besonderen hemmenden Wirkung im Organismus dadurch befähigt, als infolge der Gleichheit der Anionen bei seiner Zufuhr der Dissoziationsgrad des NaCl im Körper absinken wird.

---

[1]) Arch. f. exp. Pathol. u. Pharm. Bd. 65 S. 120.

Die antihydropische Wirkung des $CaCl_2$ war bei den Ödemkranken vielfach so ausgesprochen, daß wir uns berechtigt glaubten, auch bei renalem Hydrops seine Anwendung zu versuchen. Bei dem großen NaCl-Gehalt des Körpers, wie er bei Nierenkranken beobachtet wird, müssen naturgemäß auch große $CaCl_2$-Mengen zugeführt werden, um sie in solcher Konzentration im Blute anzusammeln, daß sie dem NaCl gegenüber zur Geltung kommen können. Daß es trotzdem in einzelnen Fällen versagt, ist dadurch zu erklären, daß eben nicht jede NaCl-Retention mit einer $CaCl_2$-Retention einhergeht. Gelingt es, bei Nierenkranken $CaCl_2$ in genügend starker Weise im Körper anzureichern, so ist der günstige Einfluß ganz evident. Dadurch, daß das $CaCl_2$ dann auch das entzündliche Nierenödem selbst herabsetzt und den die Oligurie und Anurie ja großenteils mit verursachenden hohen Gewebedruck in den Nieren mäßigt, gehen nicht nur die Ödeme zurück, sondern auch die Nierensekretion wird wieder in Tätigkeit gesetzt. Eine Mitteilung der Krankenprotokolle behalte ich mir einer event. besonderen Bearbeitung vor. Bemerkt sei nur noch, daß ich einen schädlichen Einfluß dieser Kalkzufuhr bei Nephritis niemals beobachtet habe.

Die Kalksalze wirken also antihydropisch nicht durch eine mechanische Abdichtung der Gefäßwände — da sie schrumpfend auf Kolloide und die Zellen wirken, müßten sie eigentlich die Filtrationspermeabilität der Wandungen steigern —, sondern durch ihren quellunghemmenden Einfluß auf die Gewebekolloide. Sie verdrängen NaCl aus der Kolloidbindung und gleichen dadurch den Unterschied zwischen osmotischem Druck der Gewebeelemente und Körpersäfte zugunsten der letzteren mehr oder weniger aus.

Bei den andern Salzen läßt sich eine besondere Einwirkung kaum feststellen, wohl größtenteils deshalb nicht, weil man sie schwer in solchen Mengen zuführen kann, um einen genügenden Gehalt des Körpers an ihnen zu erzielen. Durch Mg-Salze habe ich nach dem früher Gesagten zum mindesten nie eine Zunahme, eher eine Abnahme des Hydrops beobachtet. Die Phosphate der Alkalimetalle schienen in einzelnen Fällen die Wassersucht etwas zu fördern. Sie können vielleicht indirekt dadurch etwas wirksam werden, daß sie, ebenso wie die organischen Stoffwechselprodukte, NaCl-Moleküle aus dem Blute nach den Geweben treiben und deren Ausscheidung verzögern, oder dadurch, daß besondere Reaktionen mit andern Salzen im Körper vor sich gehen. Um an beschränkten Stellen eine höhere Konzentration zu erreichen und dadurch vielleicht einen deutlichen Ausschlag zu gewinnen, habe ich dann noch an gestauten, ödematösen, unteren Extremitäten intravenöse Injektionen konzentrierter Lösungen ausgeführt. Gestaut wurden stets beide Extremitäten und durch genaue vergleichende Messungen des Umfanges der event. Einfluß der Stoffe geprüft. Eine sehr deutliche Hinderung der Ödembildung wurde nur bei Ca-Salzen, nächstdem bei Mg-Salzen bemerkt. Na- und K-Phosphate hemmten bei bereits sehr stark ödematösen Gliedern die Anasarkabildungen wenig, aber doch oft deutlich erkennbar, während sie bei von vornherein nur wenig geschwollenen Beinen dieselben oft eher etwas begünstigten.

Diese Beobachtung würde sehr gut in Übereinstimmung mit unseren Quellungsresultaten stehen.

Bekanntlich ist der Grad der Wassersucht bei Nephritis unabhängig von der Gefrierpunktsdepression des Blutes. Da dieselbe dort von den aus dem Stoffwechsel hervorgehenden Nonelektrolyten — besonders stickstoffhaltigen — beherrscht wird, folgt, daß die H_2O-Sucht von der Retention der großen organischen Moleküle ziemlich unabhängig ist. Gerade bei den stärksten Graden von N-Retention wird oft jegliche Hydropsbildung vermißt. Es könnte also sehr wohl möglich sein, daß die N-Retention, die vom NaCl bestimmte H_2O-Sucht hemmt. Doch läßt sich hier ein sicheres Urteil nur gewinnen, wenn N- und NaCl-Retention genau quantitativ bestimmt werden, und wenn sich hierbei nachweisen läßt, daß bei gleichzeitiger N-Retention die H_2O-Retention geringer ist, als sie der NaCl-Retention allein entsprechen würde. Derartige Untersuchungen lassen sich jedoch der großen Zahl von Unbekannten und Variabeln wegen, mit denen man zu rechnen hat, kaum mit hinreichender Genauigkeit ausführen.

In Widerspruch stehen würde eine solche Hinderung mit den Beobachtungen, wie wir sie bei unsern Ödemkranken bei Zufuhr stickstoffreicher Nahrung erhoben, wo sich häufig mit der N-Retention eine Steigerung der H_2O-Sucht verband. Man kann verschiedene Annahmen heranziehen, die uns diese Tatsachen in Übereinstimmung mit unsern kolloid-chemischen Ansichten bringen. Es ist eine bekannte Erscheinung, daß z. B. bei fieberhaften Erkrankungen, wo eine Ansammlung von Stoffwechselschlacken in geringem Maße vorliegt, der NaCl-Gehalt des Blutes und die NaCl-Ausscheidung abnimmt, weil jene Stoffe das NaCl aus dem Blute nach den Geweben verdrängen. Man wird vielleicht annehmen können, daß für diese Stoffe ein umgekehrtes Affinitätsgefälle — wobei man nicht nur allein an die kolloiden Proteïne, sondern auch an Lipoide und Karbohydrate denken muß — herrscht als für diejenigen Substanzen, welche für die Gewebeernährung notwendig sind. Wir haben früher gesehen, daß auch $NaHCO_3$-Moleküle eine derartige Verschiebung in der NaCl-Verteilung hervorrufen.

Es würde sich auf diese Weise bei der Ödembildung, wie sie nach eiweißreicher Kost auftritt, ebenfalls um eine NaCl-Quellung der Gewebe handeln, die nur durch die Retention N-haltiger Produkte ausgelöst wird.

Wir haben bereits darauf hingewiesen, daß abnorme Stoffwechselvorgänge möglicherweise für diese Erscheinungen verantwortlich sind. Daß jedenfalls bei Zersetzungen von Proteïnen Stoffe entstehen können, welche eine hohe Quellungsvalenz besitzen, haben wir früher erwähnt. Wahrscheinlich handelt es sich hierbei um einfachere organische Säuren, wie z. B. Milchsäure, die eine recht hohe Quellungsvalenz besitzt und demnach die NaCl-Quellung steigern kann. (Vgl. M. H. Fischer, Das Ödem.) Spritzt man ein solches tryptisches Verdauungsprodukt intravenös in eine gestaute, bereits leicht ödematöse Extremität, so nimmt das Ödem gegenüber der andern gleichfalls gestauten Extremität ganz ungleich mehr zu. Auffallend ist auch, daß an vorher leicht ödematösen oder noch präödematösen Gliedern ganz geringfügige Wunden, die weder lokal noch allgemein die Anzeichen einer Entzündung darbieten, ganz gewaltiges Anasarka bewirken können, und zwar an solch entfernten Stellen, daß eine toxische Schädigung der Kapillarwände gar nicht in Frage kommt. Jeder, auch der leichteste Entzündungsprozeß, bewirkt, wenigstens lokal, eine Erhöhung des Stoffumsatzes und eine beschleunigte Bildung kleiner Moleküle aus großen (v. Koranyi). Hierdurch gewinnen offenbar die Gewebe in diesen Fällen eine so starke H_2O-anziehende Kraft, daß starke Anasarkabildungen zustande kommen.

Diese Beobachtungen deuten jedenfalls darauf hin, daß organische Stoffwechselprodukte selbst — sei es normaler oder pathologischer Art — gleichfalls den Geweben die Eigenschaft einer vermehrten H_2O-Kapazität verleihen können. Vielleicht spielen hierbei gerade noch die Zellipoide und Karbohydrate eine Rolle insofern, als durch ihre Affinität die Permeabilität der Gewebe für jene Stoffe bedingt wird. Aus der Art und Weise, wie wir die Kolloidquellung erklärt haben, folgt, daß nicht nur der Gehalt der Gewebeproteïne, sondern der Gehalt des gesamten Zellinhalts an osmotisch wirksamen Stoffen den Grad der Gewebequellung bestimmt. Während Nonelektrolyte und viele Elektrolyte, wenn sie durch den proteïnen Bestandteil in die Gewebe eindringen, den Quellungsgrad herabsetzen würden, wird derselbe erhöht, falls ihre Aufnahme durch Lipoide und Karbohydrate erfolgt, weil sie jetzt zu der an die Proteïne gebundenen Moleküleanzahl voll hinzutreten und nicht einen Teil der wirksameren Elektrolyte verdrängen. In neuester Zeit ist von L. Heß [1]) im Tierversuch gezeigt worden, daß auch durch basische, lipoidlösliche Stoffe der aromatischen Reihe Hydropsien erzeugt werden können. Diese Stoffe wirken meines Erachtens nach nicht durch eine Schädigung der Lipoide der Kapillarwandzellen, wie Heß meint, sondern ebenfalls durch eine Erhöhung des osmotischen Druckes des Zellinhalts.

Alle diese Beobachtungen ändern aber nichts an unserer durch klinische Erfahrungen erhärteten Ansicht, daß es in erster Linie die Elektrolyte, und unter diesen besonders das NaCl sind, welche den H_2O-Gehalt des Körpers durch den proteïnen Bestandteil der Gewebe regeln. Diese Stoffe finden sich eben im Organismus in solchen Konzentrationen, daß sich durch Nonelektrolyte im allgemeinen wesentliche Verschiebungen in den Relationen des osmotischen Druckes von Gewebeelementen zu umspülendem Blut, durch die eine Gewebsquellung möglich wäre, weder infolge der Affinität der Kolloide noch der der Lipoide und Karbohydrate entwickeln können. Jedoch kann eine gleichzeitige Retention anderer Moleküle dadurch, daß sie die NaCl-Quellung hemmt oder seltener fördert, ein inkonstantes Verhältnis von NaCl- und H_2O-Retention entstehen. Darin liegt die Erklärung, daß in den verschiedenen Fällen nicht stets äquivalente Mengen von NaCl und H_2O retiniert werden.

Voraussetzung für die Ausbildung der H_2O-Sucht ist, daß eine H_2O-Quelle

---

[1]) Ztschr. f. klin. Med. Bd. 82.

vorhanden ist, aus der die Gewebe ihren gesteigerten Bedarf decken können, d. h. es muß eine genügende H_2O-Aufnahme gewährt werden. Wird die H_2O-Zufuhr nicht gewaltsam geregelt, so wird die hinreichende Einnahme garantiert durch den Durst, der den Ausdruck des erhöhten H_2O-Bedarfs der Gewebe darstellt. Damit sich aber eine H_2O-Sucht überhaupt ausbildet, ist nicht stets eine abnorm große H_2O-Zufuhr erforderlich. Infolge des erhöhten H_2O-Bindungsvermögens der Gewebe wird auch bei geringer Zufuhr von H_2O ein Teil desselben der Ausscheidung entzogen, und die Inkongruenz von H_2O-Einnahme und -Ausgabe wird dadurch erreicht, daß konzentrierterer Urin produziert wird und die extrarenale Ausscheidung absinkt. Da jedoch eine gewisse Mindestmenge von H_2O in jedem Falle ausgeschieden wird, solange eine Sekretion fester, gelöster Stoffe besteht, so folgt, daß die H_2O-Zufuhr dieses Minimum überschreiten muß, wenn eine Molekülretention zu H_2O-Sucht führen soll. Bleibt die Zufuhr unter diesem Minimum, so wird auch bei Molekülretention dem Körper H_2O entzogen, und die Eiweißkonzentration des Blutes kann abnorm groß werden. Andrerseits geht aber hieraus hervor, daß eine sehr reichliche H_2O-Zufuhr die Entstehung der Wassersucht sehr fördern muß, ja daß sie notwendig ist, wenn sich die H_2O-Sucht voll und ganz nach Maßgabe einer plötzlich eintretenden hohen Molekülretention ausbilden soll. Sieht man doch bei akuter Niereninsuffizienz in kurzer Zeit 20 und mehr kg H_2O sich im Körper ansammeln! Doch kann durch eine vermehrte H_2O-Einnahme allein niemals eine H_2O-Sucht erzeugt werden. Der H_2O-Überschuß, der das von dem Molekülgehalt geschaffene H_2O-Bedürfnis des Körpers übersteigt, wird durch die Nieren oder bei deren Insuffizienz extrarenal — Lungen, Haut usw. — eliminiert.

Die von uns geäußerte Ansicht über das Wesen der Wassersucht müßte uns eigentlich erwarten lassen, daß ein genauer Parallelismus zwischen dem Grade der Hydrämie und dem der Ödeme besteht. Wir haben jedoch bereits bei Schilderung der Ödemkrankheit erwähnt, daß nach den klinischen Erfahrungen ein derartiger Parallelismus nicht festzustellen ist. Doch wird sich hier schwer ein ganz genauer Vergleich ausführen lassen, da wir wohl klinische Methoden besitzen, den Verwässerungsgrad des Blutes zu bestimmen, jedoch nicht, um den H_2O-Gehalt der Gewebe auch nur annäherungsweise festzulegen.

Aber auch die kolloidchemische Theorie der Wassersucht erfordert nicht einen absoluten Parallelismus jener Erscheinungen. Das Verhältnis von Hydrämie zu Ödemen regelt sich offenbar nach den Mengenverhältnissen der gelösten „wirksamen" Moleküle im Blut und in den Geweben. Dieses Verhältnis ist nun durchaus nicht in jedem Falle das gleiche. Die Tätigkeit, die vorausgegangene Ernährung können bereits mannigfache Unterschiede hervorrufen. Weiterhin werden bei Niereninsuffizienz — gleichviel, ob primärer oder sekundärer Natur —, wo sich die Harnbereitung dem Stoffwechsel nicht anzupassen vermag, durch die regellose Veränderung in der chemischen Zusammensetzung des Organismus für die Stoffverteilung ganz verschiedenartige Bedingungen in den einzelnen Fällen ergeben. Je nachdem dabei das Verteilungsverhältnis der gelösten Moleküle zwischen Blut und Geweben ein größeres oder kleineres wird, kann starke Hydrämie bei leichten Ödemen oder geringe Hydrämie bei hochgradigen Ödemen beobachtet werden.

Dann wird es aber auch auf die Art der retinierten Stoffe ankommen insofern, als Blut und Gewebe verschiedene Affinitäten für dieselben besitzen können. Werden z. B. hauptsächlich die aus dem Stoffwechsel hervorgehenden organischen Moleküle zurückgehalten, so können sich diese besonders im Blute ansammeln und einen Teil der stärker wirkenden Elektrolyte verdrängen, so daß hier die Hydrämie zugunsten der Ödeme etwas absinken kann. Jedenfalls gibt uns auch die kolloidchemische Theorie die Möglichkeit, eine Vorstellung über die wechselvollen, graduellen Beziehungen der Hydrämie zu den Ödemen zu gewinnen.

Wenn wir nun zum Schlusse die hier in groben Umrissen gegebene Darstellung der Ödempathogenese überblicken, so ist ersichtlich, daß durch die Annahme der Mitwirkung kolloid-chemischer Kräfte bei dem Prozeß der Stoffverteilung im tierischen Organismus ein Teil der Vorgänge, die man bisher als physiologische, nur dem lebenden Protoplasma eigene ansehen mußte, eine weitere physikalisch-chemische Zergliederung erfahren. Und zwar ist es hauptsächlich derjenige Anteil, welcher die Elektrolytverteilung und dadurch den H_2O-Gehalt und die H_2O-Verteilung regelt. Die Kolloidaffinität tritt also mit zu den Faktoren, welche den zusammengesetzten Vorgang der Stoffverteilung bedingen. Zum Teil ist sie auch an die Stelle solcher physikalischer Vorgänge zu setzen, denen man bisher glaubte, eine gewisse Bedeutung zuschreiben zu müssen, d. i. die Diffusion. Der Kolloidcharakter sämtlicher tierischen Gewebe bringt es mit sich, daß außer der Hydrodiffusion, eine Diffusion, die nach einem einfachen Konzentrationsausgleich der Säfte strebt, im Körper nicht vor sich gehen kann. Die bisher der Diffusion zugeschriebene Molekülwanderung ist vielmehr auf Rechnung der Kolloidaffinität zu setzen. Ob sich mit ihrer Zuhilfenahme die Stoffverteilung einigermaßen erschöpfend erklären läßt, kann vor der Hand nicht sicher beurteilt werden, ehe die Art der Affinität der verschiedenen Gewebekolloide und die komplizierte Zusammensetzung der verschiedenen Gewebe und Körpersäfte experimentell nicht näher erforscht sind.

Soviel kann aber gesagt werden, daß zweifellos rein physiologische Momente hemmend und fördernd in jenen Vorgang eingreifen können. Denn die Stoffwanderung ist nicht nur abhängig von der kolloidalen Struktur der Gewebe, sondern auch von dem Grade der Gewebetätigkeit und dem Blutzustrom, die beide auf chemischem Wege durch Hormone und durch Impulse vom Nervensystem reguliert werden. Es ist denkbar, daß durch eine lokale Inkoordination dieser Momente allein Bedingungen geschaffen werden, die zu einer solchen Stoffverteilung führen, daß an umschriebenen Stellen vorübergehend leichte Ödeme auftreten.

XIV.
Über Lappungsanomalien der Lungen, insbesondere über einen Fall von trachealer Nebenlunge.

(Aus dem Institut für allgemeine Pathologie und pathologische Anatomie der Düsseldorfer Akademie für praktische Medizin. Direktor: Professor J. G. Mönckeberg.)

Von

Dr. Heinrich Müller, Prosektor.

(Hierzu 5 Textfiguren.)

Die Lappenbildung der Lunge wird von der Bronchialverzweigung beeinflußt. Ursprünglich erzeugt jeder aus der primitiven Lungenanlage hervorsprossende Bronchus eine Vorbuckelung der Mesodermhülle, wodurch dann die Lungenoberfläche eine maulbeerförmige Gestalt erhält. Diese Buckel verschwinden zum größten Teil wieder: nur die entwicklungsgeschichtlich zuerst entstehenden Bronchien sind imstande, eine dauernde Lappung der Lunge zu erzeugen.

Die Varietäten der Lungenlappung zeigen daher auch immer Beziehungen zu jenen zuerst entstehenden Bronchien und lassen so eine gewisse Gesetzmäßigkeit nicht vermissen. Das wird uns am besten vor Augen geführt durch ein Schema, in dem Narath[13] die Möglichkeiten der Lappung dargestellt hat. Nach diesem Schema, das die rechte Lunge in der Seitenansicht darstellt, wird die Lunge durch Haupt- und Nebenspalten in verschiedene Lappen eingeteilt. Die Grundlage der Einteilung bildet die Monopodie des Bronchialbaums: ein Stammbronchus durchsetzt die Lunge von oben bis unten, er gibt nach vorn die ventralen, nach hinten die dorsalen Bronchen ab. Die Hauptspalten (C—D, E—F, G—H, I—K in Fig. 1) verlaufen quer zum Stammbronchus und trennen übereinanderliegende Gebiete, Geschosse, ab, die jedesmal von einem ventralen und dem zugehörigen dorsalen Bronchus versorgt werden. Die Nebenspalten (a—b, b—c, c—d, d—e) trennen wieder jedes Geschoß in dorsales und ventrales Gebiet.

Danach kommt normalerweise beim Menschen der 1. Hauptspalt vor, der am Zwerchfellrande (Margo inferior) beginnt, zum dorsalen Rande der Lunge zieht und damit das Obergeschoß der Lunge vom Lungenstamm abtrennt. Es ist das der Spalt, der nach dem gewöhnlichen Sprachgebrauch die linke Lunge in Oberlappen und Unterlappen teilt; besser würde man sagen: der das Obergeschoß vom Lungenstamm scheidet, denn Ober- und Unterlappen sind anatomisch nicht gleichwertig. Schon Aeby[1] hat sich gegen die Bezeichnung Unterlappen gewandt, da sich ein Lappen nie auf mehr als einen einzigen Seitenbronchus stütze und auch keinen Teil des Stammbronchus einschließe. Er hat daher die bessere Bezeichnung „Lungenstamm“ für den Unterlappen eingeführt. Das Obergeschoß der rechten

Lunge wird noch durch den 1. Nebenspalt in Dorsal- oder Apikallappen (= Oberlappen) und Ventrallappen (= Mittellappen) getrennt.

Es besteht also das Obergeschoß links aus einem, rechts aus zwei Lappen, und zwar entspricht nach Narath rechter Ober- + Mittellappen dem linken Obergeschoß.

Diese Auffassung Naraths steht in erklärtem Gegensatze zu der Lehre Aebys. Aeby legt besonderen Nachdruck auf die vermeintliche Tatsache, daß der den rechten Oberlappen versorgende Bronchus oberhalb der Arterie durchtritt. Er spricht diesem stets in der Einzahl vorkommenden eparteriellen Bronchus einen bestimmten Charakter ab, er sei weder ventral noch dorsal, und er möchte ihn einen dorsoventralen nennen. Er spiele eine entscheidende Rolle im Lungentypus. Bei voll ausgebildetem Bronchialbaum, wie ihn die Monotremata und die Artiodactyla aufweisen, finde er sich beiderseits. Gehe er einseitig verloren, dann

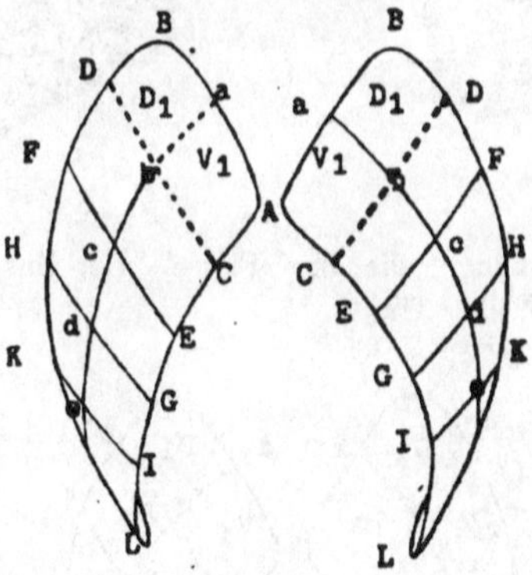

Fig. 1.

stets nur für die linke Seite. Hierher rechnet Aeby die menschliche Lunge, bei der sich nur rechterseits ein eparterielles Bronchialgebiet finde und hier einen besonderen Lappen versorge. Nach Aeby stellt also der rechte Oberlappen ein der linken Lunge abgehendes Element dar. Auf diese Frage werden wir später noch zurückkommen.

Die normale Lappung der Lunge würde sich in dem Narathschen Schema wie in Fig. 1 darstellen.

Rechte und linke Lunge sind schematisch in der Seitenansicht wiedergegeben. Die linke Lunge ist durch den punktiert gezeichneten Hauptspalt CD in Obergeschoß (BACD) und Lungenstamm (CDL) geteilt, das rechte Obergeschoß außerdem noch durch den 1. Nebenspalt a—b in Apikal- (D^1) und Ventrallappen (V^1).

Der Ausfall normaler Lappen bei sonst voll entwickeltem Bronchialbaum ist seltener als vermehrte Lungenlappung. Häufiger sieht man schon, daß die trennenden Spalten nur oberflächlich einschneiden oder daß die Trennung nicht in voller Ausdehnung erfolgt.

In unserer Sammlung befindet sich das Präparat einer linken Lunge, die an ihrer glatten Oberfläche eine Gliederung in Lappen nicht erkennen läßt. Außer dieser einlappigen linken Lunge fand sich in dem betreffenden Falle nach dem Obduktionsprotokoll (S.-Prot. Nr. 299/11) eine zweilappige rechte Lunge mit einer unvollständigen Absonderung des Mittellappens. Daneben wurden noch zahlreiche weitere Mißbildungen festgestellt (Ventrikelseptumdefekt, Zwerchfellhernie, Hasenscharte, Wolfsrachen, Polydaktylie, Hufeisenniere, in das Pankreas versprengte Lymphknoten, offenes Foramen ovale, offener Ductus Botalli). Es handelte sich um einen 44 cm langen, 1,6 kg schweren „Säugling“ (Alter ist nicht angegeben).

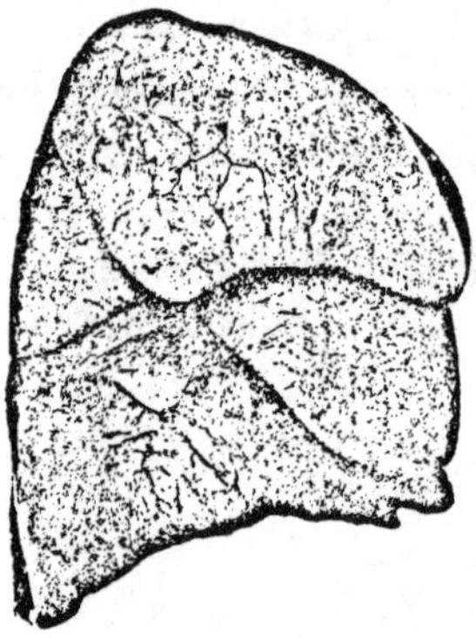

Fig. 2. Vierlappige rechte Lunge, die in Fig. 4 schematisch dargestellt ist.

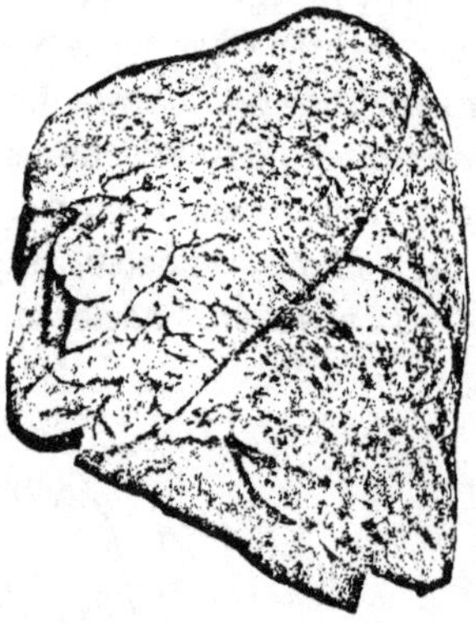

Fig. 3. Der linke dreilappige Flügel derselben Lunge.

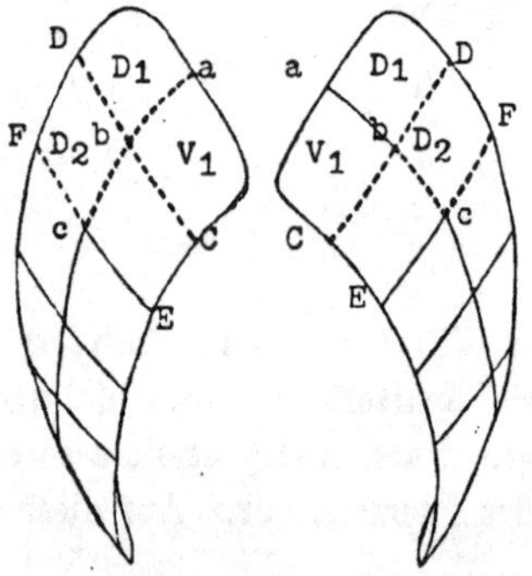

Fig. 4.

Varietäten in der Lappenbildung der Lungen lassen sich unschwer in das Narathsche Schema einfügen und zeigen so ihren gesetzmäßigen und geordneten Charakter. So beobachteten wir eine mehrlappige Lunge, deren rechter Flügel 4 und deren linker Flügel 3 Lappen aufwies (vgl. Fig. 2 u. 3). Ihr Aufbau ist in Fig. 4 wiedergegeben.

An beiden Lungen trennt der 1. Hauptspalt CD das Obergeschoß vom Lungenstamm. Der 1. Nebenspalt a—b trennt an der rechten Lunge wie gewöhnlich das Obergeschoß in V_1 und D_1. Zudem wird noch an beiden Lungen durch den 2. Nebenspalt b—c und den dorsalen Abschnitt des 2. Hauptspaltes cF der zweite Dorsallappen (D_2) abgespalten. Diese Abtrennung des 2. Dorsallappens findet sich einseitig (rechts) sehr häufig; sie wurde von Dévé[7] genauer behandelt. Die äußere Gestalt der rechten Lunge mit den sich überkreuzenden Furchen (siehe Abbildung) kann für diese Form der Mehrlappung als charakteristisch gelten. An einer andern Lunge konnten wir einen rudimentär gebliebenen Nebenspalt rechterseits feststellen, wobei der Nebenspalt in Obergeschoß und Lungenstamm hineinragt, indem er den 1. Hauptspalt tief überkreuzt. Nebenbei wird auch von Merkel[12] (S. 81) als Seltenheit aus dem Göttinger Anatomischen Institut eine rechts 4- und links 3lappige Lunge ohne nähere Angaben erwähnt.

Die Lappung kann in seltenen Fällen einen noch höheren Grad erreichen. Einen solchen Fall beobachteten wir vor kurzem. Er soll demnächst eine gesonderte Darstellung finden. Die Lunge weist unter anderem den Lobus accessorius inferior auf, eine recht häufige Lappenbildung, der Schaffner[17] eine Monographie gewidmet hat.

Dieser zuerst von Rokitansky[15] und Rectorzik[16] beschriebene Lappen sondiert sich in mehr weniger unvollkommener Weise vom Lungenstamm ab, und zwar zeigt er sich an der Lungenbasis (Facies diaphragmatica) in vollkommen ausgebildeten Fällen in Form eines Einschnitts, der vom Ligamentum pulmonale mit nach außen konvexem Bogen etwa zur Mitte der rechterseits Unter- und Mittellappen trennenden Incisura interlobaris, linkerseits zu dem entsprechenden (unterhalb des Hilus gelegenen) Abschnitt der Unter- und Oberlappen trennenden Inzisur verläuft. Erheblich häufiger ist dieser Einschnitt nur angedeutet; er findet sich etwas häufiger rechts, wie ja überhaupt die rechte Lunge bei abnormer Lappenzahl bevorzugt wird. Immerhin geht es nicht an, sein Vorkommen mit Ottensooser[14] als normal zu bezeichnen, weil er angeblich nach Schaffner[17] „in 56% der Fälle als freie Lappenbildung“ vorkomme. Das ist offenbar eine irrige Deutung der Schaffnerschen Angaben. Nach Schaffner war der Lappen „ganz ausgebildet“ rechts 15-, links 13mal. Unter „ganz ausgebildet“ versteht Schaffner solche Lappen, die durch einen 0,5—2 cm tiefen Einschnitt abgetrennt sind. Das würde bei 105 untersuchten Lungen 12,4 bzw. 14,3% entsprechen.

Von den Narathschen Untersuchungen hat Chiari[5] unter dem Titel „Über eine neue Form der Dreiteilung der Trachea usw.“ einen Fall von Dreilappigkeit der linken Lunge mitgeteilt, bei dem ein Nebenspalt das Obergeschoß der linken Lunge in Dorsal- und Ventrallappen teilt. Fig. 5 stellt die Lunge dar. In den dorsalen-apikalen Lappen führt nun ein besonderer, und zwar eparteriell verlaufender Bronchus, der direkt aus der Trachea knapp vor ihrer Teilung in die beiden Hauptbronchen entspringt. Chiari legt der Deutung dieses Falles die Aebyschen Untersuchungen zugrunde. Da sich linkerseits nur ausnahmsweise ein eparterielles Astgebiet finde (Chiari erwähnt zwei Fälle von Dalla Rosa), da ferner der 2. (=ventrale) Lappen der linken Lunge entsprechend dem sonstigen linken Oberlappen versorgt werde, stellt Chiari den linken Oberlappen dem rechten Oberlappen gleich. Da ja, wie wir sahen, Aeby den rechten Oberlappen als ein der linken Lunge abgehendes Element darstellte, so schließt Chiari, daß in seinem Falle der linke Oberlappen überzählig, durch Exzeßbildung entstanden sei. Zieht man die Narathschen Untersuchungen zur Deutung heran, so läßt sich die Dreilappigkeit der linken Lunge zwanglos als Trennung des Obergeschosses durch den 1. Nebenspalt erklären, wie er ohne Vorhandensein eines tracheal-transponierten Bronchus gar nicht so selten beobachtet wird. Die Frage des eparteriellen Bronchus und sein trachealer Ursprung wird uns später noch beschäftigen.

Chiari sondert seine Beobachtung streng von den übrigen bis dahin mitgeteilten Fällen von Dreiteilung der Trachea, bei denen es sich lediglich um eine

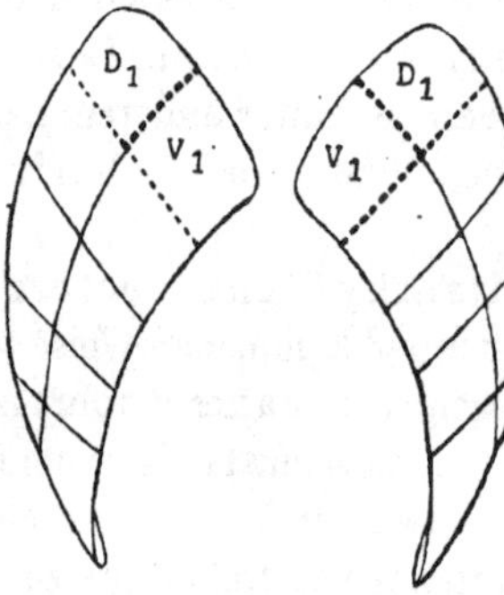

Fig. 5.

tracheale Transposition des ganzen eparteriellen (rechtsseitigen) Seitenbronchus oder häufiger eines Nebenbronchus des eparteriellen Seitenbronchus handelt. Diese prinzipielle Trennung läßt sich nach Narath nicht aufrechterhalten. Narath lehnt überhaupt die Sonderstellung des eparteriellen Bronchus ab. Da er nach seinen Untersuchungen gar nicht eparteriell verläuft, nennt er ihn entsprechend seinem Versorgungsgebiet Apikalbronchus. Das analoge Versorgungsgebiet wird an der linken Lunge von dem ersten Seitenast des 1. ventralen Bronchus versorgt. Dieser linke apikale Bronchus ist im Chiarischen Falle auf die Trachea gerückt, sein Gebiet, der dorsale Abschnitt des Obergeschosses, ist durch den 1. Nebenspalt abgetrennt.

Der Fall Chiari führt uns zu einer andern Varietät oder besser Mißbildung über, die ebenfalls eine Dreiteilung der Trachea bewirkt, ihre Sonderstellung aber schon dadurch kundgibt, daß sie sich in das Narathsche Schema nicht einfügen läßt. Ein von Herxheimer [8] veröffentlichter Fall wurde von P. Bert und B. Fischer [2] dem Fall Chiari als prinzipiell analog an die Seite gestellt. Hierbei zweigte sich von der Trachea, entsprechend dem 13. Knorpel, rechterseits ein gleichweiter Bronchus ab, der in eine etwa haselnußgroße Nebenlunge führte. 7 Knorpelringe weiter abwärts folgte die weitere Teilung der Trachea. Wegen des hohen Sitzes an der normal langen Trachea hält Herxheimer den Bronchus für überzählig, die Nebenlunge für eine Mißbildung per excessum, zumal ja auch eine abschnürende Pleurafalte fehlte. Zu diesem Fall teilen Bert und Fischer ergänzend mit, daß zu dieser Nebenlunge ein Ast der A. subclavia führte.

Im Gegensatze zu dem Fall Chiari, wo der linke Oberlappen von einem besonderen Aste der A. pulmonalis versorgt wurde, konnte im Fall Herxheimer eine Verbindung mit den Gefäßen der übrigen Lunge nicht nachgewiesen werden. Die Feststellung einer Gefäßverbindung mit der A. subclavia ist deshalb von Interesse, als sie für eine frühzeitige, unabhängig von der übrigen Lunge erfolgte Entwicklung der Nebenlunge spricht. Da die Lungen in nächster Nähe des Herzens entstehen, erhalten sie auch ihr Blut normalerweise aus dem zunächst gelegenen 6. Schlundbogen, der späteren Pulmonalis, die als „Stammarterie" (Narath) die Stammbronchien bis ans Lungenende verfolgt, während die A. subclavia aus dem höher gelegenen 4. Schlundbogen hervorgeht.

Ein mit dem vorstehenden ziemlich übereinstimmender Fall kam bei uns zur Beobachtung.

Aus der klinischen Vorgeschichte sei erwähnt, daß es sich um das normal geborene zweite Kind einer gesunden Mutter handelt, das in sehr verwahrlostem Zustand in die hiesige Kinderklinik (Prof. Schloßmann) wegen Ekzems aufgenommen wurde. Das Kind war atrophisch und sah sehr erbärmlich aus. In der Krankengeschichte findet sich die Bemerkung, daß das Kind zeitweise grundlos blau wird. Das Kind stirbt an allgemeiner Ernährungsstörung 5 Monate alt.

Die Obduktion ergab: 3½ kg schwerer Knabe in sehr schlechtem Ernährungszustande. Die Haut ist schlaff und welk und läßt sich in dünnen Falten hochheben.

Zwerchfellstand beiderseits 5. Interkostalraum. Bei der Brustkorberöffnung sinken die Lungen zurück. In den Pleuraräumen findet sich kein fremder Inhalt. Die Lungen fühlen sich in allen Teilen lufthaltig an. Die Oberfläche ist glatt, graurot. Brust- und Halsorgane werden im Zusammenhang herausgenommen. Es fällt sofort eine Mißbildung des Herzens auf[1]). Die nach rechts verlagerte Aorta ist erheblich verbreitert, während die A. pulmonalis einen dünnen Strang darstellt; ihr Ostium ist am Abgang obliteriert. Die Lungen erhalten ihr Blut von zwei starken Ästen, die vom thorakalen Abschnitt der Aorta descendens in die Lungen führen. Die vom linken Ventrikel gebildete Herzspitze ist verbreitert. Am Ventrikelseptum findet sich unterhalb des Aortenabgangs ein für einen kleinen Finger durchgängiger Defekt. Der Ductus Botalli fehlt, das Foramen ovale ist geschlossen. Bei der Präparation der Halsorgane zeigt sich an der rechten Seite der Trachea, in lockeres Gewebe eingebettet, ein etwa haselnußgroßer, mittelfester, grauroter Körper, der nach Form und Gestalt etwa einem vergrößerten Lymphknoten entspricht. In diesen Körper zweigt sich von der 19 Knorpelringe

[1]) Das Herz wurde von Prof. Mönckeberg in der Rhein.-Westfälischen Gesellschaft für innere Med., Nerven- und Kinderhlkd. demonstriert. Referat: Münch. med. Wschr. 1914, S. 849.

langen Trachea in der Höhe des 16. Ringes rechterseits ein 5 mm langer Bronchus ab. Die Trachea teilt sich dann ordnungsgemäß in die beiden Stammbronchien. Der rechte Stammbronchus gibt als 1. Ast 1 cm von der Bifurkation entfernt den Apikalbronchus ab, der sich sofort nach seinem Abgang in zwei gleichstarke Äste teilt. 1 cm tiefer folgt der den Mittellappen versorgende 1. ventrale Bronchus; ebensoviel tiefer die von einem kurzen, gemeinsamen Stamm entspringenden V_2 und V_3. Ein zur medialen Partie des Lungenstammes hinziehender schlanker Ast (der infrakardiale Bronchus) geht in der Höhe von V_1 ab. Zwischen V_1 und V_2 findet sich D_2, unterhalb von V_3 geht D_3 ab. Die Deutung der weiteren durch Präparation freigelegten feineren Äste ist nicht mit Sicherheit möglich.

Die Bauchorgane zeigen außer einem Mesenterium commune, das eine Verlagerung des Coecum in das linke Hypochondrium gestattete, nichts Auffälliges.

Die Nebenlunge wurde mit einem Stückchen Trachea in Paraffin eingebettet und in Serienschnitte zerlegt. Die Schnitte wurden im allgemeinen nach Weigert-van Gieson, daneben auch mit Hämatoxylin-Eosin, Karmin-Elastika und Methylgrün-Pyronin gefärbt.

Der Nebenlunge fehlt eine eigentliche Pleura, sie wird durch gefäßführendes, lockeres, kernreiches Bindegewebe eingehüllt.

In den Schnitten ließ sich nun auch eine Gefäßverbindung zur Nebenlunge feststellen. In Schnitt 500 findet sich quergetroffen eine Arterie an der linken Seite der Trachea, die sich auf den folgenden Schnitten zur Nebenlunge hin verfolgen läßt, und zwar zieht sie von vornher zur Nebenlunge, wo sie (Schnitt 535) am vorderen Pol eintritt. Hier findet sich neben ihr eine Vene.

Der Hauptbronchus tritt von der Seite her in den hinteren Abschnitt der Nebenlunge ein. Seine Lichtung mißt 2 mm gegenüber der 5 mm messenden Trachea. Seine Wandung unterscheidet sich in nichts von der Wandung eines großen Bronchus. Das Lumen ist ausgekleidet von einem zum großen Teil noch gut erhaltenen geschichteten Flimmerepithel, es folgt eine blutgefäßreiche Membrana propria und eine dünne Ringmuskelschicht. Diese Schichten sind in verschiedener Stärke von Rundzellen durchsetzt, die sich auch zwischen die reichlich entwickelten Drüsen ausbreiten. Es schließen sich kräftige Knorpelplatten an, die nach außen hin von gefäßführendem Bindegewebe bedeckt werden.

Der Stammbronchus gibt 210 Schnitte à 7,5 μ nach seinem Eintritt in die Nebenlunge einen kräftigen Ast nach vorn ab, der sich vom Stammbronchus durch seine dünnere Wand, in der Knorpelplatten völlig fehlen, unterscheidet. Dieser Bronchus verläuft nach oben hin, wo er 75 Schnitte weiter sich schnell in feinere Äste auflöst. 40 Schnitte nach Abgabe dieses 1. Astes gibt der Stammbronchus einen Ast nach hinten ab, der nur wenig kleiner als der Stammbronchus ist. Nach weiteren 40 Schnitten folgt ein kleiner Ast, der seitlich nach medial abgegeben wird. Bei der weiteren Aufteilung ist eine Deutung im einzelnen nicht mehr möglich.

Die Bronchien enthalten reichlich desquamierte Epithelien, Rundzellen sowie spärlich rote Blutkörperchen.

Die Alveolen sind nur mit der Elastikafärbung deutlich voneinander abzugrenzen. Sie sind fast völlig mit abgestoßenen Epithelien und spärlichen Rundzellen angefüllt. Das Epithel ist zum größten Teil von der Wand losgelöst. Nur in den Bronchi respiratorii, die sich stellenweise bei der Aufteilung deutlich abheben, findet sich hier und da ein zusammenhängender Belag von kubischen Epithelzellen.

Diese Form von Dreiteilung der Trachea vervollständigt eine Beobachtungsreihe, die Chiari[5] mitgeteilt hat. In dem Verhältnis zwischen überzähligem Bronchus und Lunge können theoretisch folgende drei Möglichkeiten aufgestellt werden:

1. Der überzählige Bronchus ist rudimentär geblieben, eine zugehörige Lungenanlage fehlt;
2. der überzählige Bronchus verläuft zur Hauptlunge, ohne daß das von ihm versorgte Lungenparenchym-Territorium sich abgesondert hat;
3. der überzählige Bronchus versorgt eine von der übrigen Hauptlunge getrennte Nebenlunge.

Die erste Möglichkeit ist durch eine Beobachtung von Chiari[4] bestätigt. Neben einem kurzen Referat eines von John Mackenzie[11] publizierten Falles teilt er 5 Beobachtungen mit von rudimentären Bronchien, die alle folgende Eigentümlichkeiten besaßen: die stets an der rechten Trachealwand zwischen drittletztem und sechstletztem Trachealknorpel sitzenden bohnengroßen, von innen oben nach unten außen gewandten Divertikel waren von normaler Trachealschleimhaut ausgekleidet, in die auch die in der Mukosa der hinteren Trachealwand verlaufenden elastischen Längsbündel abzweigten. Ihre Wandstruktur unterschied sich in nichts von der Partie der Trachea, der sie aufsaßen. Da ferner in sämtlichen Fällen die Stammbronchien mit ihren Ästen ein regelmäßiges Verhalten aufwiesen, so hält Chiari diese Divertikel für rudimentäre Bronchien, und zwar hält er sie aus Gründen, die später noch angeführt werden sollen, für einen rudimentären, tracheal transponierten zweiten eparteriellen Ast des rechten Stammbronchus. Sie gehören demnach zu den Varietäten des rechtsseitigen eparteriellen (Aeby) bzw. apikalen (Narath) Bronchus, denen Narath in seiner Monographie eine ausführliche Darstellung widmet.

Wie wir schon erwähnten, lehnt Narath auf Grund ausgedehnter Untersuchungen an tierischen und menschlichen Lungen die von Aeby aufgestellte Lehre von der Sonderstellung des eparteriellen Bronchus ab. Nach seinen Injektionspräparaten, die allein imstande sind, genauen Aufschluß über die topographischen Beziehungen zwischen Bronchus und der A. pulmonalis zu geben, verläuft die Arterie überhaupt nicht dorsal, sondern lateral. Narath faßt seine Untersuchungsergebnisse in den Satz zusammen: „Man ist nicht berechtigt, von einem eparteriellen und hyparterteriellen Abschnitte des Stammbronchus zu reden, da eine Überkreuzung im Sinne Aebys nicht besteht, und selbst wenn sie bestünde, nur eine sekundäre Erscheinung von untergeordneter Bedeutung wäre." Vor allem tritt auch Narath dem Aebyschen Gesetz von der Einzahl des eparteriellen (= apikalen) Bronchus entgegen. Abgesehen davon, daß Narath ihn bei manchen Tierlungen in der Zweizahl fand, wobei dann meist der 2. apikale Bronchus von der Trachea entsprang, fand er sich auch als Varietät beim Menschen. Dazu rechnet schon Chiari zwei von Leboucq [9] und D'Ajutolo [6] publizierte Fälle von Dreiteilung der Trachea. Man nahm bis dahin ohne weiteres eine Exzeßbildung an, indem man die beiden Hauptbronchen einfach für normal hielt. Die Variabilität des Sitzes des apikalen Bronchus zog man nicht in Betracht. Da in den genannten Fällen (Leboucq und D'Ajutolo) außerdem ein eparterieller Ast als in normaler Art vorhanden konstatiert werden konnte, hält Chiari mit Recht den trachealen Bronchus für überzählig und stellt ihm als homolog seine Divertikel an die Seite.

Diese überzähligen, tracheal transponierten apikalen Bronchien, die sich an der Versorgung der Lungenspitze ordnungsgemäß beteiligten, entsprechen der von uns aufgestellten zweiten Möglichkeit.

Chiari lehnt bei der Deutung dieses akzessorischen Bronchus die Annahme ab, er sei ein dritter Stammbronchus, und das von ihm versorgte bzw. aus ihm herausgewachsene Lungenparenchym sei ein dritter Lungenflügel, und zwar deshalb, weil „noch nie das zugehörige Lungenparenchym-Territorium des akzessorischen Bronchus von der übrigen Lunge getrennt gefunden wurde".

Hierher gehört auch jener von uns zitierte Chiarische Fall eines überzähligen linken Lappens. Normalerweise sitzt der linke apikale Bronchus nicht wie rechterseits am Stammbronchus, sondern er stellt einen Ast des 1. ventralen Bronchus dar. Er besitzt nicht die Variabilität des Sitzes wie der rechte apikale Bronchus. Eine äußerst seltene Varietät stellt der tracheale Sitz dar, wie er in dem Fall Chiari, dem einzigen bisher bekannten Falle, festzustellen ist. Außerdem ist hier noch, wie bei der rechten Lunge, das Obergeschoß durch den 1. Nebenspalt in apikalen und ventralen Lappen geteilt. Bei dem von Leboucq mitgeteilten linksseitigen, tracheal transponierten, eparteriellen Bronchus handelt es sich um einen Situs inversus. Die Transposition betrifft danach also eigentlich den rechten Apikalbronchus.

Die dritte Möglichkeit — der überzählige Bronchus versorgt eine von der übrigen Hauptlunge getrennte Nebenlunge — ist durch den Fall Herxheimer und unseren Fall gegeben. In unserem Falle weist der Bronchialbaum rechts nichts Auffälliges auf. Der apikale Bronchus entspringt regulär als erster dorsaler Bronchus.

Handelt es sich nun bei dem zur Nebenlunge führenden Bronchus um einen 3. Stammbronchus? Chiari verlangt dafür ja eine Trennung von der übrigen Lunge. Das trifft hier zu. Oder aber stellt unser Fall mit den aufgestellten Möglichkeiten eine morphologische Reihe dar, Stadien einer Mißbildung, deren einfachsten Fall eben die trachealen Divertikel darstellen, also Stadien, die im Grunde genommen verschiedenen Möglichkeiten des apikalen Bronchus entsprechen würden? Diese letztere Auffassung hat in ihrer Einfachheit viel Verlockendes für sich, doch darf man nicht vergessen, daß die völlige Trennung der trachealen Nebenlunge von der übrigen Lunge etwas vollständig Neues darstellt, für das wir auch in der Phylogenese kein Analogon besitzen. Wir sind daher nicht berechtigt, unsere Beobachtung ohne weiteres dem Kapitel apikaler Bronchus zuzurechnen, ohne vorher die Frage nach einem 3. Stammbronchus berücksichtigt zu haben. Es ist hier die Frage aufzuwerfen: Würde sich entwicklungsgeschichtlich ein Unterschied machen lassen zwischen einem tracheal transponierten Bronchus und einem dritten Stammbronchus? Zur Beantwortung dieser Frage müssen wir auf die Entwicklungsgeschichte zurückgreifen.

Die erste Lungenanlage äußert sich in einer quergestellten Ausbauchung des am weitesten kaudal gelegenen Abschnitts der ventralen Rinne des Vorderdarmes. Diese Ausbauchung erweitert sich ungleich, und zwar nach rechts stärker als nach links. Das Epithel scheint auch rechts eine dickere Schicht zu bilden als links (Narath). Weiterhin zerfällt dann dieser quergestellte Lungensack in zwei Teile, die sich allmählich gegen das Darmrohr hin zu den zwei Stammbronchen verjüngen. Ursprünglich bilden Lungenanlage und der höher gelegene Abschnitt der Ventralrinne, der zur Trachea wird, ein Ganzes, sie gehen ohne Grenze ineinander über. Zunächst sondert sich dann die Lungenanlage von der dorsalen Rinne, dem Ösophagus, ab, während die Trachea noch mit dem Ösophagus bzw. der Dorsalrinne kommuniziert. Die beiden Lungensäckchen sprossen nun seitliche Knospen ab, und zwar entstehen der Reihe nach 1. ventraler Bronchus, dann rechts apikaler Bronchus und Bronchus infracardiacus, während zu gleicher Zeit links nur der erste ventrale Bronchus gebildet wird; dazu noch beiderseits natürlich die Endknospe.

Die Tatsache einer unpaaren ersten Anlage legt den Schluß nahe, daß aus ihr die paarige Lunge durch Dichotomie entstehen würde. Diesen fast zwingenden Schluß hat schon Aeby nicht anerkennen können, weil ihm die Annahme einer Dichotomie der ersten Anlage zu sehr der Monopodie des Bronchialbaumes widersprach. „Ein Organ, das in seinem ganzen, so ungemein konsequenten Aufbau nichts von Dichotomie weiß, kann unmöglich einer solchen in seinem grundlegenden Vorgang huldigen und damit seinen späteren Charakter verleugnen.“ Nach der voraufgegangenen Darstellung, bei der wir im wesentlichen Narath folgten, scheint uns mit der Tatsache einer unpaaren Anlage die Annahme einer nicht dichotomischen Teilung ohne weiteres vereinbar zu sein; nach dieser Darstellung hat eine Dichotomie nicht stattgefunden, denn sie würde eine völlige Symmetrie verlangen, während doch die beiden Lungenanlagen von vornherein ungleich sind.

Dieser Feststellung kommt insofern eine besondere Bedeutung zu, als die Entstehung eines dritten Stammbronchus dann nicht die Überschreitung eines so wichtigen Gesetzes verlangen würde, wie es die Dichotomie wenigstens im allgemeinen bei Organbildung, die durch Dichotomie entsteht, darstellt.

Übrigens sei hier nicht verschwiegen, daß von andern Untersuchern die Monopodie des Bronchialbaumes, wie sie von Aeby begründet und von Narath bestätigt wurde, bestritten wird, so von Blisnianskaja [3], nach deren Auffassung lediglich der dichotomische Typus durch ungleiches Wachstum der Gabeläste verschleiert wird. Die Verschiedenheit der Auffassung findet ihre Erklärung wohl darin, daß eine so strenge Gesetzmäßigkeit, wie sie von Aeby gefordert wurde, nicht besteht. Das geht auch aus Beobachtungen hervor, die Merkel [12] bei späteren Bronchialverzweigungen gemacht hat.

Merkel bemängelt, daß die meisten Untersuchungen sich lediglich auf die Entstehung der größeren Bronchialzweige richteten, die zweifellos nach monopodischem Typus vor sich gehe. Er hat nun die Weiterbildung der Bronchien verfolgt und dabei festgestellt, daß hierbei der dichotomische Typus statthat. Und hierbei registriert er nun, ohne eine Erklärung zu geben, die auffällige Tatsache, daß er in einer Reihe von Fällen Dreiteilungen der Bronchien feststellen konnte. Danach ist die Dichotomie, die für die spätere Bronchialverzweigung den normalen Typus darstellen soll, keine so zwingende, und das berechtigt uns wohl auch zu der Annahme, daß, falls sie bei der ersten Lungenanlage (entgegen der Annahme Aebys) stattfinden sollte, ihr auch hier keine fundamentale Bedeutung zukommt.

Will man also in unserem Falle den trachealen Bronchus für einen dritten Stammbronchus halten, so müßte man annehmen, daß sich anstatt zwei drei Lungenbläschen aus der unpaaren Lungenanlage entwickelten. Den teratogenetischen Terminationspunkt, also jenen Zeitpunkt, bis zu dem spätestens die mißbildende Ursache eingewirkt haben muß, würde man in die Entstehungszeit der unpaaren Lungenanlage legen, bevor es zur Bildung der Lungensäckchen gekommen ist.

Was versteht man nun gegenüber dem dritten Stammbronchus unter einem tracheal transponierten Bronchus? Unter Transposition eines Bronchus auf die Trachea versteht man das Hinaufwandern eines an normaler Stelle entstandenen (ausgeknospeten) Bronchus auf die Trachea in der Ontogenese. Man hat bisher allerdings noch nicht beobachtet (was Narath übrigens erwartet), daß bei Tieren mit tiefstehendem trachealen Bronchus der Bronchus im Lungensäckchen angelegt wurde. Bei normalerweise hoch an der Trachea stehendem Bronchus, wie ihn das Schaf aufweist, entsteht die Knospe frühzeitig an der Trachea. Trotzdem wird man aber den ersten Vorgang, ein Hinaufwandern des im Lungensäckchen ausgeknospeten Bronchus auf die Trachea, annehmen dürfen, wenn der Apikalbronchus an normaler Stelle fehlt. Daneben wird man selbstverständlich für einen überzähligen Bronchus auch die Möglichkeit der Entstehung von der Trachea zugeben müssen.

Für den überzähligen Bronchus ist der teratogenetische Terminationspunkt in die Zeit der Entstehung der Bronchialverästelung zu legen, und zwar für den Apikalbronchus nach dem Entstehen des ersten Ventralbronchus.

Nach der gegebenen Darstellung ist der Unterschied zwischen der Entstehung eines 3. Stammbronchus und eines überzähligen trachealen Bronchus nicht groß. Ein prinzipieller Unterschied kann eigentlich nicht gemacht werden. In beiden

Fällen entsteht eine Exzeßbildung auf dem gleichen Boden, nur in verschiedenen, nicht einmal weit auseinanderliegenden Stadien der Differenzierung. Beide Möglichkeiten stehen an sich ihrer Wahrscheinlichkeit nach gleichwertig nebeneinander. Hat die mißbildende Ursache eingewirkt, so wird man bei der weiteren Ausbildung bei einem 3. Stammbronchus eine vollständig selbständige Bildung erwarten müssen, während bei der trachealen Transposition eines wenn auch überzähligen Bronchus ein Zusammenhang mit der zugehörigen Lunge vorhanden sein muß bzw. bestehen bleibt.

Bei der Deutung unseres Falles wird man also schließlich doch das Hauptgewicht auf die völlig selbständige, von der übrigen Lunge getrennte Lage legen müssen. Will man diese Nebenlunge durch einen tracheal transponierten, überzähligen Bronchus entstehen lassen, dann muß man neben der Exzeßbildung auch noch eine sekundäre Abschnürung annehmen. Die primäre Entstehung aus einem dritten Lungenbläschen ist daher als der weniger komplizierte und darum wahrscheinlichere Vorgang anzunehmen.

Schneider [18] erklärt den Herxheimerschen Fall, mit dem wir den unseren identifizieren, als Transposition eines Bronchus auf die Trachea, wobei infolge der Höhe der Transposition eine Ablösung des zugehörigen Lappens von der übrigen Lunge erfolgte. Ein abnorm hoher Sitz des transponierten Bronchus kann nun nicht für die Ablösung verantwortlich gemacht werden. Dagegen sprechen die Beobachtungen an Tierlungen. In der Tierreihe finden sich alle Übergänge sowohl von der Überwanderung des apikalen Bronchus auf die Trachea, z. B. bei den Rodentia, wie alle Grade eines verschieden hohen Sitzes an der Trachea. So findet sich trachealer Sitz des apikalen Bronchus bei den Cetacea (Delphinus Delphis), Artiodactyla, also den Dickhäutern und Wiederkäuern, ferner kommt er vor bei Rodentia, Insektivoren, Rapacia, Pinnipedia, Prosimiae, Primates und gelegentlich beim Menschen. Findet sich der Bronchus tracheal, das klassische Beispiel sind die Artiodactyla, dann kann der Bronchus auch verschieden hoch stehen, und zwar beträgt sein Abstand von der Bifurkation nach aufwärts ¼—½ der Länge der an sich sehr langen Trachea. Er sitzt also zum Teil weit höher als in unseren Fällen. Und trotzdem findet sich nur ganz ausnahmsweise ein durchgreifender Spalt. Narath fand das 2mal unter 27 Lungen, während sich ein freier Ventrallappen 12mal fand. Ja, bei den Tylopoden fand sich überhaupt keine Andeutung einer äußerlichen Sonderung des Apikallappens. Dabei bildete 5mal der infrakardiale Lungenteil einen völlig abgeschnürten Lappen.

Also nicht hoher Sitz des transponierten Bronchus, sondern zweifellos andere Momente sind es, die eine Absonderung des Lappens bedingen.

Wir dürfen im Gegenteil sogar sagen, daß die in unseren Fällen sich findende völlige Ablösung von der übrigen Lunge gegen die Annahme einer trachealen Transposition eines Bronchus der rechten Lunge spricht, denn bei der trachealen Transposition bleibt der zugehörige Lappen in Zusammenhang mit der betreffenden Lunge. Der hinaufwandernde Bronchus würde auch seine Arterie mit hinaufgenommen haben, während doch im Falle Herxheimer die Arterie von einem andern Gebiete stammt.

Hier sei noch kurz auf eine Streitfrage eingegangen, die in zahlreichen Arbeiten über die frei im Brust- oder Bauchraum gelegenen Nebenlungen behandelt wird. Bei der Frage, ob diese Nebenlungen durch Exzeßbildung oder Abschnürung entstanden sind, wird darüber diskutiert, ob ein Defekt im Bronchialbaum die Abschnürung beweise oder ob nicht das Fehlen eines Defektes beweise, daß nie ein Defekt vorhanden gewesen sei bzw. daß nie eine Abschnürung stattgefunden habe. Die Diskussion über diese Frage hat die Tatsache zur Voraussetzung, daß der Bronchialbaum des Menschen einen so gesetzmäßigen Aufbau zeigt, daß ein Defekt mit Sicherheit ohne große Schwierigkeit nachweisbar ist. Diese Voraussetzung besteht aber nicht zu Recht. Der Bronchialbaum ist in den Einzelheiten so großen Varietäten ausgesetzt, daß der Nachweis eines Defektes fast unmöglich erscheint. Wir ziehen zum Beweise die schon wiederholt zitierten Untersuchungen Naraths heran, der wohl die größte Erfahrung über den Bronchialbaum besitzt, da seine Untersuchungen mit einwandfreier Technik an 100 Spezies mit über 600 Lungen ausgeführt wurden. Er berichtet über 33 menschliche Lungen. Zunächst ist es schwierig, die Zahl der ventralen Bronchen genau zu bestimmen, da sie schließlich so klein werden, daß sie von den übrigen Bronchien und vom Stamme nicht mehr mit Sicherheit zu unterscheiden sind. Narath hat in seinen Tabellen nur die Bronchien aufgenommen, bei denen die Bestimmung mit Sicherheit möglich war. Danach schwankt die Zahl der ventralen Bronchien rechts zwischen 3 und 5, links zwischen 3 und 6; rechts kommen meist 5, links meist 4 vor. Es kann nun auch vorkommen, daß der 2. und 3. Ventralbronchus von einem gemeinsamen kurzen Stamm entspringen.

Bei den dorsalen Bronchien besteht die besondere Schwierigkeit, zu entscheiden, zu welchem ventralen Bronchus sie gehören, da der dorsale Bronchus, der normalerweise seinen Sitz über dem zugehörigen ventralen Bronchus hat, nicht selten darunter sitzt, wahrscheinlich aber auch um ein Stockwerk zu hoch sitzen kann. Einen besonders wechselnden Sitz hat ja, wie wir gehört haben, der 1. dorsale Bronchus (Aebys eparterieller, Naraths apikaler). Den 2. dorsalen Bronchus nennt Narath sehr konstant, doch war er „unter 30 Lungen rechts 21mal, links 27mal isoliert zu finden, 9mal rechts und 3mal links hingegen hatte er einen zweiten tieferen Genossen auf derselben Stammbronchusstrecke".

Der 3. Dorsalbronchus fehlte unter 30 Lungen rechts 19mal, links 24mal.

Der 4. und 5. Dorsalbronchus kann fehlen, kann aber statt durch einen durch 2 bis 5 Äste dargestellt werden.

Die dorsalen Bronchien nehmen nach Narath selten bei einer Spezies durchgehends denselben Ursprung vom Stammbronchus.

Nimmt man zu diesem „normalen" Verhalten noch die weitergehenden Varietäten, das Hinaufwandern auf eine andere Stammbronchusstrecke, auf einen gleichwertigen Ast, das Hinaufwandern auf die Trachea, Möglichkeiten, mit denen bei der

Häufigkeit von mehreren gleichzeitigen Mißbildungen immer noch besonders gerechnet werden muß, so dürfte damit der Nachweis eines Defektes wohl zu den Unmöglichkeiten gerechnet werden müssen, zumal schon normalerweise fast jeder Bronchus fehlen kann.

So hat sich Vogel [20] bei der Annahme einer Abschnürung seiner Nebenlungen auf die von Schaffner [17] angeführte Tatsache gestützt, daß der innere Ast des 2. linken Ventralbronchus konstant den Lobus inferior accessorius versorge. Da sich in seinem ersten Fall eine ungenügende Entwicklung dieses Astes zeigt, verbunden mit einem auch äußerlich zu vermutenden Lungendefekt, da im 2. Falle dieser Ast in den Oberlappen eintritt, von dem sich (statt wie gewöhnlich zwei) nur ein Nebenbronchus abzweigt, der in den vorderen untersten Teil des Unterlappens geht, schließt Vogel auf einen Defekt und hält das erste Präparat für sicher, das zweite für wahrscheinlich abgelöste Lungenfraktion.

Nun hat aber auch der Bronchus infracardiacus keinen so konstanten Sitz und Verlauf, wie hier Vogel seinen Schlüssen zugrunde legt. Zunächst sei hier anf den großen Unterschied hingewiesen zwischen den Untersuchungen Schaffners, der beim Meerschweinchen den linken Bronchus infracardiacus konstant als ersten Seitenast des 2. Ventralbronchus fand, und den Untersuchungen Naraths, der ihn beim Meerschweinchen ebenso konstant auf der Stammbronchusstrecke V_1—V_2 feststellte. Beim Menschen ist der Bronchus „beinahe konstant" (Narath), und zwar fand ihn Narath unter 33 Lungen 30mal auf dem 2. ventralen Bronchus, einmal auf V_1—V_2, einmal wurde sein Versorgungsgebiet (mediale obere Partie des Lungenstammes) mitversorgt von einem kleinen Ästchen von V_3, einmal (Lunge Nr. 9, S. 247) konnte Narath ein infrakardiales Ästchen nicht mit Sicherheit finden, hier konnte er aber (S. 260) ganz kleine Äste auf V_1, V_2 und V_3 konstatieren, einmal (Lunge Nr. 20) sprach er ein Ästchen auf V_1 als infrakardialen Bronchus an.

Schon aus dieser Zusammenstellung eines Untersuchers geht zur Genüge hervor, daß schwerlich weitgehende Schlüsse bei einer so großen Variationsbreite des infrakardialen Bronchus gezogen werden können.

Zusammenfassend kann hier gesagt werden, daß auf einen Defekt nicht eher geschlossen werden darf, bis nicht durch eine größere Untersuchungsreihe, als bisher vorliegt, die Variationsbreite in der Verästelung des Bronchialbaumes festgelegt ist. Nach unseren bisherigen Kenntnissen erscheint die Variationsbreite fast unbeschränkt.

Außer dem Fall Herxheimer und unserem ist beim Menschen kein Fall von trachealer Nebenlunge mitgeteilt worden; doch ist von Lenz [10] eine Duplicitas anterior beim Kalbe beschrieben, bei der sich zwei tracheale Nebenlungen fanden, die möglicherweise hierher gehören. Bei der zweiköpfigen Mißgeburt besteht eine doppelte Trachea; die Tracheen führen jederseits in eine Lunge, also rechte Trachea in die rechte Lunge des rechten Tieres, links entsprechend. Außerdem besteht eine gemeinsame Mittellunge, in die jede Trachea einen Bronchus sendet. Die

Mittellunge würde also die Vereinigung von linker Lunge des rechten Tieres und rechter Lunge des linken Tieres darstellen. 5 cm höher führt jederseits ein kleiner Bronchus in je eine medial gelagerte, links völlig getrennte, rechts teilweise mit der Mittellunge in Zusammenhang stehende Nebenlunge. Rechts ist der Abgang des Bronchus zur Nebenlunge 14½, links 13 cm unterhalb der Glottis. Der Verf. schließt, daß die rechte Nebenlunge vielleicht als ein abnorm hoher Teil der Mittellunge und daß auch die linke Nebenlunge im Prinzip ähnlich aufzufassen sei, da beim Kalbe der obere Lappen der rechten Lunge einen ziemlich weit von der Teilungsstelle der Trachea entfernten Bronchus erhält. Die Schlußfolgerung würde für die linke Nebenlunge stimmen können, denn hier würde sie dann einen Teil der rechten Lunge (jetzt Teil der Nebenlunge) darstellen, da ja normalerweise beim Kalbe die rechte Lunge einen trachealen Bronchus aufweist. Die rechte Nebenlunge würde zur linken Lunge des rechten Tieres gehören, an dessen rechter Lunge anscheinend der tracheale Bronchus fehlt, jedenfalls nicht erwähnt wird. Es könnte sich hierbei um eine Exzeßbildung wie in unserem Falle handeln, die an der linken Seite der Trachea sitzt. Da aber nähere Angaben über das Vorhandensein der apikalen Bronchien nicht gemacht werden, ist leider eine bestimmte Deutung des interessanten Nebenbefundes nicht möglich.

Jedenfalls kann auch hier abnorm hoher Sitz des trachealen Bronchus nicht als Ursache der links bestehenden Absonderung betrachtet werden, da ja, wie schon erwähnt, der tracheale Bronchus bis auf die halbe Höhe der Trachea hinaufrücken kann, ohne daß die dazugehörige Lunge abgesondert wird.

Herxheimer hat seinen Fall als echte Nebenlunge bezeichnet. Dieser Bezeichnung ist Ottensooser [14] entgegengetreten. Er definiert eine typische Nebenlunge dahin, daß sie einmal keinen Zusammenhang mit dem Bronchialbaum besitzt und zweitens im Brustraum oder seltener im Bauchraum gelegen ist. Diese Definition ist unseres Erachtens zu eng gefaßt. Was die Forderung eines fehlenden Zusammenhangs mit dem Bronchialbaum betrifft, so wird sie einer Lungenmißbildung per excessum nicht gerecht, da hierbei die Abschnürung gegenüber dem Exzeß zweifellos der untergeordnetere Vorgang ist. Berechtigt wäre die Forderung für den Fall, daß Nebenlungen nur durch Abschnürung entstehen sollen, wie ja von zahlreichen Autoren angenommen wird. Daß die Befunde von Vogel zu unrecht für diese Annahme verwertet werden, darauf wurde schon hingewiesen. Die zweite Forderung, die Lage der Nebenlunge in Brust oder Bauchhöhle, ist entwicklungsgeschichtlich nicht haltbar, da der bei der Absonderung von Brust- und Bauchhöhle außerhalb gelegene Teil des Schlunddarmes für die Entstehung einer Nebenlunge ausgeschaltet würde.

Bei der Deutung unseres Falles waren wir zu dem Schlusse gekommen, daß es sich mit der größten Wahrscheinlichkeit um eine an einen dritten Stammbronchus angeschlossene Lunge handelt. Wir bezeichnen sie daher sinngemäß als tracheale Nebenlunge, wobei wir tracheal im topographischen Sinne verstehen.

Literatur.

1. Aeby, Chr., Der Bronchialbaum der Säugetiere und des Menschen nebst Bemerkungen über den Bronchialbaum der Vögel und Reptilien. Leipzig 1880. — 2. Bert, P., und Fischer, B., Über Nebenlungen und versprengte Lungenkeime. Frankf. Ztschr. f. Pathol. Bd. 6, 1911, S. 27. — 3. Blisnianskaja, G., Zur Entwicklungsgeschichte der menschlichen Lungen: Bronchialbaum, Lungenform. Inaug.-Diss. Zürich 1904. — 4. Chiari, H., Über einen neuen Typus von Mißbildung an der Trachea des Menschen. Zieglers Beitr. Bd. 5, 1889, S. 329. — 5. Derselbe, Über eine neue Form von Dreiteilung der Trachea. Prager med. Wschr. 1891, Nr. 8, S. 87. — 6. D'Ajutolo, zit. nach Chiari Nr. 4. — 7. Dévé, Les lobes surnumeraires du poumon; le lobe posterieur, le lobe cardiaque. Bulletin et Mémoires de la Société Anat., Paris. T. LXXV. 1900. — 8. Herxheimer, G., Über einen Fall von echter Nebenlunge. Ztlbl. f. Pathol. Bd. 12, 1901, S. 529. — 9. Leboucq, Ein Fall von Situs inversus beim Menschen mit Rücksicht auf die Bronchialarchitektur. Zool. Anz. 1881, Nr. 82. — 10. Lenz, C., Über einen Fall von Duplicitas anterior beim Kalbe. Inaug.-Diss. Rostock 1911. — 11. Mackenzie, zit. nach Chiari (Nr. 4). — 12. Merkel, Fr., Atmungsorgane. In Bardeleben, Handbuch der Anat. d. Menschen Bd. 6, I. Abt. Jena 1902. — 13. Narath, Der Bronchialbaum der Säugetiere und des Menschen. Bibliotheca medica. Stuttgart 1901. — 14. Ottensooser, Fr., Über die Nebenlunge. Erörterung, anschließend an die Beschreibung eines neuen Falles. Inaug.-Diss. Heidelberg 1915. — 15. Rokitansky, K., Lehrb. d. pathol. Anat., 3. Aufl. 1861. — 16. Rektorzik, E., Über akzessorische Lungenlappen. Wochenbl. d. Ztschr. der k. k. Ges. d. Ärzte in Wien, 17. Jahrg., 1861. — 17. Schaffner, G., Über den Lobus inferior accessorius der menschlichen Lunge. Virch. Arch. Bd. 152, 1898, S. 1. — 18. Schneider, P., Die Mißbildungen der Atmungsorgane. In Schwalbe, Die Morphologie der Mißbildungen des Menschen und der Tiere. Jena 1912. — 19. Schwalbe, E., Allgemeine Mißbildungslehre. Jena 1906. — 20. Vogel, R., Zwei Fälle von abdominalem Lungengewebe. Virch. Arch. Bd. 155, 1899, S. 235.

XV.

Untersuchungen über die pathologische Anatomie des Fleckfiebers.

(Aus der Lodzer Städtischen Prosektur.)

Von

Dr. W. Grzywo-Dąbrowski, Leiter der Prosektur.

(Hierzu Taf. V.)

Die pathologische Anatomie des Fleckfiebers ist bis zum gegenwärtigen Kriege nicht genau untersucht worden, und es waren uns keine autoptischen Veränderungen bekannt, die für dieses Leiden als spezifisch gelten könnten.

Jochmann schildert in seinem vorzüglichen Lehrbuch der ansteckenden Krankheiten auf folgende Weise die Veränderungen, welche man beim Flecktyphus beobachtet: „. . . in den Fällen von Flecktyphus nichts Charakteristisches, außer manchmal in der Haut zurückbleibenden Blutergüssen (Reste des Ausschlages). Die Schleimhaut der Nase, des Kehlkopfes, des Pharynx, Ösophagus und der Bronchen ist vorzugsweise gerötet, im Kehlkopf findet man oft Erosionen. Der Herzmuskel ist mürbe, schlaff, von dunkelbrauner Farbe; das Herz ist erweitert; in den Lungen findet man oft katarrhalische, lobuläre Entzündung, seltener fibrinöse Entzündung. Dauert das Leiden kurze Zeit, dann ist die Milz gewöhnlich ödematös geschwollen und vergrößert, bei längerer Dauer der Krankheit ist die Milz oft von normaler Größe. In den Nieren findet man gewöhnlich Hyperämie, die Rindensubstanz ist getrübt. Die Leber und die Verdauungsorgane zeigen keine spezifischen Veränderungen. Das Gehirn ist hyperämisch. Die Menge der Zerebrospinalflüssigkeit ist vergrößert.“ In diesem Krankheitsbilde sehen wir also, außer nicht immer vorkommenden Spuren eines Ausschlages in der Haut, keine Veränderungen, die für das Fleckfieber charakteristisch wären, da alle von Jochmann angeführten Veränderungen auch bei verschiedenen anderen Fieberkrankheiten vorkommen können. Ich werde die Ansichten anderer älterer Autoren über diese Sache nicht anführen, denn sie sind den Ansichten Jochmanns ähnlich. So weit waren wir in unseren Kenntnissen in der pathologischen Anatomie des Fleckfiebers bis zum Jahre 1914. In diesem Jahre veröffentlichte Fraenkel (Hamburg) die Ergebnisse seiner Untersuchungen über die mikroskopischen Veränderungen in der Roseola des Fleckfiebers und legte somit den Grundstein für die pathologische Anatomie dieses Leidens.

Er stellte fest, daß im Gebiete der Fleckfieber-Roseola gewisse Veränderungen in den Gefäßen auftreten, die er als spezifisch für dieses Leiden betrachtet; es sind dies folgende Veränderungen: in der Pars reticularis der Haut findet man an den Gefäßen herdförmige Verdickungen, welche entweder die Gefäße mantelartig umgeben oder in Gestalt von halbmondförmigen, der Gefäßwand anliegenden Gebilden vorkommen. Diese Verdickungen bestehen aus verschiedenartigen Zellen: ein Teil von ihnen stammt, wie es scheint, von Lymphozyten, doch sind diese Zellen größer als gewöhnliche Lymphozyten; der größte Teil der Zellen stammt von den Zellen der äußeren Gefäßwand (adventitiale und periadventitiale Zellen); bisweilen begegnet man Mastzellen.

Wirkliche Leukozyten oder sichere Plasmazellen fand Fraenkel in diesen Anhäufungen nicht.

Die Gefäßwand, welche sich in unmittelbarer Nähe dieser Zellenanhäufung befindet, war immer weit vorgerückten Veränderungen unterworfen: der Bau einzelner Schichten der Gefäßwand ist verwischt, die einzelnen Schichten lassen sich nicht unterscheiden, es tritt eine Nekrose der Gefäßwand hervor, die vor allem die innere Schicht (die Intima) des Gefäßes trifft, manchmal aber auch auf die Muskelwand übergeht; solche Nekrose berührt nicht den ganzen Umfang der Gefäßwand, sondern nur einen gewissen Abschnitt derselben.

Im Lumen des Gefäßes kann man oft glasartige Thromben und manchmal auch desquamierte Endothelzellen finden. Die oben geschilderten Veränderungen betreffen nur die kleineren Arterienstämme und niemals die Venen, in welchen man nur selten glasartige, halbmondförmige Thromben vorfand; alle diese Veränderungen trafen vor allem diejenigen Gefäße, welche sich in den tieferen Schichten des Unterhautgewebes befinden; die eigentliche Haut unterlag keinen Veränderungen (im Gegenteil zu den Veränderungen der Unterleibstyphusroseola, wo vor allem Veränderungen in der eigentlichen Haut vorkommen). In seinen weiteren Arbeiten entwickelte und vervollständigte Fraenkel die bereits geschilderten Veränderungen in der Fleckfieberroseola und kommt zum Schlusse, daß diese Veränderungen für dieses Leiden spezifisch sind, und daß man auf Grund des Vorfindens solcher Veränderungen auf das Vorhandensein des Fleckfiebers schließen kann.

Andere Autoren, Ceelen, Benda, Poindecker, Kyrle und Morawetz, Bauer, Schwalbe, Albrecht haben die Ergebnisse der Untersuchungen von Fraenkel bestätigt, nur bemerkten Ceelen und Benda unter Zellen, welche die Verdickungen um die Gefäße herum bilden, noch vielkernige Leukozyten, die von Fraenkel nicht gefunden worden sind. Ceelen erklärt das Vorhandensein solcher Leukozyten durch die hämatoxische Wirkung, welche die sich in der Gefäßwand befindenden nekrotischen Herde ausüben.

Im Jahre 1914 hat Provatzek zum ersten Male die Ergebnisse seiner Untersuchungen über die pathologische Anatomie der Haut und auch anderer Körperorgane veröffentlicht. Die Beobachtungen von Provatzek sind kurz gefaßt folgende: Im Gehirn befinden sich Entzündungsherde verschiedener Größe, welche aus vielkernigen Zellen und aus einzelnen Endothel- und Plasmazellen bestehen, seltener kommen lappenkernige, deformierte Zellen und Gliazellen vor. Manchmal ist das Lumen einiger Gefäße geschwunden, und in der Gegend solcher Gefäße findet man im Hirngewebe Verödungsherde. Um die kleineren Gefäße herum kommen oft Infiltrationen von Plasmazellen vor. In den Nervenzellen beobachtete man Anhäufungen von Lipochromen, und um die Zellen herum fand man oft sogenannte Trabanten, manchmal zweikernige; man fand ebenfalls auch Stäbchenzellen. In einigen Gefäßendothelzellen fand man Pigmentkörnchen und Häufchen von lipochromem Farbstoff. In den Muskelzellen werden Entartungen verschiedener Art und verschiedenen Grades wie auch Anhäufungen von Farbstoff polarwärts von den Kernen festgestellt. Das Blut und das Blutgefäßsystem: Der Verf. beobachtete Hyperämie der inneren Organe, eine Vergrößerung der Zahl der Blutplättchen, ein Verzehren der Blutplättchen durch die Endothel-, Milz-, Riesen- und Leberzellen; einer ähnlichen Phagozytose durch die Leberzellen erlagen auch die roten Blutkörperchen.

Die Gesamtzahl der vielkernigen Leukozyten war vergrößert, in ihren Kernen traten verschiedene Veränderungen auf, und im Protoplasma zeigten sich verschiedene Granulationen. Die Milz war gewöhnlich vergrößert; das Ausbleiben der Vergrößerung dieses Organs beobachtete man nur in den Fällen, in welchen der Tod frühzeitig eintrat. Häufig beobachtete man in der Milz ein Verzehren der roten Blutkörperchen durch Makrophagen. In der Leber hat Provatzek im Gegensatz zu den Behauptungen anderer Autoren keine Fettentartungen festgestellt; in einigen Fällen fand er aber eine zentrale Nekrose mit dissoziierten Parenchymzellen. Die Kerne der Leberzellen waren geschwollen und enthielten Vakuolen, in deren Wändchen man Chromatinkernchen vorfand.

Bei den Affen, denen der Verf. das Blut fleckfieberkranker Personen injizierte, war das anatomo-pathologische Bild im allgemeinen demjenigen der Menschen ähnlich; im Gehirn fand man gleichfalls Entzündungsherde.

Aschoff fand bei der Obduktion der Leichen an Fleckfieber verstorbener Personen einen Schwund des Fettgewebes, Trockenheit der Muskeln und eine Schmierbarkeit der serösen Häute. Die Milz war vorwiegend nur wenig vergrößert, häufig war sie sogar von normaler Größe. In verschiedenen Organen fand man Veränderungen seitens der Gefäße, wie auch Herdentzündungen, in denen adventitiale, lymphozytäre Elemente und Plasmazellen überwogen, doch fehlten in den Anfangsstadien der Entzündung auch Leukozyten nicht. Häufig beobachtete man in der Milz und Leber ein Verzehren der roten Blutkörperchen durch weiße. In den Nieren wurde eine Hämoglobinausscheidung und Färbung einzelner Abschnitte der Harnkanälchen mit Hämosiderin festgestellt. Oft beobachtete man im Gebiete der Kapillargefäße eine Wucherung der Myelozytarelemente, die an die Bilder erinnerte, welche man bei akuter Leukämie vorfand. Benda beobachtete im Gehirn von Personen, die am Fleckfieber verstarben, die Anwesenheit von Entzündungsherden, die aus Leukozyten, Lymphozyten und Gliazellen bestanden. Von Tuberkeln unterscheiden sich diese Gebilde dadurch, daß in ihnen weder Zerfall noch Verkäsung vorkommen, und daß in ihnen Riesenzellen fehlen [1]).

Bauer kommt zu dem Schlusse, daß man beim Fleckfieber vor allem mit einer Arteriitis desquamativa zu tun hat, wie auch mit einer Ansammlung von Häufchen um die Gefäße herum, welche aus Entzündungselementen in Gestalt von Plasmazellen und in schwereren Fällen auch aus Leukozyten bestehen. In diesen schweren Fällen bildet sich am Ende eine Arteriitis obliterans s. productiva. Es gelang dem Verfasser, ähnliche Veränderungen auch bei Meerschweinchen hervorzurufen, indem er ihnen das Fleckfieber infizierte. Wolf vollzog in 6 Fällen von Fleckfieber Autopsien und fand in den meisten Fällen Blutergüsse in verschiedenen Organen, Vergrößerung der Milz, Gehirnhyperämie; als eine Komplikation kam bisweilen auch Lungenentzündung vor. Die mikroskopischen Untersuchungen der Haut, die in diesen Fällen Schwalbe ausgeführt hat, bestätigen im allgemeinen die Ergebnisse von Fraenkels Untersuchungen.

Ceelen untersuchte bei an Fleckfieber verstorbenen Personen in 4 Fällen das Gehirn, in 3 Fällen die Nieren, in 2 Fällen verschiedene andere Organe, in 9 Fällen die Haut. Über die Veränderungen in der Haut haben wir bereits gesprochen. Im Gehirn fand der Verfasser wie auch Provatzek runde oder längliche Gebilde, die aus von den Gefäßen abstammenden Zellen und aus vielkernigen Leukozyten bestanden; diese Gebilde befanden sich immer an den Gefäßen. Deutliche Veränderungen konnte man in den Gefäßwänden feststellen: in der Intima trat Quellung, Desquamation und Nekrose des Endothels auf, ferner Wucherung der Ad-

---

[1]) Nach Benda hat Popoff im Jahre 1875 beim Fleckfieber im Gehirn, im Kleinhirn und in den subkortikalen Ganglien Entzündungsherde gefunden, welche er mit Tuberkeln verglich.

ventitia, eine Anhäufung von Lymphozyten und noch häufiger von Plasmazellen in den die Gefäße umgebenden Räumen; außerdem wurde eine Wucherung und Hyperplasie der Gliaelemente festgestellt. Diese Entzündungsherde sind vorzugsweise in der grauen Substanz lokalisiert, am zahlreichsten aber sind sie im verlängerten Mark und auf dem Boden der IV. Gehirnkammer zu finden.

Die Nervenzellen unterlagen in der Umgebung von diesen Herden verschiedenen Rückbildungen, die Nervenfasern einem körnigen Zerfall und dann einer Phagozytose durch die weißen Blutkörperchen.

Um die Gefäße herum fand man oft Anhäufungen von Farbstoffkügelchen fettiger Abstammung. Ähnliche Entzündungsherde fand Verfasser in 3 Fällen im Plexus chorioideus und in den weichen Hirnhäuten. In einem Falle, in welchem beim Leben eine Handlähmung stattfand, wurden bei der Untersuchung der Nervenstämme der entsprechenden Armhöhle in dem die Nerven umgebenden Gewebe ähnliche Entzündungsherde festgestellt. In der Vasa vasorum der Aorta und der Hüftenader fand eine Wucherung der Gefäßwandzellen statt; unter den wuchernden Zellen waren Leukozyten vorhanden. In den Nieren fand man gleichfalls Herde, die denjenigen des Gehirns glichen; sie waren hier gewöhnlich bei den Gefäßen an der Grenze zwischen der Rinden- und Marksubstanz lokalisiert; der Prozeß ging allmählich auf die Umgebung über, das Nierengewebe zerstörend. Ähnliche Veränderungen fand man in der Leber, in der Bauchspeicheldrüse, in den Hoden, in der Aortawand; in der Milz fand Verf. keine sicheren Entzündungsherde, doch stellte er immer viele Farbstoffschollen und ein Verzehren der roten Blutkörperchen fest. In den Gedärmen fand er Hyperämie und diffuse, kleinzellige Infiltrationen.

Albrecht untersuchte 17 Personen, die an Fleckfieber starben. Die Ergebnisse seiner Untersuchungen lassen sich folgendermaßen zusammenfassen: Das pathologisch-anatomische Bild weist keine Merkmale auf, die für das Fleckfieber spezifisch wären, von den Fällen abgesehen, wo die Fleckfieberroseola erhalten war, die bis zu einem gewissen Grade als eine für das Fleckfieber spezifische Veränderung betrachtet werden kann. Außerdem findet man sehr häufig eine starke Vergrößerung der Milz, Trübung des Herzmuskels, Leber- und Nierenparenchyms, so daß diese Organe wie gekocht aussehen; die Leber und die Nieren sind oft ödematös geschwollen. Blutergüsse kommen nicht sehr häufig vor, man findet sie bisweilen in den serösen Häuten. Kleinere Hämorrhagien fand man mitunter in der Magenschleimhaut und in der Schleimhaut der Harnwege, manchmal fand man solche Hämorrhagien in der Nierenrindensubstanz. In den Lungen wurde katarrhalische lobuläre Entzündung festgestellt; im Kehlkopf und in der Luftröhre herdförmige Rötung der Schleimhaut. Bei der mikroskopischen Untersuchung fand Verf. im Gehirn um die Gefäße herum Zellenherde, die gewissermaßen an die Herde in der Haut erinnerten, welche gleichfalls die Gefäße umgaben, und über deren Wesen und Bau Verf. in seiner Meinung mit Fraenkel übereinstimmt. Die Herde im Gehirn sind nach Albrechts Meinung für das Fleckfieber spezifisch. Die weichen

Hirnhäute waren gewöhnlich von runden Zellen infiltriert. Verf. fand oft kleinzellige Infiltrationen in der Leberkapsel, und in den Leberkapillaren stellte er eine vergrößerte Zahl von Lymphozyten fest.

Ceelen kommt in einer weiteren Arbeit, die 30 Sektionsfälle von Fleckfieber umfaßt, zu folgenden Schlüssen: Die Haut, die Muskeln und die inneren Organe sind trocken, die serösen Häute sind mit einer Schicht von klebriger Flüssigkeit bedeckt; in den Lungen findet man fast immer eine Senkungshyperämie, häufig bronchopneumonische Herde, manchmal Gangrän. Die Milz ist vergrößert, jedoch nicht immer, und in der 2. Krankheitswoche, kommen keine Komplikationen vor, kehrt sie zur normalen Größe zurück. In anderen Fällen ist die Milz groß und weich. Die Magen- und Darmschleimhaut ist oft gerötet, manchmal kommen kleinere Hämorrhagien vor; auf der Nierenoberfläche finden sich auch manchmal kleinere Blutergüsse. Die Gefäße der Hirnhäute und des Gehirns sind mit Blut gefüllt, und in den Gehirnkammern findet man fast immer 20—50 ccm Flüssigkeit von entzündlichem Charakter. Bei der mikroskopischen Untersuchung findet Verf. dieselben Veränderungen wie in seiner ersten Arbeit, die wir bereits besprochen haben. Im Blute, in der Milz und besonders in der Flüssigkeit der Gehirnkammern fand der Verf. (indem er Kulturen bereitete) stark bewegliche Körperchen, die einen Doppelbau aufwiesen.

Gutmann untersuchte die Augäpfel von Personen, welche an Fleckfieber starben, und fand in verschiedenen Teilen des Augapfels Gefäßveränderungen und Entzündungsherde, die schon früher von andern Autoren in andern Organen gefunden wurden und die als spezifisch für das Fleckfieber galten.

In letzterer Zeit erschien eine Arbeit von Otto, in welcher er unter anderem die Ergebnisse seiner Versuche über das Infizieren der Meerschweinchen mit Fleckfieber anführt. Nach der Infektion magerten die Meerschweinchen gewöhnlich ab und fieberten während vieler Tage, jedoch nicht alle. In einigen Fällen erfolgte eine Schwächung der hinteren Extremitäten; nur ein Teil der Meerschweinchen starb 10—20 Tage nach der Infektion, einige aber erlagen schon nach 4—5 Tagen. Was die letzteren betrifft, so schreibt der Verf. ihren Tod der Wirkung der Einspritzung von fremdem Serum zu (in diesem Falle von Menschenserum).

Bei der Sektion der Meerschweinchen, welche infolge von Fleckfieberinfektion starben, wurde Abmagerung, Trockenheit der Muskeln, Geschwulst der Lymphdrüsen festgestellt. Bei der mikroskopischen Untersuchung fand man auf dem Boden der IV. Gehirnkammer für das Fleckfieber typische Entzündungsherde (von Provatzek und andern bereits beschrieben).

Hewelke beobachtete beim Fleckfieber folgende Veränderungen.

Die Haut: Einen Ausschlag fand Verf. nur ausnahmsweise, und dies nur dann, wenn der Ausschlag einen hämorrhagischen Charakter trug. Mikroskopisch fand man kleine, herdförmige Infiltrationen, die in keinem Zusammenhang mit den Gefäßen standen, und nur einmal kam ein Bild vor, welches an die von Fraenkel beschriebenen erinnerte. Was die Lungen und Bronchen betrifft, so fand der Verf.

oft eine Hyperämie, Ödem, Entzündungsherde und Atelektasis. Was das Herz anbetrifft, so fand Verf. gewöhnlich eine Erschlaffung der rechten Hälfte; eine Hypertrophie des Herzens beobachtete er nicht. Die Milz war vorwiegend vergrößert mit weichem, manchmal schmierbarem Parenchym. Eine Vergrößerung der Milz beobachtete Verf. sogar am 18.—24. Krankheitstage. Die Leber war gewöhnlich von normaler Größe, ihr lobulärer Bau war oft verwischt, die Schnittfläche graugelblich. Die Nieren oft gequollen, die Rindensubstanz dick, graulich, die interlobulären Gefäße injiziert. Die mikroskopische Untersuchung wies eine trübe Schwellung der epithelialen Gebilde auf, manchmal eine Fettentartung und eine allgemeine Hyperämie. Die Nebennieren stellten makroskopisch keine Veränderungen vor; mikroskopisch fand man Blutergüsse in die Rindensubstanz und kleinzellige Infiltrationen.

Der Magen und die Gedärme wiesen keine Veränderungen auf. Häufig, in zwei Dritteln der Fälle, fand man eine Vergrößerung der Mesenterialdrüsen, die dem Ileum entsprachen; die mikroskopische Untersuchung zeigte das Vorhandensein einer akuten, wuchernden Entzündung. Die postmortale Besichtigung des Gehirns wurde in 13 Fällen ausgeführt; die Hirnhäute waren immer gespannt hyperämisch, unter den Hirnhäuten befand sich eine vergrößerte Menge der Flüssigkeit.

Die mikroskopische Untersuchung einiger Teile des Gehirns wies eine Verdickung der Gefäße auf infolge der Quellung und Wucherung der Gefäßwandzellen; um die Gefäße herum traten kleinere oder größere kleinzellige Infiltrationen hervor.

Unser Material umfaßt 55 Fälle von Fleckfieber. Die ersten 10—15 Sektionen sind bei sehr ungünstigen Bedingungen ausgeführt worden in einer Zeit, wo es noch in Lodz keine entsprechend eingerichtete Prosektur gab, weshalb ich die Organe nicht wiegen konnte. Die folgenden Sektionen sind bereits in der städtischen Prosektur bei besseren Bedingungen ausgeführt worden. Zuerst werde ich die Veränderungen erörtern, welche ich bei der Sektion festgestellt habe, und alsdann die mikroskopischen Veränderungen anführen.

Makro- und mikroskopische Befunde.

Der Verdauungskanal: Im eigentlichen Verdauungskanal fand ich beim Fleckfieber keine größeren Veränderungen, in einigen Fällen war eine Hyperämie der Ösophagusschleimhaut festzustellen, in einigen Fällen sah ich gleichfalls eine herdförmige Hyperämie der Dick- und Dünndarmschleimhaut. Ziemlich oft kam eine bedeutende Aufblähung der Gedärme durch Gase vor. In 2 Fällen (Nr. 7 und 38) fand ich Blutergüsse in die Dick- und Dünndarmschleimhaut, in 3 Fällen (7, 37 und 41) waren Hämorrhagien in die Magenschleimhaut festzustellen und in einem (Nr. 7) Hämorrhagien in die Ösophagusschleimhaut.

Die Leber: Wenn wir annehmen, daß das Durchschnittsgewicht der weiblichen Leber 1450 g beträgt und das der männlichen Leber 1700 g, so sehen wir, daß man beim Fleckfieber ziemlich oft eine Verkleinerung der Leber beobachtet. So war die Leber von 39 Fällen, in welchen sie gewogen wurde, in 19 Fällen (13 Frauen und 6 Männer) kleiner als normal, in 11 Fällen (8 Männer und 3 Frauen) war sie vergrößert und in 9 Fällen (5 Männer und 4 Frauen) war sie von normaler Größe. Das Höchstgewicht der Leber bei Männern war 2015 g, bei Frauen 2030 g, das niedrigste bei Männern 1200 g, bei Frauen 1040 g. Einen Zusammenhang zwischen dem Krankheitsstadium und dem Schwanken des Lebergewichts konnte ich nicht bemerken.

Die häufigste Veränderung, der ich begegnete, war eine herdförmige, verschiedengradige Fettentartung des Parenchyms, die ich in 23 Fällen feststellte, außerdem fand ich in 8 Fällen eine Hyperänie der Leber, in 6 Fällen braune Entartung des Parenchyms, in 2 Fällen eine mäßige Schrumpfung, in 4 Fällen Hämorrhagien unter der Leberkapsel, in 4 Fällen kleinere Steine in der Gallenblase.

Die Atmungsorgane: In den 55 untersuchten Fällen fand ich folgende Veränderungen: Im Kehlkopf: in 12 Fällen eine mehr oder weniger bedeutende Hyperämie der Schleimhaut, in 11 Fällen Hämorrhagien in die Schleimhaut, in 3 Fällen Ödem der Schleimhaut, und in 3 Fällen katarrhalische Verschwärungen der Stimmbänder; in den übrigen Fällen waren keine Veränderungen im Kehlkopf vorhanden.

Die Luftröhre: In 12 Fällen fand ich eine Hyperämie der Schleimhaut und in 5 Fällen Hämorrhagien in die Schleimhaut.

Die Lungen: In 8 Fällen fand eine Senkungsentzündung der unteren Lungenlappen statt, in 12 Fällen eine katarrhalische lobuläre Entzündung, in 13 Fällen fibrinöse Entzündung eines oder mehrerer Lappen, in 4 Fällen Pleuritis purulenta, in 2 Fällen Lungengangrän, in 5 Fällen Lungenhyperämie, in 2 Fällen alte tuberkulöse Veränderungen, in 4 Fällen subpleurale Ekchymosen. Im allgemeinen fand ich am häufigsten als eine Komplikation beim Fleckfieber fibrinöse und lobuläre Lungenentzündung.

Das Blutgefäßsystem: In den 55 untersuchten Fällen waren die Veränderungen im Herzen folgende: in 18 Fällen eine mehr oder weniger bedeutende Herzvergrößerung, in 25 Fällen eine Fettumwachsung besonders der rechten Herzkammer, in 35 Fällen Rückbildungen des Herzmuskels (trübe Schwellung, Fett- und braune Entartung), in 2 Fällen Hämorrhagien in den Herzmuskel. In einigen Fällen fand ich Veränderungen auch im Endokardium und Epikardium: so fand ich in 2 Fällen Endocarditis chronica (die wahrscheinlich dem Fleckfieber zeitlich voranging), in einem Falle Pericarditis serosa, in einem Falle Pericarditis serofibrinosa, deren Ausgang ein Verwachsen der Herzbeutelhöhle war, in 3 Fällen Spuren einer Epicarditis chronica in Gestalt von herdförmigen Trübungen und Verdickungen.

Die Hauptschlagader: Unter den 47 untersuchten Fällen fand ich in 26 Fällen auf der inneren Arterienwand mehr oder weniger zahlreiche gelbe oder gelblichweiße Verdickungen in Größe eines Hirsekorns, welche bisweilen die Größe einer kleinen Linse erreichten. Diese Verdickungen waren gewöhnlich über den Klappen gelagert oder besonders häufig an der Mündung der Arterien, welche von der Aorta abzweigen. Weiter vorgerückte sklerotische Veränderungen fand ich niemals.

Die Lungenader: In der Lungenader konnte ich niemals pathologische Veränderungen feststellen.

Die Milz: wurde in 47 Fällen untersucht. Wenn wir annehmen, daß das Gewicht der Milz eines erwachsenen Menschen 110—120 g beträgt, so finden wir, daß die Milz beim Fleckfieber immer vergrößert ist und häufig sogar bedeutend. Von diesen 47 Fällen war die Milz in 41 Fällen vergrößert (mehr als 87%), und nur in 6 Fällen war sie normal. Zwar trat in vielen Fällen gleichzeitig auch eine Lungenentzündung auf, die ebenfalls eine Vergrößerung der Milz hervorrufen kann, jedoch keine so bedeutende, wie es beim Fleckfieber der Fall ist; außerdem kamen auch solche Fälle vor, in denen, obwohl keine Veränderungen in den Lungen konstatiert wurden, jedoch die Milz bedeutend vergrößert war. Das Höchstgewicht, das ich festgestellt habe, beträgt 585 g in einem und 670 g in einem andern Falle; das Durchschnittsgewicht betrug 200—300 g. Was den Einfluß der Krankheitsdauer anbelangt, bemerkte ich, daß von Anfang der 2. bis zum Anfang der 3. Krankheitswoche die Milz stets vergrößert ist, von ungefähr dem 16.—17. Krankheitstage an ist die Milz nur unbedeutend vergrößert oder, wie es vorwiegend vorkommt, von normaler Größe (wenn keine Komplikationen in Form von Lungenentzündung, Pleuritis usw. eintreten); ich hatte nur einen Fall, wo der Tod am 6. Tage der Krankheit eintrat; die Milz wog in diesem Falle nur 100 g. In allen Fällen, wo die Milz vergrößert war, war das Parenchym von dunkel- oder schmutzigroter Farbe, gewöhnlich sehr mürbe, leicht mit den Fingern zerreißbar oder mit dem Messer schmierbar. In den Fällen, wo die Milz nicht vergrößert war, war das Parenchym hart, von normalem Aussehen und normaler Konsistenz.

Die Nieren sind in 48 Fällen untersucht worden. In 14 Fällen fand ich eine akute oder subakute Entzündung, in 14 Fällen war eine Nierenhyperämie, in 14 Fällen kam eine verschiedengradige Entartung der Nierensubstanz vor (Fettentartung, Trübung der Rindensubstanz), in 4 Fällen eine akute hämorrhagische Entzündung, in einem Falle eine Nierenwassersucht. Wie daraus ersichtlich, war also die häufigste Veränderung in den Nieren eine akute Entzündung. In der Harnblase wie auch in den Harnleitern habe ich keine Veränderungen bemerkt. In 2 Fällen fand ich ziemlich bedeutende Blutergüsse in die Hoden.

Das Zentralnervensystem ist in 55 Fällen untersucht worden. Bei der makroskopischen Besichtigung fand ich im Nervensystem ziemlich gleichförmige Veränderungen. Die harte Hirnhaut wies für sich keine Veränderungen auf. In 6 Fällen fand ich unter der harten Hirnhaut ziemlich reichliche Blutgerinnsel, welche sich zwischen der harten und den weichen Hirnhäuten befanden; in denselben 6 Fällen waren auch Hämorrhagien unter den weichen Hirnhäuten vorhanden. Ungemein oft, in 31 Fällen, fand ich die Anhäufung einer gesteigerten Menge der Zerebrospinalflüssigkeit unter der harten und den weichen Hirnhäuten (Hydrocephalus externus).

Die weichen Hirnhäute wiesen in 28 Fällen eine aktive, mehr oder weniger intensive Hyperämie auf; in 21 Fällen fand ich Verdickungen und Trübungen der weichen Hirnhäute. Das Gehirn selbst verriet makroskopisch keine bedeutenderen Veränderungen; nur in einem Falle (Nr. 7) fand ich einen Bluterguß in dem rechten Hinterhauptslappen von der Größe eines kleinen Eies. In mehreren Fällen fand ich eine Erweiterung der Seiten- und der 3. Gehirnkammer nebst einer vergrößerten Menge der Zerebrospinalflüssigkeit, in 2 Fällen Ödem der Gehirnsubstanz, in einem Falle eine Arteriosklerosis der Arteria basalis cerebri. Wenn wir annehmen, daß das Gehirngewicht eines erwachsenen Mannes ungefähr 1375 g beträgt und das weibliche Gehirngewicht 1245 g, so kommen wir zum Schlusse, daß beim Fleckfieber keine bedeutenden Abweichungen vom normalen Gehirngewicht vorkommen, weil dieses nur in einigen Fällen etwas größer oder kleiner als normal war. In einigen Fällen war eine gewisse Trockenheit und gelbliche Farbe der Skelettmuskeln (besonders der Brustmuskeln) auffallend.

Die beim Fleckfieber gefundenen makroskopischen Veränderungen zusammenfassend, muß festgestellt werden, daß es keine für dieses Leiden spezifische anatomopathologischen Veränderungen gibt. Die häufigsten, gewöhnlich gleichzeitig festgestellten Veränderungen sind: eine akute Milzvergrößerung, eine Anhäufung der Zerebrospinalflüssigkeit unter den Hirnhäuten, Hyperämie und Trübung der weichen Hirnhäute und oft eine akute Nierenentzündung; als eine Komplikation kommt häufig eine lobuläre oder fibrinöse Lungenentzündung vor. Auf der Intima der Aorta finden sich oft kleine, gelbliche Verdickungen.

Mikroskopische Veränderungen: Der mikroskopischen Untersuchung wurden vor allem folgende Organe unterzogen: das Herz, die Leber, die Milz, die Nieren, die Nebennieren, das Zentralnervensystem, der Hirnanhang, die Zirbeldrüse und in einigen Fällen die männliche und weibliche Geschlechtsdrüse, die Corpora cavernosa des Penis, die Gedärme, das Knochenmark und die Haut. Ich werde die festgestellten Veränderungen im Hirnanhang und in der Zirbeldrüse einstweilen nicht erörtern, die Veränderungen in der Nebenniere werde ich nur kurz beschreiben, weil ich nächstens diese Organe eingehender zu bearbeiten gedenke im Zusammenhang mit den in ihnen beim Fleckfieber vorkommenden Veränderungen. Gegenwärtig werde ich ausführlicher die in einzelnen Organen festgestellten Veränderungen erörtern.

Der Herzmuskel ist in 38 Fällen untersucht worden. Die häufigste Veränderung, die ich fand, waren kleinzellige Infiltrationen zwischen den Muskelfasern in Gestalt von Anhäufungen kleiner, seltener großer Lymphozyten; oft sah ich zwischen den Muskelfasern bedeutende Anhäufungen von Plasmazellen. Im ganzen hatte ich kleinzellige Infiltrationen zwischen den Muskelfasern in 22 Fällen. Außerdem fand ich in 9 Fällen eine bedeutende Erweiterung der Blutkapillaren des Herzmuskels, in 8 Fällen Hämorrhagien in die Herzmuskel, in 8 Fällen eine

Wucherung des Bindegewebes um die Gefäße und zwischen den Fasern, in 8 Fällen eine Vergrößerung der Farbstoffmenge in den Muskelzellen, in 3 Fällen Fragmentatio musculi cordis, in 4 Fällen fand ich ziemlich zahlreiche Mikroorganismen in Form von Kokken, bald in den Kapillaren, bald in den die Gefäße umgebenden Geweben. In einem Falle (Nr. 7), der als eine Mischinfektion zu betrachten ist, waren die Blutkapillaren durch Mikrobengruppen verpfropft und um die Gefäße herum zahlreiche Herde, die aus vielkernigen Leukozyten bestanden.

Die Hauptschlagader ist in 5 Fällen untersucht worden. Im Falle 46 bemerkte ich in der Intima eine Wucherung der Zellelemente, und an einer Stelle eine deutliche Verdickung, welche aus solchen wuchernden, oft Fettröpfchen enthaltenden Zellen bestand. Die Wände der Vasa vasorum waren verdickt, die Zellen der Adventitia gequollen, wuchernd; in einigen Gefäßen bemerkte ich eine Endotheldesquamation. Ähnliche Veränderungen fand ich in einigen anderen Fällen vor; machmal bildeten die wuchernden Zellen der Adventitia um die Vasa vasorum der Aorta eine Art Mantel.

Ferner wurde mehrmals die Karotis, die Arteria basalis cerebri, die Arteria femoralis untersucht, aber es wurden in ihnen keine pathologischen Veränderungen festgestellt.

Die Leber wurde in 43 Fällen untersucht. Die häufigste Veränderung, der ich begegnete, war eine bedeutende Hyperämie in Gestalt von Erweiterung der Kapillargefäße und ihre Blutüberfüllung; eine solche Hyperämie fand ich in 34 Fällen vor. Ferner konstatierte ich in 18 Fällen mehr oder weniger bedeutende Infiltrationen der Leberzellen mit Fettröpfchen, in 17 Fällen kleinzellige Infiltrationen, manchmal unter Beimischung von Plasmazellen im Leberparenchym, häufiger, um die Gefäße herum, besonders um die größeren; manchmal bildeten die Infiltrations zellen runde oder ovale Herde. In 7 Fällen fand eine Wucherung des Bindegewebes statt zwischen den Balken der Leberzellen und um die Gefäße herum, in 4 Fällen Fragmentatio des Leberparenchyms, in 5 Fällen herdförmige Parenchymnekrose, in 2 Fällen Mikroorganismen in den Kapillaren, und in 10 Fällen stellte ich in den größeren Lebervenen das Vorhandensein von Leberzellen fest, die bald einzeln, bald in Gruppen geordnet waren. Einer solchen Veränderung, die bisher beim Fleckfieber nicht festgestellt wurde, begegnete man in Fällen von Eklampsie und bei Infektionskrankheiten in Verbindung mit sogenannter lobulärer Lebernekrose (Browicz).

Die Milz war in 44 Fällen untersucht. Sehr oft, in 36 Fällen, stellte ich eine bedeutende Hyperämie der Milz fest, in Form von Gefäß- und Sinuserweiterung und ihrer Überfüllung mit Blut; in 8 Fällen fand ich Blutergüsse in das Milzparenchym, in 27 Fällen ein Verzehren der roten Blutkörperchen durch die Milzparenchymelemente, in 11 Fällen fand ich ziemlich zahlreiche Plasmazellen im Gebiete des Milzparenchyms, in einigen Fällen beobachtete ich ein Ödem des Parenchyms und eine Wucherung des Bindegewebes der Milzstroma. Oft fand ich eine Anhäufung von braunen Farbstoffkügelchen in den Milzzellen und zwischen ihnen.

In einigen Fällen beobachtete ich eine Wucherung der Gefäßwandelemente, besonders des Endothels.

Die Nieren wurden in 35 Fällen untersucht. Sehr häufig, in 28 Fällen, begegnete ich einer bedeutenden Hyperämie der Nieren, gewöhnlich in Gestalt von herdförmiger Erweiterung der Kapillaren und ihrer Überfüllung mit Blut. Oft (in 25 Fällen) fand eine verschiedengradige Entartung statt bzw. eine Epithelnekrose der gewundenen Kanälchen, seltener erstreckte sich die Entartung auf das Epithel der gestreckten Kanälchen. In 25 Fällen fand ich zwischen den Kanälchen und um die Glomeruli kleinzellige Infiltrationen, welche vorwiegend aus großen und kleinen Lymphozyten bestanden; bisweilen, wenn solche Infiltrationen sich um die Gefäße anhäuften, konnte man unter den Lymphozyten auch Bindegewebszellen begegnen, die aller Wahrscheinlichkeit nach den Zellen der Adventitia entstammten. Manchmal bildeten solche Infiltrationen runde oder ovale Herde. Bisweilen fand ich zwischen solchen Zellen bzw. direkt zwischen den Harnkanälchen (in 8 Fällen) Plasmazellen. In einigen Fällen waren die Glomeruli hyperämisch, einigemal (5) fand ich Hämorrhagien zwischen den Kanälchen, in 2 Fällen fand ich eine Wucherung des Bindegewebes zwischen den Harnkanälchen.

Die Nebennieren wurden in 32 Fällen untersucht. Oft fand ich eine herdförmige Hyperämie der Rinden- und Marksubstanz, in mehreren Fällen bemerkte ich Ekchimosen in das Parenchym, in einigen Fällen hatte ich kleinzellige Infiltrationen zwischen den Balken der Drüse, Rückbildungen der Drüsenzellen, bisweilen Wucherung des Bindegewebes. Eine eingehendere Untersuchung dieser Drüse überlasse ich mir auf später.

Die männliche Geschlechtsdrüse war in 7 Fällen untersucht. In einigen Fällen fand ich nur mehr oder weniger reichliche kleinzellige Infiltrationen zwischen den Samenkanälchen, unter den Infiltrationszellen kamen oft auch Plasmazellen vor. In einigen Fällen beobachtete ich eine Wucherung des Bindegewebes zwischen den Kanälchen. In den Fällen Nr. 2 und Nr. 7 waren die Veränderungen in den Hoden bedeutend größer, und ich erlaube mir daher, sie näher zu beschreiben. Im Fall 2 stellte ich zwischen den Samenkanälchen eine Wucherung des Bindegewebes fest, ferner spezifische Zellenherde. Diese Herde befanden sich immer dicht an den Gefäßen oder in deren Nähe und bestanden aus runden Zellen mit ziemlich großem, sich intensiv färbendem Kerne. Außer diesen Zellen waren in den Herden auch Zellen bindegewebiger Natur vorhanden, die von den Elementen der Adventitia abstammten. Die Gefäße, an denen diese Herde gelagert waren, hatten verdickte Wände, ein verengertes Lumen, das bisweilen gänzlich obliteriert war. Im Fall 7 waren die Veränderungen noch weiter vorgerückt: in einem Hoden habe ich einen Bluterguß festgestellt, der fast ein Drittel des Hodens einnahm, ein bedeutender Teil des Hodengewebes erlag einer Nekrose. In dem übrigen Gewebe, das verhältnismäßig gut erhalten war, waren weit vorgerückte Veränderungen in Form von sehr zahlreichen Lympho- und Leukozyteninfiltrationen zwischen den Samenkanälchen vorhanden. Die meisten Gefäßwände waren bedeutend verdickt, einzelne

Zellen der Gefäßwandschichten unterlagen einer starken Wucherung, so daß der Bau und die Grenzen einzelner Gefäßwandschichten gänzlich verwischt waren; das Gefäßendothel unterlag gleichfalls einer Wucherung, und daher war das Gefäßlumen stark verengt.

Die Corpora cavernosa der Harnröhre wurden in 5 Fällen untersucht. Nur in einem Falle fand ich sehr interessante Veränderungen. In den Scheidewänden des Corpus cavernosum fand ich Herde, die den oben beschriebenen im Hoden sehr ähnlich waren: an den Gefäßen sah ich Anhäufungen in Form von ovalen Zellenherden mit runden, ziemlich großen, sich intensiv färbenden Kernen; außer diesen Zellen waren zahlreiche Zellen bindegewebiger Natur mit länglichen, sich heller oder dunkler färbenden Kernen vorhanden; diese Zellen entsprechen dem Zellentypus der Adventitia und sind denjenigen sehr ähnlich, welche, wie wir alsbald sehen werden, die Zellenherde im Gehirn bilden. Die Gefäßwände, an welchen diese Herde lagern, sind verdickt, die Zellen einzelner Gefäßwandschichten unterlagen einer Wucherung, besonders die Intimaschichten, und daher unterlag das Gefäßlumen einer Verengung oder sogar einer Obliteration.

In einigen Fällen untersuchte ich das Knochenmark, das dem Unterschenkelknochen entnommen war, wobei ich in einem Falle (Fall 10) interessante Veränderungen fand. Hier fand ich um die Gefäße eine Zellenanhäufung von der Art der adventitiellen Zellen, außerdem begegnete man Zellen, welche an Plasmazellen erinnerten. Diese Zellen umgaben die Gefäße mantelartig, und das ganze Bild war demjenigen sehr ähnlich, das man im Gebiete der Fleckfieberroseola in der Haut vorfand. Die Elastika war in manchen Gefäßen verdickt und zerfiel in einige einzelne Schichten.

In einigen Fällen untersuchte ich die Fleckfieberroseola. Die Veränderungen, die ich feststellte, entsprachen vollständig denjenigen, die schon Fraenkel und andere Autoren beschrieben haben; ich fand gleichfalls eine Wucherung der Intimazellen der Gefäße, eine Wucherung der Zellen anderer Schichten der Gefäßwände, eine teilweise Nekrose der Wände, Thromben in den Gefäßen, Anhäufungen von wuchernden adventitiellen Zellen um die Gefäße, mantelartige oder in Form von einzelnen Verdickungen, die Grenzen und der Bau der Gefäßwände waren verwischt. Es gelang mir jedoch nicht, unter solchen Zellanhäufungen Leukozyten oder Plasmazellen festzustellen. Zum größten Teile waren es Zellen bindegewebiger Abstammung, adventitielle Zellen, bisweilen fand ich auch Lymphozyten.

In einigen Fällen untersuchte ich den Magen und die Gedärme; manchmal fand ich hier kleinzellige Infiltrationen in der Submukosa.

In einigen Fällen untersuchte ich die weibliche Geschlechtsdrüse, die Schilddrüse, den Thymus, die Nebenschilddrüsen, die Bauchmuskeln, ich fand jedoch hier keine interessanteren Veränderungen, die mit dem Fleckfieber in Zusammenhang stünden.

Das Zentralnervensystem ist in 55 Fällen untersucht worden. Die weichen Hirnhäute waren in der überwiegenden Mehrheit der Fälle mehr oder weniger reichlich von runden, großen, bläschenförmigen Zellen, die sich dunkel färbende Kerne enthielten, infiltriert; außer solchen Zellen fand ich oft Lymphozyteninfiltrationen, seltener Plasma- und körnige Zellen vor. In einigen Fällen kamen Hämorrhagien in die Hirnhäute und unter dieselben vor. In andern Fällen fand eine bindegewebige Verdickung der Hirnhäute infolge der Bindegewebswucherung statt. Die oben geschilderten Veränderungen fand ich in verschiedenen Gegenden des Gehirns und des Kleinhirns vor.

Das Gehirn. Die häufigste und für das Fleckfieber am meisten spezifische Veränderung sind die Herde, die aus den Zellen bestehen. Diese Zellen besitzen vorwiegend große, längliche oder seltener runde, am häufigsten eiförmige Kerne und wenig Protoplasma; manche Zellen besitzen einen deutlich länglichen, sich vorwiegend hell färbenden Kern mit einer geringen Zahl von Chromatinkörnchen; es kamen auch Zellen derselben Art vor, die jedoch sich intensiv färbende Kerne mit einer großen Menge von Chromatin besaßen. Diese Zellen waren mit den adventitiellen Zellen der Gefäße identisch, und wie wir alsbald sehen werden, entstammen sie wirklich den Gefäßen. Manchmal fanden wir unter diesen Zellen kleinere und größere runde Zellen mit einem runden, sich dunkel färbenden Kerne (große und kleine Lymphozyten); in einigen Herden beobachtete ich feine Körnchen, die sich intensiv mit Kernfarbstoffen färbten, die einzeln oder gruppenweise zwischen den Herdzellen gelagert waren.

Die Zellen, welche die Herde bildeten, lagerten sich oft unregelmäßig nebeneinander, jedoch konnte man in ihrer Anordnung vorwiegend eine gewisse Regelmäßigkeit beobachten, denn die Zellen ordneten sich gewissermaßen konzentrisch an, dabei waren die mehr zentral im Herde gelagerten Zellen dichter, als diejenigen an der Peripherie. Zwischen den Zellen, besonders wenn sie nahe beieinander gelagert waren, befand sich eine strukturlose Masse, welche an nekrotische Massen erinnerte. In einigen Fällen weist der Bau des Herdes deutlich auf seine Gefäßabstammung hin, bisweilen läßt sich im Bereiche des Herdes die Anwesenheit einer Gefäßwand nachweisen in Gestalt von einigen kreisförmig geordneten adventitiellen Zellen, welche noch die ihnen in der Gefäßwand eigene Anordnung behielten; die Grenzen einzelner Gefäßwandschichten konnten jedoch niemals infolge der starken Wucherung einzelner Gefäßwandelemente festgestellt werden.

In einigen selteneren Fällen war ein solcher Herd von Stäbchenzellen umringt, deren Ausläufer in das Herdgebiet hineinragten.

Gewöhnlich sah ich dicht an den Herden oder selbst in ihrem Gebiete feinere Gefäße. Auf den Präparaten, welche mit Argentum nitricum bzw. mit Protargol nach Walter gefärbt waren, konnte man feststellen, daß die Nervenfasern bzw. die Gliafasern einen solchen Herd häufig durchziehen, ohne, wie es scheint, einer Beschädigung zu unterliegen.

Diese Zellenherde fand ich im Gebiete des ganzen Großhirns, am häufigsten und am dichtesten jedoch waren sie im Bereiche des verlängerten Marks zerstreut, und dies vor allem auf dem Boden der IV. Gehirnkammer und im Bereiche der Olivenkerne zwischen ihren Zellen. Im Gehirn waren diese Herde fast ausschließlich im Gebiete der grauen Substanz in deren verschiedenen Schichten gelagert, seltener fand ich sie in der Randglia vor, und fast niemals in der weißen Substanz. Diese Herde waren beim Fleckfieber eine ungemein häufige Erscheinung; von 55 untersuchten Gehirnen stellte ich sie in 45 Fällen fest (was über 85% ausmacht); am häufigsten, wie ich bereits vermerkt habe, fand ich sie im verlängerten Mark (in 100%, wenn nur in diesem Falle die Herde überhaupt vorhanden waren); sehr oft, denn in 35 von 41 untersuchten Fällen, befanden sich diese Herde im Bereiche der Gehirnrinde, viel seltener fand ich sie im Kleinhirn vor (in 16 Fällen von 30 untersuchten).

Die Zahl der Herde war in verschiedenen Fällen und in verschiedenen Abteilungen des Gehirns sehr unbeständig. Um sich über die Durchschnittszahl der Herde orientieren zu können, stellte ich ihre Zahl in jedem einzelnen Schnitte der gegebenen Gegend fest. Auf diese Weise konnte ich, was die Zahl der Herde im verlängerten Mark anbelangt, die verhältnismäßig genauesten Zahlen erhalten, denn ich nahm zum Zählen eine möglichst gleiche Schnittfläche des verlängerten Marks, und ich berechnete die Herdenzahl der ganzen Schnittoberfläche. Was die Gegenden der Gehirnrinde betrifft, so konnte hier infolge der verschiedenen Konfiguration der Rinde das Berechnen nicht so genau ausgeführt werden; da ich jedoch immer darauf bedacht war, Schnitte von gleicher Größe zu haben, so sind die gefundenen Zahlen, wenn auch nicht absolut genau, so gestatten sie jedoch verhältnismäßig über die Zahl der Herde in der gegebenen Gegend zu urteilen.

Am zahlreichsten traten die Herde im verlängerten Mark auf, sehr oft konnte ich in einem Schnittpräparate 15—20—30 Herde zusammenzählen, die größte Zahl, die ich fand, war 36 Herde auf einem Schnitte; in manchen Fällen fand ich einige Herde oder sogar nur einen einzelnen Herd. In der Gehirnrinde waren die Durchschnittszahlen geringer, nur 10—20 Herde auf einem Schnitte, in einigen Fällen fand ich jedoch 20—32 Herde, aber das waren seltene Fälle.

Im Kleinhirn sah ich auf einem Schnitte nur einzelne Herde, einen Fall ausgenommen, in welchem sogar 21 Herde auf einem Schnitte vorhanden waren. Die Zellenherde waren im Gehirn unregelmäßig gelagert, häufig waren sie in einer Gegend sehr zahlreich, während sie in einer andern sehr spärlich waren, oder ich fand sie überhaupt nicht vor. Daraus könnte man schließen, daß das Nichtvorhandensein der Herde in irgendeiner Gegend noch nicht zur Behauptung berechtigt, daß es überhaupt keine solchen Herde gibt, wenn eine möglichst große Zahl der Gehirngegenden nicht genau untersucht wurden. Maßgebend ist jedoch hier, wie es scheint, die Anwesenheit bzw. das Fehlen der Herde im verlängerten Mark; es kam mir niemals vor, diese Herde in irgendeiner andern Gehirngegend festzustellen, wenn ich sie nicht im verlängerten Mark vorfand, und umgekehrt, das Fehlen der Herde im verlängerten Mark berechtigt, wie es scheint, zur Behauptung, daß solche Herde im Nervensystem vollständig fehlen.

Aus allem Obigen sehen wir also, daß solche Herde beim Fleckfieber eine ungemein häufige Erscheinung sind, und ihre Anwesenheit im Gehirn berechtigt zur Behauptung, daß die verstorbene Person das Fleckfieber durchgemacht hat, desto mehr, da wir wissen, daß keine von den uns bekannten ansteckenden Krankheiten und überhaupt keines von den Gehirnleiden mikroskopische Veränderungen im Gehirn hervorruft, die denjenigen des Fleckfiebers glichen. Zwar gibt es ein Leiden, welches, was die Veränderungen im Gehirn betrifft, gewissermaßen an das Fleckfieber erinnert, nämlich die Tollwut. Nach den letzten Untersuchungen von Achùcarro tritt bei der Tollwut eine diffuse Gehirnentzündung auf; man findet hierbei perivaskuläre Infiltrationen von Plasmazellen, welche ihrem Typus nach ungemein an die bei der Paralysis progressiva vorkommenden Infiltrationen erinnern und, wie wir weiter sehen werden, auch an diejenigen beim Fleckfieber. Ferner begegnen wir bei der Tollwut Herden, welche aus Glia- und körnigen Zellen bestehen, die, wie es scheint, mit den Gefäßen in keinem Zusammenhang stehen und die auf den ersten Blick den Herden beim Fleckfieber ähnlich sind. Das Krankheitsstadium, soweit ich feststellen konnte, hatte keinen Einfluß auf die Zahl der Zellenherde im Gehirn; es kamen Fälle vor, in denen der Tod in der ersten Krankheitswoche eintrat; in einem dieser Fälle gab es viele solche Herde und in einem zweiten viel weniger; ebenfalls wenn der Tod in der 3. Krankheitswoche, in der fieberlosen Periode, eintrat, waren in einigen Fällen viele solche Herde vorzufinden, in andern Fällen sehr wenige. Man könnte daraus schließen, daß man keine Abhängigkeit zwischen der Krankheitsdauer und der Zahl der Zellenherde feststellen kann. Diese Herde erscheinen im Gehirn jedenfalls in der ersten Krankheitswoche, denn in zwei Fällen, von denen in einem der Tod am 6. und im zweiten am 7. Tage eintrat, war schon eine ziemlich große Zahl solcher Herde im Nervensystem vorhanden. Wie ich bereits vermerkt habe, konnte ich in einer gewissen Zahl von Fällen (bisher in 8 Fällen: 5, 8, 13, 22, 24, 39, 41, 46) überhaupt keine Zellenherde, sowohl im Nervensystem wie auch in den inneren Organen, feststellen, obwohl es sich klinisch um einen Fleckfieberfall handelte. In diesen Fällen war das Sektionsbild vollständig demjenigen ähnlich, das wir in den Fällen von Fleckfieber zu sehen gewohnt sind: eine akute Milzvergrößerung, eine Anhäufung von Flüssigkeit unter den Hirnhäuten, bisweilen eine Hyperämie und Trübung der weichen Hirnhäute. Die mikroskopische Untersuchung der inneren Organe deckte in allen diesen Fällen keine Zellenherde auf, jedoch in der Leber, der Milz, dem Herzen, den Nieren usw. fand ich Veränderungen, die wir oft beim Fleckfieber beobachten (kleinzellige Infiltrationen, hier und da eine Wucherung der adventitiellen Zellen um die Gefäße, manchmal Hämorrhagien usw.). Im Gehirn fand ich in diesen Fällen weder Zellenherde noch perivaskuläre Infiltrationen, manchmal kamen Hämorrhagien vor; häufig beobachtete ich eine Gliawucherung bald in Form einer vergrößerten Zahl von Zellelementen in der Randglia, bald in Form einer großen Menge von Trabanten an den Nervenzellen. Außerdem fand ich gewöhnlich eine vergrößerte Zahl von Stäbchenzellen.

Wenn wir also als Grundlage die anatomischen Veränderungen nehmen, die ich in der Mehrzahl der Fleckfieberfälle vorfand, müssen wir annehmen, daß entweder nicht in allen Fällen von Fleckfieber diese Zellenherde vorkommen müssen oder, was weniger wahrscheinlich ist, daß es vielleicht eine andere ansteckende Krankheit gibt, die dem Fleckfieber ähnlich verläuft, die aber kein eigentliches Fleckfieber ist. Diese Frage jedoch gegenwärtig zu entscheiden, ist noch unmöglich.

Die Veränderungen an den Gefäßen. Sehr oft beobachtete ich in den Fällen von Fleckfieber perivaskuläre Infiltrationen, am häufigsten bestanden diese Infiltrationen nur aus Plasmazellen oder mit einer geringen Beimischung von großen und kleinen Lymphozyten. Der Infiltrationstypus war gleichfalls ziemlich charakteristisch: die Infiltrationszellen befanden sich in den die Gefäße umgebenden lymphatischen Räumen, direkt den Gefäßwänden anliegend; ein solcher Infiltrationstypus erinnert sehr an die Infiltrationen, welche man in Fällen von Paralysis progressiva beobachtet. Die Intensität der Infiltrationen war sehr verschieden: in einigen Fällen konnte man kein Gefäß finden, das nicht mehr oder weniger infiltriert wäre, in andern Fällen waren nur einzelne Gefäße infiltriert, andere dagegen waren vollständig frei von Infiltrationszellen. Manche Gefäße waren mit einigen Schichten von Zellen umgeben, und um andere Gefäße waren nur einzelne Infiltrationszellen vorhanden.

Außer Infiltrationen fand sehr oft eine Verdickung der Gefäßwände statt, eine Wucherung des Adventitia, die oft sehr bedeutend war, eine Wucherung des Gefäßendothels, bisweilen, jedoch seltener, Thromben im Gefäßlumen.

Außer diesen Gefäßveränderungen fand ich ziemlich oft Hämorrhagien in der Gehirnsubstanz; den Ursprung dieser Hämorrhagien werden wir uns leicht erklären, wenn wir die oben geschilderten Gefäßveränderungen in Betracht ziehen.

Die Neuroglia war in den Fleckfieberfällen gleichfalls mehr oder weniger verändert. Vor allem fanden wir sehr oft eine übermäßige Proliferation der Zellen der Glia im Bereiche der grauen Rindensubstanz, die Gliakerne häuften sich dabei ungemein oft bei den Nervenzellen an (sogen. Trabanten) und, sich in den Zellenleib hineinfressend, zerstörten sie sie allmählich mehr oder weniger, in manchen Fällen einen vollständigen Zerfall der Nervenzellen herbeiführend. Besonders reichlich häuften sich in einigen Fällen solche Trabanten im Gebiete der Ammonshörner an.

Ferner fand ich oft eine Wucherung der Gliazellen im Gebiete der Randglia der Rinde und in der subkortikalen Substanz.

Sehr häufig fand ich im Bereiche der Gehirnrinde, wie auch im verlängerten Mark eine mehr oder weniger starke Proliferation der Stäbchenzellen. Was die Nervenzellen betrifft, fand ich im allgemeinen ziemlich oft verschiedenartige Rückbildungen des Protoplasmas, jedoch konnte ich in diesen Veränderungen der Nervenzellen nichts für das Fleckfieber Spezifisches bemerken.

In einigen Fällen bemerkte ich, daß in der subkortikalen Substanz einzelne Stellen des Gewebes sich sehr schlecht färben und ein netzförmiges Aussehen bekommen. Diese Veränderung bin ich geneigt, mit einem herdförmigen Ödem des Gewebes zu erklären und daher ihre geringere Färbungsfähigkeit.

Wenn wir die Veränderungen, die wir im Gehirn beim Fleckfieber feststellten, zusammenfassen, kommen wir zum Schlusse, daß es sich hier um eine Meningoencephalitis diffusa acuta handelt, manchmal von hämorrhagischem Charakter, mit herdförmigen Veränderungen in Form von Zellenherden, die ihren Ursprung in der Proliferation und in der Wucherung der Gefäßwandzellen und vor allem der Adventitia haben. Diese Herde sind als eine für das Fleckfieber spezifische Veränderung zu betrachten, und ihre Anwesenheit würde zeugen, daß die gegebene Person das Fleckfieber durchgemacht hat, obwohl das Fehlen der Herde nicht die Anwesenheit des Fleckfiebers ausschließt.

Die Ergebnisse unserer Untersuchungen mit denen anderer Forscher auf diesem Gebiete vergleichend, sehen wir, daß unsere Untersuchungen grundsätzlich alle diese Ergebnisse bestätigen, vor allem was die Veränderungen im Gehirn und in der Haut betrifft. Was die inneren Organe betrifft, so fand ich bisher, außer den geschilderten Veränderungen, Herde, welche denen im Gehirn ähnlich waren, nur im Hoden, im Knochenmark, in den Corpora cavernosa der Harnröhre und bisweilen in den Nieren; ich konnte aber typische Zellenherde weder in der Milz noch in der Leber oder im Herzen feststellen. Zwar beobachtete ich in einigen Fällen um die Gefäße in der Leber und im Herzen eine bedeutende Wucherung der Intimazellen, die sich manchmal herdförmig anordneten, und unter den Infiltrationszellen fand ich gleichfalls oft Zellen, die den Gefäßen entstammten, doch bildeten diese Zellen keine typischen Herde. In dieser Beziehung unterscheiden sich die Ergebnisse meiner Untersuchungen von denen anderer Autoren.

Ich versuchte nach dem Beispiele anderer Forscher eine Infektion bei Meerschweinchen hervorzurufen, indem ich ihnen das Blut fleckfieberkranker Personen injizierte. Unsere Technik in dieser Versuchsreihe war folgende: Ich entnahm den fleckfieberkranken Personen am 8.—10. Krankheitstage 2—3 ccm Blut und injizierte sogleich am Bette des Kranken dieses Blut in das Bauchfell der Meerschweinchen. Auf diese Weise injizierte ich 6 Meerschweinchen das Blut fleckfieberkranker Personen; bei 3 Meerschweinchen stieg die Körpertemperatur am 8.—13. Tage nach der Injektion bis 39 und einige Zehntel Grad, bei 3 andern dagegen war kein großer Unterschied zwischen der Temperatur vor und nach der Injektion zu bemerken. Ein Meerschweinchen wurde am 9. Tage nach der Injektion chloroformiert, die andern 5 erlagen von selbst am 18., 19., 21., 40. und 21. Tage nach der Injektion des Blutes.

Die infizierten Meerschweinchen verloren vorwiegend an Gewicht 15—30 g.

Bei der Sektion dieser Meerschweinchen fand ich in 4 Fällen eine deutliche, oft sehr intensive Hyperämie der weichen Hirnhäute; in 2 Fällen war eine auffallende Trockenheit der Hirnhäute zu bemerken, ungeachtet der intensiven Hyperämie. In 2 Fällen fand ich keine Veränderungen in den Hirnhäuten. In den inneren Organen fand ich außer der in 2 Fällen festgestellten Milz- und Leberhyperämie keine Veränderungen vor.

Die mikroskopische Untersuchung des Gehirns, die in 5 Fällen vorgenommen wurde, wies keine größeren Veränderungen auf, jedoch in dem Falle eines Meerschweinchens, welches am 18. Tage nach der Injektion von 3 ccm Blut eines Fleckfieberkranken erlag, fand ich interessante Veränderungen in den Hirnhäuten vor und besonders im Gehirn und im verlängerten Mark.

Im verlängerten Mark fand ich einzelne Zellenherde, die aus den Gefäßen abstammenden Zellen und aus Lymphozyten bestanden, welche den von uns bereits beschriebenen Herden im Menschenhirn überaus ähnlich waren, nur mit dem Unterschiede, daß ich in den Herden des Meerschweinchens mehr Lymphozyten als in den menschlichen Herden vorfand. Diese Herde waren gleichfalls fast immer in der Nachbarschaft der Gefäße gelagert, oder wir fanden in der Umgegend eines solchen Herdes ein kleines Gefäß.

Ähnliche, jedoch nicht zahlreiche Herde fand ich auch im Bereich der Hirnrinde.

Manche Gefäße im Bereich des verlängerten Markes und der Gehirnrinde unterlagen kleinzelligen, nicht sehr zahlreichen Infiltrationen; die weichen Hirnhäute und besonders diejenigen des Kleinhirns waren ziemlich stark von kleinen und großen Lymphozyten infiltriert.

Die Zellneuroglia unterlag im Gebiete der Randglia einer Wucherung. Sowohl im Bereich des Gehirns wie auch des Kleinhirns fanden wir weder Trabanten noch Stäbchenzellen vor.

Die Methodik der histologischen Untersuchungen.

Das Material, das ich der Sektion entnahm, fixierte ich gewöhnlich in 5proz. oder 10proz. Formalin; handelte es sich um das Nervensystem, dann in 95proz. Alkohol.

Die Stücke aus dem Formalin wurden, wie gebräuchlich, in Paraffin eingebettet; war mir an der Untersuchung des Fettes gelegen, so wurden die Schnitte auf dem Gefriermikrotom bereitet.

Die Schnitte aus dem Nervensystem wurden nach folgenden Methoden gefärbt: in ½proz. Toluidinblau bzw. Thionin; in dem Farbstoffe verblieben die Schnitte 10 Minuten bis 1 Stunde, dann wurden sie in aufsteigenden Alkoholen differenziert, nach dem absoluten Alkohol kamen sie in Oleum cajeputi, dann in Xylol und Balsam. Für das Färben des Bindegewebes benutzte ich Methylblau-Eosin (1proz. wäßrige Lösung von Methylblau 35 ccm, 1proz. wäßrige Lösung von Eosin 35 ccm, Aqua dest. 100 ccm); in diesem Farbstoff blieben die Schnitte 1—24 Stunden, und dann wurden sie in aufsteigenden Alkoholen differenziert. Vor der Färbung blieben die Schnitte während ½ Stunde in einer gesättigten wäßrigen Lösung von Phosphormolybdänsäure. Außerdem wurden die Schnitte aus dem Gehirn mit Hämatoxylin-Eosin gefärbt, ferner bediente ich mich der Methoden von May-Grünwald-Giemsa, Unna-Pappenheim, der Gliamethode von

Mann-Alzheimer, der Methode von Feierstein-Bielschowsky, der Protargolmethode von Walter; um die Anwesenheit von Fett nachzuweisen, benutzte ich die Osmiumsäure wie auch Scharlachrot und Nilblausulfat. Die Markscheidenfärbung wurde nach Spielmeyer ausgeführt. Bei der Färbung anderer Organe benutzte ich Hämatoxylin-Eosin, für das Bindegewebe die oben beschriebene Methode mit Methylblau-Eosin, zum Färben der Plasmazellen die Methode von Unna-Pappenheim, wie auch das Färben nach May-Grünwald-Giemsa, Toluidinblau und verschiedene andere Fettfärbungsmethoden.

Die Gesamtergebnisse unserer Untersuchungen.

1. Die häufigsten und für das Fleckfieber am meisten spezifischen Veränderungen finden wir im Gehirn vor in Gestalt von Zellenherden, zusammen mit einer diffusen Gehirn- und Meningenentzündung.

2. Oft finden wir im Gehirn Veränderungen in den Gefäßen in Form einer Wucherung der Adventitia, bisweilen auch des Endothels. Es kommen auch Hämorrhagien in die Gehirnsubstanz vor.

3. Häufig tritt eine Wucherung der Zellenneuroglia auf.

4. Die Milz ist vergrößert, mikroskopisch finden wir eine Phagozytose der roten Blutkörperchen und viel Farbstoff in den Milzzellen.

5. In der Leber, dem Herzen, den Nieren beobachten wir oft Infiltrationen von Lymphozyten und Plasmazellen, eine Wucherung der adventitiellen Zellen der Gefäße, eine Hyperämie im Herzen und in den Nieren manchmal Hämorrhagien. Die Parenchymelemente unterliegen oft Rückbildungen.

6. In den Hoden, dem Knochenmark, den Corpora cavernosa der Harnröhre, bisweilen auch in der Niere begegnet man perivaskulären Zellenherden, die ungemein an die im Gehirn vorkommenden Herde erinnern.

7. In der Hauptschlagader findet man oft auf der Intima kleine, gelbliche Verdickungen infolge der Wucherung der Zellelemente der Intima.

Erklärung der Abbildungen auf Taf. V.

Fig. 1. Nr. 10. — Das verlängerte Mark, die Gegend der Olivenkerne. *O* Herde, die aus von Gefäßen abstammenden Zellen bestehen. May-Grünwald-Giemsa-Färbung. Zeiß, Okul. 2, Obj. A.

Fig. 2. Nr. 30. — Das rechte Ammonshorn. Ein Herd, der aus vaskulären Zellen besteht. In der Mitte ist noch die konzentrische Anordnung der Zellen und Reste des Gefäßlumens erhalten. Färbung mit ½proz. Thionin. Zeiß, Okul. 12, Obj. 4,2 mm.

Fig. 3. Nr. 2. — Das verlängerte Mark. Ein Gefäß, das sich in einen Fleckfieberzellenherd verwandelt. Eine bedeutende Dislokation der Gefäßwandzellen, die Grenzen einzelner Gefäßwandschichten sind verwischt, eine bedeutende Wucherung der adventitiellen Zellen. Färbung mit ½ proz. Toluidinblau. Zeiß, Okul. 12, Obj. 4,2 mm.

Fig. 4. Nr. 9. — Rechter Sehhügel. Ein Zellenherd. Zwischen den Herdzellen ziehen zahlreiche Nerven- und Gliafasern durch. Protargolfärbung nach Walter. Zeiß, Okul. 4, Obj. 4,2 mm.

Fig. 5. Nr. 31. — Rechtes Ammonshorn. Ein Herd, der aus vaskulären Zellen und aus Lymphozyten besteht, von Stäbchenzellen umringt. *p* Stäbchenzellen. Färbung mit ½proz. Toluidinblau. Zeiß, Okul. 4, Obj. 4,2 mm.

Fig. 6. Nr. 7. — Der Hoden. 3 Gefäße mit verdickten Wänden mit wuchernden Gefäßwandzellen, disloziertem Endothel. Die Grenzen einzelner Gefäßwandschichten sind verwischt. Um die Gefäße herum kleinzellige Infiltration. *n.* kleinzellige Infiltration. Hämatoxylin-Eosin-Färbung. Zeiß, Okul. 2, Obj. 4,2 mm.

Fig. 7. Nr. 10. — Fleckfieberroseola. Ein Gefäß aus der Roseola. *s.* Entartung der Gefäßwand; *ad.* wuchernde adventitielle Zellen des Gefäßes umgeben von allen Seiten mantelartig die Gefäßwand. Hämatoxylin-Eosin-Färbung. Zeiß, Okul. 4, Obj. 4,2 mm.

Fig. 8. Nr. 18. — Der Herzmuskel. Plasmazellenanhäufung zwischen den Muskelfasern. Karbol-Methylgrün-Pyronin-Färbung.

Fig. 9. Ein Meerschweinchen, dem man 3 ccm Blut eines Fleckfieberkranken (am 8. Krankheitstage) injiziert hat. Das verlängerte Mark *I*, Lupenvergrößerung; man sieht 3 Zellenherde unter dem Boden der 4. Gehirnkammer und mäßig infiltrierte Gefäße; *a* Zellenherd, der dem Herd *a* auf der Abb. 1 entspricht; starke Vergrößerung. Färbung mit ½proz. Toluidinblau. Zeiß, I. Okul. 4, Obj. A; *a'* Okul. 4, Obj. 4,2 mm.

Literaturverzeichnis.

1. Jochmann, Lehrbuch der Infektionskrankheiten. — 2. E. Fraenkel, Über Fleckfieber und Roseola. M. med. Wschr. 1914, Nr. 2. — 3. Derselbe, Über Roseola typhosa und paratyphosa. M. med. Wschr. 1916, Nr. 9. — 4. Derselbe, Zur Fleckfieberdiagnose. M. med. Wschr. 1914, Nr. 24. — 5. Ceelen, Histopathologische Befunde bei Fleckfieber. Berl. klin. Wschr. 1916, Nr. 20. — 6. Derselbe, Histopathologische Befunde bei Fleckfieber. M. med. Wschr. 1916, Nr. 14. — 7. Derselbe, Histopathologische Befunde bei Fleckfieber. Nach dem Referat im Ztlbl. f. allg. Pathol. u. pathol. Anat. Bd. 27, Nr. 23. — 8. Benda, Nach dem Referat im Ztlbl. f. Bakteriol. Bd. 64. — 9. E. Bauer, Zur Anatomie und Histologie des Fleckfiebers. M. med. W. 1916, Nr. 15. — 10. Derselbe, Weitere Untersuchungen über die Histologie des Fleckfiebers. M. med. Wschr. 1916, Nr. 34. — 11. Provatzek, Ätiologische Untersuchungen über den Flecktyphus. Beiträge z. Klinik d. Infektionskrkh. IV. Bd., 1. H. — 12. Aschoff, Über anatomische Befunde bei Fleckfieber. Med. Klin. 1915. — 13. Poindecker, Zur Diagnose des Fleckfiebers im Felde. M. med. Wschr. 1916, Nr. 5. — 14. Kyrle und Morawetz, Hautveränderungen bei einem Fall von Fleckfieber. Archiv f. Dermatol. u. Syphilis 1916, Bd. 123. — 15. Pr. Wolf, Klinische und pathologisch-anatomische Beobachtungen bei Fleckfieber. Beiträge zur Klinik der Infektionskrankheiten Bd. 5, 1916. — 16. H. Albrecht, Pathologisch-anatomische Befunde bei Fleckfieber. Das österr. Sanitätswesen 1915, Nr. 36—38. — 17. Gutmann, Augenbefunde bei Fleckfieber. D. med. Wschr. 1916, Nr. 50. — 18. Otto, Über den augenblicklichen Stand der mikroskopischen Fleckfieberdiagnose. Med. Klin. 1916, Nr. 44. — 19. Grzywo-Dąbrowski, Beobachtungen auf dem Gebiete der pathologischen Anatomie des Fleckfiebers. Gazeta lekarska 1916, Nr. 26. — 20. Hewelke, Die anatomischen Veränderungen beim Fleckfieber. Medycyna i kronika lekarska 1917, Nr. 9—12. H. — 21. Achucarro, Zur Kenntnis der pathol. Histologie des Zentralnervensystems bei Tollwut. Histol. u. histopathol. Arbeiten usw. v. Nissl und Alzheimer Bd. 3.

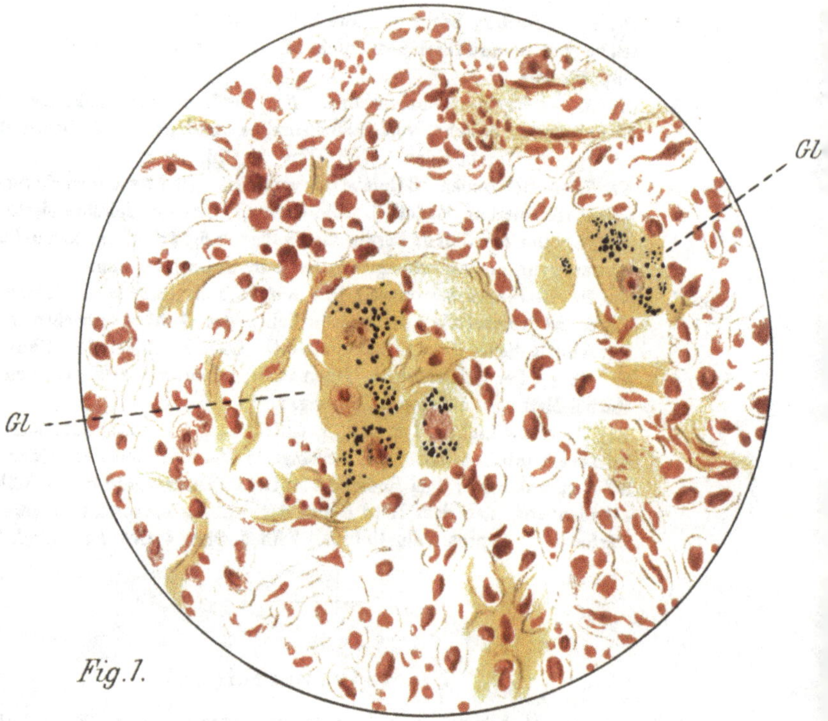

Fig. 1.

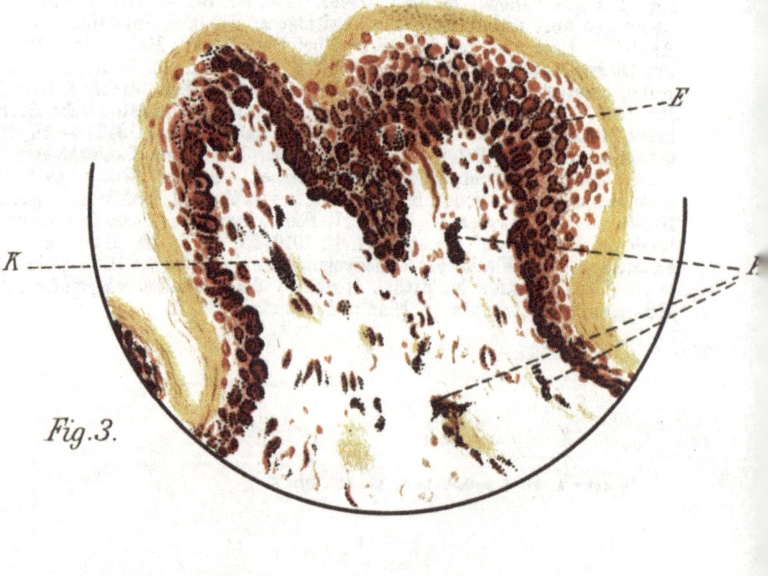

Fig. 3.

Taf. I.
(Bauer)

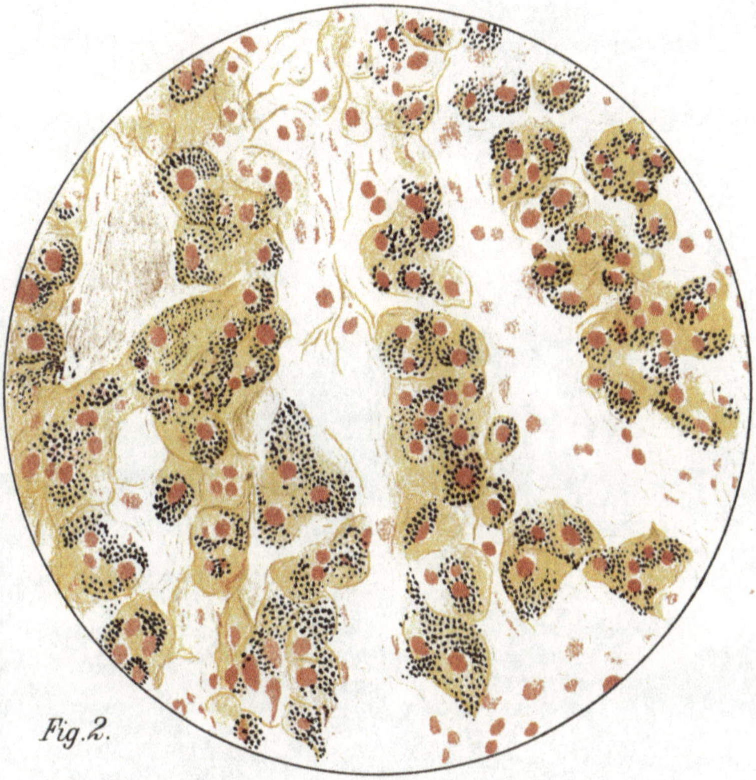

Fig. 2.

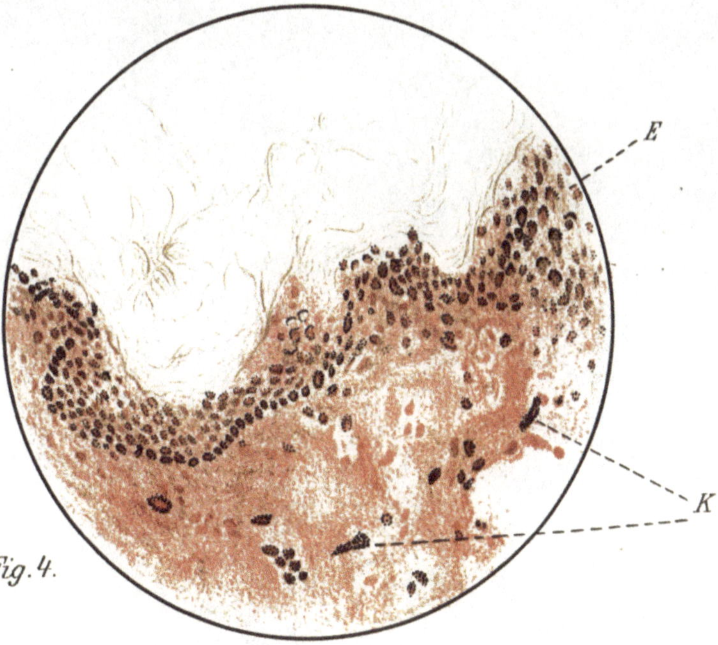

Fig. 4.

H. Laue. Lith. Inst. Berlin

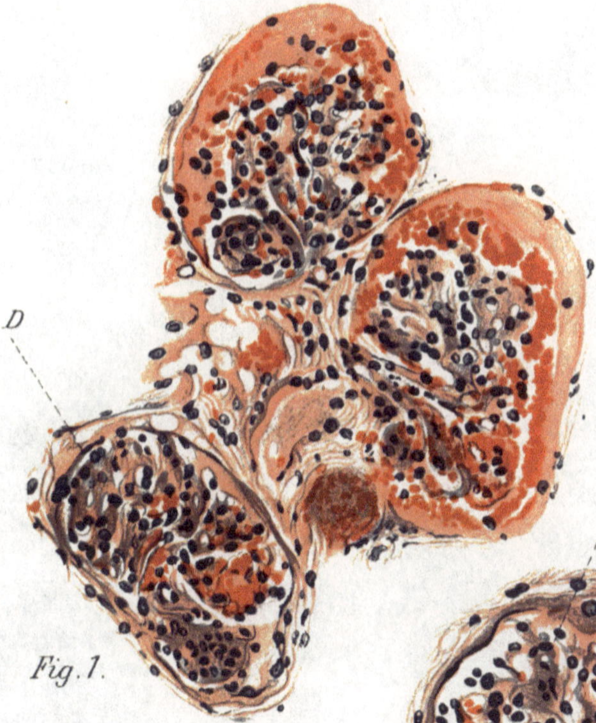

Fig. 1.

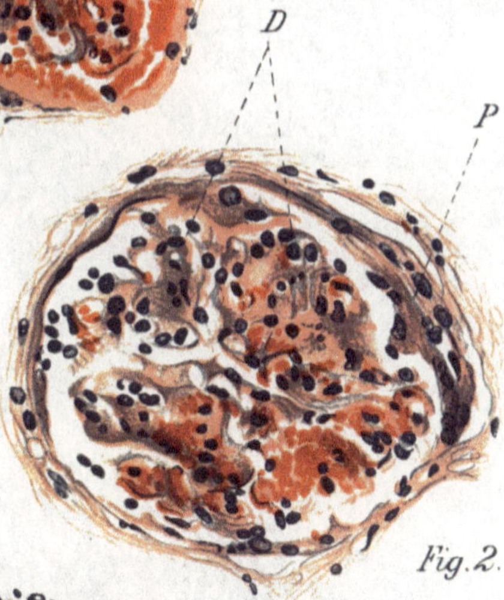

Fig. 2.

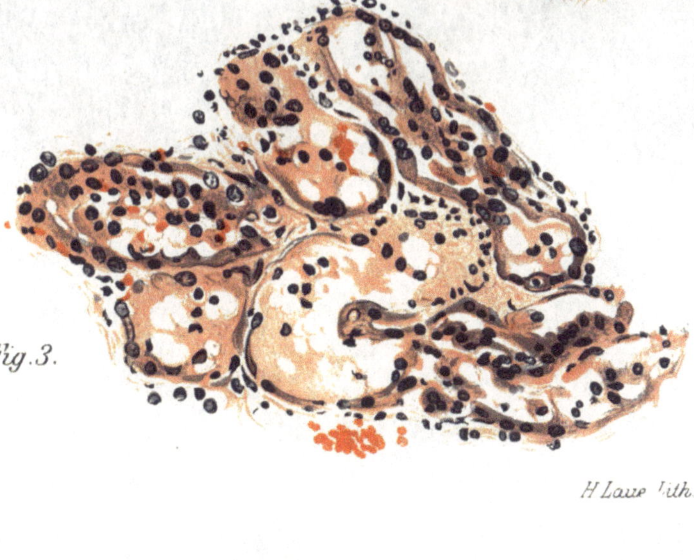

Fig. 3.

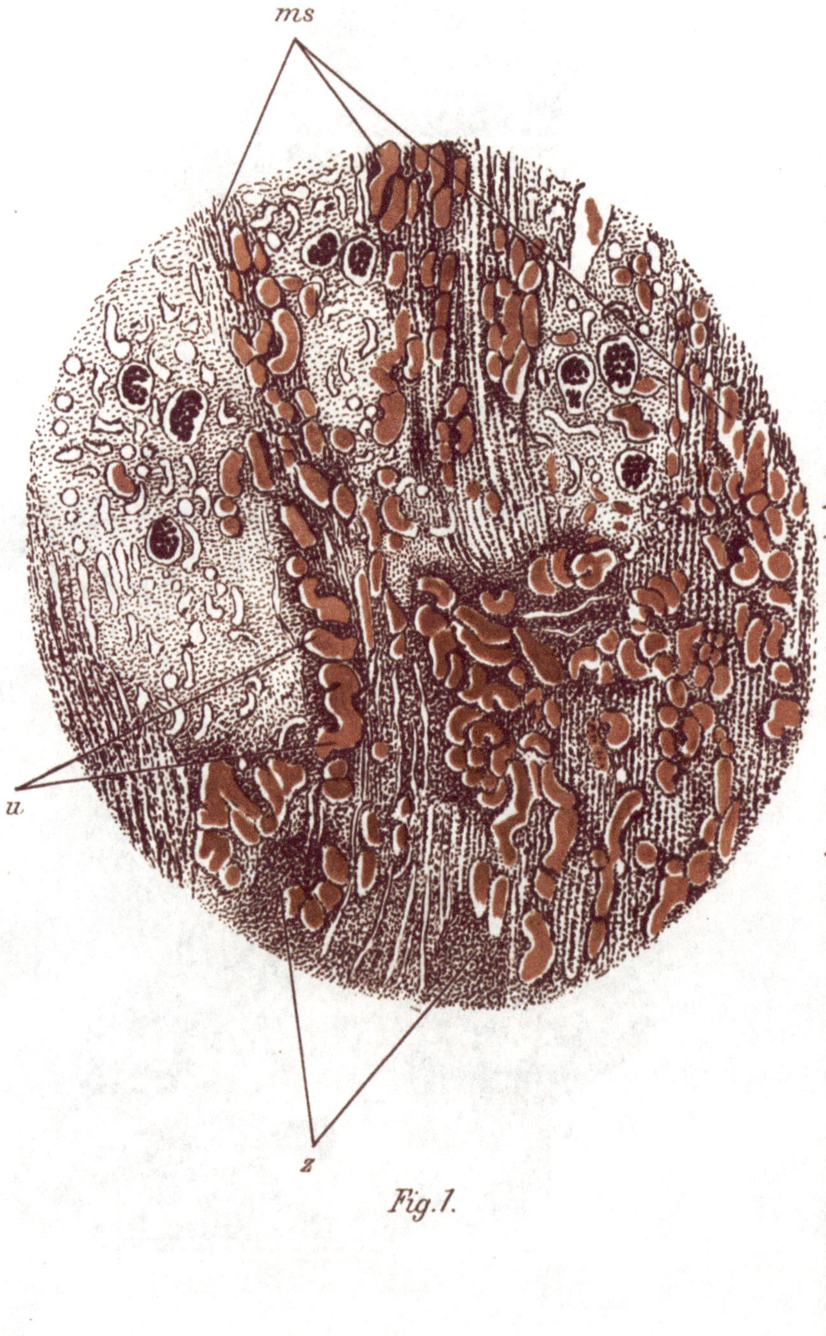

Fig. 1.

Taf. III.
(Rochs)

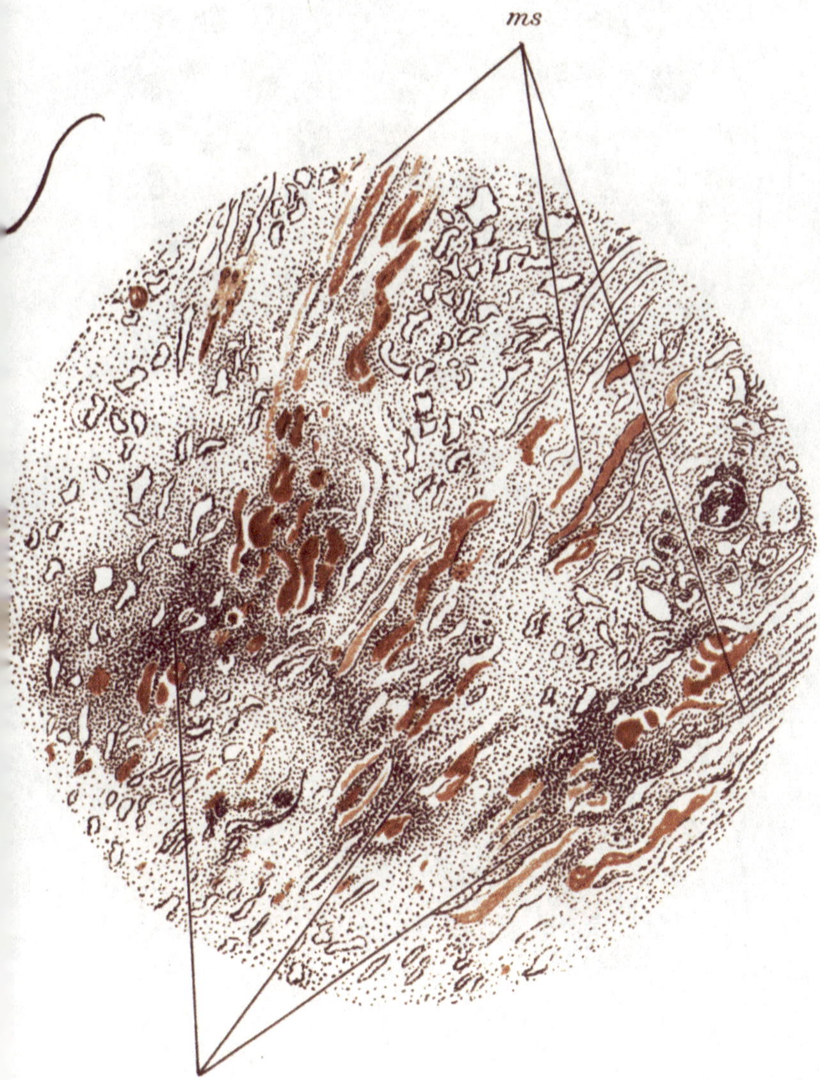

Fig. 2.

H. Laue, Lith. Inst.

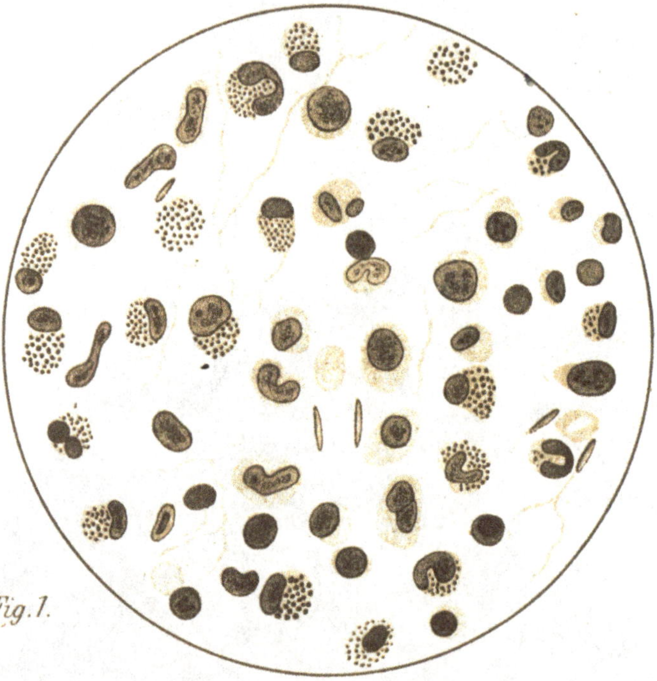

Fig. 1.

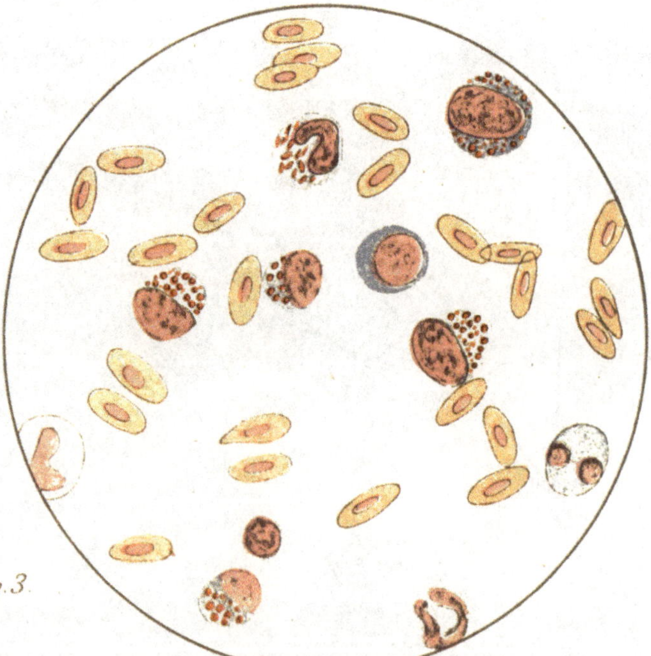

Fig. 3.

Taf. IV.
(Ellermann)

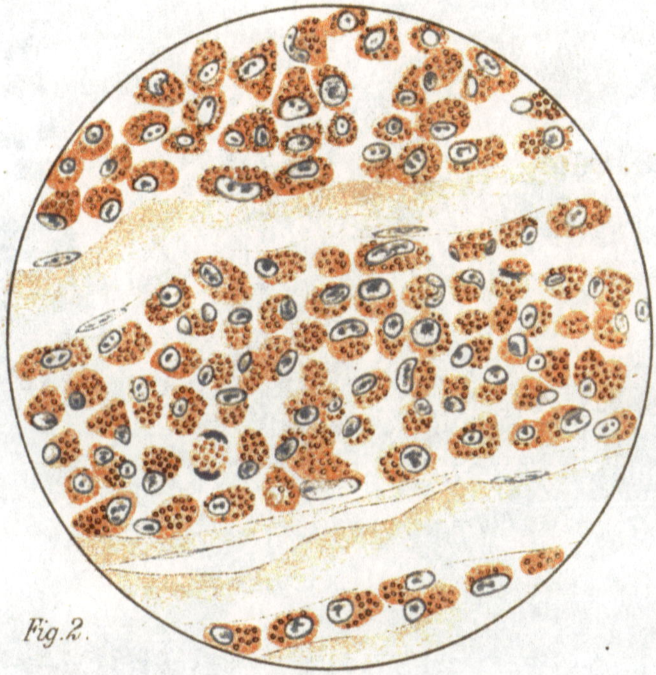

Fig. 2.

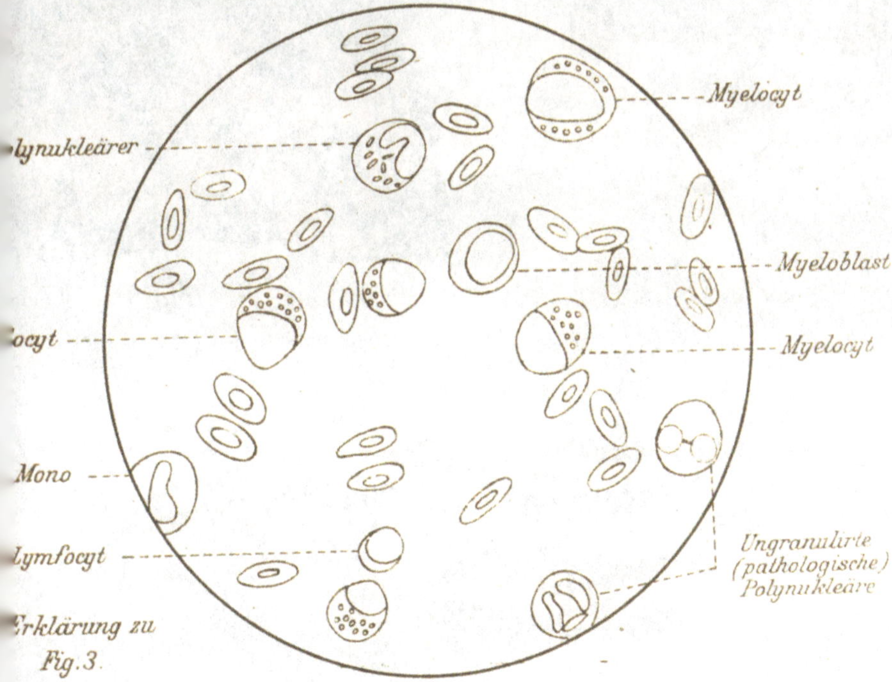

Erklärung zu
Fig. 3.

E. Laue lith. Inst. Berlin

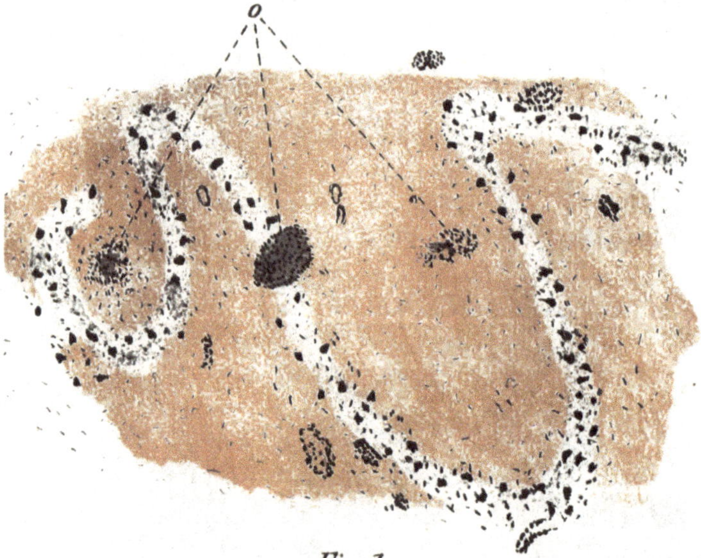

Fig. 1.

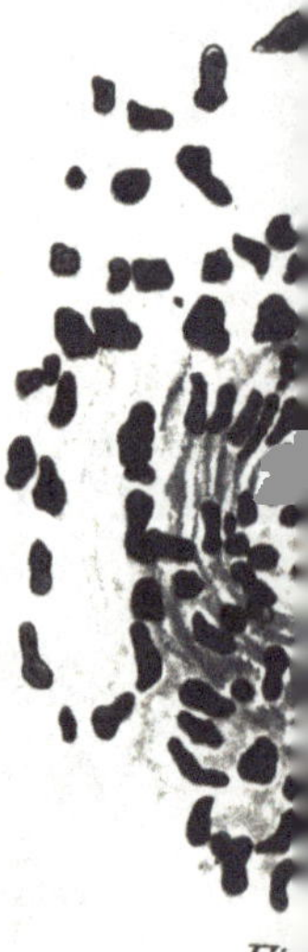

Fi

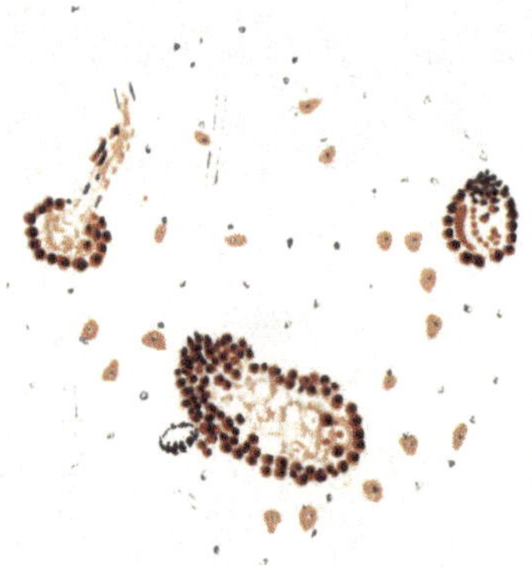

Fig. 5.

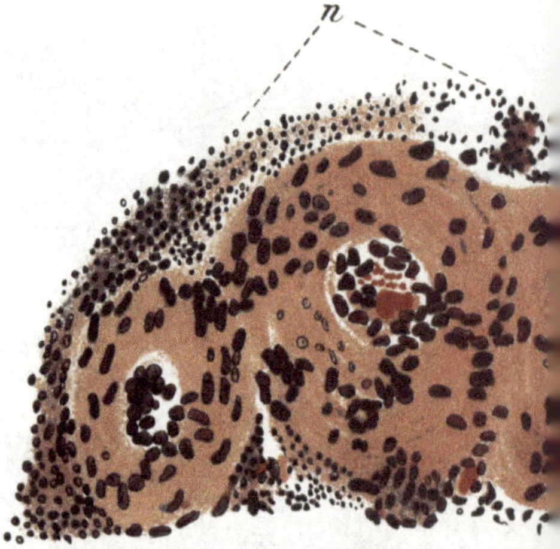

Fig. 6.

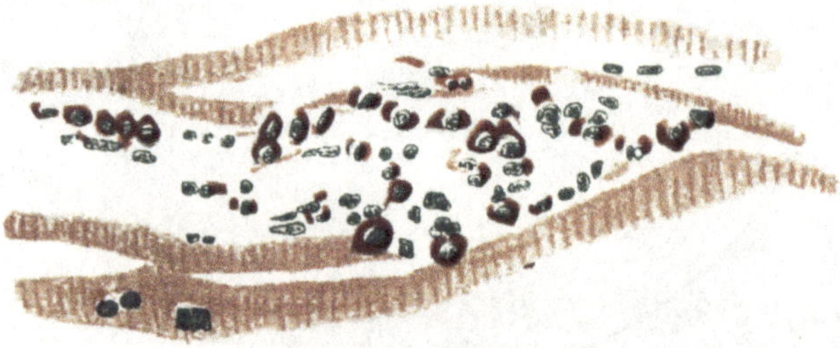

Fig. 8.

Taf. V.
(Grzywo)

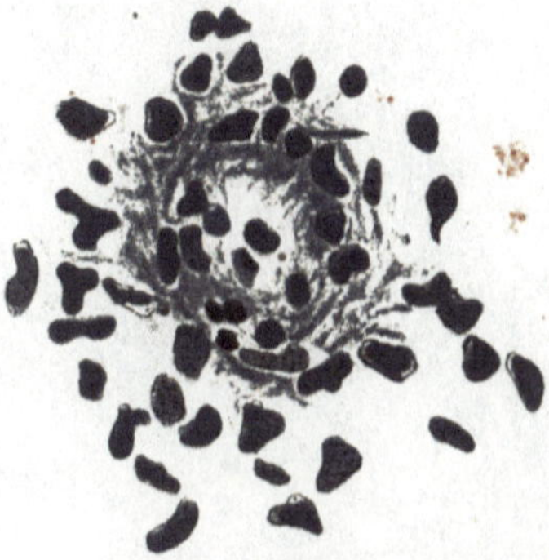

Fig. 3.

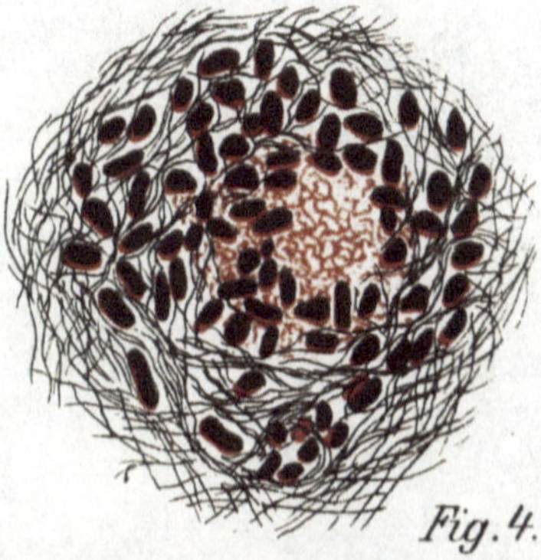

Fig. 4.

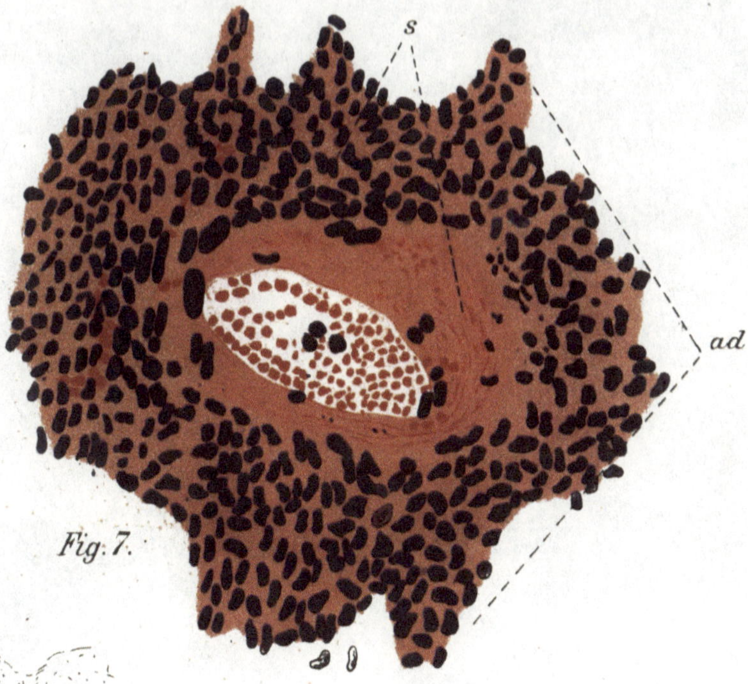

Fig. 7.

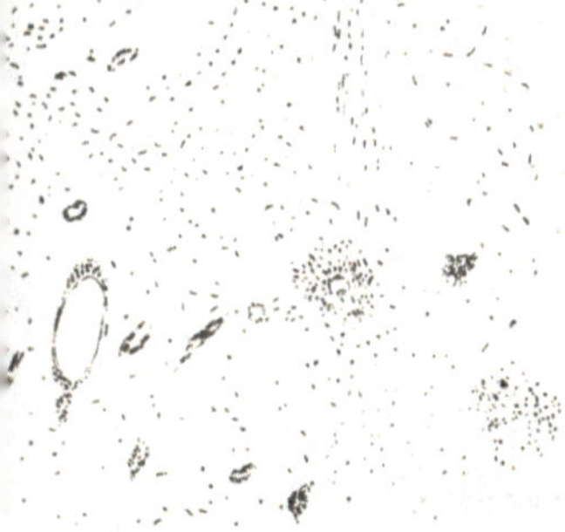

Fig. 9.

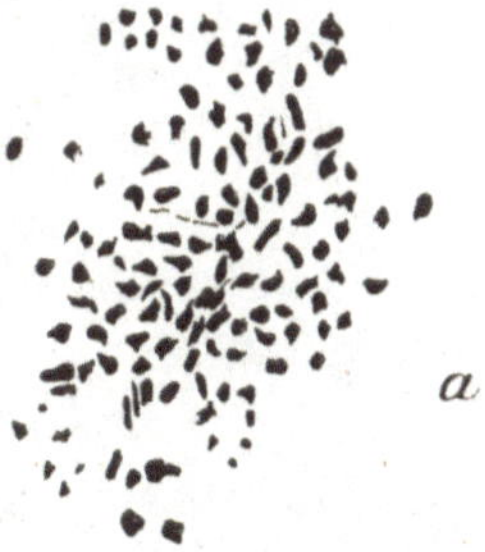

H Laue Lith. Inst. Berlin.

Kolibri 360 GmbH
Ferdinand-Jühlke-Straße 7
99095 Erfurt, Deutschland
produktsicherheit@kolibri360.de